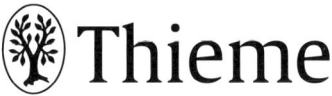

Diagnostik und Therapie bei Bandscheibenschäden

Neurologie, Physiotherapie und das McKenzie-Konzept

Doris Brötz
Michael Weller

3., korrigierte Auflage

192 Abbildungen
16 Tabellen

Georg Thieme Verlag
Stuttgart · New York

Doris Brötz
Poststraße 2 – 4
72072 Tübingen

Prof. Dr. med. Michael Weller
Ärztlicher Direktor
Neurologische Klinik
UniversitätsSpital Zürich
Frauenklinikstrasse 26
CH-8091 Zürich

Bibliographische Information Der Deutschen Bibliothek

Die Deutsche Bibliothek verzeichnet diese Publikation
in der Deutschen Nationalbibliographie;
detaillierte bibliographische Daten sind im Internet über
http://dnb.ddb.de abrufbar

Wichtiger Hinweis: Wie jede Wissenschaft ist die Medizin ständigen Entwicklungen unterworfen. Forschung und klinische Erfahrung erweitern unsere Erkenntnisse, insbesondere was Behandlung und medikamentöse Therapie anbelangt. Soweit in diesem Werk eine Dosierung oder eine Applikation erwähnt wird, darf der Leser zwar darauf vertrauen, dass Autoren, Herausgeber und Verlag große Sorgfalt darauf verwandt haben, dass diese Angabe **dem Wissenstand bei Fertigstellung des Werkes** entspricht.

Für Angaben über Dosierungsanweisungen und Applikationsformen kann vom Verlag jedoch keine Gewähr übernommen werden. **Jeder Benutzer ist angehalten**, durch sorgfältige Prüfung der Beipackzettel der verwendeten Präparate und gegebenenfalls nach Konsultation eines Spezialisten festzustellen, ob die dort gegebene Empfehlung für Dosierungen oder die Beachtung von Kontraindikationen gegenüber der Angabe in diesem Buch abweicht. Eine solche Prüfung ist besonders wichtig bei selten verwendeten Präparaten oder solchen, die neu auf den Markt gebracht worden sind. **Jede Dosierung oder Applikation erfolgt auf eigene Gefahr des Benutzers.** Autoren und Verlag appellieren an jeden Benutzer, ihm etwa auffallende Ungenauigkeiten dem Verlag mitzuteilen.

1. Auflage 2004
2. Auflage 2006

© 2004, 2008 Georg Thieme Verlag KG
Rüdigerstraße 14
D-70469 Stuttgart
Unsere Homepage: http://www.thieme.de

Printed in Germany

Umschlaggestaltung: Thieme Verlagsgruppe
Umschlagfoto: Martina Berge, Erbach
Zeichnungen: Doris Brötz, Tübingen;
          Angelika Kramer, Stuttgart
Satz: Druckerei Sommer, Feuchtwangen
Gesetzt auf 3B2 Vers. 7.51f/W
Druck: Grafisches Centrum Cuno, Calbe

ISBN 978-3-13-132103-9   1 2 3 4 5 6

Geleitwort

Früher, ja da war ich fast ein sportlicher Typ mit mehreren Auszeichnungen. Allerdings haben mit dem Beruf die sportlichen Aktivitäten nachgelassen. Es ging ja auch so eigentlich ganz gut – jahrzehntelang – und ich habe nebenbei immer noch geglaubt, dass ich durchtrainiert wäre. Ich muss sagen, ich habe mich nicht sonderlich um meinen Körper gekümmert; er gab mir auch keine Veranlassung dazu.

Doch nach einer vergleichsweise gut verlaufenen Bandscheibenoperation und anschließend 4 Wochen Rehabilitation merkte ich plötzlich, dass manche Bewegungen eingerostet waren. Ich fiel einer Physiotherapeutin in die Hände, die den für mich entscheidenden Satz aussprach: *Was man nicht fortgesetzt benützt – Gelenk, Muskel und auch Hirn – schwindet und verkümmert.*

Daraufhin erinnerte ich mich an längst vergessene Bewegungen, die ich offensichtlich schon geraume Zeit nicht mehr ausübte. Dabei denke ich nicht einmal an so brutale Übungen wie Kniebeugen oder Liegestütz – nein, ganz normal: Bücken, Aufstehen aus einem Sessel und Treppensteigen. Ich war offensichtlich dazu übergegangen, Bewegungen zwar rationeller, aber eingeschränkter auszuführen.

Nun die Frage: Hätte es eine Turn- und Gymnastikanleitung alleine nicht auch getan? Heute weiß ich aus Überzeugung: nein. Selbst wenn ich mich bemühe, die angewiesenen Übungen regelrecht auszuführen, man lässt nach, schlampt, vereinfacht die Übungen oder lässt sie ganz weg.

Für mich zumindest ist es wichtig, nach ein paar Monaten der Selbstkontrolle wieder den Rat bzw. die kritischen Augen der Therapeutin zu bemühen und neue Übungen zu akzeptieren. Sie rügt Nachlässigkeiten und belohnt auch mit der knappen Bemerkung *Das war perfekt*. Vielleicht kommt es sogar zu einem Erfolgserlebnis, wenn man Fortschritte bemerkt und erkennt, wie wichtig dies für das eigene Image sein kann.

Das bedeutet aber nicht, dass man auf die schriftliche Anleitung verzichten kann. Zunächst erfährt man aus kundiger Feder, wie die Wirbelsäule gebaut ist und bei verschiedenen Bewegungen funktioniert. Außerdem wird in ansprechenden Bildern gezeigt, wie man sich richtig hält, Fehlhaltungen vermeidet und Muskeln, Nerven und Gelenke schont bzw. trainiert.

Zweckmäßig sind das schrittweise Vorgehen und die Hinweise zur Selbstkontrolle.

Prof. Dr. Dr. h.c. Erich Körber (Patient)

Danksagung

Wir danken dem Team der Physiotherapeuten, den Ärzten, dem Pflegepersonal, den Mitarbeitern der Fotoabteilung und insbesondere dem Ärztlichen Direktor der Neurologischen Universitätsklinik Tübingen, Herrn Prof. Dr. J. Dichgans, sehr herzlich für die tatkräftige Unterstützung unserer Arbeit und für die gute Zusammenarbeit.

Doris Brötz
Michael Weller

Autorenvorstellung

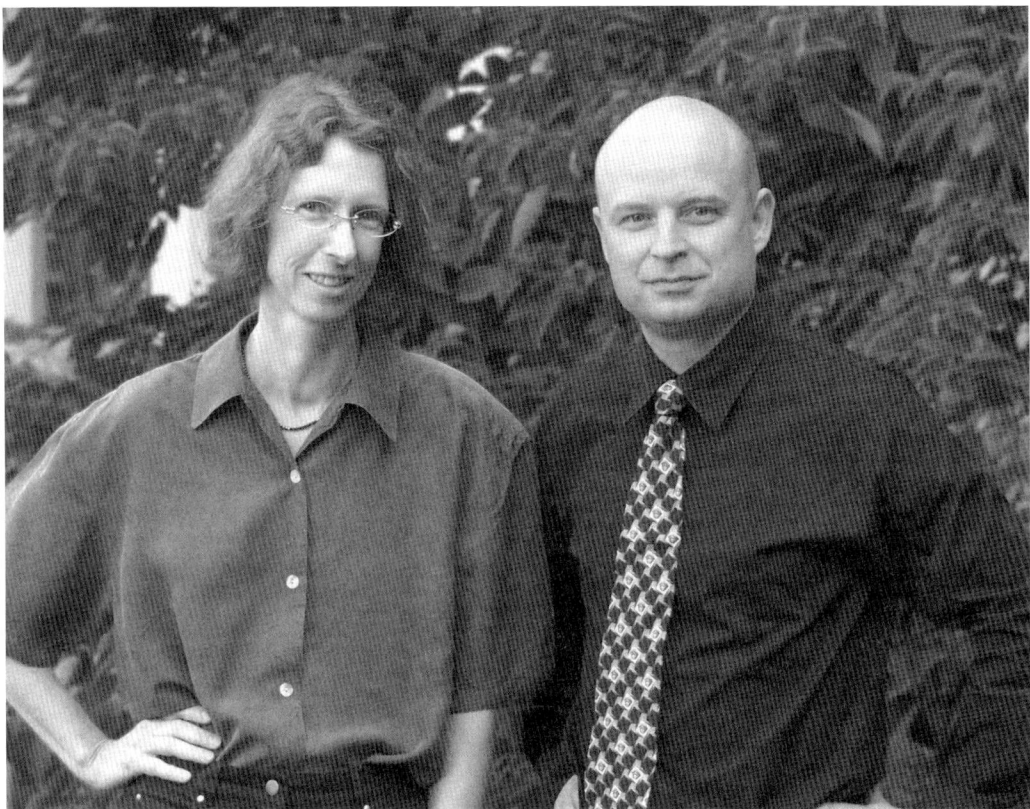

Doris Brötz wurde 1958 in Ulm geboren, ist verheiratet und hat zwei Kinder. Nach Absolvierung der Hochschulreife (1978) machte sie die Berufsausbildung als Physiotherapeutin in Berlin und Tübingen (1978 – 1981). Seit 1981 bildete sie sich durch die Teilnahme an zahlreichen Kursen im Bereich der Neurologie, der manuellen Therapie, des wissenschaftlichen Arbeitens und der Pädagogik fort. 2001 absolvierte sie das Credentialling-Examen Mechanische Diagnose und Therapie, McKenzie Konzept. Von 1981 bis 1986 war sie als Physiotherapeutin an der Berufsgenossenschaftlichen Unfallklinik Tübingen tätig. Nach dem Erziehungsurlaub (1986 – 1991) war sie zunächst an der Chirurgischen Universitätsklinik Tübingen (1991 – 1993) tätig und wechselte 1993 an die Neurologische Universitätsklinik Tübin-

gen. Von April 2001 bis September 2007 war sie Leitende Physiotherapeutin der Neurologischen Universitätsklinik Tübingen (Ärztlicher Direktor: Prof. Dr. Michael Weller). Seit Oktober 2007 ist sie im Rahmen einer Studie zur Schlaganfallrehabilitation im Institut für Medizinische Psychologie und Verhaltensneurobiologie (Leiter: Prof. Dr. Niels Birbaumer) und in eigener Praxis tätig. An der Berufsfachschule für Physiotherapie an der Berufsgenossenschaftlichen Unfallklinik Tübingen unterrichtet sie das Fach Neurologie. Sie hat Lehraufträge an den Studiengängen für Physiotherapie an der Universität Marburg und der Fachhochschule Hildesheim.

Seit 1996 hat Doris Brötz mehrere Studien zur physiotherapeutischen Diagnostik und Therapie bei Patienten mit lumbalen Bandscheibenvorfällen in Zusammenarbeit mit Prof. Dr. Michael Weller geplant und durchgeführt. Ziel der Studien sind Untersuchungen zur Wirksamkeit und Qualitätsoptimierung der Therapie. Es wurde ein eigenes Behandlungskonzept (Tübinger Konzept) für Patienten mit lumbalen Bandscheibenvorfällen entwickelt. Aktuelle Studienkonzepte befassen sich mit der Bedeutung der medikamentösen Therapie mit Muskelrelaxantien bei der physiotherapeutischen Behandlung von Patienten mit lumbalen Bandscheibenvorfällen und Veränderungen des kernspintomographischen Erscheinungsbilds lumbaler Bandscheibenvorfälle während der Physiotherapie.

Ein zweites Interessensgebiet von Doris Brötz liegt in der Analyse und Physiotherapie von Schlaganfall-Patienten. Sie entwickelte diagnostische Tests und ein neues physiotherapeutisches Behandlungskonzept für Patienten mit Pusher-Symptomatik und für die Verbesserung der sensomotorischen Selbstkontrolle von Patienten mit Hemiparese.

Prof. Dr. M. Weller wurde 1962 in Rheinbach geboren, ist verheiratet und hat vier Kinder. Er studierte Medizin in Köln (1982–1989), arbeitete zunächst als Arzt im Praktikum an der Neurolo-

gischen Klinik in Tübingen (1989–1990) und war dann in der Psychiatrischen Klinik in Würzburg tätig (1991). Er wechselte zu Forschungsaufenthalten an das National Institute of Mental Health in Bethesda, Maryland, USA (1992) und an das Universitätsspital Zürich, Abteilung für Klinische Immunologie (1993–1994). Dort beschäftigte er sich mit Untersuchungen zu Zelltodprozessen im Gehirn und speziell mit der experimentellen Therapie maligner Hirntumoren. Er kehrte 1995 zurück an die Neurologische Klinik nach Tübingen, 1997 erfolgte die Habilitation auf dem Gebiet der Neuro-Onkologie, seit 2001 war er Leitender Oberarzt und Stellvertretender Ärztlicher Direktor, seit Oktober 2005 Ärztlicher Direktor der Neurologischen Klinik. Neben dem wissenschaftlichen und klinischen Schwerpunkt der Neuro-Onkologie betreute er oberärztlich die Schmerzambulanz der Neurologischen Klinik. In Zusammenarbeit mit der Abteilung für Physiotherapie der Neurologischen Klinik hat er den Schwerpunkt der konservativen physiotherapeutischen Behandlung von Bandscheibenleiden in Tübingen etabliert und dort die klinischen Studien zu dieser Thematik geleitet. Seit Januar 2008 ist er Ärztlicher Direktor der Neurologischen Klinik am Universitätsspital Zürich.

Inhaltsverzeichnis

8   Halswirbelsäule ··· 136

9   Rehabilitation und Prävention ··· 165

1 Einleitung

Mindestens einmal in ihrem Leben erleiden 80–90 % der Bevölkerung Rückenschmerzen (Loeser u. Volinn 1991, Waddell 1998) und ca. 66 % Nackenschmerzen (Rao 2002). Die Ursachen für von der Wirbelsäule ausgehende Beschwerden sind ebenso vielfältig wie die Therapieangebote.

Rückenschmerzen können sehr verschiedene Entstehungsursachen haben. Tumor, Instabilität der Wirbelsäule, foraminale oder spinale Enge, Bandscheibenvorfall, Entzündung oder Trauma lassen sich mithilfe der Anamneseerhebung, der klinischen Untersuchung, bildgebender Verfahren und Laboruntersuchungen diagnostizieren. Symptome, die auf diese Weise keiner bestimmten Erkrankung zugeordnet werden können, werden meist als Folge von Verspannung, Verrenkung, Facettenreizung, Blockierung des Iliosakralgelenks oder auch als Somatisierung eines psychosozialen Problems interpretiert.

Die üblichen Behandlungsstrategien der Ärzte umfassen Bettruhe, Chiropraktik, Injektionen, Schmerzmittel und Muskelrelaxanzien. Physiotherapeuten wenden Fango, Massage, Schlingentisch und Kräftigung an, meist in Kombination. Obwohl der Nutzen der meisten therapeutischen Strategien nicht gesichert ist, verursachen sie hohe Kosten für das Gesundheitswesen (Hildebrand et al. 1996, Cherkin 1998, Chrubasik et al. 1998, Williams et al. 1998). Neben den Behandlungen selbst belasten Arbeitsunfähigkeit und Berentung die öffentlichen Kassen erheblich. Trotz gestiegener Investitionen in Forschungsarbeiten zum Thema Rückenschmerz hat sich an der unsicheren Datenlage zu diesem Problem in den letzten Jahrzehnten wenig geändert (Deyo u. Phillips 1996, van Tulder et al. 1997, Cherkin 1998, Krismer und van Tulder 2007). In den aktuell verfügbaren Leitlinien werden grob Behandlungsempfehlungen für Patienten mit Rückenschmerzen und ausstrahlenden Schmerzen zusammengefasst. So sind die Information des Patienten, Ermutigung zu normaler Aktivität und die Verschreibung von Schmerzmitteln wichtige Eckpunkte dieser Leitlinien (DGN 2005, van Tulder et al. 2006, Becker et al. 2006).

Was ist zu tun? Zunächst muss der „unspezifische Rückenschmerz bzw. Nackenschmerz" näher beleuchtet und spezifiziert werden. Es ist nicht verwunderlich, dass selbst definierte Therapiemethoden bei einer heterogenen Gruppe von Patienten, die zwar das Symptom des Rücken- oder Nackenschmerzes, aber keine Ursache gemeinsam haben, zu unbefriedigenden Ergebnissen führen (Faas et al. 1995, Malmivaara et al. 1995, Cherkin 1998).

Wie lassen sich nun Störungen, die weder durch bildgebende Verfahren noch mithilfe von Laboruntersuchungen eindeutig einer Erkrankung zugeordnet werden können, untersuchen und diagnostizieren? Ein spezieller Zugang zu dieser Frage wurde von dem neuseeländischen Physiotherapeuten McKenzie (2003, 2006) beschrieben, der wiederholte endgradige Bewegungen der Wirbelsäule als diagnostische Strategie einsetzte. Aus theoretischen Überlegungen zur Anatomie, Gewebeverletzung sowie Heilung und Kenntnis typischer Symptome bei bestimmten Erkrankungen wurde eine Hypothese über die Ursachen einiger Rückenschmerzsyndrome entwickelt. Die klinischen Symptome *Zentralisierung* und *Peripheralisierung* interpretierte McKenzie als Hinweis auf einen Bandscheibenschaden.

Zentralisierung bedeutet in diesem Zusammenhang, dass sich die Ausdehnung des ausstrahlenden oder radikulären Schmerzes schnell, d. h. während der Bewegungen der Wirbelsäule, in Richtung oder bis zur Mittellinie des Rückens zurückzieht also nach zentral bzw. proximal.

Als Peripheralisierung wird hingegen die entgegengesetzte Entwicklung bezeichnet, d. h. die Verlagerung der Schmerzausstrahlung weg vom Rücken zur Peripherie bzw. nach distal.

Donelson et al. (1997) beschrieben eine signifikante Übereinstimmung zwischen dem klinischen Zeichen der Zentralisierung bei endgradigen Bewegungen und diskographisch diagnostizierten Einrissen im Anulus fibrosus. Das klinische Zeichen Peripheralisierung korrelierte mit Durchrissen des äußeren Anulus (Kap. 13).

Bei der Diskographie wird nach einer perkutanen Injektion von Kontrastmittel in den Nucleus pulposus der potenzielle Kontrastmittelaustritt in den Anulus fibrosus als Hinweis auf eine strukturelle Schädigung beobachtet. Ein Diskogramm wurde als positiv gewertet, wenn sowohl der dem Patienten bekannte Schmerz reproduziert als auch bildgebend Einrisse des äußeren Drittels bei noch intakter äußerer Begrenzung des Anulus oder sein kompletter Durchriss dargestellt wurden.

Möglicherweise ließe sich somit mithilfe wiederholter endgradiger Bewegungen der Wirbelsäule ein Bandscheibenschaden diagnostizieren, auch wenn nichtinvasive bildgebende Verfahren wie Computertomographie (CT) oder Magnetresonanztomographie (MRT) keine Schädigung identifizieren. Auf diese Weise könnte die große Gruppe der Patienten mit unspezifischen Rücken- und Nackenschmerzen um diejenigen vermindert werden, bei denen ein Bandscheibenschaden diagnostizierbar ist.

Schwarzer et al. (1995) identifizierten mithilfe der Diskographie bei 39 % der Patienten, bei denen im CT kein lumbaler Bandscheibenvorfall nachweisbar war, lumbale Bandscheibenschäden als wahrscheinliche Ursache der Beschwerden. In einer Untersuchung von Laslett und Mitarb. (2005) an Patienten mit chronischen Rückenschmerzen und teilweise mit ausstrahlenden Schmerzen zeigten sich sogar bei 75 % der Patienten Bandscheibenschädigungen im Discogramm. Damit sind in der Durchführung und Interpretation von diagnostischen Tests geübte Physiotherapeuten eventuell in der Lage, aus der Gruppe der Patienten mit unspezifischen Rückenschmerzen etwa die Hälfte herauszufiltern, das mit einer spezifischen Diagnose einer gezielten Physiotherapie zugeführt werden kann. Dies könnte wegen der anatomischen und mechanischen Ähnlichkeit der einzelnen Wirbelsäulenabschnitte ebenso für Patienten mit unspezifischen Nackenschmerzen gelten. Bislang fehlen jedoch entsprechende Untersuchungen.

Bei Patienten mit neuroradiologisch nachgewiesenem Bandscheibenvorfall lässt sich mithilfe wiederholter endgradiger Bewegungen der Wirbelsäule außerdem beurteilen, ob sie von der konservativen Therapie voraussichtlich profitieren werden (Brötz et al. 2001 u. 2003).

Die hier beschriebene Therapie wird in der Phase akuter Beschwerden durch die Veränderungen der Symptome geleitet und ihr Erfolg anhand festgelegter Zielpunkte beurteilt. Als Maßnahmen werden vom Patienten selbst durchgeführte Bewegungen der Wirbelsäule genutzt. Nach der akuten Phase werden zusätzlich Bewegungen der Extremitäten ergänzt, mit dem Ziel, die Beweglichkeit der Nervenwurzeln und Nerven zu erhalten oder zu verbessern. Die Stabilität der Wirbelsäule wird mit Hilfe von Übungen wieder hergestellt, die die tonischen, stabilisierenden

Muskeln aktivieren. Alle Therapiebewegungen sind sehr einfach und von jedem Patienten mühelos durchzuführen. Nur in seltenen Fällen verstärkt der Therapeut den Effekt der Übungen durch passive Bewegungen.

Sind die Beschwerden weitgehend abgeklungen und tritt bei Belastung keine Verschlechterung ein, wird die freie Beweglichkeit von Wirbelsäule und Extremitäten erarbeitet. Kräftigung, Koordinationsübungen und Konditionstraining führen den Patienten schließlich zu normaler Bewegung, normaler Belastbarkeit und Arbeitsfähigkeit.

Da der Patient schnelle Veränderungen seiner Beschwerden während der von ihm selbst durchgeführten Übungen spürt, wird er zur Mitarbeit und zur Mitverantwortung für seine Genesung motiviert. Eine ausführliche Information des Patienten über die Pathogenese eines Bandscheibenschadens gehört ebenso zu den Aufgaben des Therapeuten wie die genaue Instruktion über die Übungen und die Beobachtung der Symptome. Der Patient lernt sein Bewegungsverhalten zu ändern und seinen Körper regelmäßig zielgerichtet und angemessen zu belasten, so dass die Strukturen der Wirbelsäule nicht geschädigt werden und entsprechend der Belastung an Stabilität gewinnen. Auf diese Weise kann die hier beschriebene Therapieform der Entwicklung von Angst vor Schmerzen, die durch Bewegung oder Belastung entstehen könnten, und der gefürchteten Chronifizierung sowie Rezidiven vorbeugen.

An der Neurologischen Universitätsklinik Tübingen werden die Möglichkeiten und Ergebnisse der Physiotherapie nach dem hier beschriebenen Tübinger Konzept bei Patienten mit lumbalen Bandscheibenvorfällen seit 1997 systematisch untersucht. In die Studien zur Physiotherapie werden auch Patienten mit neurologischen Defiziten aufgrund von Bandscheibenvorfällen eingeschlossen.

Mit der Zeit haben die Autoren die von McKenzie (1981, 1986, 1990) vorgegebenen Strategien verändert und ergänzt, weshalb das beschriebene Therapiekonzept *Tübinger Konzept* genannt wird.

Die Reihenfolge der Testbewegungen wurde geändert und richtet sich nun danach, welche Bewegung voraussichtlich bei der in einer ersten Verdachtsdiagnose vermuteten Störung die Symptome lindert. Die Rotation der Wirbelsäule, sowohl als diagnostische Testbewegung wie auch als selbst durchgeführte Übung, erhielt einen hohen Stellenwert. Ergänzend zu den Wirbelsäulenbewegungen enthält das Konzept Bewegungen der Extremitäten zur Vermeidung und Behandlung eingeschränkter Nervengleitfähigkeit und Übungen zur Stabilisierung der Wirbelsäule. Die Beachtung und Dokumentation neurologischer Störungen, Nervendehnungszeichen und Schmerzverlauf nehmen einen breiten Raum ein.

Das Behandlungskonzept bezieht Kräftigung, Koordinationsübungen und Konditionstraining mit ein und führt den Patienten bis zu normaler Bewegung, Belastbarkeit und Arbeitsfähigkeit.

2 Allgemeine Grundlagen

Für das Verständnis und die Interpretation der Symptome von Patienten mit Bandscheibenleiden werden im Folgenden die Grundlagen der *funktionellen Anatomie* der Wirbelsäule und des Nervensystems, die *Pathophysiologie von Bandscheibenschäden* sowie die damit verbundenen Einflüsse auf die Nervenwurzeln und die Vorgänge bei der *Heilung* zusammengefasst.

Schmerz und Funktionseinschränkungen in den Aktivitäten des täglichen Lebens sind die durch Bandscheibenschäden verursachten Hauptprobleme. Zur Beurteilung des Behandlungseffekts und des Krankheitsverlaufs ist eine Einschätzung des Schmerzes und der Behinderung notwendig. Dazu werden verschiedene Messskalen vorgestellt.

Im Rahmen der Prävention sind die prädisponierenden Faktoren interessant. Im Kapitel *Epidemiologie und Risikofaktoren* werden die kontroversen Fragen beleuchtet, ob bestimmte Tätigkeiten besonders häufig zu Bandscheibenschäden führen und welche körperlichen Bedingungen oder gesellschaftlichen Umstände diese Probleme begünstigen.

2.1 Anatomie von Wirbelsäule und Nervensystem

Die Wirbelsäule erfüllt 2 unterschiedliche Aufgaben: sie trägt Kopf und Brustkorb und schützt das Rückenmark. Gleichzeitig ist ein hoher Grad an Beweglichkeit notwendig. Die Anforderungen an Stabilität und Beweglichkeit stehen in ständigem Konflikt. Um beiden Aufgaben gerecht zu werden, ist ein gutes Zusammenspiel zwischen den tragenden und bewegenden Strukturen der Wirbelsäule nötig.

Der *passive Halteapparat* setzt sich aus den Wirbeln, Bandscheiben, Wirbelgelenken, Bändern und Gelenkkapseln zusammen, während der *aktive Halteapparat* aus Muskeln und Sehnen besteht. Das *Nervensystem* registriert die Position, Belastung und Anforderungen an die Wirbelsäule und steuert das aktive System, um die Anforderungen an Stabilität und Bewegung zu erfüllen (Waddell 1998). Fehlfunktionen in einem der 3 Systeme führen zu einer Reaktion in den anderen beiden Systemen. Anpassung, Fehl-belastung, Schmerzen oder Einbußen in der Funktion können die Folge sein.

2.1.1 Muskulatur

Der aktive Halteapparat besteht aus zahlreichen Muskeln und Sehnen. Die Muskulatur, die die Wirbelsäule bewegt und aktiv stabilisiert, lässt sich grob in Rücken-, Bauch-, Nacken- und vordere Halsmuskulatur einteilen. Hier werden nur die größten und wichtigsten Muskeln aufgeführt (Tab. 2.**1**).

2.1.2 Knöcherne Wirbelsäule und Ligamente

Die Wirbelsäule ist aus 7 Hals-, 12 Brust- und 5 Lendenwirbeln sowie dem Kreuzbein aufgebaut. Der oberste Halswirbel wird Atlas genannt und hat im Gegensatz zu den anderen Wirbeln keinen Wirbelkörper. Der 2. Wirbel heißt Axis und besitzt einen Vorsprung (Dens axis), der eine gelenkige Verbindung mit dem Atlas bildet.

Die Wirbelkörper mit den Bandscheiben stellen den vorderen Anteil der Wirbelsäule dar. Die Wirbelbögen mit den Quer- und Dornfortsätzen umschließen und schützen das Rückenmark seitlich und von hinten und bilden den hinteren Anteil der Wirbelsäule. Die gelenkigen Verbindungen zwischen den Wirbeln sind vorne die Bandscheiben und hinten die kleinen Wirbelgelenke (Facettengelenke). Die Abschlussplatten der Wirbelkörper formen die Kontaktfläche zu den Bandscheiben (S. 5).

Zwischen den Wirbelkörpern und den kleinen Wirbelgelenken finden sich Zwischenräume, die Neuroforamina (Foramina intervertebralia), durch die die Nervenwurzeln aus dem Rückenmark austreten, um von der HWS zu den Armen, von der BWS zum Rumpf und von der LWS zu den Beinen zu ziehen. Das Kreuzbein stellt die Verbindung zwischen der Wirbelsäule und dem Becken her.

Die Wirbelsäule wird durch 3 längs verlaufende Bänder stabilisiert:

Tabelle 2.1 Die wichtigsten Muskelgruppen zur Stabilisierung und Bewegung der Wirbelsäule

Muskel	Ursprung	Ansatz	Funktion	Innervation
Halsmuskulatur				
Kurze, dorsale *Nackenmuskulatur*	• Atlas • Axis	• Linea nuchae • Querfortsatz des Atlas • Proc. jugularis ossis occipitalis	• Extension, Rotation und Lateralflexion des Kopfes	• N. suboccipitalis (C1)
Mm. scaleni	• ventral an den Querfortsätzen der Halswirbel	• 1.–2. Rippe	• Lateralflexion der HWS • bei fixiertem Kopf: Elevation der Rippen 1 – 2	• Plexus cervicalis • Plexus brachialis (C3–C8)
Prävertebrale Muskelgruppe M. longus colli M. longus capitis M. rectus capitis anterior	• ventral an allen Halswirbelkörpern und den obersten Brustwirbelkörpern • Querfortsätze der Halswirbel	• Atlas • ventral an allen Halswirbelkörpern • Querfortsatz der kaudalen Halswirbel • Os occipitale	• Flexion, Rotation und Lateralflexion zur ipsilateralen Seite der HWS	• Plexus cervicalis (C1–C6)
M. sternocleidomastoideus	• Sternum • Klavikula	• Proc. mastoideus ossis temporalis • Linea nuchae	• Flexion der kaudalen und Extension der kranialen Halswirbel und der Kopfgelenke (Protraktion) • Rotation des Kopfes zur kontralateralen Seite • bei fixiertem Kopf: Hilfe bei der Inspiration	• N. accessorius • Plexus cervicalis (C1–C3)
Rückenmuskulatur				
Autochthone Rückenmuskulatur: M. erector spinae (besteht aus vielen kleinen Muskelgruppen, die Querfortsätze, Dornfortsätze und Rippen verbinden)	• Os sacrum • Crista iliaca	• Os occipitale	• Extension, Rotation, Lateralflexion in einzelnen Abschnitten und der gesamten Wirbelsäule • Sicherung der aufrechten Haltung	• Rr. dorsales der Spinalnerven (C2–L4)
M. trapezius	• Linea nuchae • Dornfortsätze der Hals- und Brustwirbel	• Klavikula • Akromion • Spina scapulae	• kraniale Fasern: – Elevation des Schulterblatts – Rotation des Kopfes zur kontralateralen Seite • mediale Fasern: Retraktion des Schulterblatts • kaudale Fasern: Depression des Schulterblatts	• N. accessorius • Plexus cervicalis (C2–C4)
M. latissimus dorsi	• Dornfortsätze von Th7 bis zum Os sacrum • Rippen 8–12 • Crista iliaca	• Crista tuberculi minoris (Humerus)	• Innenrotation, Adduktion, Extension im Schultergelenk • bei fixiertem Arm (Stützen): Elevation des Beckens	• N. thoracodorsalis (C6–C8)
M. quadratus lumborum	• Crista iliaca • Lig. iliolumbale	• 12. Rippe • Lendenwirbel 1 – 4	• zieht die 12. Rippe kaudalwärts (Exspiration) • Lateralflexion der LWS • bei fixiertem Brustkorb: Elevation des Beckens	• Rr. musculares plexus lumbalis • N. intercostalis XII (Th12–L3)
Bauchmuskulatur				
M. rectus abdominis	• Rippen 5–7 • Proc. xiphoideus	• kranialer Rand des Schambeins	• zieht den Thorax in Richtung Becken • Beugen im Rumpf bzw. Heben des Beckens • Antagonist der langen Rückenstrecker	• mittlere und kaudale Interkostalnerven (Th5 – 12)
M. obliquus externus	• Außenflächen der 5.–12. Rippe	• Crista iliaca • Lig. inguinale • Rektusscheide	• Bauchpresse • Beugung im Rumpf • Elevation des Beckens • Drehung des Rumpfes zur kontralateralen Seite	• kaudale Interkostalnerven (Th5–Th12)

Tabelle 2.**1** Fortsetzung

Muskel	Ursprung	Ansatz	Funktion	Innervation
M. obliquus internus	• Crista iliaca • Fascia thoraco-lumbalis • Lig. inguinale	• 9.–12. Rippe • Linea alba	• Bauchpresse • Beugung im Rumpf • Heben des Beckens • Drehung des Rumpfes zur ipsilateralen Seite • Lateralflexion des Rumpfes	• kaudale Interkostalnerven • Äste des Plexus lumbalis (Th10–L2)
M. transversus abdominis	• 7.–12. Rippe • Fascia thoraco-lumbalis der Querfortsätze der Lendenwirbel • Crista iliaca • Lig. inguinale	• Vagina musculi rectus abdominis	• Einziehen und Spannen der Bauchwand • Bauchpresse	• Interkostalnerven (Th5–L2)

- Lig. longitudinale anterius: verläuft vorne über die Wirbelkörper und Bandscheiben;
- Lig. longitudinale posterius: verläuft hinten über die Wirbelkörper und Bandscheiben;
- Lig. flavum: verbindet die Wirbelbögen zweier aufeinander folgender Wirbel.

2.1.3 Bandscheiben

Bandscheiben befinden sich zwischen allen Wirbelkörpern von den Halswirbelkörpern (HWK) 2/3 bis zum Übergang zwischen dem untersten Lendenwirbelkörper (LWK5) und dem 1. Sakralwirbel (SWK1). Sie sind mit den Abschlussplatten der Wirbelkörper verwachsen (Bogduk 2000).

Jeder Wirbelkörper wird von einer Endplatte abgedeckt, die aus hyalinem und Faserknorpel besteht. Insertionen kollagener Fasern aus der Bandscheibe bilden die Verbindung zwischen Endplatte und Bandscheibe. Diese Verbindung ist stabiler als die zwischen Endplatte und Wirbelkörper.

Die Bandscheiben stellen außerdem die Verbindung zwischen den Endplatten zweier benachbarter Wirbelkörper dar. Sie bestehen aus 2 Anteilen (Abb. 2.**1**), dem äußeren Faserring (Anulus fibrosus) und dem inneren Gallertkern (Nucleus pulposus). Beide sind strukturell nicht scharf abgrenzbar, da die äußeren Bereiche des Nucleus pulposus fließend in die inneren Bereiche des Anulus fibrosus übergehen (Bogduk 2000).

Mit zunehmendem Alter nimmt die Differenzierung der verschiedenen Bereiche der Bandscheibe bezüglich Aufbau und Funktion ab. Die beiden Anteile beinhalten Wasser, Kollagen und Proteoglykane in unterschiedlichen Konzentrationen.

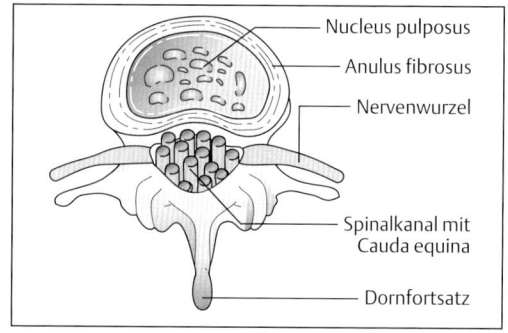

Abb. 2.**1** Lendenwirbel mit Bandscheibe. Im Bereich der BWS und HWS liegt im Spinalkanal anstelle der Cauda equina das Rückenmark.

Der Anulus fibrosus besteht zu 60 % aus Bindegewebe (Kollagen Typ 1), das schräg ringförmig angeordnet ist. Er stellt die feste Verbindung zwischen den Wirbelkörpern her, hält die Gallertmasse zwischen den Wirbelkörpern und kann Zugbelastungen wie die axiale Rotation der Wirbelsäule abfedern (Hadjipavlou 1999).

Der Gallertkern besteht größtenteils aus Proteoglykanen und Glykosaminoglykanen, die Wasser aufnehmen und wie ein Polster Gewicht tragen und Stöße abpuffern können.

Physiologische Druckbelastung

Bei Bewegungen der Wirbelsäule verändert der Nucleus pulposus seine Form und verteilt den Druck auf die Endplatten und den Anulus fibrosus. Durch Belastung wird der Nucleus pulposus wie ein Schwamm ausgedrückt und saugt sich beim Nachlassen des Drucks wieder mit Wasser voll (McMillan et al. 1996, Wilke et al. 1999, Race et al. 2000).

Beispiele:

- Wilke et al. (1999) führten an einem gesunden 45-jährigen Probanden fast 24 Stunden lang eine Druckmessung in der Mitte der Bandscheibe zwischen LWK4 und LWK5 durch. Der Proband übte dabei verschiedene Tätigkeiten aus und nahm unterschiedliche Positionen ein. Während einer 7-stündigen Schlafperiode wurde eine Druckzunahme von 1 auf 24 bar gemessen. Dies wurde mit einer regenerierenden Wasseraufnahme der Bandscheiben erklärt.
- Die Zunahme von Schmerzen und Bewegungseinschränkungen der Wirbelsäule über Nacht bei Patienten mit Bandscheibenschäden könnte mit dieser Druckzunahme und dem größeren Volumen zusammenhängen, das die wassergefüllte Bandscheibe einnimmt. In der Schwerelosigkeit waren Astronauten wegen der Druckentlastung bis zu 5 cm größer als unter normalen Druckverhältnissen (Urban u. McMullin 1988).
- Nachemson und Elfström (1970) untersuchten die Druckbelastung der Bandscheiben in verschiedenen Körperpositionen an 9 Probanden. Von diesen hatten 6 in der Vergangenheit keine Rückenschmerzen, 2 hatten in der Vergangenheit Rückenschmerzen und 1 litt unter einer Skoliose. In der Mitte der Bandscheibe zwischen LWK3 und LWK4 wurde jeweils eine Messsonde positioniert.

Die Ergebnisse von Wilke et al. (1999) deckten sich in vielen Gesichtspunkten mit denen von Nachemson und Elfström (1970). Übereinstimmend wurde im Liegen der niedrigste und beim Heben von Lasten mit gestreckten Knien und gebeugter Wirbelsäule der höchste Druck in der Bandscheibe gemessen. Aktivität der Rückenmuskulatur war in allen Positionen mit einer Drucksteigerung verbunden (Nachemson u. Elfström 1970, Wilke et al. 1999). Auch bei der Applikation von Traktion steigt der intradiskale Druck an, wenn gleichzeitig die Rückenmuskulatur kompensatorisch aktiviert wird (Andersson et al. 1983).

Im Gegensatz zu Nachemson und Elfström (1970) fanden Wilke et al. (1999) im aufrechten Sitz keine Druckerhöhung im Vergleich zum aufrechten Stand. Im entspannten, nach dorsal flektiert angelehnten Sitz beobachteten Wilke et al. (1999) sogar einen erheblich niedrigeren Druck als im aufrechten Stand und im nichtangelehnten aufrechten Sitz.

Diese Erkenntnis führte zu einer breiten Diskussion über die von Physiotherapeuten und in „Rückenschulen" propagierte aufrechte Sitzhaltung (Reinhard 1992, Brügger 1997, Nentwig et al. 1997). Klinisch hat sich bei Patienten mit Bandscheibenschäden jedoch bewährt, auf das Sitzen so weit wie möglich zu verzichten (Kap. 9).

Stoffwechsel

Der Austausch von Nährstoffen und Stoffwechselprodukten in der Bandscheibe geschieht passiv durch Diffusion und Osmose über die Blutgefäße der Endplatten und die Ligg. longitudinale anterius et posterius (Holm et al. 1981, van den Berg 1999). Bandscheiben sind die größten avaskulären Strukturen im Körper und zeichnen sich durch einen niedrigen Stoffwechsel aus.

Wiederholte Bewegungen der Wirbelsäule sollen den Austausch von Nährstoffen und Stoffwechselprodukten in der Bandscheibe verbessern (Holm u. Nachemson 1983). Diese Hypothese gründet sich auf ein Tierexperiment, bei dem die Ergebnisse einer Gruppe von Hunden, die während eines kontrollierten Trainingsprogramms wiederholte aktive Bewegungen der Wirbelsäule ausführte, mit einer Kontrollgruppe verglichen wurden (Holm u. Nachemson 1983). In der Gruppe, die wiederholte Bewegungen der Wirbelsäule ausführten, zeigten sich im äußeren Teil des Anulus fibrosus und im Nucleus pulposus eine gesteigerte Sauerstoffverbrauch und ein niedrigerer Laktatgehalt als in der Kontrollgruppe.

Innervation

Die Frage, ob die Bandscheiben sensibel innerviert werden, war lange Zeit umstritten. Freie Nervenendigungen, die die Wahrnehmung von Schmerz ermöglichen, wurden zunächst nur in der Haut, den Facettengelenken, dem Iliosakralgelenk, den Ligg. longitudinale anterius et posterius, dem Lig. flavum, dem Periost der Wirbelkörper und -bögen, den Faszien und Sehnen, der Dura mater und den duralen Hüllen der Nervenwurzeln gefunden.

Bogduk et al. (1981, 1983, 1988) beschrieben auch im Anulus fibrosus eine sensible Versorgung. Der hintere Anteil wird durch die Sinuvertebralnerven, die seitlichen Bereiche durch die Rr. communicantes grisei der Rr. ventrales der Spinalnerven versorgt.

Palmgren et al. (1996) fanden sowohl sensible als auch autonome Nervenendigungen in operativ entferntem Bandscheibengewebe. Die Erkenntnis, dass der Anulus fibrosus Schmerzrezeptoren enthält, lässt die Interpretation zu, dass Rückenschmerzen durch Verletzungen des Anulus fibrosus ausgelöst werden könnten.

Indahl et al. (1997) lösten durch lokale elektrische Reize am posterolateralen Anulus fibrosus bei 23 narkotisierten Schweinen Aktionspotenziale im M. longissimus und im M. multifidus aus. Nach lokaler Reizung der kleinen Wirbelgelenke durch die Injektion physiologischer Kochsalzlösung waren bei elektrischer Reizung des Anulus fibrosus die Aktionspotenziale abgeschwächt. Demnach besteht ein Reflexmechanismus zwischen dem Anulus fibrosus, der Rückenmuskulatur und den Facettengelenken in dem Sinne, dass die Reizung der kleinen Wirbelgelenke den Muskeltonus eher vermindert als erhöht. Auf die mögliche Bedeutung dieses Mechanismus für die Interpretation und Behandlung von Rückenschmerzen wird später eingegangen (*Bandscheibenschaden und Muskelspannung*, S. 19).

Den Bandscheiben können folgende Funktionen zugeschrieben werden:
- Feste Verbindung zweier Wirbelkörper;
- Ermöglichen von Bewegung;
- Tragen des Gewichtes, das von dem darüber liegenden Wirbel weitergegeben wird;
- Abfedern von Stößen.

2.1.4   Nervensystem

Nach seiner Lokalisation und Funktion erfolgt die Unterteilung in das *zentrale* und das *periphere Nervensystem*. Zum zentralen Nervensystem (ZNS) gehören Gehirn und Rückenmark. Es dient der Aufnahme und Verarbeitung von Informationen und der Initiierung adäquater Reaktionen.

Ab dem Austritt aus dem Rückenmark werden die Strukturen des Nervensystems zum peripheren Nervensystem gezählt. Dieses dient der Leitung sensibler Impulse von der Peripherie zum Zentralnervensystem und motorischer Impulse aus dem Zentralnervensystem in die Peripherie.

Entsprechend der Funktion werden außerdem das *somatische* und das *vegetative Nervensystem* unterschieden. Diese Unterteilung gilt vor allem für das periphere Nervensystem aber auch für das Zentralnervensystem.

Das somatische Nervensystem dient der Steuerung von Willkürmotorik und bewusster Wahrnehmung sensibler Reize. Das vegetative (autonome, viszerale) Nervensystem setzt sich aus dem Sympathikus und dem Parasympathikus zusammen und dient der (unbewussten) Steuerung von Vorgängen in den inneren Organen (Atmung, Verdauung, Blutdruck). Im Zusammenhang mit Bandscheibenvorfällen spielt es nur eine untergeordnete Rolle und wird daher nicht näher erläutert.

Rückenmark, Cauda equina und Nervenwurzeln

Das Rückenmark gehört zum Zentralnervensystem und liegt im Wirbelkanal. Es schließt sich in Höhe des Foramen magnum des Okzipitalknochens an das Gehirn, speziell die Medulla oblongata an, und reicht bis etwa in Höhe des 1. Lendenwirbels. Unterhalb von diesem verlaufen innerhalb des Wirbelkanals die Nervenwurzeln, die erst in tiefer gelegenen Segmenten durch die Foramina intervertebralia austreten. In ihrer äußeren Erscheinung erinnern sie an einen Pferdeschwanz, weshalb sie als Cauda equina bezeichnet werden.

Zwischen dem Vorder- und Seitenstrang des Rückenmarks treten die Vorderwurzeln (motorisch) und zwischen Seiten- und Hinterstrang die Hinterwurzeln (sensibel) aus dem Rückenmark aus. Sie vereinigen sich in Höhe der Zwischenwirbellöcher zu den Spinalnerven. Das zu jedem Spinalnerv gehörende sensible Spinalganglion liegt im jeweils zugehörigen Foramen intervertebrale.

Die Nervenwurzeln werden im Zervikalbereich nach dem Wirbel benannt, der das Zwischenwirbelloch von unten begrenzt. So heißt die Wurzel zwischen dem 5. und 6. Halswirbel C6, diejenige zwischen dem 7. Halswirbel und dem 1. Brustwirbel C8. Folglich werden die Nervenwurzeln ab dem 1. Brustwirbel nach dem das Zwischenwirbelloch von oben begrenzendem Wirbel benannt. Die Wurzel zwischen LWK5 und SWK1 heißt L5.

Spinalnerven und peripheres Nervensystem

Aus den verschiedenen Rückenmarksabschnitten treten jeweils zu beiden Seiten 8 zervikale, 12 thorakale, 5 lumbale und 5 sakrale Spinalnerven aus. Die thorakalen Nerven ziehen im Segment um den Thorax herum und versorgen Rücken, Brust und Bauch sensibel und motorisch. Die Spinalnerven aus HWS und LWS sowie aus den Sakralsegmenten vereinigen sich zu den paravertebral gelegenen Nervengeflechten (Plexus), die sich im weiteren Verlauf in einzelne periphere Nerven aufteilen. Das von den Fasern einer bestimmten Nervenwurzel versorgte Hautareal wird als *Dermatom* bezeichnet.

Aufgrund der Verschaltung der Fasern der Nervenwurzeln in den Plexus mit der Formierung peripherer Nerven lassen sich bei Störungen der Sensibilität Areale unterscheiden, die eher einer Wurzelläsion (segmentale Innervation) oder dem Versorgungsgebiet eines peripheren Nerven entsprechen (periphere Innervation; Abb. 2.**2a** u. **b**). Die meisten Muskeln werden aus Fasern mehrerer Nervenwurzeln versorgt. Gelegentlich überwiegt eine einzelne Nervenwurzel so stark, dass ihr ein *Kennmuskel* zugeordnet werden kann (Tab. 2.**2**).

Bei einem Nervenwurzelsyndrom finden sich entsprechend Schmerzen und Sensibilitätsstörungen im Bereich des Dermatoms, das von der betroffenen Nervenwurzel versorgt wird, sowie

Tabelle 2.**2** Kennmuskeln

Kennmuskeln	Segmente
M. deltoideus	C5
• M. biceps brachii • M. brachioradialis	(C5) C6
M. triceps brachii	C7
• Kleinfingerballenmuskeln • Mm. interossei	C8
• M. quadriceps femoris • M. tibialis anterior	(L3) L4
M. extensor hallucis longus	L5
M. triceps surae	S1

Paresen und Reflexminderung der entsprechenden Kennmuskeln (Tab. 2.**3**). Schmerzen und Sensibilitätsstörungen können sich vom entsprechenden Wirbelsäulensegment nach lateral über den Nacken bzw. den Rücken erstrecken.

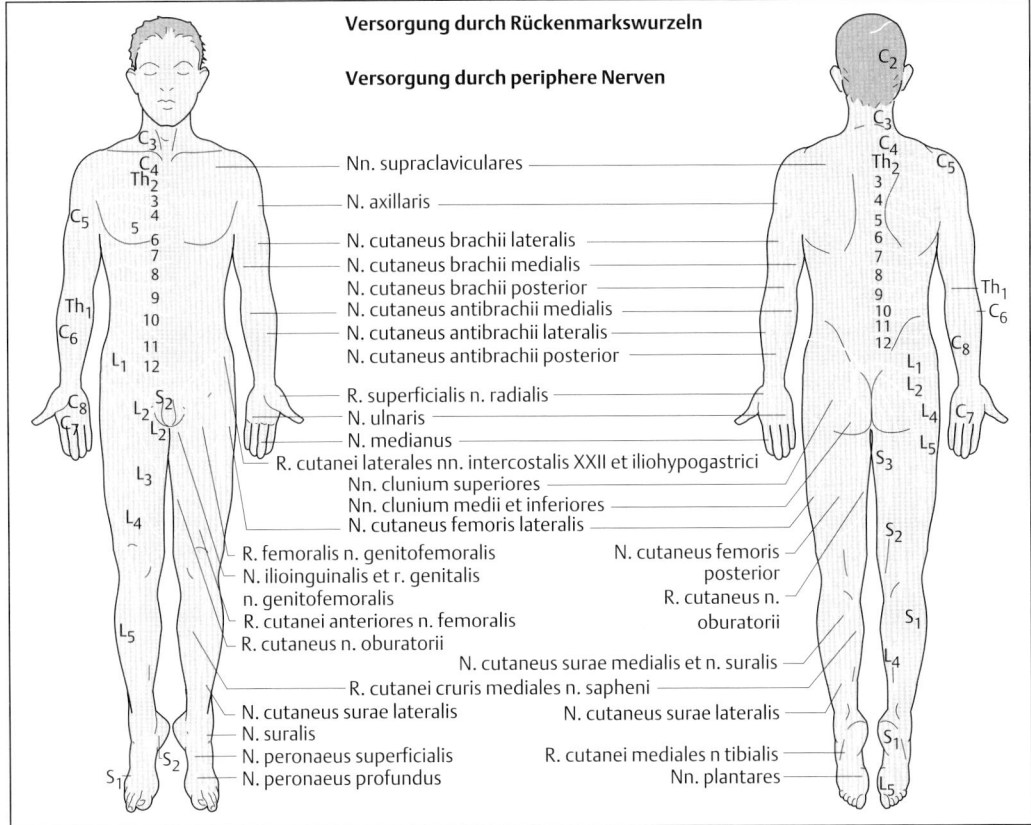

Abb. 2.**2a** u. **b** Sensible Versorgung der Haut. Die linke Seite zeigt die sensible Versorgung durch Nervenwurzeln (segmentale Innervation), die rechte Seite die sensible Versorgung durch periphere Nerven (periphere Innervation).
a Vorderseite.
b Rückseite.

Tabelle 2.**3** Symptome und Zeichen bei Wurzelsyndromen (überwiegende Paresen und gestörte Funktionen sind fett gedruckt).

Wurzel	Schmerz- und Hypästhesie-bereich	Parese	Funktionsminderung	Reflex
C2–C4	• zwischen den Schulterblättern • im Nacken	M. trapezius	**Elevation** und Retraktion des Schulterblatts	
C5	Außenseite des Oberarmes (oberes Drittel)	• **M. deltoideus** • M. biceps brachii	• **Abduktion im Schultergelenk über 30°** • Flexion im Ellenbogengelenk	• Deltoideusreflex • Bizepssehnenreflex
C6	• Schulter • Arm bis radiale Unterarmseite • Finger I und II	• **M. biceps brachii** • **M. brachioradialis**	**Flexion im Ellenbogengelenk**	• Bizepssehnenreflex • Brachioradialisreflex
C7	• Schulter • Arm bis Finger II–IV volar und dorsal, insbesondere Finger III	• M. pectoralis major • **M. triceps brachii** • M. opponens pollicis	• Adduktion im Schultergelenk • **Extension im Ellenbogengelenk** • Opposition des Daumens	Trizepssehnenreflex
C8	• Schulter • Arm • Unterarm ulnar • Finger IV–V	• M. flexor carpi ulnaris • M. abductor digiti minimi • **Mm. interossei dorsales**	• Volarflexion mit ulnarer Abduktion im Handgelenk • Abduktion des Kleinfingers • Fingerspreizung	Fingerflexorenreflex
Th1	• Innenseite des Ober- und Unterarmes	–	–	–
Th2–12	in entsprechender Höhe im Bereich des Rumpfes	–	–	–
L1	Leistenbereich	**M. iliopsoas**	**Flexion im Hüftgelenk**	
L2	Leistenbereich	• **M. iliopsoas** • Adduktoren des Hüftgelenks	• **Flexion im Hüftgelenk** • Adduktion im Hüftgelenk	Adduktorenreflex
L3	Oberschenkelvorderseite bis Knie	• M. iliopsoas • Mm. adductor magnus et brevis • **M. quadriceps femoris**	• Flexion im Hüftgelenk • Adduktion im Hüftgelenk • **Kniestreckung**	• Adduktorenreflex • Patellarsehnenreflex
L4	• Oberschenkelvorderseite • Knie • Innenseite des Unterschenkels • Innenknöchel • medialer Fußrand	• M. quadriceps femoris • **M. tibialis anterior**	• Kniestreckung • **Dorsalextension im Sprunggelenk**	Patellarsehnenreflex
L5	• hintere Oberschenkelaußenseite • Unterschenkelaußenseite • medialer Fußrücken • Zehen I–II	• **M. extensor hallucis longus** • **M. glutaeus maximus, M. glutaeus medius, M. glutaeus minimus** • M. tibialis posterior • M. tibialis anterior	• **Dorsalextension der Großzehe** • **Abduktion und Extension im Hüftgelenk** • Plantarflexion/Supination im Sprunggelenk • Dorsalextension im Sprunggelenk	Tibialis posterior-Reflex
S1	• Oberschenkelrückseite • Unterschenkelrückseite • Ferse • Fußsohle • Fußaußenrand bis III–V	• Mm. peronaei • **M. triceps surae** • **M. glutaeus maximus, M. glutaeus medius, M. glutaeus minimus**	• Pronation und Plantarflexion im Sprunggelenk • **Supination Plantarflexion im Sprunggelenk** • **Abduktion und Extension im Hüftgelenk**	Achillessehnenreflex

Alle Wurzelsyndrome der Wurzeln C5–Th5 können Schmerzen im Bereich zwischen den Schulterblättern, die der Wurzeln L1–S1 im Bereich der LWS, seitlich am Rücken und im Bereich des Gesäßes verursachen. In Tabelle 2.**3** sind nur die distalen Schmerz- und Hypästhesiebereiche aufgeführt, die typisch für einzelne Nervenwurzelsyndrome sind.

Gewebe des Nervensystems

Nervengewebe ist aus Nervenzellen (Neuronen) und Gliazellen aufgebaut. Neuronen dienen der Erregungsleitung und -verarbeitung. Zu diesem Zweck besitzen sie spezielle Fortsätze, die sich nicht an anderen Zelltypen finden. Jedes Neuron besitzt einen Neuriten (Axon) und mehrere Dendriten. Die Neuriten leiten Signale der jeweiligen Zelle weiter (Efferenz), die Dendriten empfangen Signale anderer Zellen (Afferenz).

Gliazellen haben eine strukturgebende Stützfunktion und sind am Austausch von Nährstoffen zwischen Neuronen und Blut sowie an der Reizleitung beteiligt. Eine spezialisierte Form von Gliazellen – die Oligodendrozyten des Zentralnervensystems sowie die Schwann-Zellen des peripheren Nervensystems – umhüllen die Axone und bilden Markscheiden.

Die inneren Liquorräume werden von den Ependymzellen ausgekleidet. Die Versorgung der Muskulatur erfolgt durch die Motoneuronen des Rückenmarks, deren Neuriten die motorischen Vorderwurzeln bilden (Abb. 2.**3**).

Periphere Nerven bestehen aus Nervenfasern und dem sie umgebenden Bindegewebe. Mehrere Axone und Dendriten, die von Markscheiden umhüllt sind, werden als Nervenfaser (Faszikel) bezeichnet und sind in das Endoneurium eingebettet. Das Perineurium fasst die Nervenfaserbündel zusammen. Mehrere Nervenfaserbündel sind im Epineurium eingebettet und bilden den peripheren Nerv (Abb. 2.**4**).

Elastizität und Dehnbarkeit der Nerven beruhen auf den Hüllgeweben der Faszikel, während das Epineurium wie ein Polster gegen *Kompression* schützt. Jeder Nerv enthält mehrere Bündel von Faszikeln, die jeweils einen bestimmten Bereich in der Peripherie sensibel oder motorisch versorgen. Die einzelnen Axone verlaufen wellenförmig in den Faszikeln, die Faszikel verlaufen wellenförmig im Epineurium, und die Nerven verlaufen wellenförmig in ihren Hüllen (Sunderland 1990). Dies ermöglicht die Anpassung bei Dehnung im Rahmen physiologischer Bewegungsabläufe.

Das Epineurium ist im Verlauf der verschiedenen Nerven unterschiedlich dicht ausgeprägt. Nerven mit wenigen Faszikeln und umfangrei-

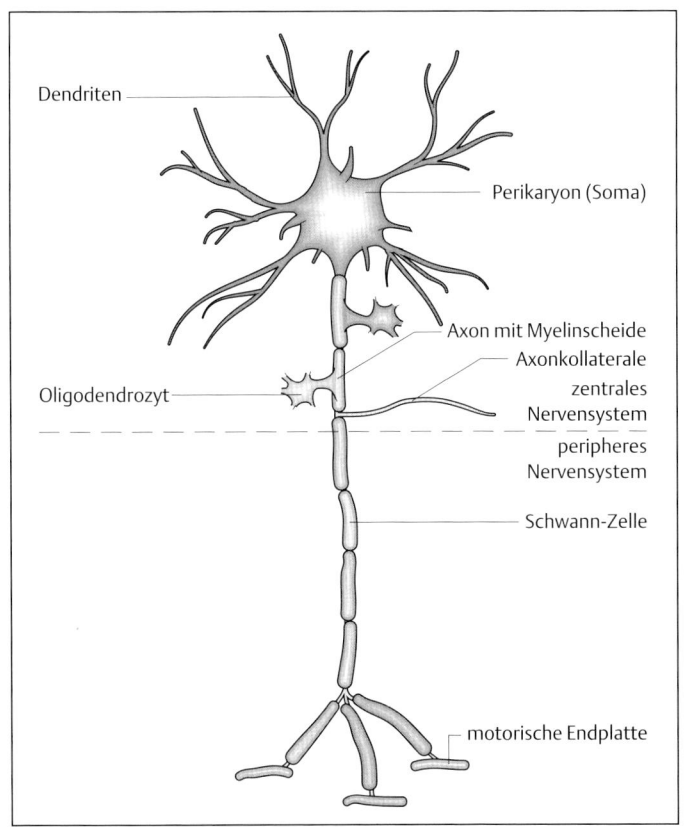

Abb. 2.**3** Motorisches Neuron aus dem Vorderhorn des Rückenmarks. Die gestrichelte Linie markiert die Grenze zwischen zentralem und peripherem Nervensystem.

Dendriten

Perikaryon (Soma)

Axon mit Myelinscheide

Axonkollaterale

Oligodendrozyt

zentrales Nervensystem

peripheres Nervensystem

Schwann-Zelle

motorische Endplatte

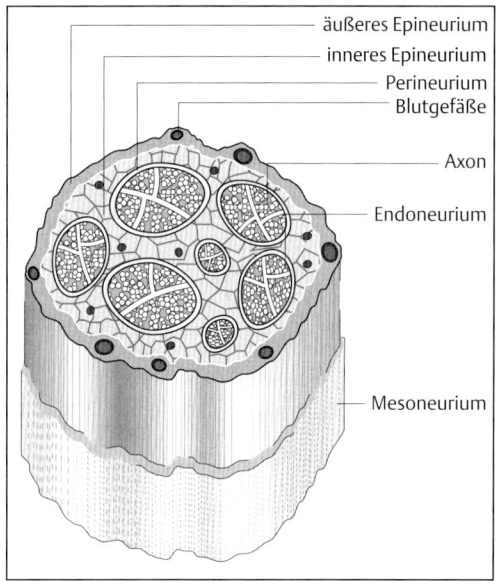

Abb. 2.**4** Bindegewebe eines Nervs.

äußeres Epineurium
inneres Epineurium
Perineurium
Blutgefäße
Axon
Endoneurium
Mesoneurium

rale und perineurale Gewebsstrukturen, die Nervenfasern sind parallel angeordnet, und das Endoneurium ist feiner als im Verlauf der Nerven. Diese strukturellen Bedingungen lassen Nervenwurzeln sowohl auf Kompression als auch auf Dehnung besonders empfindlich reagieren.

Im Spinalkanal ist das Nervensystem von der harten Hirnhaut (Dura mater) umgeben. Sie ist kranial am Foramen magnum und kaudal durch das Filum terminale am Steißbein befestigt. Die Dura mater ist durch Bänder nach innen über Arachnoidea und weiche Hirnhaut (Pia mater) mit dem Rückenmark, nach außen mit der knöchernen Umgebung verbunden (Abb. 2.**5**). Auf diese Weise ist das Rückenmark geschützt im Spinalkanal aufgehängt und wird durch Ligamente und die Dura mater vor Dehnungsstress bewahrt. Der Liquor im Subarachnoidalraum dient als flexibles Schutzpolster für das Nervensystem. Nach vorne ist die Dura mater mit dem Lig. longitudinale posterius, nach hinten mit dem Lig. flavum verbunden.

chem Epineurium (z. B. N. tibialis) sind besser gegenüber Druck und mechanischer Beanspruchung geschützt als jene mit vielen Faszikeln und geringem Epineurium (z. B. N. peronaeus). Nervenwurzeln besitzen gering ausgeprägte epineu-

Reizleitung

Die wesentliche Funktion der Nervenzellen umfasst den Empfang, die Verarbeitung und die Weiterleitung von Signalen aus der Peripherie

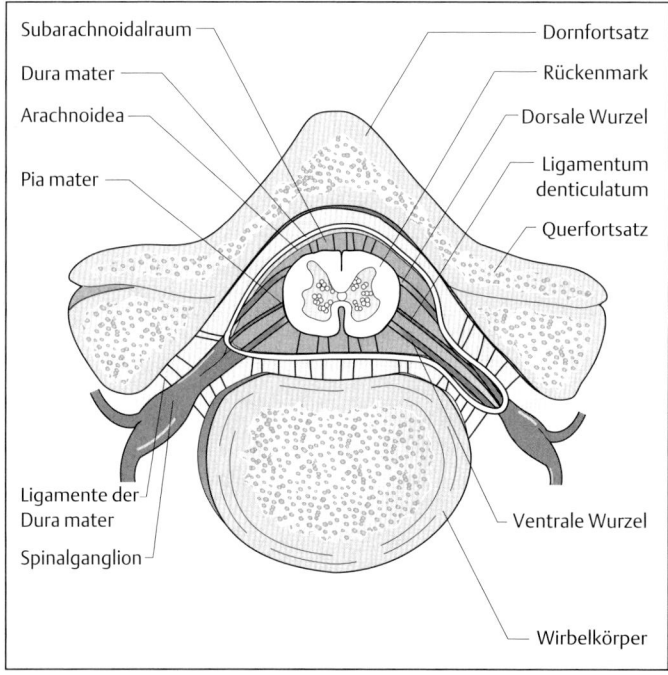

Subarachnoidalraum
Dura mater
Arachnoidea
Pia mater
Ligamente der Dura mater
Spinalganglion

Dornfortsatz
Rückenmark
Dorsale Wurzel
Ligamentum denticulatum
Querfortsatz
Ventrale Wurzel
Wirbelkörper

Abb. 2.**5** Querschnitt durch den Spinalkanal zur Darstellung der Dura mater (harte Hinterhaut), Arachnoidea und Pia mater (weiche Hirnhaut) sowie der Ligamente zur Aufhängung von Rückenmark und Nervenwurzeln.

(Afferenz) sowie die Aussendung von im Gehirn und Rückenmark generierten Signalen zurück in die Peripherie (Efferenz). Periphere Nervenendigungen registrieren z. B. Berührung, Temperatur, Druck, Schmerz und die Position von Körperteilen. Die Signale werden elektrisch in Form von Potenzialveränderungen an der Membran der Nervenzellfortsätze (Dendriten, Axone) fortgeleitet. Die Kommunikation zwischen Nervenzellen wird dadurch gewährleistet, dass die Veränderungen dieser elektrischen Potenziale zur Freisetzung von Überträgerstoffen (Botenstoffen, Neurotransmitter) führen, die wiederum eine Potenzialveränderung an einer nachgeschalteten Nervenzelle verursachen.

Nervenzellen zeichnen sich gegenüber anderen Körperzellen durch ihre teilweise sehr langen Zellfortsätze aus, die z. B. für die Motoneuronen des N. ischiadicus der Länge des Beines bis zu den distalsten von diesem Nerv innervierten Muskeln entsprechen. Der Stoffwechsel dieser Zellfortsätze wird u. a. durch antero- und retrograde Transportsysteme gewährleistet, die für den Transport verschiedener Moleküle durch die Zellfortsätze verantwortlich sind. Wachstumsfaktoren, wie der Nervenwachstumsfaktor NGF, werden in der Peripherie von den Zielstrukturen der Nerven ausgeschüttet und retrograd über lange Strecken bis in die Zellkerne der Nervenzellen transportiert. Die Vermutung liegt nahe, dass mechanische Beeinträchtigungen von Nerven und Nervenwurzeln beispielsweise durch einen Bandscheibenvorfall über Druckwirkung mit solchen Tranportprozessen interferieren.

Blutversorgung

Das Nervensystem verbraucht 20 % des Sauerstoffes, der im Körper durch Blutzirkulation zur Verfügung gestellt wird. Der Anteil des Nervensystems an der Gesamtkörpermasse beträgt demgegenüber nur 2 % (Dommisse 1986). Die Blutversorgung der Nervenwurzeln und der peripheren Nerven wird durch ein spezielles Gefäßsystem (Vasa nervorum) gewährleistet. Von den parallel zu den Nerven verlaufenden Hauptgefäßen führen spiralige Versorgungsgefäße in den Nerv hinein. Zusätzliche kollaterale Sicherheitssysteme stellen die Sauerstoffversorgung bei Störungen in einzelnen Gefäßen sicher (Lundborg 1975, Bell u. Waddell 1984).

Eine gitterartige Kollagenstruktur schützt die Blutgefäße vor Schädigung durch Dehnung und Kompression (Breig 1978). Auf diese Weise ist die Blutzufuhr zu den in den Nerven verlaufenden Axonen und Dendriten sowie den zellulären Bestandteilen (z. B. Schwann-Zellen) bei jeder Bewegung und gehaltenen Position gesichert.

Bei Untersuchungen am Ischiasnerv des Kaninchens wurde bei 8 % Dehnung eine Verlangsamung und bei 15 % Dehnung eine Unterbrechung des Blutflusses beobachtet (Lundborg u. Rydevik 1973). Zwar kommt eine derartige Dehnung unter physiologischen Bedingungen vermutlich nicht vor, besteht aber ein Bewegungshindernis des Nervs (z. B. in Form einer fibrosierten Nervenwurzel nach einem Bandscheibenvorfall), ist eine Dehnung mit Beeinträchtigung des Blutflusses denkbar. Dies könnte beispielsweise das Auftreten von Sensibilitätsstörungen bei Nervendehnungstests erklären.

Innervation

Die bindegewebigen Hüllen des Nervensystems sind innerviert und können Ursache für Schmerzen sein (Hall u. Elvey 1999). Ein feines Nervengeflecht (Sinuvertebralnerven) versorgt Dura mater, Wurzeltaschendura, Lig. longitudinale posterius, Periost, Blutgefäße und Anulus fibrosus (Bogduk 2000).

Freie Nervenendigungen wurden 1884 von Horsley auch im Bindegewebe peripherer Nerven entdeckt und als Nn. nervorum bezeichnet. Schon 1883 nahm Marshall die Existenz solcher Nerven an und stellte die Hypothese auf, dass die bei einer Entzündung ausgeschütteten Stoffe diese Nerven irritieren und damit eine Neuralgie auslösen (Sugar 1990). Diese Hypothese wird durch Hinweise auf Entzündungsprozesse und Schmerzmediatoren in den Nn. nervorum gestützt (Zochodne 1993, Sauer et al. 1999).

Die Bedeutung der Innervation der Nerven und ihrer Hüllen bei der Entstehung von neurologischen Symptomen, insbesondere von ausstrahlenden Schmerzen, ist noch immer unklar.

2.1.5 Biomechanik des Nervensystems und der Wirbelsäule

Bewegungen des Nervensystems

Bei Bewegung gleiten die einzelnen Gewebeschichten eines Nervs gegeneinander (Elvey 1997), während gleichzeitig Nervenwurzeln und -geflechte sowie das Rückenmark entfaltet oder gefaltet werden (Breig 1978; Abb. 2.**6a** u. **b** u.

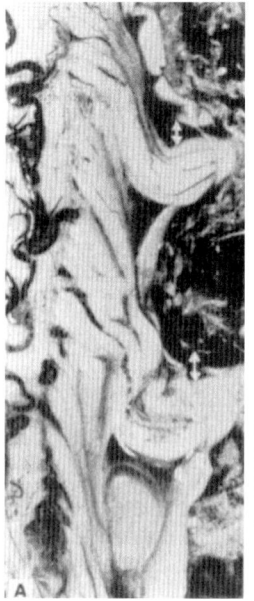
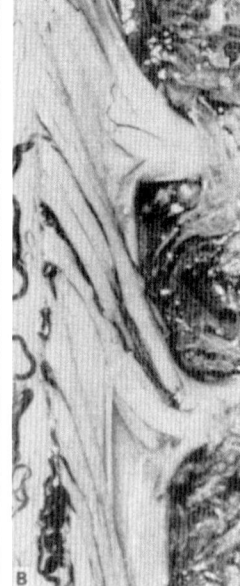

Abb.2.**6a** u. **b** Veränderungen im Nervensystem bei Bewegung an Nervenwurzeln, Dura mater und Rückenmark (Ausschnitt des zervikalen Spinalkanals; aus: Breig A. Adverse mechanical tension in the central nervous system. Stockholm: Almquist & Wiksell; 1978).
a Bei voller Extension der Wirbelsäule sind die Dura mater, die Nervenwurzeln und das Rückenmark entspannt. Die Nervenwurzeln haben keinen Kontakt mit den Wurzeltaschen (unterer Pfeil), die Wurzeltaschen haben keinen Kontakt mit den Wirbelbögen (oberer Pfeil).
b Bei voller Flexion der Wirbelsäule sind die Dura mater, die Nervenwurzeln und das Rückenmark gespannt. Die Nervenwurzeln haben Kontakt mit den Wurzeltaschen, die Wurzeltaschen haben Kontakt mit den Wirbelbögen).

Abb. 2.**7a** u. **b**). Es lassen sich longitudinale, transversale und rotatorische Bewegungen unterscheiden. Bei Bewegungen der Extremitäten glätten sich zunächst die Wellen in den Nerven, nicht aber in den Faszikeln, sodass diese vor Überdehnung geschützt sind. Nervenwurzeln und periphere Nerven des Menschen kompensieren Dehnung um 6–20 %, bevor sie reißen. Das Maß der Elastizität hängt unter anderem von der Stärke, der Dauer und der Geschwindigkeit der Krafteinwirkung ab (Sunderland 1990).

Bewegungen der Extremitäten verursachen Spannungsänderungen in den peripheren Nerven, die über die Nervenwurzeln auch an das Zentralnervensystem weitergeleitet werden. Ebenso rufen Bewegungen der Wirbelsäule Spannungsänderungen im zentralen und peripheren Nervensystem hervor (Abb. 2.**8**). Bei Dehnung werden die Nervenfasern entfaltet und somit länger und dünner. Der Druck innerhalb der

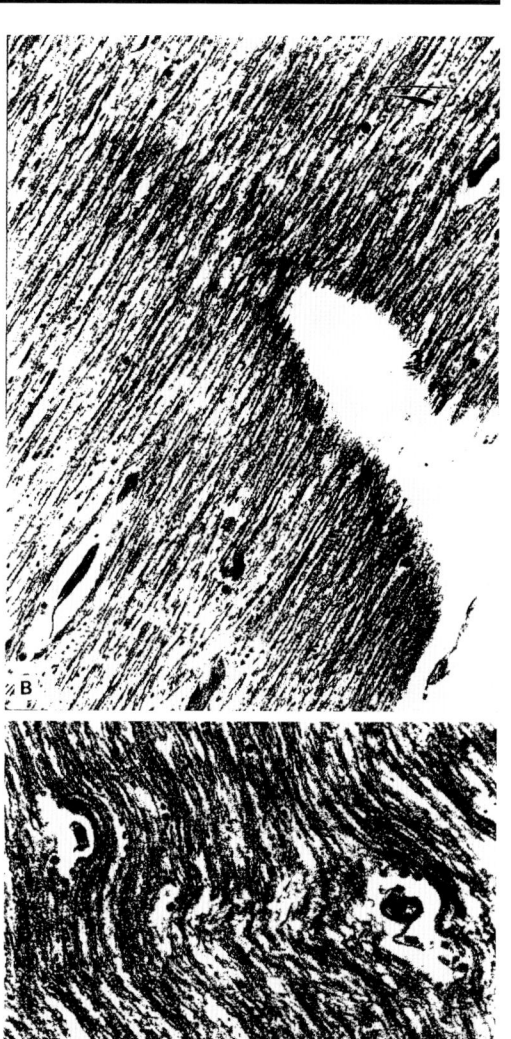

Abb.2.**7** Veränderungen im Nervensystem bei Bewegung im Rückenmark. (Aus: Breig A. Adverse mechanical tension in the central nervous system. Stockholm: Almquist & Wiksell; 1978).
a Verlängerung des Rückenmarks bei Flexion der Wirbelsäule.
b Verkürzung des Rückenmarks bei Extension der Wirbelsäule.

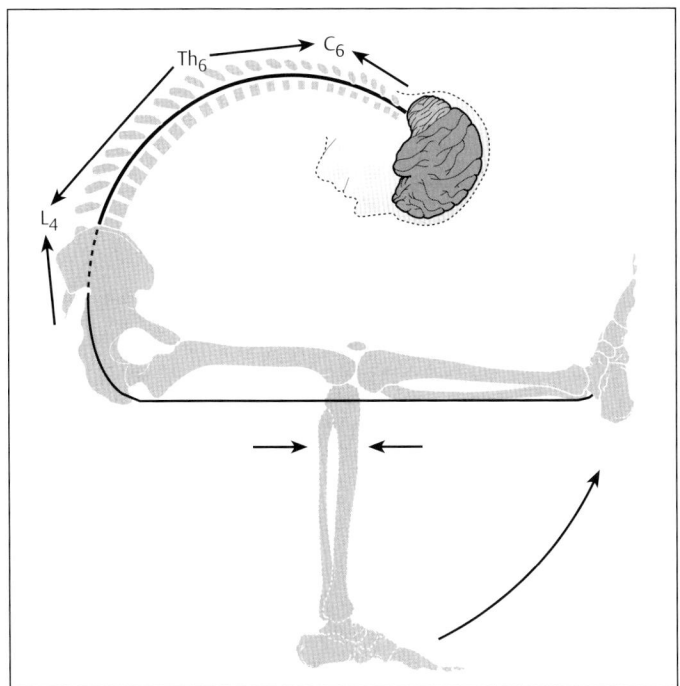

Abb. 2.**8** Maximale Spannung auf dem Nervensystem. Bei Flexion der Wirbelsäule und gleichzeitiger Hüftflexion mit Knieextension kommt das gesamte Nervensystem unter Spannung. An den Spannungspunkten C6, Th6, L4 und in der Kniekehle entsteht eine besonders ausgeprägte Spannung. (aus: Butler, D. Mobilisation des Nervensystems. Berlin: Springer; 1998).

Nervenfasern steigt an, die Blutzirkulation wird reduziert (Sunderland 1990). Die kollagenen Bindegewebe und die Gliazellen begrenzen die Beweglichkeit des Nervensystems bei Annäherung (Breig 1978). Aufgrund der dabei stattfindenden dreidimensionalen Faltenbildung der Nervenfasern im Rückenmark ist ihr Durchmesser bei Extension der Wirbelsäule größer als bei Flexion.

Die Flexibilität des Nervensystems wird durch verschiedene anatomische Gegebenheiten von außen beeinflusst. Knöcherne Strukturen begrenzen das Nervensystem, z. B. in Schädel, Spinalkanal, Foramina intervertebralia, Sulcus ulnaris und im Bereich der Fibulaköpfchen. Die das Nervensystem umgebenden Bindegewebe stellen Berührungsflächen dar, die unter physiologischen Bedingungen die Bewegung nervöser Strukturen zulassen.

Die Ligg. denticulata verbinden die Nervenwurzeln mit der Dura und geben dadurch Zug von den Nervenwurzeln an das Rückenmark weiter. Über sie wird bei Bewegung vermehrte Spannung auf ihre Ansatzpunkte übertragen, und sie schützen gleichzeitig die Nervenwurzeln vor Überdehnung.

Butler (1998) beobachtete, dass Patienten bei Nervendehnungstests regelmäßig an bestimmten Punkten Symptome reproduzierten, nämlich im Bereich der Rückenmarksegmente C6, Th6 und L4, in der Kniekehle und in der Ellenbeuge. Er stellte die Hypothese auf, dass in diesen Bereichen besonders wenig Bewegung für das Nervensystem möglich sei, was zu einer empfindlichen Reaktion auf Spannung führe. Anatomisch könne dies in den Bereichen C6, Th6 und L4 dadurch erklärt werden, dass die Räume zwischen Rückenmark und Wirbelkanal besonders eng sind (Butler 1998). Neuere computer- und kernspintomographische Daten hierzu liegen jedoch nicht vor.

Im Bereich der Kniekehle und der Ellenbeuge führen besonders feste Verbindungen der neuralen Strukturen zu den umliegenden Strukturen durch Nervenverzweigungen und eintretende Blutgefäße zu erhöhter Spannung bei Bewegung.

Bewegungen der Wirbelsäule

Bewegungen der Wirbelsäule verlaufen in komplexen Kombinationen einzelner Bewegungskomponenten, von denen die wesentlichsten Flexion, Extension, Rotation und Lateralflexion sind. Die Bewegungsmuster sind sowohl in verschiedenen Segmenten der Wirbelsäule als auch interindividuell verschieden. Sie können unter Entlastung anders verlaufen als unter Belastung (Bogduk 2000).

Bewegungen der LWS

Bei der *Flexion* wird die Lendenlordose aufgehoben. Dabei verändern die Wirbel ihre Stellung zueinander derart, dass die Wirbelkörper parallel zueinander liegen. Eine weitere Annäherung der Vorderkanten der Wirbelkörper über die Parallele hinaus – und damit eine weitere Flexion – ist nur in der oberen LWS möglich (Bogduk 2000). Als gleichzeitige Komponente findet eine Translation der Wirbel nach vorne statt. Bei der Flexion entstehen eine anteriore Kompression der Bandscheiben und eine Druckentlastung der Facettengelenke.

Die *Extension* ist der Flexion entgegengesetzt. Es kommt zu einer Annäherung der Hinterkanten der Wirbelkörper, kombiniert mit einer Translation der Wirbel nach hinten. Die Bandscheiben werden dorsal komprimiert und die Facettengelenke druckbelastet. Die Dornfortsätze und die Bandscheiben begrenzen das Bewegungsausmaß. Ein Extensionstrauma führt in der Regel zuerst zu einer Verletzung der Dornfortsätze, bevor die Bandscheiben verletzt werden. Somit ist eine Bandscheibenverletzung ohne Verletzung der Dornfortsätze unwahrscheinlich (Adams et al. 1988).

Bei der *Rotation* werden die Bandscheiben einer Torsionsbelastung ausgesetzt und die Facettengelenke ineinander verschoben. Die maximale Rotationsbelastbarkeit einer Bandscheibe, ohne dass eine Verletzung auftritt, liegt bei 3°. Die Facettengelenke lassen nur einen geringen Bewegungsspielraum (1–2° pro Segment) zu und schützen so die Bandscheiben vor Überlastung durch Rotationsbewegung. Die Rotation der oberen 3 Lendenwirbelsegmente ist mit Lateralflexion zur Gegenseite verbunden. Im Segment LWK4/5 findet sich keine stereotype Bewegungskombination. Die Rotation im Gelenk zwischen LWK5 und SWK1 ist mit einer Lateralflexion zur gleichen Seite gekoppelt.

Bei der *Lateralflexion* laufen komplexe Kombinationen von Bewegungen ab, die bisher nicht detailliert untersucht wurden. Die Lateralflexion der oberen LWS-Segmente ist mit einer Rotation zur Gegenseite verbunden. Im Segment LWK4/5 findet sich keine stereotype Bewegungskombination. Die Lateralflexion zwischen LWK5/ SWK1 wird von einer Rotation zur gleichen Seite begleitet (Bogduk 2000).

Bewegungen der BWS

Die BWS ist aufgrund der Verbindung mit den Rippen wesentlich weniger beweglich als LWS und HWS. Eine leichte Flexion (Brustkyphose) stellt die natürliche Position der BWS dar.

Die Beweglichkeit in *Extension* wird durch die Dornfortsätze begrenzt, die in diesem Bereich länger sind als in der LWS und HWS und dadurch ein größeres mechanisches Hindernis darstellen.

Die *Lateralflexion* wird vor allem durch die Rippen begrenzt. Der größte Bewegungsspielraum besteht in *Rotation*.

Bewegungen der HWS

Wegen unterschiedlicher anatomischer Gegebenheiten und verschiedener Haltungs- und Bewegungsmuster ist eine Unterteilung in obere (HWK 1,2) und untere (HWK3–7) HWS sinnvoll.

Im Atlantookzipitalgelenk finden *Flexion* und *Extension* statt, während *Rotation* kaum möglich ist. Auf der Höhe HWK2/3 ist die Beweglichkeit in *Rotation* größer als in den unteren Segmenten.

Lateralflexion erfolgt hauptsächlich in den unteren Segmenten der HWS, wo auch weniger Rotation als in der oberen HWS möglich ist. Wie in der LWS sind Rotation und Lateralflexion komplexe Bewegungsabläufe, die jeweils miteinander verbunden sind.

Klinisch relevante Kombinationsbewegungen der HWS sind Retraktion und Protraktion. Bei der *Retraktion* wird der Hinterkopf nach dorsal und das Kinn nach kaudal bewegt. Diese Bewegung ist mit einer Flexion der oberen und einer Extension der unteren HWS verbunden.

Bei der *Protraktion* wird das Gesicht nach ventral bewegt. Diese Bewegung ist mit einer Extension der oberen und einer Flexion der unteren HWS verbunden. Bei Flexion der gesamten HWS findet mehr Flexion in der unteren HWS statt als bei Protraktion. Bei Extension der gesamten HWS erfolgt mehr Extension in der unteren HWS als bei Retraktion (Ordway et al. 1999).

Zusammenhänge zwischen Bewegungen der Wirbelsäule und dem Nervensystem

Flexion der Wirbelsäule

- Rückenmark, Hirnhäute und Nervenwurzeln werden entfaltet und kommen unter Spannung (Abb. 2.**6** u. **2.7**).

- Die Nervenwurzeln kommen in Kontakt mit den Wirbelbögen (Abb. 2.6).
- Das Rückenmark wird im Spinalkanal nach ventral bewegt.
- Der Querschnitt des Spinalkanals wird vergrößert.
- Die Foramina intervertebralia werden um 30 % vergrößert (Butler 1998).

Extension der Wirbelsäule

- Rückenmark, Hirnhäute und Nervenwurzeln werden angenähert, gefaltet und entspannt (Abb. 2.6 u. 2.7).
- Die Nervenwurzeln stehen nicht in Kontakt mit den Wirbelbögen (Abb. 2.6).
- Das Rückenmark wird im Spinalkanal nach posterior bewegt.
- Der Querschnitt des Spinalkanals wird verringert.
- Die Foramina intervertebralia werden um 20 % verkleinert.
- Von maximaler Wirbelsäulenextension zu -flexion verlängert sich der Wirbelkanal um 5 – 9 cm (Breig 1978).

Lateralflexion der Wirbelsäule

- Rückenmark, Hirnhäute und Nervenwurzeln werden im Spinalkanal auf der konkaven (flektierten) Seite angenähert und auf der konvexen Seite gedehnt.
- Die Foramina intervertebralia werden auf der konkaven Seite enger, auf der konvexen Seite weiter.

Rotation der Wirbelsäule

Die Auswirkung rotatorischer Bewegungen auf den Spinalkanal sind noch wenig untersucht. Die mit der Rotation der Wirbelsäule einhergehenden Bewegungen in Flexion, Extension und Lateralflexion beeinflussen bei der Rotation entscheidend den Effekt auf das Nervensystem.

2.2 Pathophysiologie des Bandscheibenschadens

Degenerative Prozesse der Bandscheiben entwickeln sich in der Regel im Verlauf vieler Jahre (Weber 1994, Waddell 1998, von Strempel 2001).

Patienten mit Bandscheibenvorfällen können sich meistens daran erinnern, in der Vergangenheit zahlreiche Episoden von Rücken- oder Nackenschmerzen und plötzlichen Bewegungseinschränkungen erlebt zu haben. Traumatische Bandscheibenschäden stellen eher eine Ausnahme dar.

Bandscheibenvorfälle treten von der Jugend an bis ins hohe Alter, aber fast nie (es sei denn traumatisch) im Kindesalter auf. Am häufigsten sind sie im mittleren Lebensalter, zwischen dem 30. und 50. Lebensjahr (McKenzie 1981, 1986, 1990, 2003, Weber 1994, von Strempel 2001), weil der degenerative Prozess in jüngerem Alter (unter 30) in der Regel noch nicht ausgeprägt ist und mit zunehmendem Alter (über 50) die Elastizität der Bandscheiben derart nachlässt, dass eine Verlagerung des Nucleus pulposus seltener zu Stande kommt. Zudem lässt – je nach Kulturkreis – möglicherweise ab dem 50. Lebensjahr auch die Belastung der Wirbelsäule nach.

Frakturen der Endplatten können die Ursache für degenerative Prozesse innerhalb der Bandscheiben sein. Die Endplatte hält axialen Druckbelastungen weniger stand als der Anulus fibrosus. Die Frakturen führen zu einem Höhenverlust der Bandscheibe und zu einer Spannungszunahme im hinteren Bereich des Anulus fibrosus. Dadurch wird die Widerstandskraft dieses im Alltag ohnehin besonders stark belasteten Bereichs erheblich gemindert (Adams et al. 2000, Bogduk 2000).

Die Pufferfunktion der Bandscheibe hängt von ihrem Wassergehalt ab. Durch Druckbelastung, z. B. im Stand, nimmt der Wassergehalt im Nucleus pulposus um 13 – 36 % ab. Dadurch wird die Druckbelastung vom Nucleus pulposus auf den Anulus fibrosus verschoben. Das kann akut und chronisch zu Schmerzen und längerfristig zu degenerativen Prozessen im Bereich der Bandscheibe führen (Adams et al. 1996). Deshalb begünstigt auch ein niedriger Gehalt der Bandscheibe an Proteoglykanen – und damit verbunden der Wasseraufnahmekapazität – degenerative Prozesse (Pearce et al. 1987).

Die mechanisch am meisten belasteten Bereiche der Wirbelsäule sind die Übergänge von mobilen zu stabilen Segmenten. Deshalb sind Bandscheibenvorfälle in den Höhen LWK5/SWK1 und HWK6/7 am häufigsten (Mundt et al. 1993, Witt u. Stöhr 2003).

2.2.1 Mechanik eines Bandscheibenvorfalls

Die Bandscheiben bewegen sich bei jeder Bewegung passiv mit. Bei wiederholt einseitiger Bewegung oder Einhalten einer Position über längere Zeit weicht der Gallertkern dem einseitigen Druck aus und wandert in die Gegenrichtung (Adams u. Hutton 1985, Fennell et al. 1996). Bei gebeugten Tätigkeiten (z. B. sitzen, heben, Gartenarbeit) entsteht ventral kontinuierlicher Druck auf die Bandscheiben. Die Gallertmasse weicht nach hinten aus und drückt auf den empfindlichen Faserring (Abb. 2.**9** und 2.**10**), der

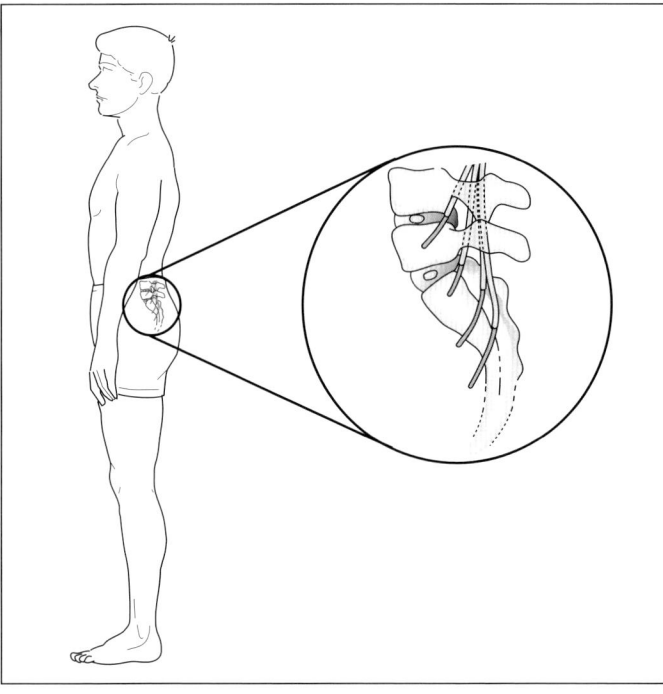

Abb. 2.**9** Aufrechte Haltung. Die *LWS* ist leicht nach vorne gewölbt, die Hinterkanten der Wirbelkörper sind angenähert. Die Gallertkerne befinden sich in der Mitte zwischen Vorder- und Hinterkante des Wirbelkörpers.

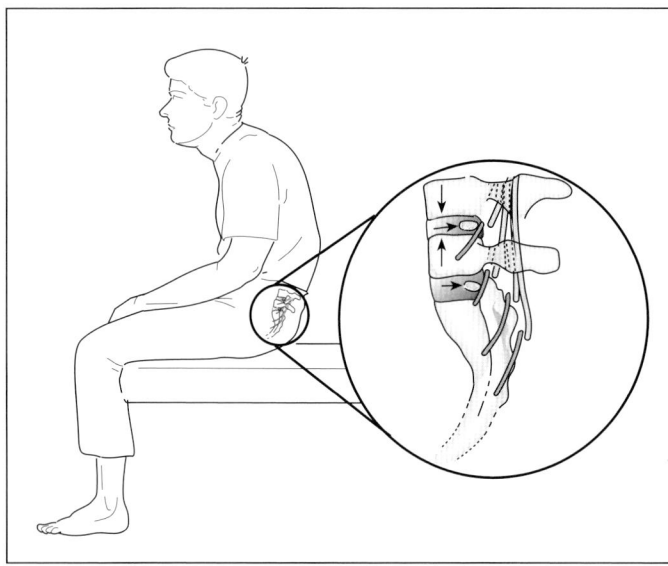

Abb. 2.**10** Gebeugte Haltung. Die Wirbelkörper stehen parallel zueinander. Die Gallertkerne sind nach hinten ausgewichen.

gleichzeitig hinten überdehnt wird (Adams et al. 1994). Diese Wirkung auf den Faserring ist vermutlich für die Entstehung von Rückenschmerzen nach längerer Belastung verantwortlich.

Bei wiederholter Fehlbelastung können die Faserringe Risse bekommen. Bei weiterem Beugen wandert der Gallertkern möglicherweise so stark nach hinten, dass er beim Aufrichten zwischen den Hinterkanten der Wirbelkörper eingeklemmt wird. Dadurch entsteht eine Streckhemmung, wobei man sich in eine gebeugte Körperhaltung gezwungen fühlt, die wegen Schmerzen beim Aufrichten nicht aufgegeben wird. Durch anhaltendes Beugen kann der Gallertkern auch so weit nach hinten verschoben werden, dass der Faserring schließlich reißt (Adams u. Hutton 1985). Durch diesen Riss tritt die gallertartige Masse der Bandscheibe teilweise aus, und es kommt zum Bandscheibenvorfall, je nach Lokalisation und Größe ohne oder mit Kompression einer benachbarten Nervenwurzel (Abb. 2.**11**).

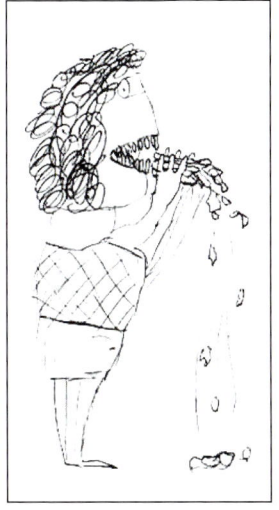

Abb. 2.**12** Hamburger-Effekt. Die Bandscheibe weicht wie der Hamburger dem einseitigen Druck aus und wird auf die Gegenseite verlagert.

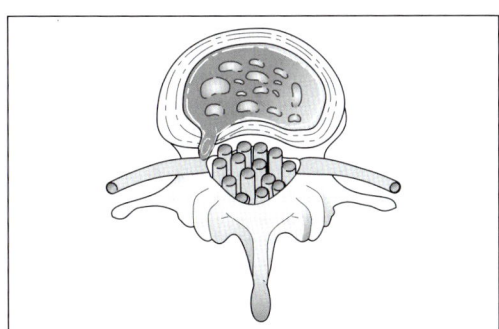

Abb. 2.11 Bandscheibenvorfall. Der Anulus fibrosus ist eingerissen. Der Nucleus pulposus ist nach hinten verlagert und drückt auf die Nervenwurzel.

Beispiel: *Hamburger-Effekt*
Jeder kennt folgende Situation: Man möchte in einen Hamburger beißen. Um ihn auf eine mundgerechte Dicke zu bringen, wird er auf einer Seite zusammengedrückt, wobei jedoch das Fleisch auf der anderen Seite herausgepresst wird (Abb. 2.12). So etwa kann man sich die Mechanik eines Bandscheibenvorfalles vorstellen.

Bei der Nervenwurzelkompression entwickeln sich oft ausstrahlende Schmerzen, die von der *LWS* ausgehend über das Gesäß in den Oberschenkel ziehen, entsprechend dem Dermatom, das die betroffene Nervenwurzel versorgt, im Falle der L5-Wurzel z. B. typischerweise mit Ausstrahlung in die Großzehe. Von der HWS zieht der Schmerz vom Nacken über das Schulterblatt in den Oberarm und eventuell bis in die Finger. Bei starkem Druck auf die Nervenwurzel treten Gefühlsstörungen in deren peripheren Versorgungsgebiet auf. Zudem kann es zu einer Schwäche der von ihr versorgten Muskulatur kommen. Manchmal hört dann der Rückenschmerz auf.

Ein Bandscheibenvorfall in Höhe der BWS verursacht ausstrahlende Schmerzen im Verlauf der Rippen. Auf das Rückenmark oder die Cauda equina drückende Bandscheibenvorfälle sind selten (siehe *Nervenkompression im Zusammenhang mit einem Bandscheibenvorfall*). In diesem Fall entwickelt sich ein Querschnittsyndrom auf der entsprechenden Höhe, das in aller Regel inkomplett ist und bleibt.

Nur bei hoher Druckbelastung und gleichzeitiger Hyperextension der Wirbelsäule entwickelt sich ein Bandscheibenvorfall nach ventral. Dies kommt jedoch nur sehr selten vor (Adams et al. 1988).

Im Alltag wird die Wirbelsäule überwiegend im Sinne der Beugung belastet: Morgens nach dem Aufstehen sitzt man am Frühstückstisch, putzt die Zähne und setzt sich ins Auto, um bei der Arbeit zu sitzen oder in gebeugter Haltung körperlich zu arbeiten. Am Abend setzt man sich ins Auto, fährt nach Hause, sitzt beim Abendessen und zuletzt zur Entspannung vor dem Fernseher. Bis dahin hat man sich unter Umständen kein einziges Mal gestreckt. Die Wirbelsäule verliert ihre Beweglichkeit. Die Bandscheiben werden ständig nach hinten gedrückt (McKenzie

1986). Als Folge dieser typischen Alltagsbelastung sind die Streckung der Wirbelsäule eine der wichtigsten Übungen und die schmerzfreie Beweglichkeit in Streckung ein zentrales Behandlungsziel.

2.2.2 Klassifikation von Bandscheibenschäden

Die Klassifikation erfolgt nach den beiden Gesichtspunkten *Ausprägungsgrad* und *Lage des verlagerten Bandscheibengewebes.*

Ausprägungsgrad

- Fissur (annular tear): Einriss im Anulus fibrosus, der sich nur diskographisch darstellen lässt.
- Protrusion (Bulging disc und protrusion): Geringe Vorwölbung von Bandscheibengewebe, die durch Computer- oder Magnetresonanztomographie darstellbar ist. Aufgrund der Größe der Störung wird angenommen, dass die äußerste Schicht des Anulus fibrosus in der Regel intakt ist.
- Prolaps (Extrusion, disc herniation): Starke Vorwölbung von Bandscheibengewebe, bei der infolge der Größe der Störung angenommen wird, dass der Anulus fibrosus gerissen ist.
- Sequester (Sequestration): Das Bandscheibengewebe wird über die Kante des Wirbelkörpers nach oben oder unten hinaus verlagert und hat den Zusammenhalt mit der übrigen Bandscheibe verloren. In diesem Fall muss der Anulus fibrosus gerissen sein.

Diese im deutschsprachigen Raum üblichen Bezeichnungen entsprechen der von der *North American Spine Society* empfohlenen Klassifizierung (amerikanische Begriffe in Klammern). In dieser finden andere, für die Beurteilung des Schweregrads der Erkrankung und die Prognose wichtige Parameter (z.B. Höhenminderung des Zwischenwirbelraums und Signalintensität bei der Magnetresonanztomographie; Kap. 3) keine Berücksichtigung (Krappel u. Harland 2001).

Lage des verlagerten Bandscheibengewebes

- Median: Zur Mitte des Spinalkanals hin. Auf beiden Seiten können Nervenwurzeln kom-

primiert werden, in Abhängigkeit von der Größe auch das Rückenmark oder die Cauda equina.
- Mediolateral: zu einer Seite des Spinalkanals hin (häufigste Lage). Auf einer Seite können eine oder mehrere Nervenwurzeln, in seltenen Fällen auch das Rückenmark oder die Cauda equina komprimiert werden.
- Foraminal: In das Foramen intervertebrale reichend. Die in der betroffenen Höhe austretende Nervenwurzel wird komprimiert.
- Extraforaminal: Über das Foramen intervertebrale hinaus zur Seite verlagert. Die in der betroffenen Höhe austretende Nervenwurzel wird komprimiert.

2.2.3 Bandscheibenschaden und Muskelspannung

Bei Patienten mit Bandscheibenvorfällen ist in aller Regel ein erhöhter Tonus der lumbalen Rückenstreckermuskulatur zu beobachten. Bei diskogenen Beschwerden ist eine Fehlhaltung der Wirbelsäule mit einer Reduktion der physiologischen Lordose typisch, oft gekoppelt mit einer lateralen Verschiebung *(Shift)* der Wirbelsäule (Kap. 5; McKenzie 1986, Maitland 1994, Waddell 1998).

Indahl et al. (1997) wiesen Aktionspotenziale in der paravertebralen Muskulatur und im M. latissimus dorsi nach lokaler elektrischer Stimulation des posterolateralen Anulus fibrosus nach. Dies könnte ein Hinweis darauf sein, dass die Anspannung der paravertebralen Muskulatur ein physiologischer Schutzmechanismus bei Schädigung des Anulus fibrosus ist. Die Muskelspannung dorsal der Wirbelsäule verhindert Bewegungen, die den Bandscheibenvorfall vergrößern würden, in der Regel die Beugung, teilweise kombiniert mit einer seitlichen Verschiebung der Wirbelsäule. Der Patient wird durch den erhöhten Muskeltonus also nicht in eine Fehlhaltung gezogen, sondern davor geschützt, sich weiter in die schädigende Richtung zu bewegen.

McKenzie (1986) hielt die Fehlhaltung der Wirbelsäule bei Patienten mit Bandscheibenvorfall für eine mechanische Deformierung. Durch die Verlagerung des Gallertkernes entsteht nach seiner Annahme eine Bewegungshemmung in Richtung der Massenverschiebung. Das bedeutet, dass sich z.B. durch wiederholte Beugung der Wirbelsäule der Gallertkern nach hinten verlagert und dadurch die Extension der Wirbelsäule mechanisch behindert.

Waddell (1998) interpretierte die Entlordosierung und die laterale Verschiebung der Wirbelsäule als Wirkung eines „Muskelspasmus". Es ist jedoch fraglich, wie ein erhöhter Tonus der Rückenstrecker eine Entlordosierung der Wirbelsäule bewirken kann, da Lordosierung in dieser Situation eigentlich begünstigt werden sollte.

Somit bleiben die Pathogenese und die Bedeutung des erhöhten paravertebralen Muskeltonus bei Patienten mit Bandscheibenvorfällen umstritten. Da überzeugende Erklärungsmodelle für die Muskulatur als Ursache bei Rücken- und Nackenschmerzen fehlen (Bogduk 2000, Rao 2002), muss bei der Behandlung kritisch geprüft werden, ob Muskel entspannende Maßnahmen (z. B. Muskelrelaxanzien, Massage, Fango) hilfreich oder eher schädlich sind.

2.2.4 Nervenschädigung im Zusammenhang mit einem Bandscheibenvorfall

Symptomatik

Querschnittlähmung

Nach dorsal werden die Bandscheiben durch das Lig. longitudinale posterius gesichert, weshalb Bandscheibenvorfälle direkt nach hinten (median) mit daraus resultierender Kompression des Rückenmarks oder der Cauda equina selten vorkommen. Eine aus einem medianen Bandscheibenvorfall resultierende Querschnittlähmung oberhalb LWK1 führt zu einer zentralen Lähmung, weil etwa auf dieser Höhe mit dem Rückenmark das zentrale Nervensystem endet und mit der Cauda equina (formal) das periphere Nervensystem beginnt.

Die zentrale Querschnittlähmung ist nach der akuten Phase des spinalen Schocks durch Tonuserhöhung und Reflexsteigerung der betroffenen Muskulatur gekennzeichnet. Akut tritt eine Blasenstörung mit Harnverhalt und hohen Restharnmengen auf, später entwickelt sich eine spastische Blase, die sich bereits bei kleinen Füllungsmengen spontan entleert, mit dem klinischen Bild der Dranginkontinenz.

Bei einer Läsion unterhalb LWK1 entsteht eine periphere Lähmung mit Tonusminderung und Reflexabschwächung der betroffenen Muskulatur. Hier tritt eine Blasenstörung in Form von Restharnbildung und Überlaufblase mit Inkontinenz auf.

Nervenwurzelkompression

Sehr viel häufiger als klinisch relevante mediane sind mediolaterale oder foraminale Bandscheibenvorfälle, die zu einer Reizung oder Schädigung spezifischer Nervenwurzeln führen. Im Bereich der LWS verlaufen die Nervenwurzeln weit lateral hinten an der Bandscheibe vorbei, bevor sie über das Foramen intervertebrale den Spinalkanal ein Segment tiefer verlassen (Abb. 2.**13**).

Diese anatomischen Gegebenheiten bedingen, dass durch einen lumbalen Bandscheibenvorfall in den meisten Fällen die Nervenwurzel getroffen wird, die ein Segment tiefer austritt. Ein Bandscheibenvorfall in Höhe LWK4/5 führt in etwa 80 % zu einer Kompression der Wurzel L5. Die Wurzel L4 wird nur dann erreicht, wenn der Vorfall lateral bzw. foraminal liegt.

Im Bereich der BWS und der HWS wird bei einem Bandscheibenvorfall in der Regel die Nervenwurzel getroffen, die im selben Segment austritt. Ein Bandscheibenvorfall bei HWK5/6 führt zur Wurzelkompression C6, bei BWK1/2 zur Kompression Th1.

Knöcherne anatomische Gegebenheiten

Die Ausprägung der Symptome und die Prognose für eine erfolgversprechende konservative Therapie stehen in engem Zusammenhang mit der Einengung, die die betroffene Nervenwurzel zusätzlich durch knöcherne Strukturen erfährt. Bei einem Bandscheibenvorfall wird die aufgrund der Kompression geschwollene Nervenwurzel durch die knöcherne Begrenzung im Foramen intervertebrale zusätzlich mechanisch beeinträchtigt. Bei einem ungünstigen Verhältnis zwischen Ausprägung der Schwellung und Weite des Foramen intervertebrale kommt es auch hier zur Nervenwurzelkompression und potenziell zu einer permanenten Schädigung. Insbesondere wenn der Bandscheibenvorfall foraminal liegt, ist eine Schädigung der Nervenwurzel wahrscheinlich (Aota et al. 2001).

Auch ein enger Spinalkanal bringt eine relativ ungünstige Prognose mit sich, weil die Ausweichmöglichkeiten für die Nervenwurzeln im Falle einer zusätzlichen Raumforderung durch einen Bandscheibenvorfall limitiert sind (Saal u. Saal 1989).

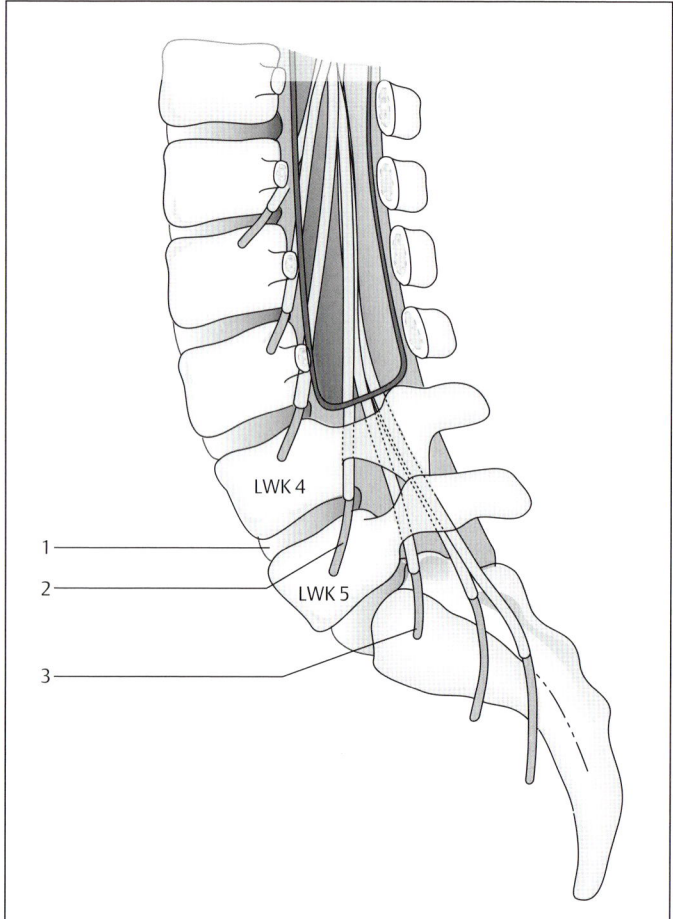

LWK 4

LWK 5

1

2

3

Abb. 2.**13** Die seitliche Ansicht der LWS zeigt die Lagebeziehung zwischen Bandscheibe und Nervenwurzeln.
1 = Bandscheibe zwischen 4. und 5. Lendenwirbel (LWK4/5)
2 = Nervenwurzel L4, seitlich von der Bandscheibe (LWK4/5)
3 = Nervenwurzel L5, hinter der Bandscheibe (LWK 4/5).

Pathophysiologie der Nervenschädigung

Verlauf der Nervenschädigung

Sunderland (1976) beschrieb 3 Stadien der Nervenschädigung bei andauerndem Druck:
- Zunächst staut sich der venöse Rückfluss mit der Folge einer Hypoxie des Axons und der Entwicklung eines Ödems.
- Die dadurch verstärkte Behinderung des venösen Rückflusses mündet in einer Zerstörung des kapillaren Endothels.
- Der daraus resultierende Anstieg des intrafaszikulären Drucks führt zur Aktivierung von Fibroblasten und zur Narbenbildung. Schmerzen, Sensibilitätsstörungen, Paresen sowie schmerzhafte Bewegungseinschränkung können die Folge sein.

Auswirkung von Kompression und Dehnung

Breig (1978) interpretierte die Schädigung des Rückenmarks oder einer Nervenwurzel durch Kompression als Folge einer Dehnung. Durch Druck (z. B. bei einem Bandscheibenvorfall) entsteht Spannung in der unmittelbaren Umgebung. Die Blutgefäße und Nervenfasern werden nicht zusammengedrückt, sondern gedehnt und können reißen. Damit ist Dehnung die entscheidende schädigende Kraft. Sie kann in Form lokaler Belastung und Verformung, Einklemmung oder Raumforderung entstehen. Die aus der Dehnung resultierende Schädigung hängt von ihrem Ausmaß und ihrer Dauer ab. Bei einer akuten Druckbelastung sollte das Nervensystem nicht durch zusätzliche Dehnung belastet werden. In diesem Fall ist die Flexion der Wirbelsäule zu vermeiden und die Extension der Wirbelsäule anzustreben (Breig 1978).

Die Dehnung (Verlängerung um 20 %) des N. ischiadicus bei Ratten führte zu einer Reduktion des retrograden Transports um 43 % und des Blutflusses in den Vasa nervorum um 50 % (Tanou 1996). Dehnung eines peripheren Nervs scheint den retrograden axonalen Transport zu hemmen. Die Behinderung der Durchblutung scheint der Hauptgrund dafür zu sein. (Tanou 1996).

Bereits nach einer 3-stündigen Kompression (50 mmHg bzw. 6,7 kPa) mittels eines auf der freigelegten Cauda equina fixierten aufblasbaren Ballons entstanden im Tierversuch bei Schweinen eine Schädigung der Schwann-Zellen, eine Hyperämie und Blutungen (Byröd et al. 1998). Im epineuralen Gewebe entwickelte sich eine Entzündungsreaktion mit Einwanderung von Mastzellen und Leukozyten. Die Funktion der motorischen Fasern der entsprechenden Nervenwurzeln wurde in Form von muskulären Aktionspotenzialen gemessen und war nach 3 Stunden Kompression noch ungestört (Byröd et al. 1998).

Nach einer Nervenschädigung werden die zerstörten Teile des Axons und des Myelins durch Makrophagen und Schwann-Zellen abgebaut. Dadurch sinkt die Spannung innerhalb der endoneuralen Hülle. Der Nerv zieht sich zusammen, wird kürzer und dünner. Dieser Vorgang vollzieht sich innerhalb von 3 Monaten (Sunderland 1990).

Breig et al. (1960, 1963, 1978, 1979) untersuchten die Auswirkung von Bewegungen auf die Dura mater und die Sakralnerven an frischen Leichen. Bei Hüft- und Kniebeugung blieb der Plexus sacralis entspannt. Dagegen wurden bei Kniestreckung der Plexus und die Nervenwurzeln gespannt und die die Nervenwurzeln umgebende Faszie nach kaudal gezogen. Bei Simulation eines Bandscheibenvorfalls wurde die Nervenwurzel zusammen mit der sie umgebenden Faszie durch das Foramen intervertebrale nach oben gezogen. Daher könnten *in vivo* Fibrosierung und Schrumpfung der Wurzeltasche sowie lokale Adhäsionen die Folge von Bandscheibenvorfällen sein (Kap. 13).

Klinisch zeigen sich diese Veränderungen durch positive Nervendehnungszeichen. Dabei werden durch passive Bewegungen der Extremitäten und der Wirbelsäule die dem Patienten bekannten Schmerzen ausgelöst oder verstärkt. Gleichzeitig können auch Sensibilitätsstörungen hervorgerufen oder verstärkt werden.

Chemische Nervenreizung bzw. Entzündung

Im Rahmen der Schädigung durch Kompression werden im Bandscheibengewebe Zytokine mit pro- (Interleukin 6) und antiinflammatorischer (Transforming growth factor-β) Wirkung gebildet (Specchina et al. 2002). Aufgrund der schlechten Wundheilungskapazität des Bandscheibengewebes im Tiermodell wurde postuliert, dass lösliche Mediatoren aus dem verletzten Gewebe chronische Schmerzen begünstigen könnten (Hampton et al. 1989). Ob die Kompression oder die Reizung durch Entzündungsmediatoren dominante Schmerzauslöser sind, wird kontrovers diskutiert (Hampton et al. 1989, Saal et al. 1990, Vucetic et al. 1995, Kayama et al. 1996, Olmarker et al. 1996, Zwart et al. 1998, Furusawa et al. 2001, Specchina et al. 2002).

Bei Patienten mit lumbalen Bandscheibenvorfällen wurden im M. multifidus morphologische Veränderungen in Form einer Atrophie von Typ-1- und Typ-2-Fasern gefunden (Yoshihara et al. 2001). Der Zusammenhang zwischen Muskelschwäche, positivem Straight-leg-raise-Test und inflammatorischen Zellen bei Patienten mit Bandscheibenvorfällen wurde mehrfach untersucht. Das Vorhandensein von Makrophagen, T- und B-Lymphozyten und aktivierten T-Lymphozyten im resezierten Bandscheibengewebe von 96 Patienten korrelierte nicht mit Nervendehnungsschmerz (Straight-leg-raise-Test) oder Muskelschwäche (Gronblad et al. 2000, Brisby et al. 2002).

Da der Nucleus pulposus nicht über Blutgefäße verfügt, bleibt er in der Regel von immunologischen Prozessen ausgespart. Einige Autoren vermuten, dass ein Bandscheibenvorfall diese Situation ändert, weil das Bandscheibengewebe nun über die Entzündungsreaktion mit dem Immunsystem in Kontakt kommt, sodass sich eine Autoimmunreaktion gegen das Bandscheibengewebe entwickeln könnte (Gertzbein et al. 1977, Satoh et al. 1999). Bei Autoimmunreaktionen kommt es zum Verlust der Toleranz von Immunzellen gegenüber körpereigenem Gewebe, wie z. B. bei der Multiplen Sklerose.

Ikeda et al. (1996) bezweifeln diese Theorie, da Entzündungszeichen in Form von Makrophagen- und Lymphozyteninfiltration schon bei der 1. Episode einer Diskusverletzung (ohne vorhergehende Immunisierung) gefunden wurden.

2.2.5 Regenerationsprozesse und Erholung von Bandscheibe und Nerv

Wundheilungsphasen

Die Wundheilungsprozesse, die sofort nach einer Verletzung in Gang kommen, werden in folgende 3 Phasen eingeteilt:

- Entzündungsphase;
- Übergangsphase;
- Stabilisierungsphase.

Entzündungsphase

Gewebeverletzungen gehen immer mit einer Entzündungsreaktion einher. Mediatorstoffe aus dem zerstörten Gewebe führen zu einer lokalen Veränderung der Gefäßpermeabilität und Invasion von Leukozyten und Makrophagen. Diese Zellen setzen ebenso wie das geschädigte Gewebe selbst u. a. Prostaglandine, Bradykinin und proinflammatorische Zytokine wie Interleukine und Tumornekrosefaktor-α frei. Die peripheren Nozizeptoren sondern Neuropeptide ab, z. B. Substanz P, Neurokinin A und *Calcitonin gene-related peptide*. Diese Mediatoren vermitteln einerseits den subjektiv wahrgenommenen Schmerzreiz, andererseits die präkapilläre Vasodilatation und die postkapilläre Plasmaextravasation, die die Entzündung unterhalten und zur Gewebsschwellung führen.

Die aktivierten Makrophagen resorbieren verletztes Bandscheibengewebe und vermitteln die Rekrutierung und Aktivierung von Fibroblasten, die den Wundheilungsprozess durch Narbenbildung abschließen. Zunächst wird Kollagen Typ 3 gebildet, das die Wunde schnell schließt, aber wenig belastbar ist. Bei normalem Verlauf der Heilung und ohne weitere Schädigung ist die Entzündungsreaktion nach 5 Tagen abgeschlossen.

Übergangsphase

Die Anzahl der Mono-, Leuko- und Lymphozyten sowie der Makrophagen nimmt 5 Tage nach einer akuten Verletzung ab, während die Anzahl der Fibro- und Myofibroblasten im verletzten Gewebe zunimmt. Dann wird in großen Mengen Kollagen synthetisiert. Die Organisation und Ausrichtung des neu gebildeten Gewebes hängt von Belastungsreizen ab (van den Berg 1999,

Schünke 2000). Bei normalem Verlauf der Wundheilung ist die Übergangsphase nach 21 Tagen beendet.

Stabilisierungsphase

In zunehmendem Maß werden Kollagen sowie Glykosamino- und Proteoglykane synthetisiert. Fibroblasten bauen Kollagen Typ 3 in Kollagen Typ 1 um. Dies führt zu größerer Belastbarkeit sowohl für Zug- als auch für Druckbelastungen.

Nach 60–360 Tagen ist die Heilung normalerweise abgeschlossen und damit die Belastbarkeit des Gewebes weitgehend wiederhergestellt.

Spezielle Vorgänge bei der Heilung von Bandscheibengewebe

Aus den spezifischen Charakteristika des Bandscheibengewebes ergeben sich gewisse Besonderheiten für die Regenerationsvorgänge nach einer mechanischen Verletzung.

Hampton et al. (1989) untersuchten die Regeneration des Anulus fibrosus im Tierexperiment. Dabei wurden chirurgisch Verletzungen der Bandscheibe gesetzt und die Heilungsvorgänge nach 3, 6, 9 und 12 Wochen beobachtet. Große Wunden – durch die gesamte Dicke des Anulus fibrosus bis zum Nucleus pulposus reichend – zeigten eine gute Heilungstendenz. Die Defekte wurden durch fibröses Gewebe verschlossen. Kleinere Stichwunden durch den Anulus fibrosus, in etwa vergleichbar mit natürlich vorkommenden Einrissen, zeigten eine wesentlich schlechtere bis keine Heilungstendenz. Nur im äußeren Bereich des Anulus fibrosus bildete sich eine geringe Menge fibröses Gewebe (Hampton et al. 1989). Die Autoren vermuten, dass durch diese dünne Schicht chemische Stoffe aus dem Nucleus pulposus nach außen dringen und zu Nervenwurzelirritationen führen könnten. Experimentelle Daten zur Stützung dieser Hypothese fehlen jedoch.

In operativ entferntem Bandscheibengewebe fanden sich als Zeichen der Entzündung Makrophagen, Neovaskularisation und Granulationsgewebe. Der Nucleus pulposus war stärker durch Makrophagen infiltriert als der Anulus fibrosus. Bandscheibenvorfälle werden demnach durch phagozytierende Zellen, insbesondere Makrophagen resorbiert (Ikeda et al. 1996).

Spezielle Vorgänge bei der Heilung von Nervengewebe

Bei der Heilung eines peripheren Nervs sind die Regeneration des Axons und die Wiederherstellung der Funktion getrennt zu betrachten. Selbst wenn die Struktur des Axons wiederhergestellt ist, kann die Reinnervation des von ihm versorgten Bereichs gestört bleiben. Nervengewebe ist im Heilungsprozess besonderen Schwierigkeiten ausgesetzt. Die Schwellung, die mit der Entzündungsphase verbunden ist, kann die Nervenkompression verstärken. Das Wachstum von Axonen verläuft langsam und ist auf eine intakte bindegewebige Leitstruktur angewiesen, die nicht durch Narbenbildung zerstört werden darf. Ein Axon wächst nicht mehr als 2–3 mm pro Tag. Dementsprechend kann die Regeneration nach einer Nervenschädigung viele Monate bis Jahre dauern.

Fibrosierung

Alle das Nervensystem umgebenden Bindegewebe stellen Berührungsflächen dar, die bei Bewegung eine Rolle spielen und bei pathologischen Vorgängen (z. B. Narbenbildung) für Symptome verantwortlich sein können (Butler 1998, Bogduk 2000). Am Ende des Bewegungsausmaßes oder bei Behinderungen der physiologischen Gleitvorgänge durch angrenzende Strukturen gerät das Nervensystem unter Spannung. Dabei verringert sich der Querschnitt der Nerven, und der intraneurale Druck wird erhöht (Breig 1978, Sunderland 1990). Die Folge sind Schmerz und eventuell neurologische Defizite.

Die „Fibrosierung" der Nervenwurzel wird in der Literatur überwiegend im Zusammenhang mit einer Operation diskutiert (Saal u. Saal 1990, Jonsson u. Stromqvist 1996, Devulder 1998, Ben-Debba et al. 1999, Brotchi et al. 1999, Ross 1999, Spencer 1999, Vogelsang et al. 1999, Krappel u. Harland 2001). Die Einführung moderner Operationstechniken, insbesondere des mikroskopischen Operierens, hat zu einem Rückgang narbenbedingter chronischer postoperativer Lumbalgien und Lumboischialgien geführt. Narben am Nerv können jedoch auch durch chronische mechanische Beeinträchtigung entstehen (Butler 1998).

Durch Reibung und Entzündung der Nervenwurzel im Bereich eines Bandscheibenvorfalls kann die Bildung von fibrösem Gewebe angeregt werden. Ebenso wie nach einer Operation kann das Narbengewebe zu einer Raumforderung werden, die den Nerven komprimiert. Vor allem werden die natürlichen Gleitvorgänge der einzelnen Gewebsschichten derart behindert, dass bei Bewegung Spannung auf das Nervensystem ausgeübt wird.

Regeneration von Nervengewebe

Die Regenerationskapazität des Nervengewebes ist im Vergleich zu anderen Geweben des Körpers sehr begrenzt. Dies gilt nicht nur für das zentrale, sondern auch für das periphere Nervensystem. Wie und unter welchen Bedingungen es dazu kommt, dass ein regenerierendes Axon wieder in seine ursprünglichen Hüllstrukturen hineinwächst und damit in der Lage ist, sein ursprüngliches Zielorgan zu erreichen, bleibt rätselhaft.

Einige Beobachtungen sprechen gegen ein grundsätzlich zielgerichtetes Wachstum, da sich regenerierende Axone auch außerhalb faszikulärer Strukturen entwickeln. Motorische Axone wachsen in das Endoneurium sensibler Fasern hinein und *vice versa*. Ob ein regenerierendes Axon das distale Ende seiner endoneuralen Hülle erreicht, könnte somit auch dem Zufall überlassen sein. Ein zusätzlicher Grund dafür, dass die Reinnervation häufig unvollständig bleibt, sind irreversible endoneuronale Schrumpfungen infolge Narbenbildung. Dadurch können die Nervenfasern nicht bis zu ihrem ursprünglichen Umfang und Grad an Myelinisierung heranwachsen (Sunderland 1990).

Auch auf biochemischer Ebene ist die Regulation der Nervenregeneration nur in Ansätzen verstanden. Einige Befunde weisen darauf hin, dass die Vorgänge, die bei der Entwicklung des Nervensystems das Überleben und die Zielfindung von Nervenzellfortsätzen ermöglichen, auch bei der Erholung von Läsionen des ausgereiften Nervensystems eine Rolle spielen. So handelt es sich beim Nervenwachstumsfaktor NGF um einen neurotrophen Faktor, der für die Entwicklung des Nervensystems eine sichere und für die Regeneration eine fragliche Bedeutung besitzt. Vermutlich spielt auch der *Vascular endothelial growth factor* (VEGF), der auch in den spinalen Dorsalganglien gebildet wird, eine Rolle bei der Reparatur von Nervenverletzungen. Er stimuliert axonales Wachstum, Schwann-Zellproliferation und die Bildung von Blutgefäßen (Sondell et al. 1999).

Die von einer Nervenverletzung im Sinne einer *Denervierung* (Abkopplung vom Nervensystem) betroffene Muskulatur bleibt bis zu 1 Jahr lang vital (Sunderland 1979) und erholt sich bei befriedigender Reinnervation auch im Sinne der funktionellen Restauration. Durch einen Bandscheibenvorfall ausgelöste Paresen bilden sich sowohl bei konservativer als auch bei operativer Behandlung meist gut zurück (Weber 1983 u. 1993, Brötz et al. 2001 u. 2003).

In einer nichtrandomisierten Studie (Duborg et al. 2002) verbesserten sich die Paresen (Kraftgrad 3 und schlechter) innerhalb von 6 Monaten in einer operierten Patientengruppe bei 53 % der Patienten, einschließlich vollkommener Erholung (Kraftgrad 5). In der konservativ behandelten Patientengruppe verbesserten sich die Paresen (Kraftgrad 3 und schlechter) innerhalb von 6 Monaten bei 56 % der Patienten, einschließlich 40 % vollkommener Erholung (Kraftgrad 5).

2.3 Schmerz

Bei Schmerz handelt es sich um ein unangenehmes Sinnes- oder Gefühlserlebnis, das mit tatsächlicher oder potenzieller Gewebeschädigung verbunden ist. Er stellt die gravierendste Beeinträchtigung des Wohlbefindens dar, die mit einem Bandscheibenschaden einhergeht.

Sensibilitätsstörungen, Muskelschwäche und Bewegungseinschränkungen werden dagegen von Patienten häufig nur als geringe Störung wahrgenommen. Schmerz kann unterschiedliche Qualitäten haben. Er kann als tief oder oberflächlich, brennend, schneidend, ziehend, stechend, drückend oder dumpf wahrgenommen werden, unterschiedlich stark ausgeprägt und kontinuierlich oder fluktuierend vorhanden sein. Er ist ein subjektives Erlebnis, dessen Wahrnehmung und Bewältigung von verschiedenen Faktoren wie Persönlichkeit, Bildung und früheren Erkrankungen geprägt wird.

Physiologische Basis des Schmerzes ist die Erregung von Nozizeptoren durch mechanische oder chemische Stimuli im Rahmen von Gewebeverletzungen (Loeser 1999 u. 2000). An sich ist Schmerz in erster Linie die Wahrnehmung, die aufgrund der Erregung von Nozizeptoren empfunden wird. Dennoch kann er auch ohne Gewebeverletzung verspürt werden, z. B. als zentraler Schmerz nach Durchblutungsstörungen im Thalamus oder im Sonderfall des Phantomschmerzes, der in ein verlorenes (amputiertes) Glied projiziert wird.

Leiden: Dieser Begriff fasst die unerfreuliche emotionale Antwort auf einen Schmerzreiz und andere emotionale Reize zusammen. Leiden ist nicht nur mit nozizeptiven Schmerzreizen verbunden, sondern kann auch durch Stress, Trauer, Angst oder Depression ausgelöst werden.

Schmerzverhalten: Es schließt alle Handlungen ein, die demonstrieren, dass Schmerz empfunden wird. Schmerzverhalten kann durch Sprechen, Seufzen, Stöhnen, Gesichtsausdruck, Hinken, Einnahme von Schmerzmitteln, häufige Arztbesuche und Arbeitsunfähigkeit ausgedrückt werden. In diesem Sinne ist Schmerzverhalten ein Teilaspekt des gesamten Krankheitsverhaltens.

Loeser unterscheidet bei der Betrachtung von Schmerz den somatischen, kognitiven und den Verhaltensaspekt.

2.3.1 Schmerzlokalisation

Bei Bandscheibenerkrankungen wird der Schmerz zentral im Bereich der Wirbelsäule oder radikulär ausstrahlend empfunden. Nach klinischer Erfahrung korreliert der Schweregrad eines Bandscheibenschadens oder einer begleitenden Wurzelkompression mit dem topographischen Ausmaß des projizierten Schmerzes. Das bedeutet, eine Ausdehnung des projizierten Schmerzes nach distal wird als Exazerbation der Erkrankung verstanden.

Die Pathophysiologie des ausstrahlenden Schmerzes ist bisher kaum geklärt. Oft wird vorausgesetzt, dass der Schmerz umso weiter ausstrahlt, je stärker der mutmaßliche Druck auf die Nervenwurzel ist. Diese Annahme ist aber experimentell nicht belegt. Hinzu kommt die Beobachtung, dass sich die topographische Veränderung der Sensibilitätsstörungen genau reziprok verhält. Dies bedeutet, während die Zentralisierung des Schmerzes innerhalb des betroffenen Dermatoms die Rückbildung des Krankheitsbildes ankündigt, ziehen sich die Sensibilitätsstörungen gleichzeitig im Sinne einer Peripheralisierung zurück.

Eine Klassifizierung sollte physiologisch plausibel, reliabel, klinisch nützlich und einfach sein. Außerdem sollten damit möglichst alle Patienten mit einem gemeinsamen Symptomenkomplex erfasst werden können. Mithilfe einer derartigen Klassifizierung lassen sich die Notwendigkeit teurer oder invasiver Untersuchungen, die Intensität der medizinischen Betreuung, die Prognose und die Arbeitsfähigkeit prospektiv besser beurteilen.

Die *Quebec Task Force* schlägt eine Klassifizierung für Wirbelsäulen- bzw. Rückenmarkerkrankungen in 11 Kategorien vor (McKenzie 1990), von denen die ersten 4 überwiegend auf der Schmerzlokalisation basieren:
- *Schmerz im lumbalen, dorsalen oder zervikalen Bereich:*
  - keine Ausstrahlung unter die Glutäalfalte oder über das Schulterblatt hinaus;
  - keine neurologischen Befunde.
- *Schmerz im lumbalen, dorsalen oder zervikalen Bereich:*
  - mit Ausstrahlung unter die Glutäalfalte oder über das Schulterblatt hinaus, aber nicht unterhalb des Knies oder des Ellenbogens;
  - keine neurologischen Befunde.
- *Schmerz im lumbalen, dorsalen oder zervikalen Bereich:*
  - mit Ausstrahlung bis unterhalb des Knies oder des Ellenbogens;
  - keine neurologischen Befunde.
- *Schmerz im lumbalen, dorsalen oder zervikalen Bereich:*
  - mit Ausstrahlung bis unterhalb des Knies oder des Ellenbogens;
  - zusätzliche neurologische Befunde (Parese, Asymmetrie von Reflexen, dermatombezogene Sensibilitäts- sowie Blasen- oder Mastdarmstörungen).

Selim et al. (1998) wählten eine Einteilung lumbaler Schmerzsyndrome in folgende 4 Schweregrade:
- *Nur Rückenschmerz* (ohne Ausstrahlung in ein Bein);
- *Rückenschmerz, der bis zum Oberschenkel ausstrahlt;*
- *Rückenschmerz, der bis unterhalb des Kniegelenks ausstrahlt, mit negativem Straight-leg-raise-Test;*
- *Rückenschmerz, der bis unterhalb des Kniegelenks ausstrahlt, mit positivem Straight-leg-raise-Test.*

Auf der Grundlage dieser Einteilung wurde die prognostische Bedeutung ausstrahlender Schmerzen untersucht. Die Intensität der Rückenschmerzen stieg von Gruppe 1 bis Gruppe 4 ebenso an wie der Grad der Behinderung und die Anzahl der Krankheitstage. Die Validität der Klassifizierung wurde zusätzlich dadurch erhärtet, dass höhere Schweregrade mit einer stärkeren Inanspruchnahme von Medikamenten, Computer- und Magnetresonanztomographie sowie Operation assoziiert war (Selim et al. 1998).

McKenzie (1986 u. 1990) definierte eine Klassifizierung in 6 Schweregrade (*Derangement 1–6*) für Bandscheibenschäden mit Verletzungen des posterioren Anulus fibrosus. Als seltenen Sonderfall beschrieb er die Bandscheibenverlagerung nach anterior (*Derangement 7*).
- *Derangement 1:*
  - zentraler oder symmetrischer Schmerz im Bereich der Wirbelsäule;
  - selten bis Oberschenkel oder Ellenbogen ausstrahlend;
  - ohne Deformierung der Wirbelsäule.
- *Derangement 2:*
  - zentraler oder symmetrischer Schmerz im Bereich der Wirbelsäule;
  - selten bis Oberschenkel oder Ellenbogen ausstrahlend;
  - zusätzliche Deformierung in Entlordosierung.
- *Derangement 3:*
  - einseitiger Schmerz im Bereich der Wirbelsäule;
  - höchstens bis oberhalb des Kniegelenks oder Ellenbogens ausstrahlend;
  - ohne Deformierung der Wirbelsäule.
- *Derangement 4:*
  - einseitiger ausstrahlender Schmerz im Bereich der Wirbelsäule;
  - höchstens bis oberhalb des Kniegelenks oder Ellenbogens ausstrahlend;
  - mit zusätzlicher seitlicher Deformierung (*Shift*).
- *Derangement 5:*
  - einseitiger ausstrahlender Schmerz im Bereich der Wirbelsäule;
  - mit oder ohne Oberschenkel- oder Oberarmschmerz;
  - Schmerzen unterhalb des Kniegelenks oder Ellenbogens;
  - ohne Deformierung der Wirbelsäule.
- *Derangement 6:*
  - einseitiger ausstrahlender Schmerz im Bereich der Wirbelsäule;
  - mit oder ohne Oberschenkel- oder Oberarmschmerz;
  - Schmerzen unterhalb des Kniegelenks oder Ellenbogens;
  - zusätzliche seitliche Deformierung der Wirbelsäule (*Shift*).

Die 3 vorgestellten Klassifikationen berücksichtigen die Schmerzlokalisation (zentral – ausstrahlend bis zum Ellenbogen oder Kniegelenk –

ausstrahlend über den Ellenbogen oder das Knie-gelenk hinaus). Es wird jeweils ein anderer zu-sätzlicher Befund gewertet: neurologisches Defi-zit, Nervendehnungszeichen, Deformierung in Entlordosierung oder Shift.

Alle 3 Zusatzbefunde sind gleichermaßen von Bedeutung und sollten berücksichtigt werden. Da sie nicht stereotyp mit bestimmten Schmerz-mustern verbunden sind, sind sie unabhängig von der Schmerzklassifikation zu werten.

Derartige Klassifikationen sollten nach Mög-lichkeit die Zuordnung aller klinisch relevanten, d. h. mit gewisser Häufigkeit auftretenden Syn-drome ermöglichen. Jedoch beschreibt keine der Klassifikationen eine Schmerzsymptomatik mit reinen ausstrahlenden Schmerzen, ohne Schmer-zen im Bereich der Wirbelsäule. Da diese Situa-tion bei Patienten mit Bandscheibenvorfällen aber häufig zu beobachten ist, sollte sie in einer Klassifikation berücksichtigt werden. Deshalb erscheint den Autoren die folgende in aktuellen Studien genutzte Einteilung der Schmerzlokali-sation sinnvoll:

- Zentraler symmetrischer Schmerz im Bereich der Wirbelsäule;
- Von der Wirbelsäule (in der Regel nur in eine Extremität) bis maximal zum Knie oder Ellen-bogen ausstrahlender Schmerz;
- Von der Wirbelsäule (in der Regel nur in eine Extremität) bis über Knie- oder Ellenbogenge-lenk hinaus ausstrahlender Schmerz;
- Nur distaler Schmerz, in der Regel nur in eine Extremität, ohne Schmerz im Bereich der Wir-belsäule.

Bei Wurzelkompressionssyndromen im Bereich der oberen HWS (C3–C5) und der oberen LWS (L1–L3) entfällt die Kategorie 3, da die maximale Schmerzausstrahlung aufgrund des peripheren Versorgungsgebiets dieser Wurzeln nur bis zum Knie- bzw. Ellenbogengelenk reichen kann. Die zusätzliche Bedeutung, die eine Veränderung der Schmerzlokalisation für die mechanische Di-agnostik und Therapie hat, wird in Kapitel 4 aus-führlich erläutert.

2.3.2 Schmerzmessung

Im Folgenden werden verschiedene Methoden zur Erfassung der Schmerzwahrnehmung vorgestellt, wobei auf experimentelle Stimulationsmethoden, die auf dem Einsatz definierter elektrischer, me-chanischer, thermischer oder chemischer Reize beruhen, nicht eingegangen wird.

Numerische Analogskala

Hierfür hat sich ein Zahlenbereich von 0–10 be-währt, anhand dessen der Patient die Intensität seines Schmerzes einstuft (0 = kein Schmerz, 10 = größter vorstellbarer Schmerz). Diese Skala ist ohne speziellen Befundbogen einfach zu nutzen. In der Regel sind die Patienten gut in der Lage, die von ihnen empfundenen Schmerzen in Zah-len auszudrücken.

Visuelle Analogskala

Bei dieser sichtbaren Skala kann der Patient die von ihm empfundene Schmerzintensität selbst eintragen. Üblicherweise ist sie genau 10 cm lang und kann mit und ohne Unterteilung ge-nutzt werden.

Beide Skalen werden häufig für klinische Stu-dien genutzt (Melzack 1987, Selim et al. 1996, Brötz et al. 2001 u. 2003, Brisby et al. 2002).

Andere Messverfahren

Die Veränderung der Schmerzintensität kann auch in Prozent angegeben werden. Dazu gibt der Patient seinen momentanen Schmerz im Verhältnis zu dem zu Beginn oder auf dem Hö-hepunkt der Erkrankung empfundenen Schmerz an.

Auch sensorische und emotionale Adjektive werden zur Schmerzdokumentation genutzt. Ro-land und Morris (1983) zeichneten eine Art Ther-mometer, das in 6 „Schmerzeinheiten" eingeteilt ist: kein Schmerz, wenig Schmerz, mäßiger Schmerz, ziemlich starker Schmerz, sehr starker Schmerz, der Schmerz ist unerträglich. Der Pa-tient macht ein Kreuz in Höhe des für ihn im Moment zutreffenden Schmerzausmaßes.

McGill-Schmerz-Fragebogen

Dieser Fragebogen (Melzack 1987) besteht aus einer Tabelle (Tab. 2.**4**), die den Ausprägungsgrad erfasst, mit dem sensorische und emotionale Ad-jektive auf den Patienten zutreffen: nicht, wenig, mäßig und stark.

Tabelle 2.**4** Sensorische und emotionale Adjektive zur Gradierung der Schmerzwahrnehmung (aus dem McGill-Schmerz-Fragebogen)

Sensorische Adjektive	Emotionale Adjektive
• pochend	• anstrengend, ermüdend
• einschießend	• strapaziös, erschöpfend
• stechend	• krank machend
• scharf	• beängstigend
• krampfartig	• quälend
• heiß und brennend	• grausam
• wund	
• schwer	
• empfindlich	
• reißend	

2.3.3 Zeitlicher Verlauf der Schmerzen

Die Zeitspanne, über die der Schmerz anamnestisch bereits besteht, ist für die Auswahl der Behandlungsstrategien und für die Prognose von erheblicher Bedeutung (van Tulder et al. 1997, Cherkin et al. 1998, Waddell 1998). Bei der Auswertung klinischer Studien, in denen der Verlauf von schmerzhaften Erkrankungen untersucht wird, muss daher die Dauer der Erkrankung vor Beginn der Behandlung berücksichtigt werden.

In der Literatur herrscht keine Einigkeit darüber, welche Zeitspanne als *akut, subakut* oder *chronisch* bezeichnet wird. Waddell (1998) beschreibt als traditionelle klinische Klassifikation für Schmerz die folgende Einteilung, die auf anamnestischen Kriterien beruht:
- *Akut:* Dauer der aktuellen Episode weniger als 3 Monate;
- *Wiederkehrend:* Dauer der aktuellen Episode weniger als 3 Monate, aber ähnliche Episoden in der Vorgeschichte;
- *Chronisch:* Dauer der aktuellen Episode länger als 3 Monate.

Auch die folgende Einteilung ist üblich (Faas et al. 1996, van Tulder et al. 1997, Selim et al. 1998):
- *Akut:* Dauer der aktuellen Episode weniger als 6 Wochen;
- *Subakut:* Dauer der aktuellen Episode zwischen 6 und 12 Wochen;
- *Chronisch:* Dauer der aktuellen Episode länger als 12 Wochen.

Die *Quebec Task Force* empfiehlt folgende Klassifikation (McKenzie 1990):
- *Akut:* Schmerz weniger als 7 Tage spürbar;
- *Subakut:* Schmerz 7 Tage bis 7 Wochen spürbar;
- *Chronisch:* Schmerz länger als 7 Wochen spürbar.

Länger als 3 Monate lang ununterbrochen bestehender Schmerz wird fast einheitlich als chronisch bezeichnet (Nachemson 1994, Faas et al. 1996, van Tulder et al. 1997, Selim et al. 1998, Waddell 1998). Klinisch erscheint es sinnvoll, zwischen chronischem (Zeitdauer 3 Monate und länger) und chronifiziertem (Beurteilung der klinischen Zeichen) Schmerz zu unterscheiden (Kap. 2.3.5).

Zur Beurteilung des Krankheitsverlaufs sind zusätzlich die Dokumentation des Schmerzes im Verlauf von 24 Stunden (wie viele Stunden, mit welcher Intensität) und die Häufigkeit von Schmerzzuständen im Verlauf der vergangenen Wochen, Monate und Jahre von Bedeutung (Maitland 1994, Selim et al. 1998, Waddell 1998). Außerdem kann nach der durchschnittlichen und der höchsten Schmerzintensität in einem bestimmten Zeitabschnitt gefragt werden.

2.3.4 Physiologie des Schmerzes

Schmerz stellt ein lebenswichtiges Warnsignal dar. Bei drohender oder bereits erfolgter Gewebeverletzung sowie bei Entzündungen löst er unmittelbar eine schützende Reaktion aus. Haben die Schutzmechanismen eingesetzt, klingt der Schmerz normalerweise wieder ab.

Bei den Nozizeptoren handelt es sich um Endverzweigungen der Dendriten peripherer Nerven, die bei mechanischer, thermischer oder chemischer Reizung Schmerz signalisieren. Sie sind im ganzen Körper zahlreich vorhanden. Ihre afferenten Fasern sind nicht oder schwach myelinisiert und haben eine Leitgeschwindigkeit von 1 – 15 m/sec. Damit sind sie deutlich langsamer als z. B. die Mechanorezeptoren des Tastsinns (60 m/sec).

Das 1. afferente Neuron der Schmerzwahrnehmung befindet sich in den Dorsalganglien der dorsalen Nervenwurzeln. Die Schmerzerregung wird im Hinterhorn des Rückenmarks vom 1. auf das 2. Neuron umgeschaltet. Der Großteil der schmerzleitenden Bahnen kreuzt beim Eintritt in das Rückenmark auf die kontralaterale Seite und zieht über den Hirnstamm zum Thalamus und schließlich über ein 3. Neuron zur Hirnrinde (Kortex). Vermutlich nach Verarbeitung der Information in somatosensorischen Kortexarealen (z. B. Gyrus postcentralis und parietales Operkulum) wird Schmerz mit seiner Lokalisation bewusst wahrgenommen.

Im limbischen System findet wahrscheinlich die emotionale Verarbeitung statt. Im Rückenmark wird Information der nozizeptiven Bahnen auch an Neuronen weitergeleitet, die in somatomotorische und vegetative Reflexbögen eingebunden sind. Hier werden z. B. Fluchtreflexe und Schweißsekretion gebahnt. Über den Hirnstamm verlaufen deszendierende inhibitorische Bahnen, die nozizeptive Reize im Hinterhorn kontrollieren und spinale vegetative und somatomotorische Reflexkreise beeinflussen.

Schmerzzustände sind häufig mit einer Entzündung verbunden, die traumatisch, infektiös oder immunologisch bedingt sein kann. In ihrem Verlauf wird die Reizschwelle der Nozizeptoren durch die Ausschüttung hyperalgetischer endogener chemischer Mediatoren herabgesetzt. Hierbei spielen unter anderem Peptide (z. B. Substanz P, Neurokinin A und *Calcitonin gene-related peptide*), die aus den Nozizeptoren selbst stammen, sowie Prostaglandine, Bradykinin und proinflammatorische Zytokine (z. B. Interleukin-1α und -1β) eine Rolle.

Im Zentralnervensystem und in peripherem Gewebe existieren zudem schmerzhemmende Systeme, die die Empfindlichkeit dieses Warnsystems negativ kontrollieren. Interleukin-1, *Corticotropi-releasing factor* und Stress induzieren die Freisetzung von Endorphinen beispielsweise aus der Hypophyse. Endocannaboide sowie GABA-erge und katecholaminerge neuronale Projektionssysteme hemmen ebenfalls die Aktivität in Schmerz verarbeitenden Systemen.

Bei einer Entzündung spielen Immunzellen nicht nur die aktivierende Schrittmacherfunktion, sondern wirken auch gegenregulierend an der Schmerz- und Entzündungslinderung mit. Es werden nicht nur inhibitorische Zytokine wie Interleukin-4, -10 und -13 gebildet, sondern von Immunzellen selbst auch Opioidpeptide gebildet (Endorphine, Enkephaline), die agonistisch und damit schmerzhemmend auf Opioidrezeptoren wirken. So vermindern Opioide die Erregbarkeit von peripheren nozizeptiven Nervenendigungen und die Weiterleitung von Aktionspotenzialen zum Rückenmark hin (Rittner et al. 2002).

2.3.5 Pathophysiologie des Schmerzes – Chronifizierung

Schädigende Reize wie Gewebeverletzungen und Entzündungen können vermutlich die Funktion und die Struktur des peripheren und zentralen Nervensystems verändern. Dies zeigt sich daran, dass Schmerz oder Schmerzüberempfindlichkeit bestehen bleiben können, auch wenn die schädigenden Mechanismen behoben sind. In das momentane Schmerzempfinden fließen also Empfindungen aus der Vergangenheit mit ein.

Ein chronifiziertes Schmerzsyndrom, mit Veränderungen auf neuronaler Ebene, muss von chronischem Schmerz, der sich nur aus der Zeitdauer von mehr als 3 Monaten definiert, unterschieden werden (Loeser 1999). Die Neigung zu solchen Chronifizierungsmechanismen ist individuell verschieden (Loeser u. Volinn 1991, Loeser 1999).

Das Nervensystem ist plastisch. Schon nach wenigen Minuten nozizeptiver Reizung ändert sich die Aktivität der Nervenzellen im Rückenmark. Bei anhaltender Reizung können innerhalb weniger Tage strukturelle Veränderungen einzelner Nervenzellen ausgelöst werden. Es kommt zum Aussprossen neuer Dendriten und damit zum Aufbau neuer Verschaltungen zwischen Projektionsbahnen.

Diese strukturellen Veränderungen finden sich vor allem im Hinterhorn des Rückenmarks und im Thalamus. Sie können eine Überaktivität in den Bahnen bewirken, die nozizeptive Reize verarbeiten, oder deszendierende hemmende Mechanismen stören. Auf diese Weise entsteht ein von einer mechanischen oder chemischen Reizung unabhängiges Schmerzerlebnis (Loeser 1985, Loeser u. Volinn 1991, Diener u. Leonhardt 1998, Tölle u. Berthele 2001).

Mithilfe bildgebender Verfahren, wie z. B. funktionelle Kernspintomographie (fMRT) oder Positronenemissionstomographie (PET), können Überaktivitäten Schmerz verarbeitender Areale im Gehirn sichtbar gemacht werden. Diese repräsentieren vermutlich das Ergebnis vielschichtiger sensorischer, kognitiver und emotionaler Verarbeitungsvorgänge.

Durch diese physiologischen Vorgänge lassen sich verschiedene klinische Befunde erklären. Bei peripheren Nerven- bzw. Wurzelläsionen kann sich der ursprünglich umschriebene Schmerz auf ein größeres Areal ausbreiten, das nicht mehr dem peripheren Versorgungsgebiet eines Nervs oder einem Dermatom zuzuordnen ist (Tölle u. Berthele 2001). Nach wiederholten Operationen oder Injektionen kann der Schmerz durch Summation der Reize und Entzündungsreaktionen verstärkt werden. Auch nach operativer Ausschaltung des afferenten Neurons bleibt der chronifizierte Schmerz erhalten, wenn plastische Veränderungen im Hinterhorn oder Thalamus zu einem „Schmerzgedächtnis" geführt haben (Diener u. Leonhardt 1998, Tölle u. Berthele 2001).

Auf psychosoziale Aspekte des Schmerzes, die häufig mit chronischen Schmerzzuständen in Zusammenhang stehen, wird in Kapitel 11 eingegangen.

Um strukturelle Veränderungen im Nervensystem und damit die Chronifizierung des Schmerzes zu vermeiden, ist bei Patienten frühzeitig durch ausreichend dosierte Schmerzmedikation unter Einsatz peripher und zentral wirkender Analgetika eine weitgehende Schmerzlinderung (im Idealfall Schmerzfreiheit) anzustreben. Auch für die Physiotherapie sind die hier beschriebenen Erkenntnisse von großer Bedeutung. Die schnelle und anhaltende Reduktion akuter Schmerzen ist als primäres Ziel zu betrachten (Kap. 4).

Als Therapie für chronifizierte Schmerzsyndrome sind vielseitige Aktivitäten, bei denen die Schmerzen möglichst ausgeblendet werden, und Verhaltenstherapie Erfolg versprechend (Basler et al. 1997, Pfingsten et al. 1997, Diener u. Leonhardt 1998, Loeser 1999). Derartige Therapieansätze streben an, durch afferente Reize und positive Erlebnisse das „Schmerzgedächtnis" wieder zu löschen.

2.4 Funktionseinschränkung: objektivierbare und subjektive Gesichtspunkte sowie Fragebögen

Funktionseinschränkungen und damit verbundene Behinderung sind vom Schmerz getrennt zu betrachten. Erstens können zusätzliche Beeinträchtigungen wie Paresen und Sensibilitätsstörungen zu Funktionseinschränkungen führen. Zweitens spielen die im täglichen Leben an den Patienten gestellten Anforderungen und seine Persönlichkeit eine entscheidende Rolle. Ein Mensch, der am Schreibtisch arbeitet und in seiner Freizeit gerne liest, wird durch eine Sensibilitätsstörung im Bereich der Fußsohle keine Beeinträchtigung erleben. Dagegen kann ein Dachdecker, der eine gute Balance braucht, aufgrund der gleichen Störung berufsunfähig sein.

Das Erreichen der Arbeitsfähigkeit in möglichst kurzer Zeit ist – nicht nur volkswirtschaftlich betrachtet – das wichtigste Therapieziel. Die Einschätzung der Arbeitsfähigkeit kann mithilfe objektivierbarer und subjektiver Gesichtspunkte sowie Fragebögen erleichtert und vom klinischen Eindruck des Untersuchers unabhängig gemacht werden.

Die Weltgesundheitsorganisation (WHO) definiert Behinderung wie folgt: (*WHO* 1980, zit. nach Waddell 1998): „Eine Behinderung ist jede Beeinträchtigung oder ein Fehlen (als Folge einer Schädigung) der Fähigkeit, eine Aktivität in der Form oder in dem Ausmaß zu unternehmen, wie es für einen Menschen als normal empfunden wird".

Diese Definition ist problematisch, da sie Behinderung auf jeden Fall mit einem gesundheitlichen Defizit verbindet. Dies ist im Fall von Schmerzen aber nicht unbedingt vorhanden und vor allem durch die bisher zur Verfügung stehenden Methoden nicht objektivierbar. Außerdem umfasst das „Normale" eine große Bandbreite und ist somit für eine derartige Definition ungeeignet.

Um den Grad der Funktionseinschränkung zu erfassen, ist es sinnvoll, sowohl objektivierbare Gesichtspunkte als auch die subjektive Einschätzung des Patienten zu berücksichtigen.

2.4.1 Objektivierbare Gesichtspunkte

Bei der Untersuchung der Behinderung des Patienten ist der Schmerz nur *ein* Gesichtspunkt unter vielen. Obwohl auch die objektivierbaren Gesichtspunkte immer von der Patientenmitarbeit abhängen, bieten sie dennoch gute Informationen über die Ausprägung der Funktionseinschränkung. Da mehrere eng miteinander zusammenhängende Parameter zur Verfügung stehen, lässt sich die tatsächliche Behinderung gut beurteilen.

Auf psychosozial zu deutende Verhaltensweisen, die die tatsächliche Funktionsfähigkeit des Patienten verschleiern könnten, wird in Kapitel 11 eingegangen. Einige objektive Befunde, die nicht oder nur unwesentlich von der Mitarbeit des Patienten abhängen, wie neuroradiologische Befunde und Untersuchungen der Nervenleitgeschwindigkeit und der Aktivität im Muskel werden in Kapitel 3 erläutert.

Als potenziell objektivierbare Parameter können die folgenden gewertet werden:
- Muskelfunktion;
- Nervendehnungszeichen;
- Beweglichkeit;
- Spontane Haltungs- und Bewegungsmuster.

2.4.2 Subjektive Gesichtspunke und Fragebögen

Die Befragung von Patienten bezüglich ihrer Behinderung konzentriert sich mehr auf Einschränkungen in Handlungen des täglichen Lebens als auf den Schmerz. In diesem Zusammenhang ist zunächst interessant, welchen Aktivitäten der Patient nachgehen kann und erst in zweiter Linie, ob er dabei Schmerzen entwickelt.

Die am häufigsten benutzten Fragebögen (Deyo u. Phillips 1996, Waddell 1998) sind der *Roland-Morris-Fragebogen* (Abb. 2.**14**; Roland u. Morris 1983) und der *Oswestry-Fragebogen* (Abb. 2.**15**; Fairbank et al. 1980). Beide wurden daraufhin untersucht, ob ihre Resultate mit objektivierbaren klinischen Ergebnissen übereinstimmen (Validität). Außerdem wurde in einem Test-Retest-Verfahren die Übereinstimmung (Reliabilität) überprüft. Nach diesen Untersuchungen sind die beiden speziell für Patienten mit Rückenschmerzen entwickelten Fragebögen valide und reliabel (Fairbank et al. 1980, Roland 1983). Dies trifft auch für die deutsche Übersetzung des Roland-Morris-Fragebogens zu (Wiesinger 1999).

Roland-Morris-Fragebogen

Der Fragebogen nutzt 24 Aussagen von Patienten mit Rückenschmerzen zu ihren Funktionseinschränkungen. Der Befragte soll die für ihn zutreffenden Sätze ankreuzen. Jedes Kreuz wird mit 1 Punkt, nichtangekreuzte Sätze mit 0 bewertet. Für die Auswertung ergibt sich somit, dass 0 Punkte keiner und 24 Punkte stärkster Behinderung entsprechen.

Für Patienten, die an einem Bandscheibenvorfall leiden, der keine Rückenschmerzen, sondern nur Beinschmerzen verursacht, kann es schwierig sein, die Sätze so zu interpretieren, dass Rückenschmerz und Beinschmerz gleichermaßen gewertet werden. Zudem ist es für Patienten, die aufgrund ihrer Schmerzen nicht gehen können, nicht eindeutig verständlich, ob sie Aussagen über Tätigkeiten, die momentan gar nicht möglich sind, ankreuzen sollen oder nicht.

Beispiel:
Der 5. Satz lautet: „Aufgrund meiner Rückenschmerzen halte ich mich beim Treppensteigen stets am Geländer fest". Ein Patient, der nicht in der Lage ist, Treppen zu steigen, kann nur mutmaßen, dass er sich beim Versuch wohl festhalten würde. Kreuzt er den Satz aber nicht an, weil er nicht auf ihn zutrifft, ergibt sich aus dem Fragebogen ein falsches, zu gutes Ergebnis.

Bei derart betroffenen Patienten ist eine zusätzliche Erklärung notwendig.

Außerdem ist der Fragebogen für Patienten ungeeignet, deren Beschwerden von der BWS und HWS ausgehen.

Oswestry-Fragebogen

Dieser beinhaltet Aussagen über 10 Aktivitäten des täglichen Lebens, die der Patient in jeweils 6 Kategorien beurteilt. Die 1. Aussage wird jeweils mit 0 bewertet und bedeutet keine Behinderung. Die 6. Aussage wird mit 5 bewertet und bedeutet starke Behinderung.

Mithilfe des Fragebogens kann die Ausprägung der Behinderung auch bei Patienten mit von der BWS und HWS ausgehenden Beschwerden erfasst werden.

2.5 Epidemiologie und Risikofaktoren

Die Epidemiologie befasst sich mit der Verteilung von übertragbaren und nichtübertragbaren Krankheiten in der Bevölkerung. Dabei werden die physikalischen, chemischen, psychischen und sozialen Zusammenhänge der Entstehung von Krankheiten und deren Folgen für die Bevölkerung untersucht.

Häufigkeit von Bandscheibenschäden in der Bevölkerung

Definition Prävalenz: Der Begriff bedeutet die relative Anzahl von Personen innerhalb einer Bevölkerungsgruppe, die an einer Erkrankung oder einem Symptom leiden und wird in Prozent (%) ausgedrückt. Prävalenz ist das Maß der Häufigkeit einer Erkrankung.

Definition Inzidenz: Damit wird die Anzahl der Neuerkrankungsfälle einer bestimmten Krankheit innerhalb eines bestimmten Zeitraums (meist 1 Jahr) und einer bestimmten Population bezeichnet.

Fragebogen zur Funktionseinschränkung bei Kreuzschmerzen

Name _____

Datum _____

Arbeitsunfähig: ☐ ja ☐ nein (bitte ankreuzen)

Wenn Ihnen Ihr Kreuz weh tut, kann es für Sie schwierig sein, gewisse alltägliche Tätigkeiten auszuführen. Die unten stehende Liste mit Fragen enthält Aussagen von Leuten, die unter Rückenschmerzen gelitten haben. Falls Sie unter ausstrahlenden Schmerzen ins Gesäß oder ins Bein leiden, beziehen Sie bitte die Fragen nach dem Kreuzschmerz auch auf diesen ausstrahlenden Schmerz. Wenn Sie die Liste durchgehen, stoßen Sie vielleicht auf Sätze, die für Sie am **heutigen Tag** Geltung haben. Denken Sie beim Lesen an die Beobachtungen, die Sie **heute** selbst machten. Wenn Sie eine bestimmte Aussage lesen, die für Sie am *heutigen Tag* zutrifft, dann setzen Sie einen Haken (✓) **vor** die Zahl der entsprechenden Frage. Trifft die Aussage jedoch nicht zu, so lassen Sie den entsprechenden Platz frei.

Und nochmals: Nur abhaken, wenn der Satz für Sie zutrifft!

1. Wegen meiner Kreuzschmerzen verbringe ich die meiste Zeit im Haus.
2. Ich ändere meine Körperhaltung häufig, um meinen Rücken zu entlasten.
3. Ich gehe wegen meines Rückens langsamer als sonst.
4. Wegen meines Rückens verzichte ich auf meine gewohnten Tätigkeiten zu Hausse.
5. Aufgrund meiner Rückenschmerzen halte ich mich beim Treppensteigen stets am Geländer fest.
6. Wegen meines Rückens lege ich mich öfters hin als früher.
7. Beim Aufstehen von einem Stuhl stütze ich mich wegen meiner Kreuzschmerzen mit den Händen ab.
8. Wegen meiner Kreuzschmerzen bitte ich andere Personen, etwas für mich zu tun.
9. Wegen meines Rückens benötige ich mehr Zeit zum Ankleiden als sonst.
10. Aufgrund meiner Rückenschmerzen achte ich darauf, nie allzu lange Zeit stehen zu müssen.
11. Wegen meines Rückens vermeide ich Bücken und Niederknien.
12. Ich habe wegen meines Rückens Mühe, mich von einem Stuhl zu erheben.
13. Mein Rücken schmerzt fast die ganze Zeit über.
14. Ich habe wegen meines Rückens Mühe, mich im Bett zu drehen.
15. Wegen meiner Kreuzschmerzen ist mein Appetit nicht sonderlich gut.
16. Wegen meines Rückens macht es mir Mühe, Socken oder Strümpfe anzuziehen.
17. Ich gehe wegen meiner Kreuzschmerzen nur kurze Strecken.
18. Ich schlafe wegen meines Rückens weniger gut als gewohnt.
19. Wegen meines Rückens muss mir jemand beim Ankleiden behilflich sein.
20. Tagsüber muss ich wegen meines Rückens die meiste Zeit sitzen.
21. Schwere Arbeiten zu Hause lasse ich wegen meiner Kreuzschmerzen bleiben.
22. Wegen meines Rückens bin ich schlecht gelaunt und im Umgang mit anderen Leuten gereizter als sonst.
23. Wegen meines Rückens steige ich langsamer treppauf als sonst.
24. Wegen meines Rückens verbringe ich die meiste Zeit im Bett.

Herzlichen Dank für Ihre Bemühungen!

Abb. 2.**14** Modifizierter Roland-Morris-Fragebogen.

Orthopädisches Krankenhaus Robert Jones und Agnes Hunt Oswestry, Shropshire
Abteilung für Wirbelsäulenprobleme

Name: _____ Adresse: _____ Datum: _____

Geburtsdatum: _____ Alter: _____

Beruf: _____ Krankenhaus-Nr. _____

Wie lange haben Sie schon Rückenschmerzen?　　Jahre　　Monate　　Wochen

Wie lange haben Sie Schmerzen im Bein?　　Jahre　　Monate　　Wochen

Bitte lesen Sie zuerst folgenden Text durch:
Dieser Fragebogen wurde entworfen, um dem Arzt Aufschluss darüber zu geben, inwiefern sich Ihre Rückenschmerzen auf Ihre Fähigkeit auswirken, im Alltag zurechtzukommen. Bitte beantworten Sie jeden Abschnitt und kreuzen Sie in jedem Abschnitt nur die *eine* Möglichkeit an, die für Sie zutrifft. Vielleicht finden Sie, dass in einem Abschnitt zwei Aussagen auf Sie zutreffen; kreuzen Sie aber bitte trotzdem *nur die eine Möglichkeit an, die Ihr Problem am genauesten beschreibt.*

Abschnitt 1: Schmerzintensität
☐　Ich kann meine Schmerzen aushalten, ohne Schmerzmittel nehmen zu müssen.
☐　Die Schmerzen sind schlimm, aber ich komme ohne Schmerzmittel zurecht.
☐　Schmerzmittel machen mich völlig schmerzfrei.
☐　Schmerzmittel lindern den Schmerz einigermaßen.
☐　Schmerzmittel lindern den Schmerz sehr wenig.
☐　Schmerzmittel haben überhaupt keine Wirkung, und ich nehme keine.

Abschnitt 2: Selbstständigkeit (waschen, anziehen, usw.)
☐　Ich kann mich normalerweise ohne zusätzliche Schmerzen um mich selbst kümmern.
☐　Ich kann mich normalerweise um mich selbst kümmern, aber es verursacht mir zusätzliche Schmerzen.
☐　Die alltägliche Versorgung bereitet mir Schmerzen, und ich bin dabei langsam und vorsichtig.
☐　Ich brauche etwas Hilfe bei der alltäglichen Versorgung, aber das meiste kann ich allein.
☐　Ich brauche jeden Tag Hilfe bei den meisten Dingen der alltäglichen Versorgung.
☐　Ich ziehe mich nicht an, wasche mich nur mit Mühe und bleibe im Bett.

Abschnitt 3: Heben
☐　Ich kann ohne zusätzliche Schmerzen Schweres heben.
☐　Ich kann Schweres heben, aber es verursacht mir zusätzliche Schmerzen.
☐　Ich kann nichts Schweres vom Boden aufheben, weil das so schmerzhaft ist, aber wenn etwas Schweres günstig platziert ist, etwa auf dem Tisch, kann ich es heben.
☐　Ich kann nichts Schweres heben, weil das so schmerzhaft ist, aber etwas Leichtes oder Mittelschweres, das günstig platziert ist, kann ich heben.
☐　Ich kann nur sehr leichte Dinge heben.
☐　Ich kann überhaupt nichts heben oder tragen.

Abschnitt 4: Gehen
☐　Schmerzen hindern mich nicht daran, beliebige Strecken zu gehen.
☐　Schmerzen hindern mich daran, mehr als 2 km zu gehen.
☐　Schmerzen hindern mich daran, mehr als 1 km zu gehen.
☐　Schmerzen hindern mich daran, mehr als 500 m zu gehen.
☐　Ich kann nur mit einem Stock oder Krücken gehen.
☐　Ich bin die meiste Zeit im Bett und muss zur Toilette kriechen.

Abschnitt 5: Sitzen
☐ Ich kann auf jedem Stuhl so lange ich will sitzen.
☐ Ich kann nur auf meinem Lieblingsstuhl so lange sitzen wie ich will.
☐ Schmerzen hindern mich daran, länger als 1 Stunde zu sitzen.
☐ Schmerzen hindern mich daran, länger als 30 Minuten zu sitzen.
☐ Schmerzen hindern mich daran, länger als 10 Minuten zu sitzen.
☐ Schmerzen hindern mich daran, überhaupt zu sitzen.

Abschnitt 6: Stehen
☐ Ich kann ohne zusätzliche Schmerzen so lange stehen, wie ich will.
☐ Ich kann so lange stehen, wie ich will, aber es verursacht mir zusätzliche Schmerzen.
☐ Schmerzen hindern mich daran, länger als 1 Stunde zu stehen.
☐ Schmerzen hindern mich daran, länger als 30 Minuten zu stehen.
☐ Schmerzen hindern mich daran, länger als 10 Minuten zu stehen.
☐ Ich kann vor Schmerzen überhaupt nicht stehen.

Abschnitt 7: Schlafen
☐ Schmerzen hindern mich nicht daran, gut zu schlafen.
☐ Ich kann nur gut schlafen, wenn ich Tabletten nehme.
☐ Selbst wenn ich Tabletten nehme, schlafe ich weniger als 6 Stunden.
☐ Selbst wenn ich Tabletten nehme, schlafe ich weniger als 4 Stunden.
☐ Selbst wenn ich Tabletten nehme, schlafe ich weniger als 2 Stunden.
☐ Ich kann vor Schmerzen überhaupt nicht schlafen.

Abschnitt 8: Sexualleben
☐ Mein Sexualleben ist normal und verursacht mir keine zusätzlichen Schmerzen.
☐ Mein Sexualleben ist normal, verursacht mir aber einige zusätzliche Schmerzen.
☐ Mein Sexualleben ist fast normal, aber sehr schmerzhaft.
☐ Mein Sexualleben ist durch Schmerzen sehr stark eingeschränkt.
☐ Wegen Schmerzen habe ich fast kein Sexualleben.
☐ Wegen Schmerzen habe ich überhaupt kein Sexualleben.

Abschnitt 9: Soziales Leben
☐ Mein soziales Leben ist normal und verursacht mir keine zusätzlichen Schmerzen.
☐ Mein soziales Leben ist normal, verstärkt aber meine Schmerzen.
☐ Schmerzen beeinflussen mein soziales Leben nicht entscheidend, außer dass sie mich in meinen körperlich aktiveren Interessen einschränken, z. B. beim Tanzen.
☐ Schmerzen schränken mein soziales Leben ein, und ich gehe nicht so oft aus.
☐ Schmerzen beschränken mein soziales Leben auf zu Hause.
☐ Ich habe wegen Schmerzen kein soziales Leben.

Abschnitt 10: Reisen
☐ Ich kann ohne zusätzliche Schmerzen überall hinfahren.
☐ Ich kann überall hinreisen, aber es verursacht mir zusätzliche Schmerzen.
☐ Die Schmerzen sind schlimm, aber es gelingt mir trotzdem, 2 Stunden lang unterwegs zu sein.
☐ Wegen Schmerzen bin ich im Höchstfall weniger als 1 Stunde unterwegs.
☐ Wegen Schmerzen bin ich höchstens kurz zu notwendigen Erledigungen und weniger als 30 Minuten unterwegs.
☐ Wegen Schmerzen bin ich nicht unterwegs, außer zum Arzt und zum Krankenhaus.

Kommentare:
_____

_____

Bewertung (sehen die Patienten nicht)

Für jeden Abschnitt ist die höchstmögliche Punktzahl 5. Wird die 1. Aussage angekreuzt, so ergibt das 0 Punkte, die letzte Aussage ergibt 5 Punkte. Wenn alle 10 Abschnitte beantwortet sind, errechnet sich der Gesamtwert folgendermaßen:

Beispiel: $\dfrac{16 \text{ erzielte Punkte)}}{50 \text{ (insgesamt mögliche Punktzahl)}} \times 100 = 32\,\%$

Wurde ein Abschnitt nicht ausgefüllt oder kann nicht gewertet werden, dann errechnet sich der Gesamtwert folgendermaßen:

Beispiel: $\dfrac{16 \text{ (erzielte Punkte)}}{45 \text{ (insgesamt mögliche Punktzahl)}} \times 100 = 35{,}5\,\%$

Abb. 2.**15** Owestry-Fragebogen.

Etwa 80–90 % der Bevölkerung westlicher Industrienationen erleiden mindestens einmal in ihrem Leben akute Rückenschmerzen. Dies verursacht erhebliche Kosten durch Inanspruchnahme des Gesundheitssystems und durch Arbeitsausfälle (Loeser u. Volinn 1991, Waddell 1998). Die häufigsten Ursachen dieser Beschwerden sind strukturelle, degenerative oder entzündliche Erkrankungen im Bereich der Wirbelsäule. In Deutschland wird die Prävalenz für Schmerzsyndrome auf 40 % und für starke anhaltende Schmerzen auf 10 % geschätzt. Nacken-, Schulter- und Rückenschmerzen sind die häufigsten Schmerzsyndrome (Chrubasik et al. 1998).

getragen haben. Unzufriedenheit mit dem Arbeitsplatz, geringes Einkommen, niedriger sozialer Status, Verlust des Arbeitsplatzes und Unzufriedenheit in der Familie scheinen das Auftreten von Rücken- und Nackenschmerzen zu begünstigen (Boos et al. 1995, Pope et al. 1998, Waddell 1998, Borenstein 1999, Thomas et al. 1999, Lutza et al. 2000, Hasenbring et al. 2002).

Auf der anderen Seite begünstigt der Ausbau des Gesundheitswesens die Häufigkeit gemeldeter Arbeitsunfähigkeit infolge derartiger Beschwerden. Die Entscheidung zum Fernbleiben von der Arbeit hängt naturgemäß wesentlich von dessen sozialen Konsequenzen ab (Waddell 1998).

Soziale Zusammenhänge

Zwischen der Häufigkeit von Rücken- und Nackenschmerzen einerseits und der Sozialisierung und dem Ausbau des Gesundheitssystems andererseits besteht eine hohe Korrelation (Loeser u. Volinn 1991, Carragee et al. 1996, Volinn 1997, Waddell 1998, Rasmussen et al. 2001, Hee et al. 2002). Sowohl historische Rückblicke als auch moderne epidemiologische Studien kommen zu dem Ergebnis, dass Rückenschmerzen nicht häufiger und nicht stärker geworden sind und die pathophysiologische Basis sich nicht verändert hat (Leino 1994, Leboef-Yde u. Kyvik 1995).

Beim Vergleich der Arbeitsunfähigkeit aufgrund von Rückenschmerzen in England von 1978/1979 zu 1991/1992 zeigt sich dagegen eine Steigerung um 340 % (Leino 1994). Somit liegt die Schlussfolgerung nahe, dass psychosoziale Faktoren zu diesem epidemischen Anstieg bei-

Geschlecht

Früher war Behinderung durch Rückenschmerzen vorrangig ein Problem des männlichen Geschlechts. Dies hat sich in den letzten Jahren jedoch geändert (Waddell 1998). Eine Untersuchung der Arbeitsunfähigkeit aufgrund von Rückenschmerzen in Norwegen zeigte eine signifikant höhere Ein-Jahres-Inzidenz für Frauen (2,7 %) als für Männer (1,9 %; Hagen u. Thune 1998).

In Deutschland ergab die Untersuchung von Schmerzleiden, dass Frauen häufiger, stärker und länger an Schmerzen leiden als Männer. Dabei wurden Kopf-, Nacken- und Schulterschmerzen am meisten beklagt (Chrubasik et al. 1998). Unter neuroradiologisch nachgewiesenen Bandscheibenvorfällen leiden Männer jedoch vermutlich häufiger als Frauen (Weber 1983, Zitting et al. 1998).

Alter

Bandscheibenvorfälle treten am häufigsten im mittleren Lebensabschnitt zwischen dem 30. und 50. Lebensjahr auf (Weber 1994, von Strempel 2001). Dies wird dadurch begründet, dass der degenerative Prozess in jüngerem Alter (unter 30) in der Regel noch nicht sehr ausgeprägt ist und mit zunehmendem Alter (über 50) die Elastizität der Bandscheiben so sehr nachlässt, dass eine Verlagerung des Nucleus pulposus seltener zu Stande kommt und die mechanische Belastung der Wirbelsäule im Alltag nachlässt. In den meisten Studien zum Thema Bandscheibenvorfall liegt das mediane Lebensalter der betroffenen Patienten um das 40. Lebensjahr (Cherkin et al. 1998, ten-Brinke et al. 1999, Brötz et al. 2001, 2003).

Beruf und Hobbys (Flexionshäufigkeit, sitzen, heben)

Bei der Suche nach prädisponierenden Faktoren für die Entwicklung von Bandscheibenschäden in Bezug auf Aktivitäten des täglichen Lebens müssen berufliche und Freizeitaktivitäten gleichermaßen betrachtet werden. Die mechanischen Belastungen, die Bandscheibenschäden verursachen, wurden bereits ausgeführt (Kap. 2.2).

Viele Untersuchungen identifizierten häufige oder anhaltende Beugung der Wirbelsäule, Beugen kombiniert mit Drehen sowie schweres Heben als auslösende Faktoren für Bandscheibenschäden (Adams et al. 1982, 1985, 1996 u. 2000, Bogduk 2000). Auch plötzliche, ungewohnte körperliche Belastung kann zu Bandscheibenschäden führen (Adams u. Dolan 1997, Bogduk 2000). Über die Druckbelastung in der Bandscheibe beim Sitzen sind unterschiedliche Untersuchungsergebnisse bekannt (Nachemson u. Elfström 1970, Wilke et al. 1998). Eventuell ist nicht die Druckbelastung, sondern die Flexion der Wirbelsäule, die mit dem Sitzen verbunden ist, als auslösender Faktor für Beschwerden relevant.

Klinisch lässt sich beobachten, dass Patienten mit nachgewiesenen Bandscheibenschäden, die unter Rücken- , Nacken oder ausstrahlenden Schmerzen leiden, eine Zunahme ihrer Beschwerden beim Sitzen oder beim Aufstehen vom Sitzen empfinden. Umgekehrt erfahren diese Patienten häufig eine deutliche Besserung ihrer Beschwerden, sobald sie das Sitzen unterlassen.

Die Fortbewegung in Fahrzeugen aller Art kann eine Ursache für Rücken- und Nackenschmerzen sein sowie lumbale und zervikale Bandscheibenvorfälle begünstigen. Dafür werden Vibrationen des ganzen Körpers verantwortlich gemacht, die zu der ohnehin schon ungünstigen Sitzposition hinzukommen. Die Vibrationen führen zur Ermüdung der Muskulatur, sodass sie auf eine plötzliche Gewichtsexposition nur verlangsamt reagieren kann. Auf diese Weise ist die Wirbelsäule vor übermäßiger Druckbelastung ungenügend geschützt. Dementsprechend sind beispielsweise Lastwagenfahrer, die nach dem Fahren schwere Gewichte tragen, stärker als Busfahrer gefährdet, die Wirbelsäule zu schädigen. Zusätzlich wurde unter Vibration eine größere Höhenminderung der Bandscheiben gemessen als im Sitzen ohne Vibrationen (Pope et al. 1998).

Ob schwere körperliche Arbeit zu mehr Rückenschmerzen und Bandscheibenschäden führt, wird in der Literatur kontrovers diskutiert. Schwere körperliche Arbeit ausübende Personen sind häufiger krank geschrieben und länger arbeitsunfähig als Personen mit anderer Arbeit (Waddell 1998).

Körpergewicht

Obwohl in vielen Studien der Zusammenhang zwischen Körpergewicht und Rückenschmerzen untersucht wurde, ist nicht bewiesen, dass Übergewicht Rückenschmerzen verursacht (Leboeuf-Yde 2000). Auch der Zusammenhang zwischen Bandscheibenvorfällen und Körpergewicht ist unklar. Dicke Personen neigen aufgrund des Bauchgewichts zu einer ausgeprägten Lendenlordose. Zusätzlich schränkt das Volumen des Bauches die Flexionsfähigkeit der LWS ein. Aufgrund dieser Gegebenheiten ist es denkbar, dass korpulente Personen weniger zu lumbalen Bandscheibenvorfällen neigen als schlanke Personen.

Beinlängendifferenz

Beinlängendifferenzen kommen häufig vor. Die mittlere Beinlängendifferenz einer gesunden Population beträgt 5,5 mm (Grundy u. Roberts 1984). Die Genauigkeit der Messungen ist zwar umstritten, aber welches Bein kürzer und welches länger ist, kann gut unterschieden werden (Friberg et al. 1988).

Ten Brinke et al. (1999) stellten bei Patienten, die sich einer lumbalen Bandscheibenoperation unterzogen, fest, dass der Schmerz bei nahezu 60 % der Betroffenen in das kürzere Bein ausstrahlte. Nur bei denen ab einem Beinlängenunterschied von 1 mm oder mehr war dieser Zusammenhang statistisch signifikant.

Biomechanisch ist vorstellbar, dass beim Stehen und Gehen auf der Seite des längeren Beines eine Seitneigung mit Drucksteigerung in der Bandscheibe entsteht. Daraus resultiert ein Ausweichen des Nucleus pulposus zur Seite des kürzeren Beines und gegebenenfalls ein Bandscheibenvorfall zu dieser Seite.

Rauchen

Rauchen ist ein Risikofaktor für die Entwicklung von Rückenschmerzen und Bandscheibenvorfällen (Waddell 1987, Scott et al. 1999). Einerseits begünstigt es vermutlich selbst die Degeneration der Bandscheiben durch Reduktion des Stoffwechsels, andererseits führt der Raucherhusten zu einer vermehrten mechanischen Belastung.

Bei einem Tierversuch mit Schweinen wurde gezeigt, dass die Diffusion von Sulfaten, Sauerstoff in der Bandscheibe nach 2-stündiger Zigarettenrauchexposition um 50 % vermindert war (Holm et al. 1988).

Körperliche Fitness

Bei einem Belastungstest der Bandscheiben junger Männer, die durch einen Unfall ums Leben gekommen waren, zeigten sich bei den Personen, die im täglichen Leben körperlich aktiv gewesen waren, erst bei größerer Belastung Risse im Anulus fibrosus im Vergleich zu den weniger aktiven (Porter et al. 1989).

Eine epidemiologische Untersuchung von Patienten mit lumbalen und zervikalen Bandscheibenvorfällen ergab, dass Personen, die regelmäßig Freizeitsport trieben, seltener von Bandscheibenvorfällen betroffen waren, als die, die keinen Sport trieben (Mundt et al. 1993).

Im Tiermodell wurde der Stoffwechsel der Bandscheibe (Kap. 2.1.3) durch Bewegungen der Wirbelsäule aktiviert (Holm u. Nachemson 1983). Diese Befunde lassen vermuten, dass körperliche Aktivität degenerativen Veränderungen des Bandscheibengewebes vorbeugen kann.

Vererbung und familiäre Häufung

Bei der Untersuchung enger Verwandter von an einem Bandscheibenvorfall operierten Patienten wurden signifikant mehr Hinweise auf degenerative Bandscheibenveränderungen gefunden als bei Menschen ohne Bandscheibenoperationen in der Familie (Matsui et al. 1998). Aufgrund einer kernspintomographischen Untersuchung der HWS und LWS von 172 eineiigen und 154 zweieiigen Zwillingen wurde postuliert, dass hereditäre Faktoren zu über 70 % für radiologisch fassbare degenerative Veränderungen der Wirbelsäule verantwortlich sind (Sambrook et al. 1999).

3 Ärztliche Diagnostik und Therapie

Die zweifelsfreie Zuordnung von Nacken- und Rückenschmerzen zu einem Krankheitsbegriff ist häufig nicht möglich. Für die Entstehung derartiger Schmerzen werden Muskeln, Sehnen, Bänder, Knochen, Gelenke, Bandscheiben und Nervenwurzeln verantwortlich gemacht.

Etwa 85 % der Patienten mit Rückenschmerzen erhalten unspezifische Diagnosen. Bei 6 % der Patienten werden ein Bandscheibenvorfall oder eine Spinalkanalstenose diagnostiziert und bei etwa 9 % der Patienten werden Diagnosen wie Aortenaneurysma, Skoliose oder Tumor gestellt (Deyo 1996).

Im Übrigen werden oft Symptom- oder Syndrombezeichnungen als Diagnosen benutzt, die keinen Rückschluss auf die mutmaßliche Ursache erlauben. Zervikal- und Schulter-Nacken-Syndrom oder Zervikalgie sind Diagnosen für Störungen im Bereich der HWS, Lumbalgie, Lumboischialgie oder Ischiasschmerz im Bereich der LWS, und polytopes Schmerzsyndrom, Fibromyalgie oder chronisches Schmerzsyndrom können für Schmerzen im Bereich des ganzen Körpers stehen.

Neben strukturellen Veränderungen im Bereich der Wirbelsäule wird auch die Somatisierung psychosozialer Probleme oft für Schmerzen, insbesondere Rückenschmerzen, verantwortlich gemacht (Kap. 11; Waddell 1980, 1987 u. 1998, Boos 1995, Hildebrand 1996, Hasenbring 1999). Somit bleiben viele Diagnosen hypothetisch und erlauben keine spezifische krankheitsorientierte Therapie. An dieser Situation haben auch die modernen Methoden der Schnittbildgebung wie Computertomographie (CT) und Kernspintomographie (Magnetresonanztomographie, MRT) wenig geändert.

Bei der Computertomographie handelt es sich um ein computergestütztes röntgenologisches Verfahren, das auf der Tatsache basiert, dass Röntgenstrahlen durch verschiedene Gewebe unterschiedlich stark abgeschwächt werden. Nach Aufsummierung solcher Abschwächungseffekte lassen sich verschiedene Gewebe in einer Art und Weise abgrenzen, die weit über die Möglichkeiten der konventionellen Röntgendiagnostik hinausgeht.

Die Magnetresonanztomographie beruht nicht auf dem Einsatz von Röntgenstrahlen, sondern ist ein elektromagnetisches Verfahren, bei dem Veränderungen der Ausrichtung von Wasserstoffkernen im Körper, die sich nach Einwirkung eines starken äußeren Magnetfeldes ergeben, durch die Aussendung elektromagnetischer Wellen erfasst werden können. Dabei kommen verschiedene Abbildungsformen zum Einsatz, die z. B. als T1- oder T2-gewichtete Sequenzen bezeichnet werden.

T1-gewichtete Sequenzen werden vor allem benutzt, wenn Kontrastmittelaufnahme nachgewiesen werden soll. T2-gewichtete Sequenzen sind geeignet, um Veränderungen des Wassergehalts von Geweben bzw. der Binnenstruktur von Geweben zu beurteilen.

Sowohl bei der Computer- als auch der Magnetresonanztomographie kann Kontrastmittel eingesetzt werden, das den Informationsgehalt der Untersuchungstechniken deutlich verbessert, z. B. wenn es um den Nachweis von Entzündungen oder Tumoren geht.

Beide Verfahren eröffneten neue Dimensionen für die Diagnostik der meisten neurologischen Krankheitsbilder. Die Aussagekraft der neuroradiologischen Untersuchungen ist jedoch begrenzt, wenn kein klarer Bezug zwischen den klinischen Beschwerden und dem bildgebenden Befund hergestellt werden kann. Auch die Computer- und Kernspintomographien asymptomatischer Personen zeigen Bandscheibenvorwölbungen und degenerative Veränderungen der Facettengelenke, insbesondere bei älteren Patienten.

Bei über 60-jährigen Personen ohne anamnestische Hinweise auf Symptome seitens der lumbalen Wirbelsäule fanden sich Bandscheibenvorfälle in 36 % und eine Spinalkanalstenose in 21 % (Boden et al. 1990). Eine ähnliche kernspintomographische Untersuchung von 60 asymptomatischen Personen im Alter von 20–50 Jahren zeigte, dass Bandscheibenprotrusionen und T2-Signalveränderungen der Zwischenwirbelräume so häufig waren, dass sie als Korrelat klinischer Beschwerden ungeeignet sind. Demgegenüber traten bei den asymptomatischen Personen dieser Altersgruppe nur selten Bandscheibenvorfälle mit Sequestrierung und Wurzelkompression sowie Veränderungen der Endplatten auf (Weishaupt et al. 1998).

Auch im Bereich der HWS kamen bei jungen asymptomatischen Personen oft Veränderungen vor; jedoch nur Bandscheibenvorfälle, nicht aber Protrusionen oder degenerative Veränderungen korrelierten mit der anamnestischen Angabe von Nackenbeschwerden (Siivola et al. 2002). Somit kann bei Patienten mit neuroradiologisch nachgewiesener Bandscheibenprotrusion oder degenerativen Veränderungen der Facettengelenke nicht immer davon ausgegangen werden, dass diese Befunde auch für die Symptome verantwortlich sind. Deshalb stehen eine sorgfältige Anamneseerhebung und klinisch-neurologische Untersuchung bei der Abklärung von Wirbelsäulensyndromen nach wie vor an erster Stelle. Zudem werden die Möglichkeiten der physiotherapeutischen mechanischen Diagnostik vermutlich noch zu wenig genutzt.

3.1   Anamnese und klinische Untersuchung

3.1.1   Anamnese

Die sorgfältige Anamneseerhebung erlaubt in aller Regel, die Diagnose eines Bandscheibenvorfalls zu stellen und von den wichtigsten Differenzialdiagnosen abzugrenzen. Liegt kein Vorfall, sondern nur eine Protrusion oder ein Bandscheibenschaden vor, der fluktuierende Beschwerden in Form von Lumbalgie oder Lumboischialgie verursacht, kann die Diagnose schwieriger sein.

Der Beginn der Beschwerdesymptomatik lässt erkennen, ob ein klassisches Verhebetrauma vorliegt (z. B. Tragen von Getränkekisten, Umzug). Die Verstärkung lumboischialgiformer Beschwerden durch Husten, Niesen oder Pressen gilt als charakteristischer Hinweis auf das Vorliegen eines Bandscheibenvorfalls. Diesem Phänomen liegt vermutlich eine lokale intraspinale Druckerhöhung durch venösen Rückstau zugrunde. Dieser kann wiederum durch den erhöhten intraabdominellen Druck erklärt werden, der diesen Manövern gemeinsam ist. Andererseits kommt es vermutlich bei vielen Patienten bei Husten, Niesen oder Pressen auch zur Flexion der Wirbelsäule und dadurch zu einer Verstärkung der Symptomatik.

Die differenzielle Ausprägung der Beschwerden in Abhängigkeit von der Körperposition und körperlicher Belastung liefert wertvolle Informationen über die Ursache. Patienten mit lumbalen und zervikalen Bandscheibenvorfällen erfahren im Liegen bzw. in Ruhe eher eine Linderung der Schmerzen, während von lumbalen Bandscheibenvorfällen Betroffene von einer Schmerzzunahme beim Sitzen und beim Aufstehen vom Sitzen berichten.

Auch für Patienten mit *Spondylolisthese* (Gleitwirbelbildung), bei denen es durch Lockerung und Gefügeveränderung im Bereich der kleinen Wirbelgelenke zu einem Verrutschen eines Wirbels über den anderen kommt (in der Regel des 4. über den 5. Lendenwirbelkörper oder des 5. Lendenwirbelkörpers über den 1. Sakralwirbelkörper) ist Sitzen meist die unangenehmste Position. Sie beschreiben zudem oft eine Zunahme der Beschwerden bei längerem Stehen und Bergabgehen.

Eine deutliche Belastungsabhängigkeit von Lumboischialgien mit nahezu Beschwerdefreiheit im Liegen und Zunahme von Schmerzen im Sitzen und vor allem beim Stehen und längeren Gehen ist charakteristisch für eine lumbale *Spinalkanalstenose*. Limitierend für die Gehstrecke sind entweder Schmerzen oder ein Schwächegefühl. Beim Sitzen oder bei z. B. an einem Geländer nach vorne angelehntem Stehen können die Patienten eine Linderung ihrer Beschwerden erfahren, sie bevorzugen jedoch das Liegen.

Treten vor allem Schmerzen auf, so ist differenzialdiagnostisch an eine periphere *arterielle Verschlusskrankheit* der Beine zu denken.

Lassen sich anamnestisch weder der Beginn der Symptomatik noch ein wesentlich fluktuierender Verlauf erfragen, liegen einer Schmerzsymptomatik eher ein *chronisch degeneratives Leiden* des Bewegungsapparats oder ein *Tumorleiden* zugrunde. Bei unerwünschtem Gewichtsverlust, allgemeinem Unwohlsein oder Schwächegefühl und einer Tumorerkrankung in der Vorgeschichte sollte der Verdacht auf eine Manifestation eines Tumorleidens ausgeräumt werden.

Bei anamnestischen Hinweisen auf einen Sturz oder eine andersartige Verletzung muss röntgenologisch eine *Fraktur* ausgeschlossen werden. Treten zusätzlich zu Beschwerden seitens der zervikalen Wirbelsäule bei Kopfbewegungen neurologische Symptome wie Schwindel und in Einzelfällen Sehstörungen auf, kann (selten) eine knöchern-mechanische *Beeinträchtigung des Blutflusses* in der A. vertebralis bzw. basilaris durch degenerative Veränderungen der HWS die Ursache sein.

Ist die Anamneseschilderung ausgesprochen inkonsistent oder wenig präzise, sollte an *psychosoziale Faktoren* gedacht werden, die zu der Schmerzsymptomatik beitragen oder diese unterhalten. Je länger eine Schmerzsymptomatik besteht, desto mehr hat sich die Umwelt des Patienten in der Regel darauf eingestellt (primärer und sekundärer Krankheitsgewinn) und desto eingreifender sind die Konsequenzen einer erfolgreichen Behandlung der Schmerzen. Steht z. B. die Berentung aufgrund von Rückenschmerzen im Raum und wird vom Patienten gewünscht, ist jegliche Therapie der die Berentung begründenden Symptomatik wenig Erfolg versprechend.

3.1.2 Klinisch-neurologische Untersuchung

Alle Patienten mit Schmerzen im Bereich der Wirbelsäule sollten zumindest einmal komplett klinisch-neurologisch untersucht werden, auch wenn sich aus der Anamnese bereits die dringende Verdachtsdiagnose eines definierten Krankheitsbilds ergeben hat. Die umfassende neurologische Untersuchung schließt aus, dass zusätzliche neurologische Defizite übersehen werden, die dem Patienten bisher nicht selbst bewusst waren.

Bei Patienten mit isolierten Bandscheibenleiden ist der Hirnnervenstatus regelrecht. Die Analyse von Stand und Gang gibt Aufschluss über den Grad der Schmerzsymptomatik und eventuell unbewusst eingenommene Schonhaltungen. Sie kann auch differenzialdiagnostische Hinweise auf andere Erkrankungen (z. B. Hüftleiden) geben.

Neben der Untersuchung des normalen Standes und Ganges werden erschwerte Stand- und Gangproben durchgeführt. Zehen- und Fersengang lassen beispielsweise Paresen der von L5 und S1 versorgten Muskulatur erkennen (Kap. 6).

Der *Seiltänzergang*, bei dem auf möglichst gerader Linie wechselweise Ferse an Zeh gesetzt wird, ist ein globaler Test der Koordination, der vor allem bei Polyneuropathien und Kleinhirnerkrankungen auffällige Befunde erbringt. Beim *Romberg-Versuch* werden die Füße parallel nebeneinander gestellt und die Augen geschlossen. Unsicherheiten hier deuten auf eine primäre Störung der sensiblen (afferenten) Information über die Position der unteren Extremitäten im Raum hin, z. B. aufgrund einer peripheren Neuropathie

bei Diabetes mellitus oder chronischer Alkoholkrankheit.

Zudem führen Erkrankungen im Kleinhirn zu einer Koordinationsstörung von Stand und Gang. Beim *Unterberger-Tretversuch* sollen die Patienten bei geschlossenen Augen auf der Stelle treten. Dieser Test prüft die Funktion von Kleinhirn und Gleichgewichtsorganen. Sowohl der Romberg-Stehversuch als auch der Unterberger-Tretversuch müssten bei Patienten mit Bandscheibenleiden normal verlaufen, allenfalls kann die Beweglichkeit schmerzhaft eingeschränkt sein, sodass der Patient die Durchführung der Tests verweigert.

Als Maß der *Wirbelsäulenbeweglichkeit* wird bei der neurologischen Untersuchung meist der Finger-Boden-Abstand bestimmt. Dieser ist – in Abhängigkeit von Alter und anderen mechanischen Faktoren wie Adipositas – in der Regel null oder beträgt nicht mehr als 20 cm. Der Test sollte keinen Schmerz im Bereich der Wirbelsäule oder der Beine auslösen. Auf die diagnostische Bedeutung der Nervendehnungszeichen wird in vielen anderen Kapiteln eingegangen (Kap. 4–9).

Im Liegen werden der Straight-leg-raise- (Lasègue-Test) und der Prone-knee-bend-Test („umgekehrter Lasègue") durchgeführt (Kap. 6). Dabei sollte auch die schmerzfreie Beweglichkeit im Hüftgelenk getestet werden, um ein Hüftleiden nicht zu übersehen. Differenzialdiagnostisch kann bei ausstrahlenden Schmerzen im Bereich von Hüfte und Beinen auch ein schmerzhaftes Iliosakralgelenk vorliegen. Da keine der ärztlichen und physiotherapeutischen diagnostischen Untersuchungsmethoden die Diagnose eines Schmerzsyndroms des Iliosakralgelenks zuverlässig erlaubt (Dreyfuss et al. 1996), muss zur Abklärung gegebenenfalls eine diagnostische Schmerzblockade des Iliosakralgelenks durchgeführt werden.

Prüfung der Kraft
Besondere Bedeutung für die neurologische Untersuchung von Patienten mit Verdacht auf Bandscheibenleiden besitzt die Prüfung der groben Kraft in den Kennmuskeln (Kap. 2, 6 u. 8). Die Beurteilung der Kraft erfolgt nach der Einteilung in Tabelle 3.**1**.

Im Zweifelsfall, vor allem bei leichtgradigen Paresen, sollte dokumentiert werden, was der Patient konnte und wozu er nicht in der Lage war. Subeinteilungen wie Paresen der Kraftgrade 5–, 4– oder 4+ sind nicht standardisiert und weniger hilfreich als die präzise Dokumentation des Defi-

Tabelle 3.1 Einteilung der Kraftgrade

Kraftgrad	Definition
5	5-mal volles Bewegungsausmaß gegen kräftigen Widerstand auf dem Weg und am Ende
4	volles Bewegungsausmaß gegen mäßigen Widerstand auf dem Weg und am Ende
3	volles Bewegungsausmaß gegen die Schwerkraft
2	volles Bewegungsausmaß ohne Schwerkraft
1	sichtbare oder spürbare Muskelspannung ohne Bewegungseffekt
0	keine sichtbare oder spürbare Muskelspannung

zits, d. h. in welchem Ausmaß der Patient bei welcher Bewegung welches Defizit zeigte.

Die Kompression einer Nervenwurzel führt zu einer peripheren Lähmung, die durch schlaffen Muskeltonus, Reduktion oder Verlust des Muskeleigenreflexes und im längeren Verlauf durch Atrophie der Muskulatur gekennzeichnet ist. Ein thorakaler oder zervikaler Bandscheibenvorfall kann jedoch nicht nur eine periphere Lähmung in Höhe des betroffenen Segments, sondern durch mediane Kompression des Rückenmarks eine Querschnittsymptomatik zur Folge haben. Hier handelt es sich um eine zentrale Lähmung – meist symmetrisch ausgeprägt – beider Beine, die nach Abklingen der akuten Phase durch Muskeltonuserhöhung, Steigerung des Reflexniveaus unterhalb der Läsionshöhe und Auftreten pathologischer Reflexe (Pyramidenbahnzeichen) gekennzeichnet ist.

Prüfung der Sensibilität
Hierzu werden in der Regel die folgenden Qualitäten untersucht:
- Berührung;
- Schmerz und Temperatur;
- Lagesinn;
- Vibrationsempfinden (Pallästhesie).

Prüfung der Berührungsempfindlichkeit (Ästhesie)
Dabei wird die Haut mit einem definierten Stimulus (meist den eigenen Fingerkuppen) berührt, an den Extremitäten jeweils im direkten Seitenvergleich. Das Berührungsempfinden kann reduziert (Hypästhesie) oder aufgehoben (Anästhesie) sein. Gelegentlich werden spontan oder bei der Testung unangenehme Missempfindungen berichtet (Dysästhesie). Allodynie bezeichnet die Wahrnehmung von Schmerzen bei Reizen, die normalerweise keinen Schmerz auslösen.

Prüfung von Schmerz- und Temperaturempfinden
Das Schmerzempfinden wird mit einem spitzen Gegenstand (z. B. aufgeklappte Büroklammer) im Seitenvergleich getestet.

Zur Testung des Temperaturempfindens stehen spezifische Testgeräte mit den Qualitäten heiß und kalt zur Verfügung, die jedoch in der klinischen Routine entbehrlich sind, weil in aller Regel die Schmerztestung ausreichend ist.

Berührungsempfindlichkeit und Schmerzempfinden bzw. Temperaturempfinden werden an den Extremitäten von distal nach proximal und anschließend gezielt an Hautarealen getestet, die der Patient als sensibilitätsgestört angibt. Dieses Areal wird durch Festlegung der Grenzen von innen nach außen sowie von außen nach innen in alle Richtungen abgegrenzt.

Prüfung von Lagesinn und Vibrationsempfinden
Lagesinn (Bewegungssinn) und Vibrationsempfinden erfordern vermutlich weitestgehend dieselben Strukturen des Nervensystems. Die Überprüfung des Vibrationsempfindens ist hier der deutlich sensitivere Test, d. h. Patienten mit intaktem Lagesinn können durchaus Defizite bei der Prüfung des Vibrationsempfindens (Pallästhesie) aufweisen, kaum aber vice versa, zumindest nicht bei peripheren Läsionen des Nervensystems. Die Untersuchung beginnt distal an den Zehen- oder Fingerendgelenken.

Der Lagesinn wird geprüft, indem die Gelenkstellung passiv ohne Sichtmöglichkeit verändert wird (nach oben oder nach unten) und der Patient die Richtung der Auslenkung erkennen muss. Bei intaktem Lagesinn werden auch minimale Änderungen der Gelenkposition wahrgenommen.

Die Pallästhesie wird mit einer Stimmgabel getestet, auf der mittels einer in Achtel aufgeteilten Skala geprüft werden kann, bei welcher Intensität der Schwingung die Vibration noch wahrgenommen wird. Ein gesunder jüngerer Proband erreicht 8/8, bei älteren Patienten (> 60 Jahre) findet sich oft eine Reduktion des Vibrationsempfindens (Pallhypästhesie) ohne Krankheitswert. Der Verlust des Vibrationsempfindens wird als Pallanästhesie bezeichnet.

Befundinterpretation
Symmetrische Störungen der Sensibilität, die distal betont sind und an den Zehen und Füßen beginnen, finden sich vor allem bei Patienten mit Polyneuropathien. Bei Bandscheibenvorfällen mit Wurzelkompressionssyndromen hingegen zeigen sich typischerweise umschriebene

Areale reduzierter Sensibilität (Berührung, Schmerz, Temperatur), die einem bestimmten Dermatom zuzuordnen sind, während Lagesinn und Vibrationsempfinden intakt sind.

Ein besonderes Syndrom im Zusammenhang mit Bandscheibenleiden ist die oft symmetrische Sensibilitätsstörung der sakralen Segmente, das wegen seiner Topographie als *Reithose* bezeichnet wird (Abb. 2.**2**). Eine Reithosenanästhesie ist ein wichtiges Symptom, das auf die Kompression der Cauda equina meist durch einen großen lumbalen Bandscheibenvorfall hinweist und deshalb eine umgehende weitere Abklärung erfordert.

Bei Myelonkompression durch zervikale oder thorakale Bandscheibenvorfälle können symmetrische Störungen aller Qualitäten der Sensibilität unterhalb der Läsionshöhe auftreten. Diese beginnen in aller Regel distal und steigen keinesfalls immer bis zur Läsionshöhe auf. Da vor allem bei großen medianen Bandscheibenvorfällen die Gefahr der Beeinträchtigung von Blasen- und Mastdarmfunktion besteht, sollte anamnestisch nach solchen Störungen spezifisch gefragt werden. Da Harnverhalt bei solchen Patienten als akutes Symptom früher auftritt und viel häufiger ist als Harninkontinenz, jedoch oft nicht wahrgenommen wird, sollte durch Einmalkatheterismus oder Sonographie nach dem willkürlichen Versuch der maximalen Blasenentleerung sichergestellt werden, dass eine vollständige Blasenentleerung möglich ist und keine Restharnbildung besteht. Gesunde Menschen zeigen keinen Restharn, Restharnmengen über 100 ml können nicht dauerhaft toleriert werden.

Die Mastdarmfunktion kann im Rahmen der klinisch-neurologischen Untersuchung durch Prüfung des Analsphinktertonus und durch Auslösung des Analreflexes überprüft werden. Da der Analreflex inkonsistent ausgeprägt ist, ist seine Untersuchung weniger hilfreich als die Prüfung des Sphinctertonus, und man wird sich im Zweifelsfall vor allem an den Angaben des Patienten zur Stuhlentleerung orientieren.

3.2 Apparative Diagnostik

3.2.1 Elektromyographie (EMG)

Die elektrophysiologische Zusatzdiagnostik spielt gegenüber Anamnese, klinisch-neurologischer Untersuchung und bildgebenden Verfahren in der Diagnostik von Bandscheibenvorfällen eine nachgeordnete Rolle, hat jedoch durchaus ihren Stellenwert.

Bei der Elektromyographie wird mithilfe einer dünnen in den Muskel eingeführten Nadelelektrode die elektrische Aktivität in Ruhe und bei willkürlicher Muskelanspannung beurteilt. Das Einführen der Nadel in den Muskel kann als schmerzhaft empfunden werden. Nach der Untersuchung können für 1–2 Tage Schmerzen im Bereich der untersuchten Muskeln empfunden werden.

Der gesunde Muskel ist bei Entspannung elektrisch ruhig. Ab einem bestimmten Ausmaß der Schädigung motorischer Nerven oder Nervenwurzeln lässt sich jedoch pathologische Spontanaktivität als floride *Denervierung* nachweisen. Da sich dieses pathologische Muster erst entwickelt, wenn es zu einer strukturellen Degeneration von Axonen bis nach distal gekommen ist, dauert es nach der Ausbildung einer Parese etwa 10 Tage, bis das Elektromyogramm einen entsprechenden Befund zeigt. Deshalb ist das Elektromyogramm zur Beurteilung einer akut aufgetretenen Parese ungeeignet.

Hilfreich kann diese Untersuchung jedoch zur Beurteilung des Ausmaßes chronischer Vorschädigung und zur Abgrenzung von motorischem Faserverlust gegenüber reiner Dysfunktion (Leitungsblock) und von Nervenwurzelläsionen gegenüber einer Schädigung von Nerven im peripheren Verlauf sein. Bei einer länger bestehenden Neuropathie würde das Elektromyogramm Veränderungen zeigen, die dem Verteilungsmuster peripherer Nerven folgen, außerdem Veränderungen in der Elektroneurographie.

3.2.2 Elektroneurographie

Die differenzialdiagnostische Abgrenzung von Wurzelkompression bei Bandscheibenleiben einerseits und Polyneuropathie andererseits gelingt mit der Elektroneurographie besser als mit der Elektromyographie.

Bei der Elektroneurographie werden die Leitgeschwindigkeit der Nerven und die Höhe (Amplitude) der sensiblen Nervenaktionspotenziale oder der Muskelsummenaktionspotenziale bei peripherer Nervenstimulation untersucht. Dabei wird der periphere Nerv über geeigneten Hautstellen elektrisch gereizt und die Reizantwort an anderer Stelle über dem Verlauf der entsprechenden Nerven oder über dem Zielmuskel registriert.

Eine Reduktion der Nervenleitgeschwindigkeit findet sich bei einer demyelinisierenden Neuropathie, weil die Myelinscheiden für die hohe Leitungsgeschwindigkeit myelinisierter peripherer Axone verantwortlich sind. Solange die Axone jedoch in ihrer Integrität nicht beeinträchtigt werden, bleibt die Höhe (Amplitude) des Nervenaktionspotenzials normal. Betrifft eine Neuropathie hingegen primär die Axone, so reduziert sich das sensible Nerven- oder Muskelsummenaktionspotenzial, ohne dass sich die Nervenleitgeschwindigkeit ändert.

Bei akuter Wurzelkompression sind Nervenleitgeschwindigkeit und Amplitude der Nerven, die diese Wurzel mitversorgen, unverändert, zumal die Stimulation und Messung bei dieser Methode in der Peripherie (deutlich distal der Wurzel) erfolgen. Gehen im Rahmen der chronischen Wurzelkompression jedoch Axone zugrunde, kann es auch nach Bandscheibenvorfällen zu einer Reduktion der motorischen Amplituden kommen. In diesem Fall sind die sensiblen Amplituden in aller Regel nicht betroffen, weil die ersten Nervenzellkörper der sensiblen (afferenten) Leitungsbahn in den extraforaminal gelegenen Hinterwurzelganglien liegen. Aufgrund dieser Lage werden die afferenten Fasern, die bei der Neurographie gemessen werden, nicht von der Kompression betroffen.

Besonders wertvoll ist die Neurographie, wenn trotz sorgfältiger klinischer Untersuchung offen bleibt, ob (vor allem) eine Großzehenheberparese auf eine periphere Läsion des N. peronaeus oder eine Kompression der L5-Wurzel zurückzuführen ist.

3.2.3 Evozierte Potenziale

Die periphere Leitungszeit wird in der Regel mithilfe der F-Wellen-Untersuchung bestimmt, die die retrograde Leitungszeit bei peripherer Stimulation bis in das Rückenmark und wieder zurück in die Peripherie ergibt. Dann kann die zentralmotorische Leitungszeit mittels Magnetstimulation gemessen werden (*motorisch evozierte Potenziale*, MEP). Hier wird über der motorischen Hirnrinde von außen über dem Knochen mit einer Magnetspule stimuliert und distal an Hand oder Fuß abgeleitet. Nach Subtraktion der peripheren motorischen Leitungszeit ergibt sich die Zeit der Leitung von der motorischen Rinde bis zu den motorischen Vorderhornzellen des Rückenmarks. Diese Zeit kann verlängert sein, wenn ein zervikaler oder thorakaler Bandscheibenvorfall zu einer Rückenmarkkompression führt.

Entsprechend kann die Messung *sensibel evozierter Potenziale* (SEP) bei peripherer Stimula-

tion über den Nn. tibialis, ulnaris oder medianus genutzt werden, um bei fraktionierter Ableitung vor Eintritt in das Rückenmark und auf verschiedenen Höhen des Rückenmarks sowie auf Höhe der Hirnrinde eine Leitungsverzögerung der sensiblen Bahnen im Rahmen der Rückenmarkkompression nachzuweisen.

3.2.4 Liquoruntersuchung

Der Liquor cerebrospinalis umgibt Gehirn und Rückenmark und schützt sie unter anderem vor mechanischer Beeinträchtigung bei Bewegung und besonders äußerer Gewalteinwirkung. Die *Blut-Liquor-* und *Blut-Hirn-Schranke* bezeichnet eine spezielle Zell- bzw. Gewebeschicht, die den ungebremsten Übertritt von Proteinen, aber auch von kleineren Molekülen (z. B. Medikamente) vom Blut in Gehirn und Liquor verhindert.

Bei Patienten mit Bandscheibenleiden ergibt die Untersuchung des Liquors meist einen Normalbefund oder eine leichte Erhöhung der Eiweißkonzentration, die auf die Störung der Blut-Liquor-Schranke im Bereich der Wurzelkompression zurückzuführen ist. Die Zellzahl ist normal. Diese Untersuchung erfolgt meist als Routine, wenn zur Operationsplanung ohnehin eine Myelographie (S. 45) durchgeführt wird.

In jedem Fall ist die Liquoruntersuchung empfehlenswert, wenn klinische und bildgebende Befunde nicht gut zueinander passen oder klinisch mehrere Wurzeln betroffen sind. Bei diesen Patienten kann eine Polyradikulitis vorliegen, z. B. im Rahmen einer Borreliose.

3.2.5 Radiologische Diagnostik

Konventionelle Röntgendiagnostik

Konventionelle Röntgenaufnahmen der Wirbelsäule haben seit der Einführung der schnittbildgebenden Verfahren Computer- und Magnetresonanztomographie an Bedeutung verloren. Sie dienen dem Nachweis von Verletzungen, Instabilitäten und degenerativen arthrotischen Veränderungen der Wirbelsäule. Funktionsaufnahmen der LWS in Flexion und Extension sind erforderlich, um eine Spondylolisthese nachzuweisen, während Aufnahmen der HWS (Abb. 3.**1a** u. **b**) dem Nachweis einer Instabilität z. B. nach einem Beschleunigungstrauma dienen. Ein Bandscheibenvorfall lässt sich mit konventionellen Röntgenaufnahmen nicht diagnostizieren.

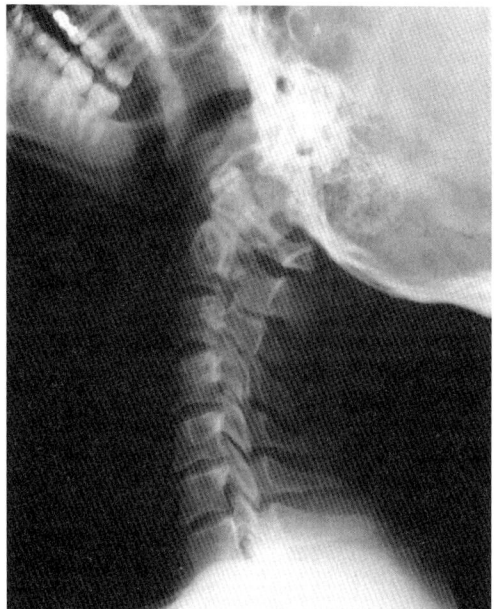

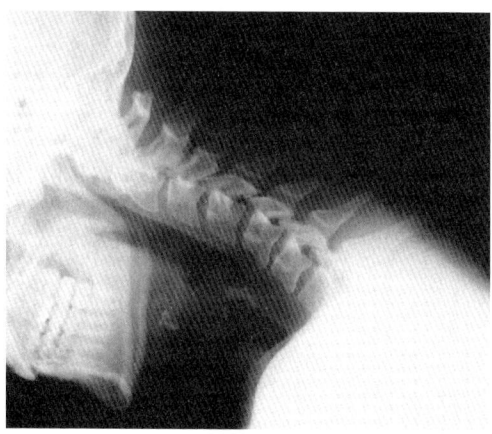

Abb. 3.**1a u. b** Funktionsaufnahmen einer 25-jährigen Patientin mit einem Flexionstrauma vom Trampolinspringen. Die konventionellen Röntgenaufnahmen zeigen eine deutliche Bewegungseinschränkung, aber erst in der Magnetresonanztomographie wurde ein großer Bandscheibenvorfall diagnostiziert (s. a. Abb. 3.**4**; PD Dr. W. Küker, Abt. Neuroradiologie, Univ.-Klinikum Tübingen).
a Extension, deutliches Bewegungsdefizit bei Reklination.
b Flexion, Steilstellung der unteren HWS und anguläre Kyphose HWK3/4; kein Nachweis einer Instabilität.

Computertomographie

Die Computertomographie ist ein rasch verfügbares Schnittbildverfahren, das bei axialer Schnittebene Bandscheibenvorfälle sehr gut zur Darstellung bringt (Abb. 3.**2a u. b** und Abb. 3.**3**). Voraussetzung für ihren sinnvollen Einsatz ist

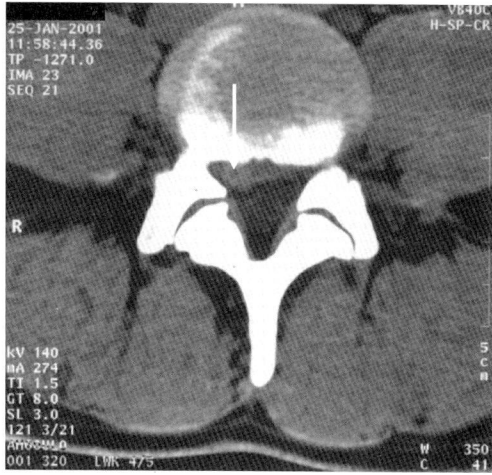

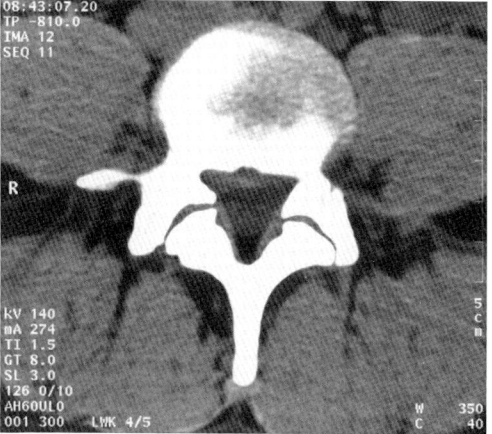

Abb. 3.**2a u. b** Aufnahmebefund eines 37-jährigen Patienten mit einem Kompressionssyndrom der Wurzel L5 rechts, einer Fußheberschwäche vom Kraftgrad 2 und einer Zehenheberschwäche vom Kraftgrad 4 (PD Dr. W. Küker, Abt. Neuroradiologie, Univ.-Klinikum Tübingen).
a Die Computertomographie zeigt einen nach kaudal sequestrierten Bandscheibenvorfall LWK4/5 rechts mit Kompression der Wurzel L5 im lateralen Rezessus.
b Befund nach 10 Monaten bei vollständiger Rückbildung aller Symptome.

die Eingrenzung der zu untersuchenden Höhen aufgrund der klinischen Untersuchung, da sie gegenüber der Magnetresonanztomographie (S. 45) den Nachteil hat, dass keine Bilder in der sagittalen Ebene angefertigt werden können.

Im Knochenfenster erlaubt die Computertomographie besonders gut die Darstellung knöcherner Einengungen im Bereich der Neuroforamina. Schließlich wird das Verfahren im Anschluss an die Myelographie (S. 45) eingesetzt (Myelo-CT), um nach Einbringen von Kontrast-

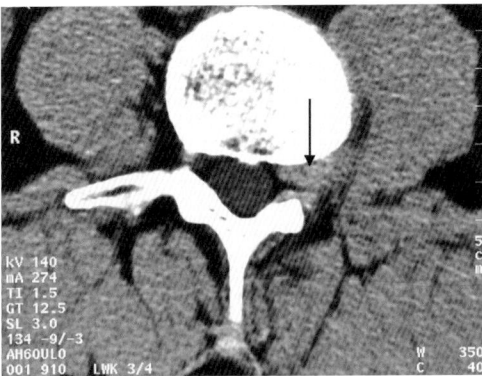

Abb. 3.**3** Aufnahmebefund eines 59-jährigen Patienten mit einem akuten Wurzelkompressionssyndrom L3 links, einer Adduktorenparese vom Kraftgrad 3 und Sensibilitätsstörungen im Dermatom L3. Die Computertomographie zeigt einen großen, in das Foramen intervertebrale und darüber hinausragenden Bandscheibenvorfall in der Höhe LWK3/4 links (PD Dr. W. Küker, Abt. Neuroradiologie, Univ.-Klinikum Tübingen).

mittel in den Subarachnoidalraum die Kompression von Rückenmark oder Nervenwurzeln darzustellen.

Magnetresonanztomographie

Dieses Verfahren besitzt den Vorteil höherer Darstellung der Details und pathologischer Veränderungen in allen Raumebenen (Abb. 3.**4a u. b** und Abb. 3.**5a u. b**). Nachteile sind die höheren Kosten und eine Neigung zu Artefakten bei der Analyse knöcherner Strukturen, z. B. im Rahmen der Abklärung foraminaler Engen.

Myelographie

Über den Zugang einer Lumbalpunktion wird Kontrastmittel in den Subarachnoidalraum (Liquorraum) eingebracht. Sobald sich das Kontrastmittel im Liquorraum verteilt hat, kann die Kompression des Duralsacks oder der im Duralsack verlaufenden Nervenwurzeln dargestellt werden. Besonderer Vorteil der Myelographie ist die Möglichkeit, eine dynamische Untersuchung des Patienten nicht nur im Liegen (wie bei Computer- und Magnetresonanztomographie), sondern auch im Sitzen und Stehen durchzuführen. Aus dieser Eigenschaft ergeben sich auch die wichtigsten Indikationen zur Durchführung dieser Untersuchung, wie Verdacht auf Instabilität im Bereich der Wirbelsäule, Spondylolisthese

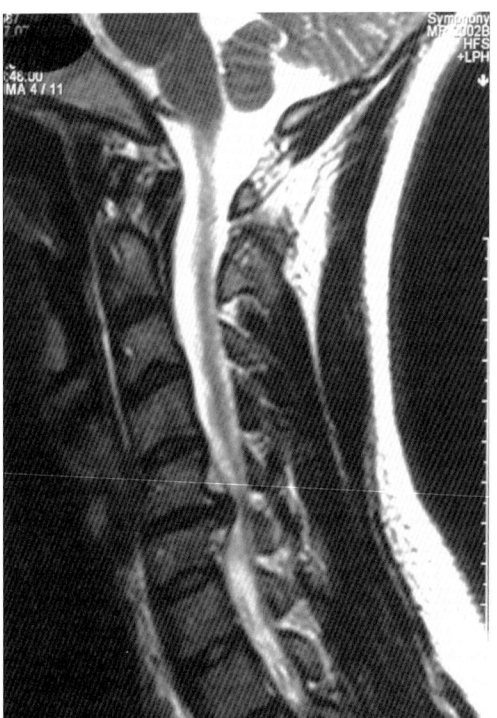

a

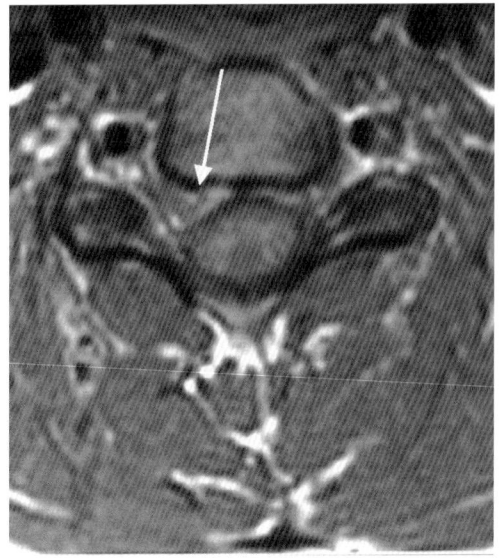

b

Abb. 3.**4a u. b** Die sagittalen und axialen Magnetresonanztomographien der 25-jährigen Patientin (s.a. Abb. 3.1a u. b) zeigen einen großen Bandscheibenvorfall in der Höhe HWK 5/6 rechts mit foraminaler Komponente. Die Patientin litt unter Sensibilitätsstörungen und Schmerzen im Dermatom C6 (PD Dr. W. Küker, Abt. Neuroradiologie, Univ.-Klinikum Tübingen).

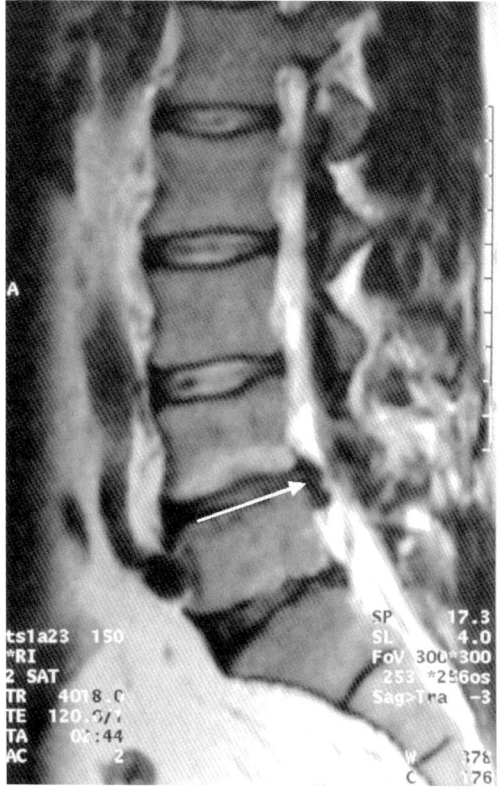
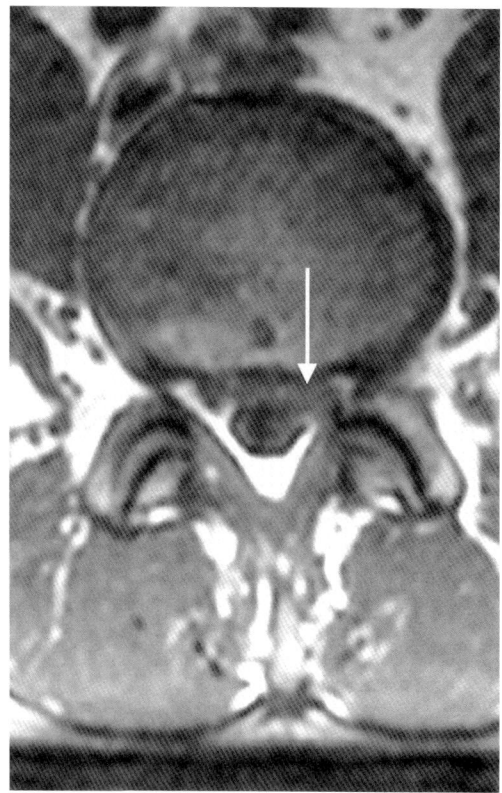

Abb. 3.**5a u. b** Aufnahmebefund eines 41-jährigen Patienten mit einem Wurzelkompressionssyndrom L5 links mit einer Zehenheberparese vom Kraftgrad 3 und Sensibilitätsstörungen sowie Schmerzen im Dermatom L5 links. Die sagittalen und axialen magnetresonanztomographischen Aufnahmen zeigen einen in den Rezessus ragenden Bandscheibenvorfall LWK4/5 links (PD Dr. W. Küker, Abt. Neuroradiologie, Univ.-Klinikum Tübingen).

und Spinalkanalstenosen, die lageabhängig zu Beschwerden führen.

Lässt sich computer- oder magnetresonanztomographisch ein Bandscheibenvorfall nachweisen und liegt klinisch ein zu diesem Befund passendes monoradikuläres (einwurzliges) Syndrom vor, verzichten viele Operateure auf die präoperative Durchführung der Myelographie. Das Verfahren ist jedoch sehr hilfreich, wenn die Beschwerden bei Bandscheibenleiden ausgesprochen lageabhängig sind (da dann eine mobile Komponente vorliegen kann), klinisch mehr als eine Wurzel betroffen ist oder klinischer und neuroradiologischer Befund nicht zueinander passen.

Wie bereits ausgeführt (S. 45), kann nach der Myelographie ergänzend eine Computertomographie (Myelo-CT) durchgeführt werden (Abb. 3.**6a u. b**). Schließlich ist die Indikation zur Myelographie zu prüfen, wenn aus differenzialdiagnostischen Erwägungen ohnehin die Durchführung einer Liquoruntersuchung indiziert ist, in

erster Linie bei Verdacht auf eine entzündliche Neuropathie (z. B. Neuroborreliose) oder eine maligne Erkrankung mit Tumorzellaussaat im Liquorraum.

Diskographie

Die Diskographie ist eine Untersuchungsmethode, die in Deutschland kaum an neurologischen und neurochirurgischen, jedoch an einigen orthopädischen Kliniken eingesetzt wird. Dabei wird unter Röntgenkontrolle Kontrastmittel in die betroffene Bandscheibe gegeben. Die Diskographie bietet die Möglichkeit, die innere Struktur der Bandscheibe darzustellen. Das Verfahren ist für die klinische Routine entbehrlich. Es könnte jedoch geeignet sein, die pathogenetischen Hypothesen zur Verursachung der klinischen Beschwerden bei Bandscheibenleiden zu verifizieren.

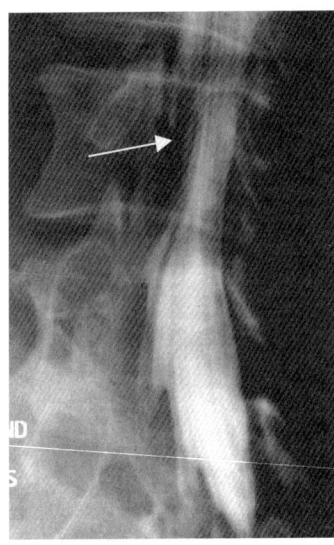

a

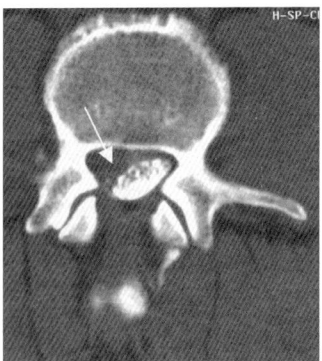

b

Abb. 3.**6a u. b** Aufnahmebefund eines 47-jährigen Patienten mit einem Wurzelkompressionssyndrom L4 rechts mit einer Kniestreckerparese vom Kraftgrad 4 und Sensibilitätsstörungen sowie Schmerzen im Dermatom L4 rechts (PD Dr. W. Küker, Abt. Neuroradiologie, Univ.-Klinikum Tübingen).
a Lumbale Myelographie, Aufnahmen von schräg-seitlich. Nach Eingabe von 20 ml Kontrastmittel in den Duraschlauch nach einer Lumbalpunktion in Höhe LWK3/4 ist der untere Anteil des Duraschlauchs im Röntgenbild gut erkennbar. Das Rückenmark endet in Höhe BWK 12/LWK1. Als dunkle Strukturen sind daher die Kaudafasern zu sehen, die in den Foramina intervertebralia austreten und dort von der mit Liquor gefüllten und daher kontrastierten Wurzeltasche umgeben sind. In Höhe des LWK4 ist eine Aussparung durch einen Bandscheibenvorfall zu erkennen, der den Duraschlauch einengt und die Nervenwurzel L4 komprimiert (Pfeil)
b Computertomographie nach Myelographie in Höhe LWK4. Der Duraschlauch enthält Kontrastmittel und ist hell, die Caudafasern sind als rundliche Strukturen erkennbar. Der Bandscheibenvorfall (Pfeil) verdrängt den Duraschlauch nach links und hinten.

Während der Untersuchung lässt sich überprüfen, ob die Bandscheibe schmerzempfindlich ist. Durch die Injektion des Kontrastmittels entsteht ein erhöhter Druck im Nucleus pulposus. Dadurch wird nach Ansicht einiger Autoren nur dann Schmerz provoziert, wenn die Druckbelastung und der chemische Reiz sich bis auf das äußere Drittel des Anulus fibrosus ausdehnen (Moneta et al. 1994). Dies wiederum geschieht nur, wenn die inneren Fasern des Anulus fibrosus geschädigt sind. In einer gesunden Bandscheibe verhindern dessen innere dichtere Schichten, die nicht innerviert sind, ein Ausbreiten chemischer oder mechanischer Reize bis zu seinen äußeren Schichten.

Medikamentöse Therapie

Ziel der medikamentösen Therapie bei Patienten mit Bandscheibenvorfällen ist vor allem die Reduktion von Schmerzen, Entzündung und Muskelanspannung. Als medikamentöse Standardtherapie in der Akutphase gilt deshalb die Behandlung mit nichtsteroidalen Antiphlogistika (Diclofenac z. B. Voltaren) und Muskelrelaxanzien, insbesondere Benzodiazepinen (Diazepam z. B. Valium; Deyo 1996, van Tulder et al. 1997, Cherkin et al. 1998). Der Nutzen der Therapie mit Muskelrelaxanzien ist aber nicht durch kontrollierte Studien belegt.

Zur Medikation bei Patienten mit unspezifischem Rückenschmerz liegen einige retrospektive und nichtkontrollierte Studien vor (van

Tulder et al. 1997, Cherkin et al. 1998). Die Untersucher kamen zu dem Schluss, dass es notwendig sei, die Krankheitsbilder genauer zu definieren und prospektiv den Nutzen der verschiedenen Ansätze der medikamentösen Therapie zu evaluieren.

Der Einsatz nichtsteroidaler Antiphlogistika in der Therapie akuter Bandscheibenleiden ist sinnvoll, um den Schmerz zu lindern und die Entzündungsvorgänge zu unterdrücken, die die Wurzelkompression begleiten und zur Schwellung beitragen. Zudem hat sich in der Schmerztherapie die Hypothese durchgesetzt, dass frühzeitige ausreichende Analgesie wichtig zur Vorbeugung einer Chronifizierung der Schmerzen ist. Diesbezüglich wird auf spezifische Lehrbücher der Schmerztherapie verwiesen (Zenz u. Jurna 2001). Eher selten ist zusätzlich die Gabe von Opiaten notwendig, meist jedoch nur über wenige Tage.

Einige Patienten profitieren bei Schmerzen von der zusätzlichen oralen Gabe niedriger Dosen von Kortikosteroiden. Deren kurzfristige Gabe über wenige Tage (z. B. 100 mg Methylprednisolon täglich) eignet sich außerdem zur Kontrolle postoperativer, häufig nächtlicher Schmerzen, die am ehesten im Rahmen postoperativer Narbenbildung zu deuten sind. Die oft eingesetzten lokalen Injektionen von Steroiden in der Umgebung des Spinalkanals sind entbehrlich.

Auf die kontroverse Diskussion zur Pathogenese des lokal erhöhten Muskeltonus und zum Sinn der pharmakologischen Behandlung des

„Hartspanns" wird an anderer Stelle eingegangen (Kap. 2). In einer aktuell durchgeführten Studie an der Neurologischen Klinik in Tübingen wird die Hypothese geprüft, dass die physiotherapeutische Behandlung lumbaler Bandscheibenvorfälle nach dem hier im Detail vorgestellten Tübinger Konzept (Brötz et al. 2001 u. 2003) ohne zusätzliche Gabe von Muskelrelaxanzien der Behandlung mit deren Gabe nicht unterlegen ist. In der chronischen Phase verschiebt sich die pharmakologische Behandlungsstrategie hin zu Pharmaka, die aus der Behandlung der Depression und der Epilepsien stammen. Eine orientierende Übersicht findet sich in Tabelle 3.**2**.

Operative vs. konservative Therapie

Die Indikationsstellung zur operativen Behandlung lumbaler, thorakaler und zervikaler Bandscheibenvorfälle ist ein kontroverses Feld, das hier nur in groben Umrissen dargestellt werden kann. Es liegen keine kontrollierten Studien vor, in denen nach modernen Qualitätskriterien durchgeführte operative und konservative Therapie verglichen wurden. In jedem Fall sollte eine interdisziplinäre Abstimmung (z. B. im Rahmen einer gemeinsamen Fallkonferenz) angestrebt werden, in der die operativen Fächer Neurochirurgie und Orthopädie ebenso wie Neuroradiologie als diagnostische und Neurologie als diagnostische und therapeutische Disziplin vertreten sind.

Folgende Grundregeln zur Indikationsstellung können formuliert werden und finden relativ breite Zustimmung:

- Innerhalb von weniger als 24 Stunden aufgetretene hochgradige Paresen (Kraftgrad 0 oder 1) sowie Blasen- oder Mastdarmstörungen sind eine dringende Operationsindikation.
- Je länger ein neurologisches Defizit besteht, desto geringer ist die Wahrscheinlichkeit, dass es sich aufgrund der Operation wieder zurückbildet.

- Das Versagen konservativer Therapie ist auch bei Fehlen neurologischer Defizite (isolierte Schmerzsyndrome) eine relative Operationsindikation.
- Bei allen Operationsindikationen ist sorgfältig zu prüfen, ob die Beschwerden oder neurologischen Defizite tatsächlich auf den bildgebend nachgewiesenen Befund zurückgeführt werden können.

Schließlich ist zu berücksichtigen, dass der Erfolg der operativen Therapie sowohl von der Expertise des Operateurs als auch von der Operationstechnik abhängt und diese Faktoren Kohortenvergleiche von operierten und nicht operierten Patienten, die keinem prospektiven Behandlungsprotokoll unterworfen waren, wenig sinnvoll erscheinen lassen. So konkurriert das operative Vorgehen nicht nur mit verschiedenen konservativen Therapieverfahren, sondern es werden auch unterschiedliche operative (vor allem angeblich wenig invasive) Verfahren angeboten, die jedoch für einen Großteil der Patienten mit aus neurologischer Sicht dringender Operationsindikation wenig geeignet sind, weil eine komplette Entfernung des Bandscheibenvorfalls nicht gelingt. Bezüglich der einzelnen operativen Techniken sei auf die Handbücher der Neurochirurgie und Orthopädie verwiesen.

Postoperative Schmerzsyndrome, die auf Narbenbildung und dadurch persistierenden Wurzelschmerz zurückzuführen sind, gehören zu den gefürchteten Komplikationen vor allem lumbaler Bandscheibenoperationen. Die klinische Erfahrung legt nahe, dass diese seit der breiten Einführung mikroskopischer Operationstechniken deutlich seltener geworden sind. Vermutlich trugen lokale Blutungen erheblich zu überschießender postoperativer Narbenbildung bei, und mikroskopische Techniken ermöglichen ein atraumatischeres Operieren.

Tabelle 3.2 Medikamentöse Therapie

Medikamenten-gruppe	Präparat	Handelsname (Beispiele)	Dosierung (Einzeldosis, mg)	Einnahmen pro Tag	Dauer der Einnahme	Indikation/ Erkrankungsphase	Kontraindikationen	Nebenwirkungen
Nichtopioid-Analgetika								
Nichtsteroidale Antirheumatika (NSAR)	Acetylsalicylsäure	Aspirin	500 – 1000	2 – 3	Tage	Akut	Gastrointestinale Ulcera, Asthma	Magen-Darm-Beschwerden, Verstärkte Blutungen
	Diclofenac	Voltaren	25 – 50	2 – 3	Tage	Akut	Gastrointestinale Ulcera	Magen-Darm-Beschwerden
	Ibuprofen	Aktren	200 – 800	2 – 3	Tage	Akut		
	Naproxen	Proxen	250 – 500	2	Tage	Akut		
	Indomethacin	Amuno	50 – 75	2 – 3	Tage		Nierenschädigung	Nierenschädigung, Magen-Darm-Beschwerden
Andere	Paracetamol	Ben-u-ron	500 – 1000	2 – 4	Tage	Akut	Nierenschädigung	
	Metamizol	Novalgin	500 – 1000	3 – 4	Tage	Akut		Selten Agranulozytose
Opioide	Morphin	MST	20 – 100/Tag	2 – 3	Tage	Akut		Übelkeit, Verstopfung, Harnverhalt
	Priritramid	Dipidolor	15 – 45 i.v. /Tag	2 – 3	Tage	Akut		Übelkeit, Verstopfung, Harnverhalt
	Fentanyl	Durogesic (Pflaster)	25 – 100 µg/h		Tage	Akut		Übelkeit, Verstopfung, Harnverhalt
	Buprenorphin	Temgesic	0,2 – 1,2/Tag	2 – 3	Tage	Akut		Übelkeit, Verstopfung, Harnverhalt
	Tramadol	Tramal	50 – 100	2 – 4	Tage	Akut		Übelkeit, Verstopfung, Harnverhalt
	Tilidin/Naloxon	Valoron N	100 – 500/Tag	2 – 4	Tage	Akut		Übelkeit, Verstopfung, Harnverhalt
Koanalgetika								
Kortikosteroide	Methylprednisolon	Decortin	25 – 50	2 – 4	Tage	Akut	Gastrointestinale Ulcera, Diabetes mellitus	Magen-Darm-Beschwerden, Osteoporose, Depression, viele andere
Antidepressiva	Amitryptilin	Saroten	25 – 75	1 – 3	Wochen – Monate	Chronisch	Herzrhythmusstörungen Blasenentleerungsstörung Glaukom	Schwindel Gewichtszunahme
	Clomipramin	Anafranil	25 – 75	1 – 3	Wochen – Monate	Chronisch	Herzrhythmusstörungen Blasenentleerungsstörung Glaukom	Schwindel Gewichtszunahme
Antikonvulsiva	Gabapentin	Neurontin	600 – 900	2 – 4	Wochen – Monate	Chronisch		
	Pregabalin	Lyrica	75 – 150	2 – 3	Wochen – Monate	Chronisch		
	Carbamazepin	Tegretal Timonil	200 – 400	2 – 4	Wochen – Monate	Chronisch		Schwindel, Gangunsicherheit, Allergie

4 Physiotherapeutische Diagnostik

Um Patienten mit Rücken- oder Nackenbeschwerden einer gezielten Physiotherapie zuzuführen, ist nach den Konzepten von McKenzie (1981, 1986, 1990, 2003) und Maitland (1994) eine mechanische Diagnostik notwendig, bei der die Veränderungen der Symptome bei Bewegung registriert werden. Anhand der Geschichte der Erkrankung, der sichtbaren äußeren Zeichen (z. B. Fehlhaltung der Wirbelsäule oder Hinken) und der Reaktion der Symptome auf wiederholte endgradige Bewegungen der Wirbelsäule lassen sich eine *Arbeitshypothese* über die Symptomursache aufstellen und eine spezifische Physiotherapie einleiten.

Die Befunde werden vor und nach jeder Therapieeinheit dokumentiert. Auf diese Weise erhalten Therapeut und Patient eine Erfolgskontrolle. Die Diagnose und die daraus resultierende Therapie werden laufend überprüft. Nach 5 Therapieeinheiten sollte sich eine Besserung der Symptome zeigen. Ist dies nicht der Fall, müssen die weitere Diagnostik und Therapie nochmals mit dem behandelnden Arzt abgesprochen werden. Gegebenenfalls ist die Behandlungsstrategie zu ändern.

Beispielsweise sind chronifizierte Schmerzsyndrome oder psychosomatische Störungen einer an den Symptomen orientierten mechanischen Therapie schwer zugänglich und sollten unter anderen Gesichtspunkten behandelt werden als primär mechanische Störungen (Hildebrand et al. 1996, Waddell 1998, Hasenbring et al. 1999, Zieglgänsberger 1999).

Im Folgenden werden Diagnostik und Dokumentation der Befunde erläutert, die für alle Wirbelsäulenabschnitte gleichermaßen gelten. Die speziellen Aspekte der LWS, BWS und HWS sowie die Befundbogen finden sich in den entsprechenden Kapiteln 6 – 8.

4.1 Anamnese

Aus der Geschichte der Erkrankung und der beruflichen Situation des Patienten können Schlussfolgerungen über die Ursache der Beschwerden und die vermutliche Heilungschance gezogen werden. Bandscheibenvorfälle treten am häufigsten im Alter von 25 – 55 Jahren auf. Die Befragung des Patienten nach *Beruf* und *Hobbys* und den damit verbundenen Haltungen und Bewegungen gibt Aufschluss über die Belastung der Wirbelsäule im Alltag.

Typische *auslösende Faktoren* für Bandscheibenvorfälle sind längeres Sitzen, Autofahren, Beugen, Drehen, Heben, Ziehen, Schieben. Nicht immer ist dem Patienten ein Auslöser bewusst. Plötzlich aufgetretene Beschwerden sind vermutlich mechanischer Natur. Gibt der Patient einen schleichenden Beginn der Erkrankung an, muss auch an eine nichtmechanische Ursache der Beschwerden gedacht werden (Kap. 3).

Die Dauer der *Arbeitsunfähigkeit* kann Hinweise auf die Prognose geben. Je länger eine Person wegen Rückenschmerzen arbeitsunfähig war, desto geringer ist die Wahrscheinlichkeit einer Wiedereingliederung in den Arbeitsalltag.

Beispiele:
- In England betrug die Chance, an den ursprünglichen Arbeitsplatz zurückzukehren, nach 6 Monaten Arbeitsunfähigkeit nur noch 50 % (Waddell 1996).
- In Norwegen waren 42 % der Patienten, die nach 6 Monaten nicht arbeitsfähig waren, auch nach 12 Monaten noch nicht an ihren Arbeitsplatz zurückgekehrt (Hagen u. Thune 1998).

Als *Dauer der aktuellen Episode* wird der Zeitraum definiert, seit dem der Patient ohne Unterbrechung (auch nur durch einen einzigen schmerzfreien Tag) unter den Symptomen leidet, die ihn jetzt zur Physiotherapie führen. Dieser Zeitraum dient der Einstufung der Beschwerden in akut (bis zu 6 Wochen Dauer), subakut (6 – 12 Wochen Dauer) oder chronisch (über 12 Wochen Dauer; Kap. 2). Die Bewertung der während der Therapie erreichten Ziele und die Prognose über die voraussichtliche Behandlungsdauer hängen von der Dauer der Erkrankung ab. Je länger die Krankheitsgeschichte bereits anhält, umso schwieriger und langwieriger ist in der Regel die Behandlung und umso kleiner die Schritte in Richtung Heilung.

Auch das erreichbare Endergebnis ist bei akuten Beschwerden besser. Eine erst seit wenigen Tagen bestehende Parese wird sich bei erfolgreicher Behandlung oft zurückbilden. Hält sie aber schon seit 1 Jahr unverändert an, ist die Rückbildung unwahrscheinlich. Die Tatsache, dass der Zusammenhang zwischen Dauer der Anamnese und Wahrscheinlichkeit der Besserung nicht nur für den Einsatz physiotherapeutischer Interventionen, sondern auch für den Spontanverlauf solcher Beschwerden gilt, erschwert die kausale Zuordnung einer Symptomrückbildung in zeitlichem Zusammenhang mit der Physiotherapie. Dies gilt auch für die operative Intervention.

Die *Entwicklung* der Beschwerden und die *bisherige Therapie* geben Aufschluss darüber, ob bereits ein Heilungsprozess in Gang gekommen ist. Gibt der Patient an, dass sich seine Beschwerden kontinuierlich verschlechtern, muss eine Tumorerkrankung in Erwägung gezogen werden. Bei Patienten mit Bandscheibenschäden können auch unzweckmäßige Verhaltensweisen (z. B. Heben von Getränkekisten, Gartenarbeit, längeres Sitzen) oder falsche Behandlungsstrategien eine derartige Entwicklung begünstigen.

Der Physiotherapeut muss sich über Art, Zeitdauer und Wirkung eingenommener *Medikamente* informieren. Aus der Wirksamkeit von Medikamenten lassen sich teilweise Rückschlüsse auf die Art der Erkrankung ziehen. Haben beispielsweise entzündungshemmend und abschwellend wirkende Kortikosteroide einen Schmerz lindernden Effekt gezeigt, ging mit der Erkrankung vermutlich ein entzündlicher Prozess einher. Auch bei Bandscheibenvorfällen kommt häufig eine entzündliche Begleitreaktion vor. Andererseits führt die Kortikosteroidbehandlung auch bei vielen Tumorpatienten zu einer Linderung der Symptome.

Aus der *Vorgeschichte* und dem Verlauf früherer Episoden ergeben sich wertvolle Informationen zur Beurteilung der aktuellen Episode. Mit wechselnder Belastung auftretende und wieder verschwindende Beschwerden weisen auf ein mechanisches Geschehen hin. Langsam und scheinbar grundlos auftretende Beschwerden können auch andere, nichtmechanische Ursachen haben.

In der Regel haben Bandscheibenschäden eine jahrelange Geschichte. Die Patienten berichten häufig von Rücken- und Nackenschmerzen, die sie in mehr oder weniger regelmäßigen Abständen erlitten haben. Die Wirkungen der jeweils eingesetzten Therapie müssen erfragt werden. Eventuell können diese Informationen die Pla-nung der Therapie beeinflussen. Uneffektive und schädliche Maßnahmen sind zu beenden. Ziel der Therapie sollte sein, den Patienten in die Lage zu versetzen, das Wiederauftreten von Beschwerden zu vermeiden.

Der Patient wird gefragt, wann es ihm besser und wann schlechter geht. Dabei werden sowohl der Tagesverlauf als auch bestimmte Haltungen und Tätigkeiten berücksichtigt. Beschwerden, die bei keiner Bewegung schlechter oder besser werden, sind vermutlich nichtmechanischer Natur.

Von Bandscheibenschäden Betroffene leiden meistens morgens, in Ruhe, im Sitzen und bei Beugung unter einer Zunahme der Schmerzen. Zur Beurteilung der mechanischen Beeinflussbarkeit (*Irritierbarkeit* nach Maitland 1994) der Beschwerden wird der Patient gefragt, nach welcher Zeitdauer in einer bestimmten Haltung oder Bewegung die Beschwerden stärker werden und wie lange es dauert, bis diese in der günstigeren Position oder Bewegung wieder auf das ursprüngliche Niveau zurückgehen.

Eine Schmerzzunahme bei *Husten, Niesen* oder *Pressen* wird als Hinweis auf einen Bandscheibenvorfall gewertet. Ob dabei die intraabdominale Druckzunahme auch eine Druckzunahme in der Bandscheibe bewirkt oder die Flexion der Wirbelsäule den mechanischen Reiz verstärkt, ist unklar.

Ein *Trauma* oder eine *Operation* in der Anamnese kann mit den aktuellen Beschwerden in Zusammenhang stehen und auf Kontraindikationen für die mechanische Untersuchung und Therapie hinweisen.

Patienten mit Bandscheibenschäden bewegen sich weniger, haben aber in der Regel normalen Appetit. Das bedeutet, sie nehmen eher an Gewicht zu als ab. Insbesondere ein *ungewollter Gewichtsverlust* kann auf einen Tumor hindeuten. Werden zusätzlich allgemeines Unwohlsein und allgemeine Schwäche angegeben, sollte mit dem behandelnden Arzt die Möglichkeit einer bösartigen Erkrankung besprochen werden.

4.2   Sichtbefund

Typisch für Patienten mit Bandscheibenschäden sind die *Entlordosierung* und die *seitliche Verschiebung der Wirbelsäule (Shift)*. Im Gegensatz zu einer idiopathischen Skoliose ist beim Shift in der Regel keine Gegenkrümmung zu finden. Das bedeutet, dass der Schultergürtel bei einem lumbalen und bei einem thorakalen Shift gegenüber dem Becken zu einer Seite translatiert ist (Abb. 4.**1a–d**).

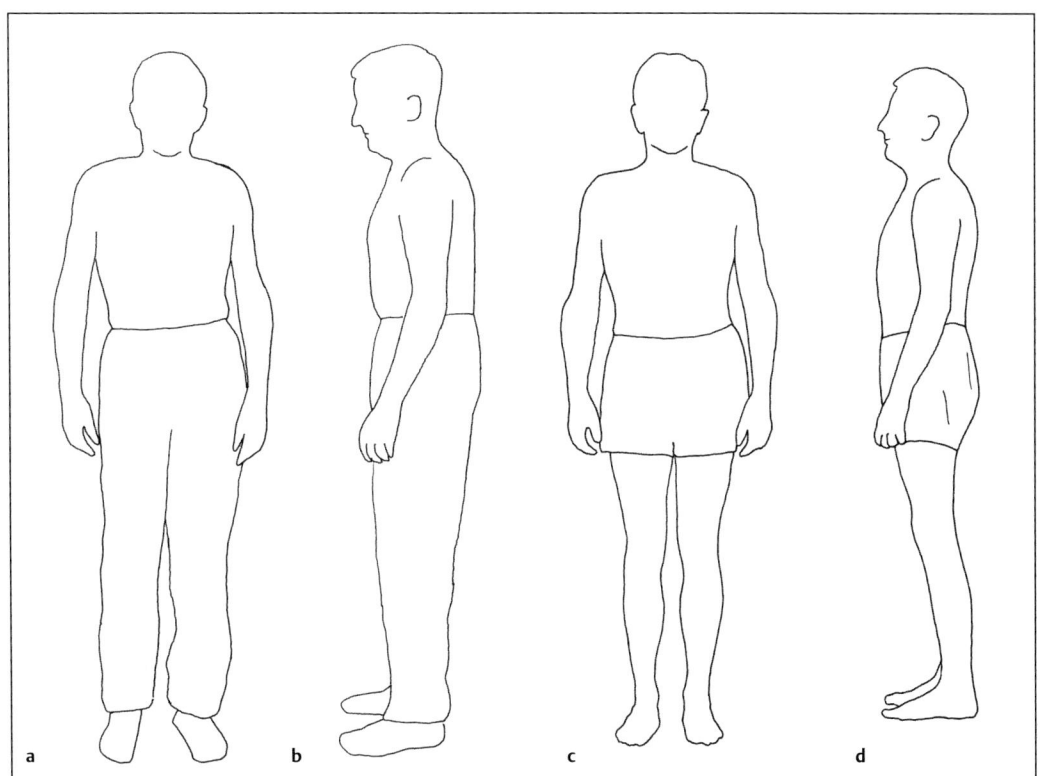

Abb. 4.**1a–d** Shift und Entlordosierung. Der Patient hat einen Bandscheibenvorfall LWK5/SWK1 links.
a u. **b** Der Patient befindet sich in der akuten Krankheitsphase mit Shift nach rechts und Entlordosierung der LWS.
c u. **d** Der Patient nach erfolgreicher Physiotherapie.

Beim zervikalen Shift ist der Kopf gegenüber dem Schultergürtel zu einer Seite verschoben. Die Richtung des Shifts wird nach der Verschiebung des kranialer gelegenen Körperabschnitts bezeichnet. Bei einem lumbalen Shift nach rechts ist also der Schultergürtel gegenüber dem Becken nach rechts verschoben. In den meisten Fällen (nicht immer) ist ein Shift von der von einem Bandscheibenschaden betroffenen Seite weg (nach kontralateral) zu beobachten.

Die Entlordosierung zeigt sich bei Patienten mit lumbalen Bandscheibenschäden an der Stellung des Beckens (Symphyse und unterer Rippenbogen sind gegenüber der Neutralstellung angenähert) oder einer Beugung des Oberkörpers nach vorne (Abb. 4.**1**).

Bei Patienten mit zervikalen Bandscheibenschäden ist der Kopf häufig nach vorne verschoben (Protraktion) oder gesenkt (Abb. 8.**3**, S. 141).

Es könnte sein, dass die Ansammlung von Bandscheibengewebe auf der betroffenen Seite den Shift zur Gegenseite und die Entlordosierung verursacht (McKenzie 1981, 1990, 1996). Ein Shift zur betroffenen Seite hin lässt sich damit aber nicht erklären.

Auch das Persistieren eines Shifts nach der operativen Entfernung von Bandscheibenmaterial wirft Fragen über dessen Mechanismus auf. Waddell (1998) interpretierte die Fehlhaltung als Wirkung eines „Muskelspasmus" (Kap. 2). Vermutlich liegt dem Shift eine Reduktion der Kompressionswirkung auf die betroffene Nervenwurzel zugrunde.

Zusätzlich zur Fehlhaltung der Wirbelsäule ist häufig – vor allem bei ins Bein ausstrahlenden Schmerzen – ein *Hinken* auf dem betroffenen Bein zu beobachten. Hierbei ist zu unterscheiden, ob die Schrittlänge oder die Standbeinphase verkürzt ist. Eine verkürzte Schrittlänge weist auf einen Nervendehnungsschmerz hin. Eine verkürzte Standbeinphase ist vermutlich durch Druckzunahme in der Bandscheibe und damit auf die Nervenwurzel zu erklären.

Zur Beurteilung des Therapieerfolgs ist die Länge der Gehstrecke, die ohne Zunahme der Beschwerden zurückgelegt werden kann, von großer Bedeutung.

Patienten mit zervikalen Bandscheibenschäden tragen zur Vermeidung des Nervendehnungsschmerzes oft den *betroffenen Arm gebeugt am Körper*.

4.3 Bewegungstests der Wirbelsäule

Neben den klassischen ärztlichen Untersuchungstechniken (Kap. 3) geben Bewegungstests der Wirbelsäule Aufschluss darüber, ob die aktuellen Beschwerden von einem Bandscheibenschaden ausgelöst werden. Der Bandscheibenschaden und die daraus resultierenden Symptome sind mechanischer Natur. Deshalb verändern sich die Beschwerden in aller Regel während wiederholter Bewegungen der Wirbelsäule bis zum Bewegungslimit auf bestimmte Weise. Aufgrund dieser spezifischen Veränderungen wird die Diagnose eines Bandscheibenschadens wahrscheinlich. Außerdem kann prospektiv gut beurteilt werden, ob und durch welche Bewegungen sich die Symptome mithilfe mechanischer Physiotherapie verbessern lassen. Die Reliabilität der anhand der von McKenzie (1981, 1986 u. 1990) beschriebenen Untersuchungen erstellten Befunde ist hoch (Fritz et al. 2000, Razmjou et al. 2000, Kilpikoski et al. 2002).

Vor Beginn der Bewegungstests werden die Informationen aus der Anamnese und dem Sichtbefund genutzt, die auf eine bevorzugte Bewegungsrichtung hinweisen und die Irritierbarkeit der Beschwerden anzeigen. Daraus lassen sich Schlussfolgerungen über die Reihenfolge der Testbewegungen und die Intensität, mit der getestet wird, ziehen.

4.3.1 Reihenfolge der Testbewegungen

Es wird angestrebt, mithilfe weniger Testbewegungen eine möglichst sichere Diagnose zu stellen (Kap. 4.6.1). Gleichzeitig soll eine Bewegung gefunden werden, die der Patient zur Verbesserung seiner Symptome selbst üben kann. Die Verstärkung der Beschwerden soll vermieden werden. Sobald eine Testbewegung den erwünschten Effekt der Zentralisierung (S. 57) der ausstrahlenden oder der Reduktion zentraler Schmerzen erreicht, sind weitere Tests entbehrlich.

Aus Anamnese und Sichtbefund erhält der Therapeut Informationen, die auf verbessernde und verschlechternde Bewegungsrichtungen hinweisen. Dabei sind folgende Faktoren zu berücksichtigen:
- Alltägliche Belastungen;
- Auslösende Faktoren;
- Beobachtungen des Patienten bezüglich verbessernder und verschlechternder Bewegungen;
- Spontane Haltungs- und Bewegungsmuster.

Gesichtspunkte für bestimmte Testbewegungen

Reduktion der Symptome durch Extension der Wirbelsäule zu erwarten
- Beugen im Alltag, als Auslöser und als verschlechternde Bewegung;
- Verschlechterung beim Sitzen, beim Aufstehen vom Sitzen und nach dem Sitzen;
- Verbesserung in Bauchlage oder beim Gehen;
- Entlordosierung.

Reduktion der Symptome durch Rotation der Wirbelsäule zu erwarten
- Einseitige Beschwerden;
- Ausgeprägter Shift.

Reduktion der Symptome durch Flexion der Wirbelsäule zu erwarten
- Extension im Alltag als Auslöser und als verschlechternde Bewegung;
- Verschlechterung beim Stehen und Gehen;
- Verbesserung beim Sitzen;
- Ausgeprägte Lordose.

4.3.2 Intensität der Bewegungstests

Das Ausmaß der Beeinflussbarkeit der Beschwerden durch mechanische Manöver wird nach Maitland (1994) als *Irritierbarkeit* bezeichnet und nach folgenden Kriterien beurteilt:
- Sind die Symptome konstant oder intermittierend ausgeprägt?
- Wie schnell können die Symptome ausgelöst oder verstärkt werden?
- Wie stark sind die Symptome (Schmerzskala 0–10, Sensibilität: reduziert – taub, Muskelfunktion 5–0)?
- Wie lange dauert es, bis die Symptome wieder auf das ursprüngliche Niveau zurückkehren?

Beispiele:
- Bei *intermittierenden Schmerzen*, die nach 30 Minuten Sitzen von $1/10$ auf $4/10$ ansteigen und nach 5 Minuten Gehen wieder auf $1/10$ absinken, kann die mechanische Untersuchung intensiv ausgeführt werden.
- Bei *konstanten Schmerzen*, die nach einer Minute Gehen von $5/10$ auf $9/10$ ansteigen und erst nach 15 Minuten Liegen wieder auf das ursprüngliche Niveau zurückgehen, wird mit äußerster Vorsicht untersucht.

Eine *intensive Untersuchung* beinhaltet mehrere Testbewegungen in *einer* Sitzung, die jeweils mit mindestens 10 Wiederholungen bis zum vollen Bewegungsausmaß getestet werden. Dabei wird eine momentane Zunahme der Beschwerden in Kauf genommen.

Eine *vorsichtige Untersuchung* beinhaltet nur eine Lagerung oder wenige Testbewegungen, die mit 2 – 5 Wiederholungen bis zum vollen Bewegungsausmaß ausgeführt werden. Die Zunahme der Beschwerden wird vermieden.

4.3.3 Änderungen der Symptome durch die Testbewegungen

Vor den Testbewegungen wird der Patient nach folgenden Charakteristika seiner aktuellen Beschwerden befragt:
- Schmerzbereich (Wirbelsäulenabschnitt – Ausstrahlung im Dermatom);
- Schmerzstärke (0 – 10);
- Art der Sensibilitätsstörung (leicht reduziert, kribbelig, pelzig, taub);
- Bereich der Sensibilitätsstörung (Grenzen am Patienten anzeichnen bzw. auf einem Dokumentationsbogen eintragen; Abb. 6.**1b**, 7.**1b**, 8.**1b**).

Anschließend werden folgende objektivierbaren Untersuchungsparameter beurteilt:
- Muskelkraft (S. 56, Kap. 6 – 8);
- Beweglichkeit der Wirbelsäule (Kap. 6 – 8);
- Nervendehnungstests (S. 54, Kap. 6 – 8).

Nach der physiotherapeutischen Untersuchung wird der Patient aufgefordert, bestimmte Bewegungen der Wirbelsäule mehrmals auszuführen soweit es ihm möglich ist und das Verhalten der Symptome *während der Bewegungen* zu beschreiben.

Nach den Testbewegungen werden wieder alle Symptome überprüft und dokumentiert:
- Schmerzbereich;
- Schmerzstärke;
- Art der Sensibilitätsstörung;
- Bereich der Sensibilitätsstörung;
- Muskelkraft;
- Beweglichkeit der Wirbelsäule;
- Nervendehnungszeichen.

4.4 Untersuchung der Nervengleitfähigkeit

Nervendehnungstests gehören bei Störungen im Bereich der LWS zu jeder Standarduntersuchung. Das *Lasègue-Zeichen* (Anheben des gestreckten Beines, *Straight leg raise,* SLR) weist auf Störungen im Bereich des Plexus lumbosacralis und der Nervenwurzeln L5 und S1 hin, während das *umgekehrte Lasègue-Zeichen* (Beugen des Kniegelenks in Bauchlage, *Prone knee bend,* PKB) Spannung des N. femoralis und der Nervenwurzeln L1 – 4 vermittelt.

Die Nervendehnungstests der oberen Extremität *(Upper limb tension test,* ULTT) und der globale Nervendehnungstest *(Slump)* sind noch nicht allgemein etabliert (Kap. 7 u. 8).

Lasègue beschrieb 1864 den schmerzhaften Effekt von Kniestreckung und Hüftbeugung bei Patienten mit Ischialgie. Klinische Studien zeigten eine Steigerung des ischialgischen Schmerzes bei zusätzlicher Dorsalextension des Sprunggelenks und Flexion des Nackens sowie beim Anheben des nichtbetroffenen Beines (Fajersztajn 1901, Woodhall u. Hayes 1950, Breig u. Troup 1979, Troup 1981).

Woodhall und Hayes (1950) führten die Schmerzantwort beim Anheben des nichtbetroffenen Beines auf den lateralen Zug auf die betroffene Nervenwurzel zurück, die beim Anheben des kontralateralen Beines entsteht.

Breig et al. (1960, 1963, 1978, 1979) führten mehrere Untersuchungen zur Auswirkung von Bewegungen auf die Dura mater und die Sakralnerven an gerade verstorbenen Patienten durch und demonstrierten überzeugend die Nervendehnung bei den klinisch Schmerz auslösenden Manövern (Kap. 2 u. 12). Bei den Nervendehnungstests wird die Nervenwurzel nach diesen Untersuchungen nicht nur gestreckt, sondern zusätzlich gegen die prolabierte Bandscheibe gedrückt und dadurch gedehnt.

Klinische und biomechanische Untersuchungen zeigten für Dehnungstests der oberen Sakral- und Zervikalwurzeln vergleichbare Ergebnisse (Breig 1978, Elvey 1997, Butler 1998, Hall u. Elvey 1999, van der Heide 1999, Kleinrensink et al. 2000, Nadler et al. 2001). Da im Zusammenhang mit Bandscheibenschäden die eingeschränkte Nervengleitfähigkeit eine der am meisten gefürchteten Komplikationen darstellt, ist die Kontrolle dieses Parameters äußerst wichtig.

4.4.1 Ausführung der Nervendehnungstests

* Die Ausgangsstellung muss standardisiert werden.
* Die einzelnen Bewegungskomponenten können in verschiedenen Reihenfolgen ausgeführt werden. Um Testergebnisse vergleichen zu können, muss die Reihenfolge einheitlich sein.
* Die einzelnen Komponenten der Testbewegung werden nacheinander durchgeführt und die Nervenwurzeln bzw. Nerven endgradig bewegt und gehalten.
* Die Bewegungen erfolgen passiv, langsam.
* Die Bewegung wird gestoppt, wenn der Patient Schmerzen oder Sensibilitätsstörungen angibt, eine deutliche Ausweichbewegung zeigt oder bei Auftreten von Widerstand. Dieser kann das normale Bewegungsende anzeigen oder durch eine reflektorische Muskelaktivität hervorgerufen sein, die als Schutzmechanismus („Schutzspasmus") angesehen werden kann (Maitland 1994, Elvey 1997, Butler 1998).

4.4.2 Beurteilung der Befunde der Nervendehnungstests

Der Test wird in folgenden Fällen als positiv gewertet:
* Die dem Patient bekannten Symptome werden reproduziert oder verstärkt.
* Eine deutliche Haltungsantwort ist sichtbar (z. B. Extension im Nacken);
* Es tritt eine deutliche Seitendifferenz auf.

4.4.3 Schmerz bei Annäherung

Gelegentlich geben Patienten bei Bewegungen der Extremitäten, die zu einer reduzierten Dehnung (Annäherung) der von einem Bandscheibenvorfall betroffenen Nerven führen sollten, Schmerzen an. Bei persistierenden Schmerzen,

die überwiegend durch annähernde Bewegungen der Extremitäten ausgelöst und im Bereich der Wirbelsäule oder im Verlauf der peripheren Nerven verspürt werden, sollten Testbewegungen durchgeführt werden, die den Nervendehnungstests entgegengesetzt sind.

4.5 Allgemeine Anleitung zum Ausfüllen der Befundbogen

Spezielle Hinweise zur Befunddokumentation finden sich zusammen mit den Befundbogen in den jeweiligen Kapiteln zur LWS, BWS und HWS (Kap. 6–8). Im Folgenden werden einige allgemeine Hinweise zu den Dokumentationsbogen aufgeführt:

Befundbogen Seite 1

Verdachtsdiagnose bei Anmeldung
Die auf dem Rezept oder der ärztlichen Verordnung angegebene Diagnose kann eine Verdachts- oder eine gesicherte Diagnose sein. Sie kann mit der auf der Grundlage der Testbewegungen gestellten Diagnose übereinstimmen oder abweichen. Oft handelt es sich auf dem Rezept oder der Verordnung zunächst nur um eine syndromale Zuordnung der Beschwerden (z. B. Lumbago).

Auslösende Faktoren
Häufige Auslöser für Bandscheibenschäden sind langes Sitzen, lange Autofahrten, Mithilfe beim Umzug, Gartenarbeit, Renovieren und Heben von Getränkekisten.
   Nicht alle Patienten können einen auslösenden Faktor angeben. Treten die Beschwerden am Morgen auf, können auch Aktivitäten am Vortag als Auslöser infrage kommen.

Bisherige Therapie der aktuellen Episode
Die bisherigen therapeutischen Maßnahmen werden eingekreist und eventuell kommentiert.

Medikamente
* *Benzodiazepine* dienen der Muskelrelaxation. Das in Deutschland am häufigsten eingesetzte Präparat ist Diazepam (z. B. Valium).
* *Nichtsteroidale Antirheumatika* (NSAR) sind Schmerzmittel, die nicht auf Steroidbasis (Kortison) beruhen und auch eine entzündungshemmende Wirkung haben. Weit verbreitet ist Diclofenac (z. B. Voltaren).

- *Steroide* (Kortisonpräparate) sind hochwirksame Entzündungshemmer, die bei nicht-infektiösen Entzündungen eingesetzt werden.

Vorgeschichte
Hier sollen folgende Fragen beantwortet werden:
- Wie oft und in welchen Abständen hatte der Patient schon früher Rücken- oder ausstrahlende Beschwerden?
- War er zwischenzeitlich beschwerdefrei?
- Welche waren die Auslöser der früheren Episoden?
- Welche Therapie hat damals geholfen oder geschadet?

Physiotherapeutische Diagnose
Die Diagnose wird zwar erst nach der vollständigen physiotherapeutischen Untersuchung gestellt, sollte aber zur besseren Übersicht auf der 1. Seite des Befundbogens vermerkt werden.

Beispiele:
- (Mechanisch) reduzierbare Bandscheibenbeschwerden;
- Mechanisch nicht beeinflussbares Problem;
- Psychosozial dominiertes Problem.

Die Hypothese, dass die Probleme des Patienten psychosozial dominiert sind, kann sich z. B. auf folgende Beobachtungen stützen: ständig wechselnde Schmerzangaben, demonstrative Schmerzäußerungen, extreme ruckhafte Ausweichbewegungen oder solche in Richtungen, die vorher als schmerzhaft angegeben wurden (Kap. 11).

Begründung für die Diagnosenstellung
Hier werden die Aspekte zusammengefasst, die zu der Diagnose oder Hypothese führten. Eventuell ändert sich die Einschätzung im Verlauf der Behandlung. In diesem Fall ist es nützlich, wenn die Argumente überprüft werden können.

Befundbogen Seite 2

Körperbild
- Alle momentanen und fluktuierend auftretenden Beschwerden werden eingetragen.
- Konstante Schmerzen werden mit *k* markiert. Das bedeutet, dass der Patient nie auch nur für 1 Stunde schmerzfrei ist.
- Intermittierende Schmerzen werden mit *i* bezeichnet;

- Schmerzen werden gestrichelt und Sensibilitätsstörungen gepunktet eingetragen.
- Alternativ können Schmerzen rot und Sensibilitätsstörungen blau markiert werden.

Befundbogen Seite 3

Oberer Abschnitt (besser/schlechter)
- Die zutreffenden Befunde werden eingekreist.
- Was manchmal zutrifft, wird unterstrichen.
- Die Zeitdauer bis zum Eintreten der Verschlechterung oder Verbesserung wird über dem entsprechenden Befund notiert.

Reaktion auf wiederholte endgradige Bewegungen
Dieser Teil wird erst *nach* der Dokumentation der Befunde auf Seite 4 „Kontrollbefund" erhoben.

Ausgangssituation
Vor den Testbewegungen sollten alle Parameter registriert werden:
- Von wo bis wo reicht der Schmerz in diesem Moment?
- In welcher Position (Rückenlage, Bauchlage, Stand)?
- Wie stark ist der Schmerz (Skala 1 – 10)?

Reihenfolge der Tests
Die Reihenfolge der Tests ist so gewählt, wie sie bei Patienten mit Bandscheibenvorfällen am häufigsten sinnvoll ist. Wenn sie in einer anderen Reihenfolge durchgeführt werden, ist dies zu dokumentieren (1, 2, 3, etc.), da sich unter Umständen nach einem Test eine neue Ausgangssituation für den nächsten ergibt.

Dokumentation
- 1. Spalte: Die Testbewegungen sind vorgegeben.
- 2. Spalte: Die Reaktion, die der Patient während der Bewegungen angibt, wird notiert.
- 3. Spalte: Das Verhalten der Symptome nach den Bewegungen wird notiert.

Die Schreibweise ist über der jeweiligen Spalte angegeben, die Bedeutung der Abkürzungen in der Legende erklärt. Mit den Abkürzungen und Zeichen zu arbeiten, spart Platz und Zeit.

Zusätzlich zur Dokumentation mit Zeichen sollten die genaue Ausbreitung und Intensität des Schmerzes nach den Testbewegungen notiert werden. Bei Patienten mit positiven Nervendehnungszeichen ist es sinnvoll, diese nach jeder Testbewegung zu testen und diesen Befund ebenfalls in der 3. Spalte zu notieren. Auf diese Weise erhält der Untersucher ein genaues Bild über das Verhalten der Symptome bei den Testbewegungen und kann Befunde verschiedener Tage miteinander vergleichen.

Diese Art und Weise der Befunderhebung ermöglicht die Zusammenarbeit im klinischen Alltag, wenn gelegentlich Untersucher bzw. Therapeut wechseln.

Befundbogen Seite 4: Kontrollbefund

Dieser Bogen dient der Dokumentation des Verlaufs in jeder Therapieeinheit.

Schmerzen
Sie werden mithilfe der *Visual analog scale* (VAS) oder der *Numeric analog scale* (NAS) erfasst (0 = kein Schmerz, 10 = stärkster vorstellbarer Schmerz). Der Patient kann selbst ein Kreuz an der für ihn zutreffenden Stelle der Skala setzen (visuelle Skala) oder wird nach einer Zahl gefragt (numerische Skala).

Bei allen 4 Schmerzangaben werden der Bereich des Schmerzes zu der betreffenden Zeit und die Aktivität notiert, bei der der Schmerz diese Ausprägung zeigte. Vor und nach der Physiotherapie wird der Schmerz – wenn möglich in Belastung, also im Stehen – registriert. Die Dokumentation des minimalen Schmerzes in den letzten 24 Stunden liefert die Information, ob der Schmerz konstant (also nie $^0/_{10}$) oder intermittierend ist (Abb. 4.**2**).

Schmerzausstrahlung
Diese wird vom betroffenen Wirbelsäulensegment entlang des Schmerzverlaufs bis zur distalen Grenze der Ausstrahlung in cm gemessen (auch wenn im Bereich der Wirbelsäule kein Schmerz empfunden wird).

Gibt der Patient 2 Schmerzbereiche innerhalb eines Dermatoms an, die nicht miteinander verbunden sind (z. B. Gesäß und Außenseite des Unterschenkels bis zum Außenknöchel), wird die Schmerzausstrahlung vom Segment LWK5/SWK1 bis zum Außenknöchel gemessen.

Sensibilitätsstörung
Die Grenzen der Störung werden mit Kugelschreiber am Patienten eingezeichnet. Seitliche, obere und untere Grenzen werden einzeln mit dem Finger streichend geprüft. Bei der Kontrolluntersuchung am darauffolgenden Tag lässt sich die Veränderung der Sensibilitätsstörung objektivieren und gegebenenfalls die Verlagerung der proximalen Grenze nach distal messen.

Muskelfunktionstest
Dieser Test ist beim Verdacht auf eine Nervenwurzelkompression mit daraus resultierender Muskelschwäche notwendig. Die Bewertung bei der Testung der dem betroffenen Wirbelsäulenabschnitt zugeordneten Kennmuskeln (Kap. 2) erfolgt nach der folgenden Skala:
- 0: keine sichtbare oder spürbare Muskelspannung;
- 1: sichtbare oder spürbare Muskelspannung ohne deutliche Bewegung;
- 2: volles Bewegungsausmaß ohne Schwerkraft;
- 3: volles Bewegungsausmaß gegen die Schwerkraft;

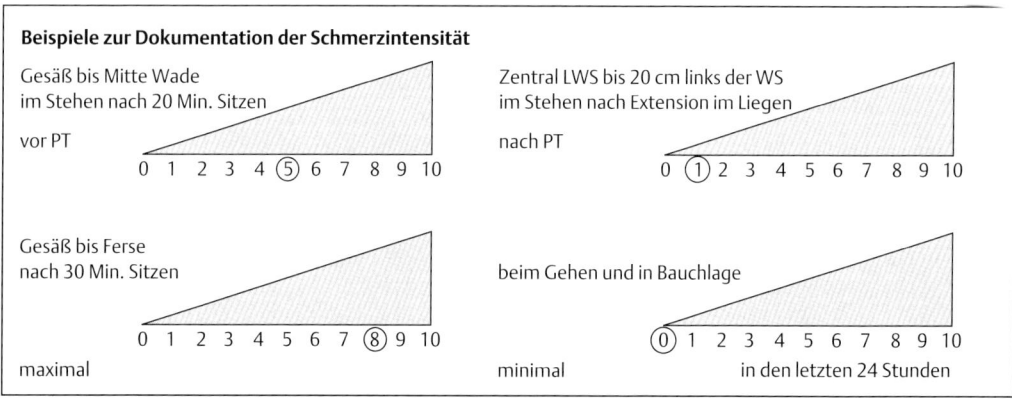

Abb. 4.**2** Dokumentation der Schmerzintensität.

- 4: volles Bewegungsausmaß gegen mäßigen Widerstand auf dem Weg und am Ende;
- 5: 5-mal volles Bewegungsausmaß gegen kräftigen Widerstand auf dem Weg und am Ende.

Bei eingeschränkter Kraftentfaltung, oder wenn das volle Bewegungsausmaß nicht erreicht wird, müssen Schmerzhemmung und mechanische Bewegungseinschränkungen überprüft werden, um falsch positive Ergebnisse zu vermeiden.

Nervendehnungszeichen
Sie werden als auffällig oder unauffällig gewertet. Für die Verlaufskontrolle ist es sinnvoll, bei einem positiven Nervendehnungstest zusätzliche Angaben einzutragen. Das Bewegungsausmaß, bei dem der Nervendehnungsschmerz auftritt, wird geschätzt oder (wenn möglich) gemessen.

Die Lokalisation des Schmerzes wird notiert. Beim Testen der nicht betroffenen Seite wird der Patient nach kreuzendem Schmerz auf der betroffenen Seite befragt.

Beweglichkeit
Die Beweglichkeit der Wirbelsäule wird eingeschätzt. Bei Bandscheibenschäden der LWS und der BWS bietet die Messung des Finger-Boden-Abstands in Flexion einen objektivierbaren Parameter.

Außerdem wird der Shift beschrieben (Kap. 6 – 8).

4.6 Diagnose

Wichtigstes Kriterium für die Annahme eines durch einen Bandscheibenschaden ausgelösten Problems ist das Schmerzverhalten während der Untersuchung. Bei Bewegung der Wirbelsäule kann sich ausstrahlender Schmerz zum Zentrum in Richtung Wirbelsäule verlagern (Zentralisierung) oder weiter in Richtung Fuß oder Hand ausbreiten (Peripheralisierung; Abb. 4.**3a–d**).

Das Auftreten einer Zentralisierung der ausstrahlenden Schmerzen wird als Prädiktor für einen Erfolg versprechenden Verlauf der konservativen Therapie gewertet (Donelson et al. 1990, Long 1995, Sufka et al. 1998, Werneke et al. 1999, Brötz et al. 2001 u. 2003).

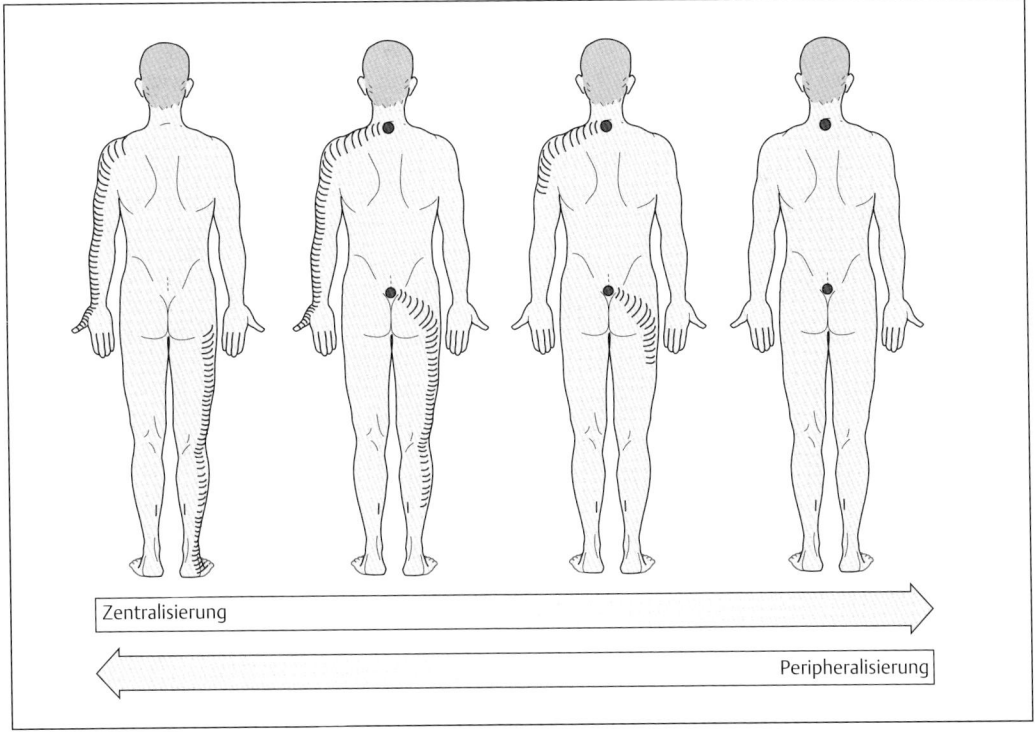

Abb. 4.**3a–d** Zentralisierung (die Veränderung der Schmerzausstrahlung verläuft von a nach d) Peripheralisierung verläuft umgekehrt.

Bei Patienten mit Bandscheibenvorfällen, die keinen zentralen Schmerz im Rücken, sondern nur ausstrahlende Schmerzen vom Gesäß bis zu einzelnen Zehen oder von der Schulter bis in einzelne Finger wahrnehmen, findet häufig keine Zentralisierung bis zur Mittellinie der Wirbelsäule statt. Es kann vorkommen, dass der distale Schmerz verschwindet und dennoch gleichzeitig kein Rückenschmerz besteht. Manchmal zentralisiert der Schmerz beispielsweise bis zum Gesäß und verschwindet dann, ohne dass vorübergehend Rückenschmerz entsteht.

Daraus ergeben sich folgende Definitionen für Zentralisierung und Peripheralisierung:

Definition Zentralisierung: Die distale Ausdehnung des ausstrahlenden oder radikulären Schmerzes verschwindet *während* der Bewegungen der Wirbelsäule. Dabei kann zentraler, mehr in Richtung oder im Zentrum des betroffenen Wirbelsäulenabschnitts gelegener Schmerz neu entstehen oder zunehmen. Diese Veränderung bleibt *nach* den Bewegungen erhalten.

Definition Peripheralisierung: Die Entwicklung erfolgt umgekehrt zur Zentralisierung.

Um zu beurteilen, ob die Veränderung nach den Bewegungen erhalten bleibt, ist es notwendig, die Schmerzausstrahlung vor und nach den Bewegungen in derselben Position zu beurteilen (z. B. Rückenlage mit ausgestreckten Beinen).

Zusätzlich muss die Stabilität der Zentralisierung beurteilt werden. Wurde die Testbewegung im Liegen ausgeführt, muss überprüft werden, ob die Zentralisierung in Belastung (im Stehen und Gehen) anhält. Außerdem muss die maximale Schmerzausstrahlung im Verlauf von 24 Stunden beurteilt werden.

Beachte: Das *Anhalten der Zentralisierung* wird nach folgenden 3 Gesichtspunkten beurteilt:
• Direkt nach den Bewegungen;
• In Belastung;
• Im Verlauf von 24 Stunden

Im Gegensatz zum Schmerz reduziert sich eine Sensibilitätsstörung bei Besserung der Symptome von proximal nach distal. Das bedeutet, die proximale Grenze der Gefühlsstörung peripheralisiert nach distal. Residuale Sensibilitätsstörungen finden sich demnach in der Regel in den Finger- oder Zehenspitzen.

Beachte: Strahlt der Schmerz an jedem Tag mindestens einmal länger als 30 Minuten genauso weit aus wie am 1. Behandlungstag und reicht diese Ausstrahlung bis unter das Knie oder den Ellenbogen, sollte eine Operation in Betracht gezogen werden, weil eine Fortführung der Physiotherapie bei solchen Patienten nur selten zu einer permanenten Rückbildung der Beschwerden führt.

4.6.1 Typische Veränderungen der Symptome bei Bandscheibenschäden

Mechanisch reduzierbare Bandscheibenbeschwerden

• Bei wiederholten Bewegungen (in der Regel 10-mal) in die günstige Richtung verlagert sich der Schmerz *schnell während der Bewegungen* mehr von distal in Richtung Wirbelsäule und nimmt schließlich ab.
• Gleichzeitig wird die Beweglichkeit der Wirbelsäule besser.
• Nach den wiederholten Bewegungen bleibt die Verbesserung erhalten.
• Beim Nervendehnungstest wird der Schmerz später empfunden als vor den Bewegungen.
• Gefühlsstörungen und Muskelschwäche bessern sich normalerweise im Verlauf von Tagen, nicht während der Übungen.

Den Wirkmechanismus der mechanischen Physiotherapie stellt man sich folgendermaßen vor: Durch die optimale Bewegung wird Druck an der Stelle ausgeübt, zu welcher der Gallertkern verlagert ist. Dieser weicht dem Druck aus, die Nervenwurzel wird entlastet und der radikuläre Schmerz verschwindet. Ob diese Manöver bei einigen Patienten nicht nur zu einer Rückverlagerung von Bandscheibenmaterial führen, sondern zu partieller Sequestrierung des Bandscheibenvorfalls, ist nicht bekannt.

Beim Nervendehnungstest kann der Nerv besser gleiten, sodass die Bewegung schmerzfrei weiter ausgeführt werden kann. Die Bewegungshemmung durch Ansammlung von Gallertmasse am Rand des Wirbelkörpers wird vermindert. Dadurch nimmt die Beweglichkeit der Wirbelsäule zu. Bei der Wiederholung ungünstiger Bewegungen sind die entgegengesetzten Veränderungen zu beobachten. Diese Bewegungen müssen konsequent vermieden werden.

Mechanisch nichtreduzierbare Bandscheibenbeschwerden

- Bei wiederholten Bewegungen verlagert sich der Schmerz *schnell während der Bewegungen* mehr nach außen in Richtung Extremitäten und nimmt schließlich zu. Bei einer derartigen Veränderung sollte die Testbewegung nicht häufiger als 5-mal wiederholt werden.
- Es kann keine Bewegung gefunden werden, die den Schmerz zentralisiert.
- Gleichzeitig wird die Beweglichkeit der Wirbelsäule in der Regel schlechter.
- Nach den wiederholten Bewegungen bleibt die Verschlechterung erhalten.
- Beim Nervendehnungstest wird der Schmerz früher empfunden als vor den Bewegungen.
- Die Testbewegungen sollen nicht so ausgeführt werden, dass Gefühlsstörungen und Muskelschwäche zunehmen.

Bandscheibenschaden, der nicht als Vorfall eingestuft wird

Donelsen et al. (1997) zeigten, dass Zentralisierung und Peripheralisierung von Schmerzen signifikant mit Einrissen des Anulus fibrosus korrelieren (Kap. 12). Die Bewegungshemmung ist häufig erheblich, während die Schmerzausstrahlung nur bis seitlich der Wirbelsäule oder bis zum Bereich des 1. großen Gelenks (Hüfte, Schulter) reicht.

Patienten mit „unspezifischen Schmerzen", bei denen die radiologische Diagnostik keinen Bandscheiben*vorfall* zeigt, können dennoch einen Bandscheiben*schaden* haben, der therapiert werden kann.

Rufen die Testbewegungen dieselben Veränderungen der Symptome hervor wie bei einem gesicherten Bandscheibenvorfall, kann auch ohne radiologischen Befund angenommen werden, dass ein Bandscheibenschaden vorliegt.

Werden keine ausstrahlenden Schmerzen angegeben, kann die Verdachtsdiagnose „Bandscheibenschaden" aufgrund folgender Parameter gestellt werden:
- Der Schmerz verändert sich auch dann schnell während der Bewegungen, aber nicht in seiner Lokalisation, sondern nur in der Intensität (McKenzie 1981, 1986, 1990, 2003, Donelson et al. 1997).
- Die Beweglichkeit der Wirbelsäule ändert sich ebenfalls während der Bewegungen.
- Die Veränderungen bleiben nach den Bewegungen erhalten.
- Das Nervendehnungszeichen ist häufig von vornherein negativ.
- Neurologische Defizite liegen nicht vor.

4.6.2   Herleiten der Diagnose

Nach der kompletten physiotherapeutischen Untersuchung kann eine Verdachtsdiagnose gestellt werden. Dabei müssen die Aspekte abgewogen werden, die für und gegen bestimmte Diagnosen sprechen.

Die Verdachtsdiagnose *Bandscheibenschaden* lässt sich anhand der Tabellen 4.**1** u. 4.**2** herleiten.

Für die Beratung des Patienten und die Planung der Therapie ist eine Einschätzung des Therapieerfolgs notwendig. Dazu muss die Frage beantwortet werden, ob *die Symptome mithilfe von Physiotherapie reduzierbar sind* (Tab. 4.**3**).

Aufgrund der wiederholten endgradigen Testbewegungen der Wirbelsäule lassen sich eventuell auch andere Verdachtsdiagnosen herleiten (Tab. 4.**4**). Unter Umständen können daraufhin weitere Untersuchungen angeregt oder spezifische Therapieformen eingeleitet werden. Diese unterscheiden sich von den Therapiestrategien für Patienten mit Bandscheibenschäden.

Tabelle 4.**1** Handelt es sich um ein mechanisches Problem?

Ja	Nein
• intermittierende Nacken- oder Rückenschmerzen in der Anamnese • plötzlich aufgetretene Beschwerden • auslösender Faktor bekannt oder nicht • guter Allgemeinzustand • Änderung der Symptome bei Bewegung • intermittierende oder konstante Symptome • Symptome passen zu bekannten anatomischen Gegebenheiten (z. B. Dermatome, Myotome)	• schleichender Beginn der Erkrankung • kein auslösender Faktor bekannt • allgemeines Unwohlsein • Gewichtsverlust • keine Änderung der Symptome bei Bewegung • konstante Symptome • Symptome passen nicht zu bekannten anatomischen Gegebenheiten (z. B. Dermatome, Myotome, Diskrepanz zwischen Straight leg raise und Langsitz). Diese Charakteristika weisen auf ein chronifiziertes Schmerzsyndrom oder psychosoziale Einflussfaktoren hin

Tabelle **4.2** Bei einem mechanischen Problem: Gibt es Zeichen, die auf einen Bandscheibenschaden hinweisen?

Ja	Nein
• Schmerzen zentralisieren oder peripheralisieren bei Bewegung der Wirbelsäule • Bewegungshemmung liegt vor • die Beweglichkeit der Wirbelsäule ändert sich mit dem Schmerz • die Veränderungen bleiben nach den Bewegungen erhalten • Nervendehnungszeichen können positiv oder negativ sein	• die Schmerzlokalisation ändert sich nicht durch Bewegungen der Wirbelsäule • die Beweglichkeit kann frei oder eingeschränkt sein • die Beweglichkeit der Wirbelsäule bleibt bei den Testbewegungen gleich • nach den Bewegungstests tritt keine Veränderung ein • Nervendehnungszeichen können negativ oder positiv sein

Tabelle **4.3** Sind die Symptome mithilfe von Physiotherapie reduzierbar?

Ja	Nein
• bei wiederholter Bewegung verlagert sich der Schmerz mehr von außen in Richtung Wirbelsäule und nimmt schließlich ab • gleichzeitig wird die Beweglichkeit der Wirbelsäule besser • nach den wiederholten Bewegungen bleibt die Verbesserung erhalten • beim Nervendehnungstest wird der Schmerz später empfunden als vor den Bewegungen	• bei wiederholten Bewegungen verlagert sich der Schmerz mehr nach außen in Richtung Extremitäten und nimmt schließlich zu • es kann keine Bewegung gefunden werden, die den Schmerz zentralisiert • die Beweglichkeit der Wirbelsäule wird schlechter • nach den wiederholten Bewegungen bleibt die Verschlechterung erhalten • beim Nervendehnungstest wird der Schmerz früher empfunden als vor den Bewegungen

Tabelle 4.4 Vereinfachte Darstellung der Zuordnung verschiedener Befunde aus Anamnese und diagnostischen Tests zu spezifischen Diagnosen

Diagnose	Auslösende Faktoren	Vorgeschichte	Schmerz-lokalisation	Bewegungs-einschränkung	Konstante oder intermittierende Schmerzen	Schmerzverhalten während der Bewegungstests	Schmerzverhalten nach den Bewegungstests	Nerven-dehnungstests	Physiotherapie
Haltungsbe-dingte Schmer-zen (Haltungs-syndrom)	Lang anhaltende statische Belas-tung (30 Min. u. länger)	Fluktuierende Schmerzen, oft seit Jahren oder Monaten	Zentral im Be-reich der Wirbel-säule	Keine	Intermittierend	Kein Schmerz	Kein Schmerz	Negativ	Haltungs-schulung Kräftigung schnelle Besserung
Verkürzte Strukturen, adhärente Nervenwurzel (Dysfunktions-syndrom)	Endgradige Bewegungen	Fluktuierende Schmerzen seit Jahren, evtl. Bandscheiben-vorfall in der Vorgeschichte	Zentral oder bei adhärenter Ner-venwurzel im Be-reich der betrof-fenen peripheren Nerven	Vorhanden, in eine oder meh-rere Richtungen	Intermittierend	Schmerz am Ende der Bewegung	Keine Veränderung	Negativ oder positiv	Verbesserung der Beweglich-keit Üben in die schmerzhafte Bewegungs-richtung Verbesserung im Zeitraum von mehreren Wochen
Bandscheiben-schaden und Bandscheiben-vorfall (Deran-gement-Syn-drom)	Plötzliches Auf-treten starker Schmerzen, meist bei Flexion der Wirbelsäule oder morgens	Fluktuierende Schmerzen seit Jahren	Zentral oder aus-strahlend derma-tombezogen	Vorhanden, in eine oder meh-rere Richtungen	Intermittierend oder konstant	Schmerz während und am Ende der Bewegung Zentralisierung oder Peripherali-sierung Bei Schmerz im Bereich der-Wirbelsäule Minderung oder Verstärkung	Veränderung bleibt bestehen, reduziert oder ver-stärkt, zentralisiert oder peripherali-siert	Negativ oder positiv Bei Bandschei-benvorfall positiv	Therapie nach dem hier beschriebenen Konzept Vermeiden der schmerzhaften Bewegungs-richtungen Schnelle Verbes-serung, während der Therapie
Instabilität	Statische Belas-tung Stehen, Stre-ckung der Wir-belsäule z.B. Un-terarmstütz	In der Kindheit und Jugend viel Sport getrieben, besonders Sport-arten, die extre-me Bewegungen der Wirbelsäule beinhalten (Tur-nen, Ballett)	Lokale Wirbel-säule oder aus-strahlend derma-tombezogen	Keine	Intermittierend	Zunahme bei Extension Reduktion bei Flexion	Keine Veränderung	Negativ	Stabilisierung Kräftigung

Diagnose	Auslösende Faktoren	Vorgeschichte	Schmerz-lokalisation	Bewegungs-einschränkung	Konstante oder intermittierende Schmerzen	Schmerzverhalten während der Bewegungstests	Schmerzverhalten nach den Bewegungstests	Nerven-dehnungstests	Physiotherapie
Spinale Enge Foraminale Enge	Gehen Stehen Extension der Wirbelsäule	Seit Jahren zunehmende Beschwerden	In eine oder mehrere Extremitäten ausstrahlend evtl. Beinbeschwerden bei zervikaler Enge	Kann vorhanden sein oder fehlen	Intermittierend	Verstärkung durch Extension Besserung durch Flexion	Keine Veränderung	Negativ oder positiv	Keine anhaltende Besserung durch Physiotherapie
Chronifiziertes Schmerzsyndrom	Fluktuierend, immer wechselnde Auslöser	Seit über 3 Monaten, meist Jahren	Diffuse Schmerzen in vielen Bereichen des Körpers, häufig nicht dermatombezogen	Kann vorhanden sein oder fehlen	Konstant	Fluktuierende Veränderungen Meist alle Bewegungen verschlechternd	Fluktuierende Veränderungen Meist alle Bewegungen verschlechternd	Negativ oder positiv	Vielfältige Aktivierung des Patienten trotz Schmerzen Evtl. in Kombination mit Verhaltenstherapie
Psychosoziale Faktoren	Fluktuierend, immer wechselnde Auslöser	Seit Tagen bis Jahren	Diffuse Schmerzen in vielen Bereichen des Körpers Fluktuierende Angaben	Kann vorhanden sein oder fehlen	Konstant oder intermittierend	Fluktuierende Veränderungen Meist alle Bewegungen verschlechternd Demonstrative Schmerzäußerung	Fluktuierende Veränderungen; meist alle Bewegungen verschlechternd	Negativ oder positiv Deutliches Zeichen: Diskrepanz zwischen SLR und Langsitz	Nach Absprache mit dem behandelnden Arzt Evtl. physiotherapeutisch nicht beeinflussbar
Tumor	Keine	Seit Monaten zunehmende Beschwerden Allgemeines Unwohlsein Evtl. Tumorerkrankung in Vorgeschichte	Kann diffus oder eindeutig einer anatomischen Struktur zuordenbar sein	Kann vorhanden sein oder fehlen	Konstant	Kein Effekt	Keine Veränderung	Negativ oder positiv	Keine Besserung durch Physiotherapie

5 Therapieablauf

5.1 Bestandsaufnahme

Die klinischen Richtlinien zur Behandlung von Rückenschmerzen stimmen international weitgehend überein. Der Vergleich von 11 Richtlinien aus 11 Ländern in englischer, deutscher oder dänischer Sprache zeigte große Übereinstimmung bezüglich der diagnostischen Klassifikation sowie diagnostischer und therapeutischer Maßnahmen (Koes et al. 2001). Demnach sind Studienergebnisse aus anderen Ländern vermutlich gut auf Deutschland übertragbar.

In vielen Fallsammel- und wenigen kontrollierten Studien wurde der Verlauf der Erkrankung bei Patienten mit Rücken-, Nacken- und in die Extremitäten ausstrahlenden Schmerzen untersucht. Nur teilweise wurden ausschließlich Patienten mit radiologisch gesichertem Bandscheibenvorfall in diesen Serien beschrieben (Weber 1983, Saal u. Saal 1989, Saal et al. 1990, Bush et al. 1992, Zentner et al 1997, Vroomen et al. 2000, Atlas et al. 2001, Weinstein et al. 2006a und b).

In anderen Studien waren die Einschlusskriterien nur klinisch definiert (Weber 1994, Faas et al. 1995, Indahl et al. 1995, Malmivaara et al. 1995, Stankovic u. Johnell 1995, Cherkin et al. 1998, Seferlis et al. 1998, Mannion et al. 1999, Kjellman u. Oberg 2002, Petersen et al. 2002). Die Verläufe wurden sowohl bei akuten als auch chronischen Beschwerden untersucht. Ziel der Studien war meist die Differenzierung wirksamer und unwirksamer Therapiemaßnahmen sowie die Durchführung von Kosten-Nutzen-Analysen.

Dabei stellt sich zunächst die Frage nach dem Spontanverlauf der Erkrankungen ohne spezifische Therapiemaßnahmen. Der Begriff *Spontanverlauf* ist dahingehend zu relativieren, dass die überwiegende Zahl der Patienten aufgrund professioneller oder nichtprofessioneller Konsultation spezifische Maßnahmen durchführt, um ihr Leiden zu lindern.

Weber et al. (1993) empfahlen im Rahmen einer doppeltblinden plazebokontrollierten Studie zur Untersuchung des Effekts des nichtsteroidalen Antirheumatikums Piroxicam bei 208 Patienten mit deutlichen akuten lumbalen radikulären Symptomen und Zeichen Bettruhe für 1 Woche und danach langsam gesteigerte Aktivität ohne begleitende Physiotherapie. Als Schmerzmittel wurde nach Bedarf zusätzlich Parazetamol eingesetzt. Die Autoren beobachteten bei 70 % der Patienten nach 4 Wochen eine deutliche Besserung der Bein- und Rückenschmerzen und 60 % der Patienten waren arbeitsfähig. Dreißig Prozent waren jedoch auch noch nach 1 Jahr bei der Arbeit und bei Aktivitäten des täglichen Lebens behindert. Die Ergebnisse der Gruppe, die Piroxicam einnahm, entsprachen den Ergebnissen der Kontrollgruppe (Weber et al. 1993).

Indahl et al. (1995) untersuchten im Rahmen einer randomisierten Studie 975 Patienten mit Rücken- und in die Beine ausstrahlenden Schmerzen, teilweise mit neuroradiologisch nachgewiesenem Bandscheibenvorfall.

Die 1. Gruppe erhielt ausführliche Informationen über die Mechanik der Wirbelsäule, Bandscheibenschäden sowie eine mögliche Entzündung und die Aufforderung, die Wirbelsäule ohne Furcht möglichst normal zu bewegen. Eine weiterführende Therapie fand nicht statt.

Die 2. Gruppe bekam keine derartigen Instruktionen und diente als Kontrollgruppe. Von Seiten der Studienleitung wurde nicht in die Behandlung eingegriffen. Die Patienten der Kontrollgruppe wurden nach den in Norwegen üblichen Maßgaben behandelt. Die 1. Gruppe zeigte eine hoch signifikant bessere Reduktion der Dauer der Arbeitsunfähigkeit. Nach 200 Tagen waren nur 30 % der Patienten im Vergleich zu 60 % in der Kontrollgruppe arbeitsunfähig.

Diese Ergebnisse weisen darauf hin, dass relativ einfache und kostengünstige Aufklärungsstrategien zu einer Verbesserung der Prognose oder zumindest einer Kostensenkung führen könnten.

Deyo und Phillips (1996) berichteten in einem Übersichtsartikel, dass etwa 80 % von Patienten mit unspezifischem Rückenschmerz eine Besserung erfahren, unabhängig von der Durchführung spezifischer Therapiemaßnahmen.

Dennoch tragen Rückenschmerzen durch langfristige ärztliche Betreuung und krankheitsbedingten Arbeitsausfall erheblich zur Belastung der Gesundheitssysteme bei. Als operationale Ziele der Physiotherapie könnten somit – im Vergleich zum Spontanverlauf ohne spezifische Therapie – eine Reduktion der Dauer der Arbeitsunfähigkeit, eine niedrigere Rate an dauerhafter Behinderung und eine geringere Rezidivrate definiert werden. Bei zahlreichen Therapieansätzen wurde nach diesen Kriterien kein Wirknachweis erbracht.

Massage
Obwohl in Deutschland häufig bei Rücken- und Nackenschmerzen Massage verordnet wird (Chrubasik et al. 1998), gibt es nur wenige randomisierte Studien, die ihre Wirkung untersuchen. Furlan et al. (2002) fanden bei einer systematischen Literaturrecherche 8 randomisierte Studien, die den Effekt klassischer und auf Akupunktur gestützter Massagen mit anderen therapeutischen Maßnahmen verglichen. Die Autoren kamen zu dem Schluss, dass Massage für Patienten mit subakuten und chronischen Rückenschmerzen hilfreich sein kann, besonders in Kombination mit Übungen und Information.

Dabei tritt jedoch die Frage auf, ob die Übungen und die Informationen alleine einer Therapieform mit zusätzlicher Massage unterlegen wären. Möglicherweise hat die passive Maßnahme der Massage sogar eine ungünstige Wirkung auf die Eigenaktivität des Patienten. Trifft außerdem die Hypothese zu, dass bei einem Bandscheibenschaden die Anspannung der Rückenstrecker ein Schutzmechanismus ist (Kap. 2), dann wäre eine Maßnahme mit dem Ziel der Senkung der Muskelspannung für Patienten mit Bandscheibenschäden eher kontraindiziert.

Balneotherapie
Diese Therapieform wird in der Regel in Kombination mit Physiotherapie verordnet und untersucht (Gerber et al. 1993, Chrubasik et al. 1998, Strauss-Blasche et al. 2000, Toepfer et al. 2002). Der therapeutische Nutzen von kurzzeitigen Wärmeanwendungen (z. B. Fangopackungen), wie sie in Deutschland bei Schmerzsyndromen häufig angewandt werden (Chrubasik et al. 1998), ist unklar.

Bettruhe
In der Literatur und nach internationalen Richtlinien zur Behandlung von Rückenschmerzen herrscht Einigkeit darüber, dass eine länger als 4 Tage dauernde Bettruhe zu vermeiden ist (Deyo u. Phillips 1986, van Tulder et al. 1997, Waddell et al. 1997, 1998, Koes et al. 2001, van Tulder et al. 2006).

Physiotherapie
Zur Physiotherapie liegen einige retrospektive, prospektive und randomisierte Therapiestudien vor.

Vergleichende Untersuchungen von operativer und konservativer Therapie
Weber (1983) zeigte in einer prospektiven randomisierten zweiarmigen Studie, dass konservativ behandelte Patienten (n = 66) mit einem lumbalen Bandscheibenvorfall nach 1 Jahr signifikant schlechtere Ergebnisse bezüglich Arbeitsfähigkeit, neurologischer Defizite, Schmerz und Beweglichkeit der LWS hatten als eine operierte Gruppe (n = 60), bei der eine offene Operationstechnik mit Fensterung zum Einsatz kam. Nach 4 und 10 Jahren waren jedoch keine signifikanten Unterschiede zwischen den beiden Patientengruppen mehr nachzuweisen. Die mittlere Dauer der Erholungsphase nach der Entlassung aus dem Krankenhaus war in der erfolgreich konservativ behandelten Gruppe kürzer (7 Wochen) als in der operierten Gruppe (11 Wochen; Kap. 12). Da sich in den letzten 20 Jahren nicht nur die Strategien der konservativen Therapie, sondern auch die Operationstechnik erheblich weiterentwickelt haben, können die Ergebnisse derartiger älterer Studien nur mit großen Einschränkungen auf die aktuelle Situation übertragen werden. In einer großen multizentrischen Studie mit 472 Patienten aus 11 Staaten der USA zum Vergleich von operativer und konservativer Therapie wurden die Verläufe von Patienten dokumentiert und bewertet, die wegen eines Bandscheibenvorfalls konservativ oder operativ behandelt wurden (Weinstein et al. 2006a und b). Der Versuch, die Patienten randomisiert einer Behandlungsstrategie zuzuführen, scheiterte. Die Hälfte der für eine Operation vorgesehenen Patienten wurde nicht operiert und 30 % der für die konservative Therapie randomisierten Patienten wurden operiert. Bezüglich der erfassten Parameter Schmerz, Funktion, Zufriedenheit, selbst eingestufter Verbesserung und Arbeitsfähigkeit zeigten sich keine signifikanten Unterschiede in den Gruppen. Zur Überlegenheit einer Behandlungsstrategie konnte auf Grund dieser Studie keine Aussage gemacht werden. Wie in der Untersuchung von Weber (1983) wurde auch in dieser neuen Untersuchung die konservative Therapie nicht näher festgelegt, sondern den jeweiligen Therapeuten überlassen (usual care). Nur 44 % der konservativ behandelten Patienten erhielten Physiotherapie. Obwohl die operierten Patienten mehr Beeinträchtigung

durch Schmerz und weniger Arbeitsfähigkeit angaben, waren sie zufriedener mit den Symptomen und der Gesundheitsfürsorge als die konservativ behandelten Patienten.

Vergleichende Untersuchungen konservativer Verfahren

Saal und Saal (1989) berichteten retrospektiv gute Ergebnisse bezüglich Arbeitsfähigkeit, Schmerzintensität und Inanspruchnahme des Gesundheitswesens bei Patienten mit lumbalen Bandscheibenvorfällen (n = 64), die eine breite Palette an physiotherapeutischen Maßnahmen erhalten hatten. Hier fehlte jedoch eine Kontrollgruppe.

Bush et al. (1992) untersuchten in einer prospektiven einarmigen Studie klinisch und neuroradiologisch 165 Patienten mit lumbalen Wurzelkompressionssyndromen, die mit epiduralen Steroidinjektionen behandelt wurden. Nach 1 Jahr zeigten 86 % der Patienten eine zufriedenstellende Verbesserung der klinischen Symptome. Eine neuroradiologisch nachgewiesene Reduktion eines Bandscheibenvorfalles zeigte sich bei 64 von 84 Patienten. 14 % waren operiert worden.

Malmivaara et al. (1995) verglichen in einer randomisierten Studie bei Patienten mit akutem Rückenschmerz die Ergebnisse einer Patientengruppe I (n = 67), die 2 Tage Bettruhe einhielt, einer Gruppe II (n = 52), die stündlich 10-mal die Streckung der Wirbelsäule übten und einer Kontrollgruppe III (n = 67), die ihren gewöhnlichen Aktivitäten nachging. Kontrollgruppe III zeigte signifikant bessere Ergebnisse bezüglich Schmerzdauer- und -intensität, Beweglichkeit der Wirbelsäule in Flexion und Arbeitsfähigkeit als die beiden anderen Gruppen. Dies legt nahe, dass das stereotype Üben der Wirbelsäulenextension bei Patienten mit akuten unspezifischen Rückenschmerzen ebenso wenig sinnvoll ist wie strenge Bettruhe.

Faas et al. (1995) verglichen bei Patienten mit akutem Rückenschmerz randomisiert die Ergebnisse folgender 3 Gruppen: Gruppe I (n = 122) wurde nach den in den Niederlanden üblichen Maßgaben über rückenschonendes Verhalten informiert und medikamentös mit Analgetika behandelt (Kontrollgruppe). Gruppe II (n = 119) wurde 2-mal wöchentlich mit niedrig dosiertem Ultraschall (Plazebotherapie) behandelt und Gruppe III (n = 122) übte täglich vorgegebene Bewegungen in Flexion der Wirbelsäule. Bezüglich der Dauer der Arbeitsunfähigkeit war kein signifikanter Unterschied zwischen den 3 Gruppen nachzuweisen. Daraus lässt sich schließen, dass das stereotype Üben der Wirbelsäulenflexion bei Patienten mit akuten unspezifischen Rückenschmerzen keine sinnvolle Strategie ist.

Stankovic et al. (1995) berichteten in einer prospektiven randomisierten Studie, dass Patienten, die wegen akuter Rückenschmerzen physiotherapeutisch nach dem McKenzie-Konzept behandelt worden waren, in den 5 Jahren nach der Therapie weniger Rezidive erlitten und Krankheitstage in Anspruch genommen hatten als eine Kontrollgruppe, die an der Rückenschule teilnahm.

Cherkin et al. (1998) verglichen in einer randomisierten Studie in den USA Erfolg und Kosten von Chiropraxis, Physiotherapie nach dem McKenzie-Konzept (1981 u. 1986) und keiner spezifischen Therapie bei Patienten mit Rückenschmerzen. Chiropraxis und Physiotherapie erbrachten nur minimale, keine signifikant besseren Ergebnisse, verursachten aber erheblich höhere Kosten (Kap. 12).

Im Rahmen einer prospektiven randomisierten klinischen Studie wurden die Ergebnisse allgemeiner Übungen, Physiotherapie nach dem McKenzie-Konzept und einer Kontrollgruppe miteinander verglichen (Kjellman u. Oberg 2002). In die Untersuchung wurden 70 Patienten mit Nackenschmerzen eingeschlossen und nach 3 Wochen, 6 Monaten und 12 Monaten nachuntersucht. Alle 3 Gruppen zeigten gleichermaßen deutliche Verbesserungen bezüglich Schmerzintensität und Behinderung. Eine signifikante Besserung der *Distress and Risk Assessment Method Scores* (Erfassung von Überlastung und Risikofaktoren) zeigte sich nur in der nach dem McKenzie-Konzept behandelten Gruppe, ebenso wie eine geringfügige, nicht signifikant geringere Inanspruchnahme des Gesundheitswesens (Kjellman u. Oberg 2002).

Long und Mitarb. (2004) stellten die provokative Frage, ob die Art der physiotherapeutischen Übung eine Rolle für das Therapieergebnis spielt. Im Rahmen einer symptomorientierten mechanischen Untersuchung wurde bei 312 Patienten eine bevorzugte Bewegungsrichtung gesucht, die den Schmerz zentralisierte und reduzierte. Eine Patientengruppe übte anschließend in die bevorzugte, eine Patientengruppe in die nicht bevorzugte Bewegungsrichtung und eine dritte Gruppe übte ohne bestimmte Bewegungsrichtung. In der Gruppe, die in die bevorzugte Bewegungsrichtung übte, besserten sich die Symptome signifikant besser als in beiden anderen Gruppen. Dieses Ergebnis bestätigt also das Therapiekonzept des Einsatzes spezifisch gerichteter

Bewegungen. Die vorangegangene Auswahl an Studien und Ergebnissen zeigt die Notwendigkeit, Behandlungserfolge kritisch zu überprüfen und zu dokumentieren. Ausführliche Informationen über die Mechanik der Wirbelsäule, Bandscheibenschäden sowie eine mögliche Entzündung und die Aufforderung, die Wirbelsäule ohne Furcht möglichst normal zu bewegen, sowie Physiotherapie nach dem McKenzie-Konzept erzielten bei Patienten mit unspezifischen Rücken- oder Nackenschmerzen bezüglich einzelner Zielparameter bessere Ergebnisse als unspezifische Maßnahmen. Einige spezifische therapeutische Konzepte mögen also bestimmten Patienten helfen. Die Frage, welche Therapie welchem Patienten am besten hilft, wurde jedoch durch keine der genannten Studien beantwortet.

Spezifische Therapiemethoden müssen bezüglich ihrer Wirksamkeit bei bestimmten Krankheitsbildern untersucht werden. Dazu ist es notwendig, z. B. mithilfe von Testbewegungen der Wirbelsäule eine Hypothese über die Ursachen der Beschwerden aufzustellen und eine symptomorientierte Therapie durchzuführen. Die Ausführung stereotyper Übungen bei nicht näher spezifizierten Krankheitsbildern kann nicht hilfreich sein.

Weder die 1983 durchgeführte Studie von Weber noch die neuere multizentrische Untersuchung von Weinstein und Mitarb. ermöglichen die Entscheidung für oder gegen eine Operation aufgrund von wissenschaftlich untersuchten Gesichtspunkten. Eine derartige Untersuchung sollte die Ergebnisse einer definierten Operationstechnik, bei der die Nachbehandlung ebenfalls festgelegt und beschrieben ist, mit denen einer spezifischen Physiotherapie vergleichen. Nur aus solchen Untersuchungen können wissenschaftlich begründete Konsequenzen für die Behandlung der Patienten gezogen werden.

Nur Effekte, die sich schnell, d. h. während der Behandlung oder innerhalb von Tagen einstellen, lassen sich mit gewisser Wahrscheinlichkeit auf die Therapie zurückführen. Bei akuten Schmerzsyndromen beruht eine Verbesserung im Verlauf mehrerer Wochen eher auf dem natürlichen Spontanverlauf als auf der Akuttherapie, während im Falle von schon länger als 3 Monaten unverändert bestehenden chronischen Schmerzen eine langsame Verbesserung eher der Therapie zuzuschreiben ist.

Viele Autoren kamen zu dem Schluss, dass das Risiko, chronischen Schmerz zu entwickeln und dauerhaft eingeschränkt zu bleiben, mit der Dauer der Erkrankung steigt (Waddell 1996 u.

1998, Diener u. Leonhardt 1998, Hagen u. Thune 1998, Hasenbring et al. 1999, Loeser 1999, Werneke et al. 1999, Tölle u. Berthele 2001, Zieglgänsberger 2002). Dies unterstreicht die Notwendigkeit, eine schnelle Rückbildung der Beschwerden anzustreben.

Bei Patienten, deren Beschwerden durch einen Bandscheibenschaden oder -vorfall verursacht werden, verändern sich die Symptome schnell während der Bewegungen der Wirbelsäule (Kap. 4). Diese Veränderungen lassen sich mit gewisser Plausibilität auf die Therapie zurückführen.

5.2   Verlauf der Behandlung

Im Folgenden wird das von uns entwickelte Tübinger Konzept zur Physiotherapie bei Bandscheibenschäden beschrieben. Eckpunkte sind vom Patienten wiederholt durchgeführte Bewegungen der Wirbelsäule, Bewegungen der Extremitäten mit dem Ziel die Nervenbahnen zu mobilisieren und die Aktivierung der lokal stabilisierenden Muskulatur. In das Therapiekonzept wurde ergänzend die gezielte Behandlung von Paresen integriert. Außerdem enthält es detaillierte Übungsanleitungen zum Training von Beweglichkeit, Kraft, Koordination und Kondition, sodass der Patient bis zur normalen Belastbarkeit geführt werden kann. Funktionelle und zeitliche Zielpunkte werden dargestellt. Die Therapieempfehlungen für die Weiterbehandlung *nach* einer Bandscheibenoperation (S. 75) basieren ebenfalls auf dem *Tübinger Konzept.*

Die Wirksamkeit des beschriebenen Therapiekonzepts wird durch eigene prospektive einarmige Studien für Patienten mit lumbalen Bandscheibenvorfällen nahegelegt (Brötz et al. 2001 u. 2003). Für den Bereich von HWS und BWS liegen zwar positive klinische Erfahrungen vor, die aber nicht im Rahmen einer Studie dokumentiert wurden. Vergleichsstudien mit anderen Therapiekonzepten liegen bisher nicht vor.

5.2.1   Psychosoziale Aspekte

Im Verlauf des Heilungsprozesses lassen sich unter psychologischen Gesichtspunkten 3 Stadien abgrenzen (Übersicht in: Grawe 2000). Die Zuwendung eines Arztes oder Physiotherapeuten sowie die Anwendung definierter Maßnahmen oder die Verordnung eines Medikaments können die Zuversicht auf Hilfe und Hoffnung auf Heilung wecken. Dadurch bessert sich zunächst unspezifisch das Wohlbefinden des Patienten. Dieser Effekt ist dem Plazeboeffekt zuzuordnen (Montgomery u. Kirsch 1997, Cherkin 1998, Amanzio u. Benedetti 1999, De Pascalis et al. 2002, Hrobjartsson 2002, Kaptchuk 2002, Walach u. Sadaghiani 2002), der definitionsgemäß von der tatsächlichen Wirkung der angeblich heilenden Maßnahme unabhängig ist.

Zuversicht ist eine wichtige Voraussetzung für den Heilungsprozess, der sich in folgende 3 Phasen einteilen lässt:

Phase 1
- Der Patient sollte darin bestärkt werden, von einem positiven Verlauf der Erkrankung auszugehen, das Wohlbefinden bessert sich unspezifisch.

Phase 2
- Die Krankheitssymptome und -zeichen bessern sich.
- Auch Beweglichkeit, Kraft, Sensibilität, Koordination und Kondition werden besser.
- Der Grad der Behinderung nimmt ab.

Phase 3
- Die Besserung stabilisiert sich.
- Die psychosoziale Anpassung führt zur Wiederaufnahme aller Aktivitäten des täglichen Lebens, gegebenenfalls einschließlich der Arbeit oder zuvor ausgeübter Tätigkeit.

Der Therapeut ist mit verantwortlich dafür, dass der Patient nicht in einem der ersten beiden Phasen verharrt. Der Plazeboeffekt kann bewirken, dass der Patient immer wieder an einer uneffektiven Therapie teilnimmt, ohne dem Ziel der Wiedereingliederung in das normale Leben näher zu rücken (Deyo u. Phillips 1996). Diese Gefahr ist bei passiven Therapieformen besonders groß, bei denen der Patient weder eine Kontrolle besitzt noch eine Handlungsverantwortung übernimmt. Inzwischen besteht weitgehender Konsens darüber, dass Patienten mit Bandscheibenleiden in aller Regel umfänglich aufgeklärt werden und verantwortungsvoll aktiv an ihrer Heilung mitwirken sollten (Saal u. Saal 1989, Waddell 1998, 1996, Cherkin 1998, Chrubasik et al. 1998, Koes et al. 2001).

⊘ **Beachte:** *Psychosoziale Anpassung* umfasst:
- Besserung des Wohlbefindens;
- Besserung der Funktion;
- Stabilisierung und normale psychische und soziale Integration.

5.2.2 Funktionelle Aspekte

Bei einem Bandscheibenschaden lassen sich bis zur Wiederherstellung normaler Belastbarkeit die nachfolgend beschriebenen 4 Stadien abgrenzen.

Akute Phase

Mit Bewegungen und Belastungsänderungen gehen unmittelbar Veränderungen der Symptome einher. Beispielsweise wird bei der Ausführung günstiger Bewegungen der Schmerz zentralisiert und reduziert, während er sich bei ungünstigen Bewegungen peripheralisiert und verstärkt.

Geübt werden nur einzelne gezielte Bewegungen, die den Schmerz zentralisieren und reduzieren, und ungünstige Bewegungen konsequent vermieden.

Stabilisierung

Diese Phase der Heilung ist dadurch gekennzeichnet, dass die Symptome bei Bewegungen und Belastungen, die den Schmerz in der akuten Phase peripheralisierten und verstärkten, nicht mehr unmittelbar produziert und verstärkt werden. Medikamente können reduziert bzw. ganz abgesetzt werden.

Bewegungen der Extremitäten ergänzen die therapeutischen Übungen mit dem Ziel, die Nervengleitfähigkeit zu erhalten oder zu verbessern. Hinzu kommen rotatorische Bewegungen der Wirbelsäule in beide Richtungen.

Wiederherstellung der ursprünglichen Belastbarkeit

Bei anhaltender überwiegender Beschwerdefreiheit wird die symmetrische schmerzfreie Beweglichkeit der Wirbelsäule und der Extremitäten in alle Richtungen überprüft und gegebenenfalls geübt. Die Flexion der Wirbelsäule bessert sich häufig durch endgradiges Bewegen in Rotation, sodass die Flexion nicht explizit geübt werden muss.

Haltungs- und Bewegungskontrolle mit gezielter Aktivierung der lokal stabilisierenden Muskulatur werden geübt und trainiert. Maximalkraft und Schnellkraft der Muskulatur der Extremitäten und des Rumpfes werden ebenfalls trainiert. Paretische Muskeln müssen mithilfe von Physiotherapie in einer möglichst guten trophischen Verfassung gehalten werden (Sunderland 1979). Dies gelingt durch Aktivierung der Muskulatur im Rahmen ihrer Möglichkeiten.

Gleichzeitig muss für die freie Beweglichkeit der Gelenke gesorgt werden, die von der paretischen Muskulatur nicht endgradig bewegt werden können. Dies beugt auch Kontrakturen der Muskulatur vor. Zunächst werden einfache Bewegungen wie Treppensteigen, Kniebeugen, Zehengang, Fersengang, respektive einachsige endgradige Arm- und Handbewegungen sowie z. B. Liegestützen genutzt. Später werden komplexe Bewegungsabläufe wie Lauftraining und z. B. die „Sonnenanbetung" aus dem Yoga (Kap. 9) zur Verbesserung der Koordination und der Kondition ergänzt.

Für den Alltag des Patienten relevante spezielle Bewegungen werden so eingeübt, dass sich die Belastung auf den aktiven und passiven Halteapparat von Wirbelsäule und Extremitäten verteilt. Auf den Einsatz von Trainingsgeräten ist zugunsten von Übungen, die der Patient zu Hause selbstständig trainieren kann, weitestgehend zu verzichten.

Normale Alltagsbelastung und Vorbeugung

Mit zunehmender Belastbarkeit wird der Patient ermutigt, die Aktivitäten seines täglichen Lebens einschließlich seiner Arbeit wieder aufzunehmen. Im Alltag muss der Übungsaufwand auf ein realistisches, auf die Lebensumstände des Patienten individuell zugeschnittenes Maß reduziert werden.

Als minimale prophylaktische Maßnahme sollte die gesamte Wirbelsäule regelmäßig, wiederholt vor dem Aufstehen und im Verlauf des Tages bis zum Bewegungsende gestreckt und über den Tag regelmäßig aktiv aufgerichtet werden. Optimal sind morgens, mittags und abends durchgeführte 15-minütige Übungseinheiten, die alle genannten Aspekte abdecken.

⬦ **Beachte:** *Funktionsveränderung* beinhaltet:
- Akute starke Schmerzen mit schnellen Veränderungen;
- Stabilisierung mit verminderten bis verschwundenen Schmerzen ohne schnelle Verschlechterung bei Belastung;
- Wiederherstellung der ursprünglichen Belastbarkeit;
- Alltag mit vorbeugenden Übungen bei normaler Belastbarkeit.

5.2.3 Zeitliche Aspekte

Der zeitliche Verlauf der Heilung hängt vom Ausmaß der Schädigung und der Effizienz der Wundheilungsprozesse ab, die durch Pharmaka (z. B. Kortikosteroide) oder unabhängige Begleiterkrankungen (z. B. Diabetes mellitus) beeinträchtigt werden kann. Dies wirkt sich auch auf die Dauer der Arbeitsunfähigkeit aus, die zusätzlich von der Art und individuellen Gestaltungsmöglichkeit der Arbeit abhängt. Um zu vermeiden, dass der Patient seine Beschwerden durch ungünstige Verhaltensweisen (z. B. Sitzen, Beugen) verschlimmert, sollte die Physiotherapie sofort nach dem Auftreten von Schmerzen beginnen.

Akute Phase

Die akute Entzündungsphase dauert nach jeder Gewebsverletzung ca. 5 Tage (Kap. 2). In dieser Zeit sollte bei erfolgreicher Therapie eine deutliche Besserung aller Symptome erreicht und die maximale Schmerzausstrahlung reduziert werden (Zentralisierung). Wegen der schnellen Veränderung der Symptome und damit auch der als hilfreich identifizierten Übungen sollten die ersten 5 Therapieeinheiten an 5 aufeinander folgenden Tagen stattfinden. Die Behandlungszeit beträgt 30–60 Minuten.

Stabilisierung

Der Behandlungseffekt stabilisiert sich in der Regel nach 7–10 Tagen. Zu diesem Zeitpunkt sollten die Schmerzmittel ohne Zunahme der Beschwerden morgens reduziert und schließlich abgesetzt werden. Die Behandlungsfrequenz lässt sich auf 2 Therapieeinheiten pro Woche reduzieren.

Wiederherstellung der ursprünglichen Belastbarkeit

Zur Wiederherstellung der Funktion dient die Belastungssteigerung. Die Behandlungsfrequenz kann auf 1 Therapieeinheit pro Woche oder alle 2 Wochen reduziert werden. Zunehmende Belastbarkeit und Arbeitsfähigkeit sind nach 2–6 Wochen anzustreben.

Normale Alltagsbelastung und Vorbeugung

Eine Kontrolluntersuchung und Beratung bezüglich des Trainings im Alltag sollte etwa 8 Wochen nach dem Behandlungsbeginn durchgeführt werden. Nach einem Bandscheibenvorfall mit neurologischem Defizit ist mit einer Regenerationszeit bis zur vollkommenen oder weitgehenden Reduktion von Paresen und Sensibilitätsstörungen von bis zu 1 Jahr zu rechnen.

> **Beachte:** *Zeitlicher Verlauf*
> • Innerhalb von 5 Tagen: deutliche Verbesserung aller Symptome sowie Zentralisierung des Schmerzes;
> • 2.–3. Woche: Absetzen der Medikamente und zunehmende Belastbarkeit;
> • 2.–6. Woche: gute Belastbarkeit, Arbeitsfähigkeit;
> • Innerhalb eines Jahres: volle Belastbarkeit, vollkommene oder weitgehende Rückbildung neurologischer Defizite.

Bei Patienten mit einem Bandscheibenvorfall, radikulären Schmerzen und neurologischen Defiziten ist bei mangelndem Erfolg der Physiotherapie nach 5 Therapieeinheiten eine abschwellende und entzündungshemmende Behandlung mit Kortikosteroiden oder auch eine Operation in Erwägung zu ziehen (S. 74).

5.3 Grundsätzliches Vorgehen bei der Physiotherapie von Patienten mit Bandscheibenschäden

Das Vorgehen gilt gleichermaßen für alle Wirbelsäulenabschnitte. Die speziellen Aspekte der HWS, BWS und LWS finden sich in den entsprechenden Kapiteln (Kap. 6-8).

5.3.1 Befunderhebung und Dokumentation

Zunächst werden in jeder Therapieeinheit der Kontrollbefund (Kap. 4 u. Kap. 6-8, *Befundbogen*) erhoben und alle relevanten subjektiven (Symptome) und objektivierbaren Parameter (Zeichen) dokumentiert. Die Testbewegungen der Wirbelsäule werden wiederholt und wie in der Diagnostik beurteilt. Im Gegensatz zur Diagnostik in der 1. Therapieeinheit, in der nicht weiter getestet wird, wenn die Testbewegung zur Zentralisierung der Schmerzen führte, werden im Verlauf der folgenden Therapieeinheiten alle Bewegungen der Wirbelsäule getestet. Bewegungen, die den Schmerz verstärken und peripheralisieren, werden nicht endgradig und nicht wiederholt getestet.

Die Dokumentation beinhaltet die getesteten Bewegungen und die Veränderungen von Schmerz und Beweglichkeit der Wirbelsäule und des Nervensystems. Nach jeder Testbewegung werden Schmerzbereich, Schmerzintensität und Nervendehnungszeichen untersucht und dokumentiert.

Aufgrund dieser Befunde erfolgt die Festlegung der Therapiebewegungen und die Anleitung des Patienten zum Eigentraining. Die Dokumentation der Befunde in jeder Therapieeinheit macht den Behandlungsverlauf für den Therapeut, den Arzt und den Patienten nachvollziehbar.

5.3.2 Prüfen und Üben der Therapiebewegungen

Aus den Bewegungstests ergibt sich in aller Regel zunächst *1* Bewegung, die die Symptome verbessert. Diese soll der Patient selbstständig jede Stunde in der Regel 10-mal in direkter Folge mit dem größten ihm möglichen Bewegungsausmaß wiederholen. Erhält der Patient mehrere Übungen gleichzeitig als neue Strategie, lässt sich nicht beurteilen, durch welche Übung sich die Symptome verschlechterten oder verbesserten. Der Patient wird instruiert, beim selbstständigen Üben die Symptome genauso zu beobachten wie während der Therapiesitzungen.

Mindestens in den ersten beiden Therapieeinheiten werden ausschließlich Bewegungen genutzt, die der Patient selbstständig durchführt. Dies verdeutlicht ihm, dass er durch sein eigenes Tun zu seiner Heilung beitragen kann und soll. Nur in Ausnahmefällen werden zur Intensivierung des reduzierenden Effekts ab der 3. Therapieeinheit zusätzliche passive Bewegungen der Wirbelsäule ergänzt. Passive Bewegungen der Extremitäten, mit dem Ziel die Nervengleitfähigkeit zu verbessern, können nach der akuten Phase erforderlich sein.

Im Verlauf der Heilung verändern sich die therapeutisch nützlichen Bewegungen. Am Anfang sind beispielsweise einseitige Bewegungen notwendig, die später durch symmetrische ersetzt oder durch zusätzliche Bewegungen ergänzt werden. Aus diesem Grund sollte die Therapie zunächst an *mindestens 5 aufeinander folgenden Tagen* erfolgen. Grundsätzlich wird immer nur *1* Übung verändert, um festzustellen, ob die Veränderung eine gute oder schlechte Auswirkung auf die Symptome hat. Auch sollten weder die Medikamenteneinnahme noch alltägliche Tätigkeiten, wie z. B. die Wiederaufnahme der Arbeit, gleichzeitig mit den Übungen verändert werden.

Zusätzlich zu den Therapiebewegungen werden Aktivitäten des täglichen Lebens geübt. Dazu gehören in jedem Fall das Liegen und Drehen im Bett, Aufstehen und Hinlegen, aufrechtes Hinsetzen, Sitzen und Aufstehen von der Toilette. Je nach dem wie ausgeprägt die Symptome des Patienten sind, folgen Haltungsschulung im Stehen und Gehen sowie die Schulung der optimalen Haltung und Bewegung am Arbeitsplatz. Das Gehen wird sobald wie möglich als therapeutische Bewegung genutzt. Die ungünstigen Haltungen und Bewegungen müssen genau besprochen werden. In der Regel sollte das Sitzen und jede Beugung der Wirbelsäule vorübergehend unterlassen werden.

5.3.3 Instruktion und Information der Patienten

Das Bedürfnis der Patienten nach Information ist sehr groß (Indahl et al. 1995, Deyo u. Phillips 1996, Waddell 1996, Cherkin 1998, Burton et al. 1999). Daher sollten die Betroffenen durch den Arzt oder Physiotherapeuten über die Anatomie der Wirbelsäule, die Lage der Bandscheiben und Nerven, den Mechanismus eines Bandscheibenschadens und die Verletzung und Heilung des Faserrings aufgeklärt werden (Kap. 2). Gleichzeitig muss dem Patient erklärt werden, dass die Therapie von den klinischen Zeichen und Symptomen geleitet wird und die meisten theoretischen Erklärungen zur Therapie bei Bandscheibenleiden eher hypothetisch als durch adäquate Studien belegt sind. Die Patienten werden vor allem auch über den voraussichtlichen zeitlichen Verlauf der Erkrankung und die Wichtigkeit der aktiven Teilnahme an der Therapie informiert.

Da die Zusammenhänge kompliziert sind, wiederholen sich einzelne Fragen der Patienten. Der Therapeut sollte sich ausreichend Zeit nehmen, den Patienten so gut zu informieren, dass die konsequente Wiederholung der vereinbarten Übungen und die Einhaltung der Verhaltensregeln gewährleistet sind.

Bei der hier beschriebenen Therapie ist die Bereitschaft zur Zusammenarbeit (Compliance) weitgehend unabhängig von der Bildung, sozialem Status, Alter und Geschlecht. Allerdings ist hinreichende sprachliche Kommunikationsfähigkeit notwendig.

Beachte:

1. Instruktionen für den Patienten
- Übernehmen Sie die Mitverantwortung für Ihre Genesung!
- Beobachten Sie alle Symptome genau und zwar vor, während und nach den wiederholten Bewegungen!
- Beurteilen Sie, ob die Beschwerden besser, schlechter oder gleich geblieben sind!
- Tritt durch die vereinbarten Bewegungen eine Verschlechterung Ihrer Beschwerden auf, beenden Sie die Übungen! Der Schmerz sollte sich auf keinen Fall weiter nach außen und in das Bein oder den Arm verlagern.
- Eine vorübergehende Zunahme von Rücken- oder Nackenschmerzen bei gleichzeitiger Abnahme der Bein- oder Armschmerzen ist als Verbesserung zu werten.
- Führen Sie in den vereinbarten Zeitabständen die vorgegebene Anzahl von Wiederholungen der günstigen Bewegung aus! In den meisten Fällen haben sich 10 Wiederholungen pro Stunde bewährt.
- Vermeiden Sie konsequent die für Sie ungünstigen Haltungen und Bewegungen!

2. Drei Aspekte jeder Therapieeinheit
- Dokumentation der subjektiven, objektiven und objektivierbaren Befunde;
- Prüfen und Üben der Therapiebewegungen;
- Instruktion und Information des Patienten.

5.4 Mechanischer Einfluss der Therapie auf die Bandscheibenverletzung

Mehrere neuroradiologische Verlaufsuntersuchungen zeigen, dass Bandscheibenvorfälle im Verlauf von mehreren Monaten an Volumen verlieren können (Bush et al. 1992, Maigne et al. 1992, 1994, Slavin et al. 2001, Henmi et al. 2002, Reyentovich u. Abdu 2002). Zum Nachweis wurden Magnetresonanz- (MRT) und Computertomographie (CT) eingesetzt (Kap. 3). In den zitierten Studien wurden nur Patienten mit MRT oder CT nachuntersucht, deren Symptome sich im Rahmen verschiedener konservativer Behandlungsstrategien gebessert hatten. Der Zusammenhang zwischen der Größe der Bandscheibenvorfälle und den klinischen Symptomen und Zeichen bleibt somit nach wie vor unklar (Bush et al. 1992, Weber 1994, Komori et al. 2002). Zudem ist der Mechanismus unbekannt, der zu klinischen Veränderungen während der mechanischen Therapie führt.

McKenzie (1986) vermutete, dass Druck auf die Bandscheibe im Bereich des verletzten Anulus fibrosus die Bandscheibenverlagerung reduzieren kann. Andere Autoren diskutieren Dehydrierung, Verlagerung in den intervertebralen Raum oder Resorption durch Entzündung als Ursache der Veränderung des Erscheinungsbilds von Bandscheibenvorfällen in CT und MRT (Bush et al. 1992, Maigne et al. 1992, 1994, Ikeda et al. 1996, Slavin et al. 2001, Henmi et al. 2002). Zur Klärung der Frage, welche mechanischen Einflüsse die wiederholten endgradigen Bewegungen der Wirbelsäule auf das prolabierte Bandscheibengewebe und auf die gereizte Nervenwurzel bei Patienten mit lumbalem Bandscheibenvorfall und passendem Wurzelreizsyndrom haben, untersuchten wir 11 Patienten mit der Magnetresonanztomographie (MRT). Vor der ersten Physiotherapie und 3–7 Tage später, im Median nach der 5. Physiotherapie, wurde ein Kontroll-MRT angefertigt. Die Ausdehnung und der Wassergehalt des Bandscheibengewebes wurden beurteilt und die Symptome der Patienten zu den jeweiligen Messzeitpunkten dokumentiert. Bei allen 11 Patienten hatten sich die Symptome deutlich bis hin zur Beschwerdefreiheit gebessert. Die MRT-Aufnahmen zeigten jedoch keine Veränderung (Brötz et al. 2008). Die Hypothese, dass die gezielten Bewegungen das Bandscheibengewebe von der Nervenwurzel weg verlangern, wurde somit nicht bestätigt.

Aus den Mechanismen, die zu einer Bandscheibenschädigung führen, und klinischen Beobachtungen lässt sich schließen, dass die Extension des betroffenen Wirbelsäulenabschnitts meist eine nützliche Therapiebewegung ist (Kap. 6–8). Es ist denkbar, dass die Extension Druck auf den dorsalen Anteil der Bandscheibe ausübt, wodurch sich die verlagerte Gallertmasse nach vorne schiebt (McKenzie 1986, Adams et al. 2000). Auf diese Weise könnte eine Reduktion der Symptome erreicht werden.

Da sich die Gallertmasse vermutlich nur langsam in Bewegung setzt, ist es notwendig, die therapeutischen Bewegungen wiederholt und endgradig auszuführen. Bei einem Bandscheibenvorfall erscheint die Verlagerung in die ursprüngliche Position unwahrscheinlich. Ob diese Überlegungen für alle Patienten zutreffen, bei denen die Bewegungen zu einer Reduktion der Symptome führt, bleibt offen.

Möglicherweise bewirkt das Bewegen in eine bevorzugte, zentralisierende Bewegungsrichtung durch Druck eine Dehydrierung des Bandscheibenvorfalls. Außerdem könnte eine bessere Durchblutung im Bereich der Bandscheibenschädigung zur Beschleunigung biochemischer Prozesse und zur Reduktion der Konzentration von Schmerzmediatoren beitragen.

Bei einem akuten lumbalen Bandscheibenvorfall kann die Fähigkeit, innerhalb von 5 Tagen die Wirbelsäule endgradig zu strecken, als Hinweis auf einen guten Heilungserfolg gewertet werden (Kopp et al. 1986, Alexander et al. 1992, Brötz et al. 2001 u. 2003). Entsprechend kann die Vermeidung von Flexion zu Schmerzlinderung bei chronischen Rückenschmerzen beitragen (Snook et al. 1998).

Obwohl die endgradige wiederholte Extension der Wirbelsäule bei den meisten Patienten den Schmerz zentralisiert und reduziert, ist es nicht sinnvoll, diese Bewegung stereotyp für alle Patienten mit Bandscheibenschäden als Therapiebewegung zu nutzen. Im Zusammenhang mit einem Bandscheibenvorfall kann die geschwollene Nervenwurzel nämlich im Foramen intervertebrale komprimiert werden. Bei einem intraforaminalen Bandscheibenvorfall, bei dem zusätzlich das Bandscheibengewebe als Raumforderung wirkt, ist die Behandlung besonders schwierig. Bewegungen, die in dem betroffenen Bereich einen günstigen Druck ausüben (Extension, Rotation, Lateralflexion zur betroffenen Seite), können gleichzeitig zu einer weiteren Einengung des Foramen intervertebrale und einer zusätzlichen Kompression der Nervenwurzel führen. Folgerichtig müssen die Bewegungen bezüglich der Intensität so moderat eingesetzt werden, dass sie zwar für die Bandscheibenverlagerung effektiv, aber für die Nervenwurzel nicht schädigend wirken.

Alleine die mechanischen diagnostischen Tests führen zur momentan günstigsten Bewegung. In der akuten Phase, wenn Symptome einseitig ausstrahlen oder ein Shift vorhanden ist, sind häufig zunächst asymmetrische Bewegungen in Rotation oder Lateralflexion oder zur Shiftkorrektur (Kap. 6) notwendig. Bei manchen Patienten mit lumbalen Bandscheibenschäden zentralisiert der Schmerz zunächst mit Flexion der Wirbelsäule im Liegen. Obwohl der Mechanismus dieser Verbesserung rätselhaft ist, sollten sich die therapeutischen Bewegungen an den Symptomen orientieren.

Die Fähigkeit, die Wirbelsäule zu strecken, wird bei akuten und chronischen Schmerzen im Bereich der HWS, BWS und LWS als Kontrollparameter genutzt. Sobald die Extension ohne Zunahme der Schmerzen möglich ist, wird sie als therapeutische Bewegung geübt. Eventuell ersetzt sie dann vorher genutzte asymmetrische oder flektierende Bewegungen.

Im Rahmen der Stabilisierung und Wiederherstellung der normalen Funktion wird die schmerzfreie endgradige Beweglichkeit der Wirbelsäule in Extension, Rotation, Lateralflexion, Translation und Flexion getestet und gegebenenfalls geübt (Kap. 6 – 8).

Lesekeil
Das entspannte Liegen in Bauchlage mit leicht erhöhtem Oberkörper bietet eine günstige Abwechslung zum üblichen gebeugten Alltag. Sobald der Patient ohne Zunahme seiner Beschwerden auf dem Bauch liegen kann, sollte er möglichst viel Zeit in dieser Position verbringen.

Die durch einen *Lesekeil* unterstützte Bauchlage hat sich zum Lesen und Arbeiten vielfach bewährt (Abb. 5.1). Günstige Maße für den Schaumstoffkeil sind ein Raumgewicht von 35 (Maß für die Härte), 26 cm hoch, 32 cm breit und 50 cm lang. Derartige Keile sind nicht im Handel erhältlich, sondern müssen direkt bei Schaumstoffherstellern bestellt werden. Bei Verordnung des Keils durch den behandelnden Arzt übernehmen manche Krankenkassen die Kosten für die Anschaffung.

Der Keil kommt bei Patienten mit einem Bandscheibenvorfall in der Klinik sowie ambulant und in der weiteren Nachsorge zur Vorbeugung vor Nacken- und Rückenschmerzen oder der Wiederholung eines Bandscheibenvorfalls zum Einsatz. Auch nach einer Bandscheibenoperation kann man sich in dieser unbelasteten Position sinnvoll beschäftigen und gleichzeitig die Streckfähigkeit der Wirbelsäule wieder herstellen.

5.5   Mobilisation des Nervensystems

Schon im 19. Jahrhundert wurde Nervendehnung als nützliche Strategie bei der Behandlung neurologischer Störungen beschrieben, besonders bei Tuberkulose, Tabes dorsalis (Rückenmarkschwindsucht) und Ischialgie (Sugar 1990). In Frankreich und England kamen sogar chirurgische Eingriffe zum Einsatz, bei denen der freigelegte Nerv direkt gedehnt wurde. Auf diese Weise wurden vorwiegend der N. ischiadicus und der Plexus brachialis behandelt. Die Krankheitsbilder, die mit dieser Therapie gelindert werden sollten, reichten von Schmerzsyndromen, Tetanus, Epilepsie und peripheren Paresen bis hin zur Ataxie (Cavafy 1881, Marshall 1883).

Allerdings lassen sich die Diagnostik und die Zuordnung von Symptomen zu bestimmten Krankheitsbegriffen aus dieser Zeit nicht mit den heutigen Erkenntnissen beurteilen. So kann beispielsweise über die Frage, welche Arten von Ataxie auf diese Art und Weise behandelt wurden, nur spekuliert werden.

Cavafy (1881) beschrieb 17 Patienten mit Ataxie, die mit operativen Nervendehnungen behandelt wurden. Diese Patienten hatten teilweise zusätzlich heftige Schmerzen. Nach der Behandlung sei bei manchen eine Besserung der Schmerzen und der Ataxie beobachtet worden.

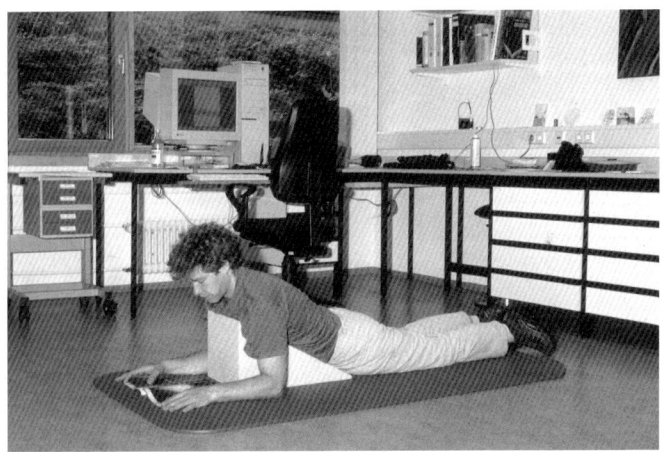

Abb. 5.**1** Durch einen Lesekeil unterstützte Bauchlage.

Zur Dehnung des N. ischiadicus legte der Chirurg in Höhe der Glutäalfalte oder tiefer den Nerv frei, umfasste ihn mit einem Haken oder mit dem Finger und zog kräftig daran. Auch das Aufhängen des Beines an dem so freigelegten Nerven wurde beschrieben. Die Operationen fanden unter Chloroformnarkose oder einer nicht näher beschriebenen Lokalanästhesie statt. Die Ergebnisse der Behandlungen reichten von beeindruckenden Verbesserungen (bei Neuralgien) bis hin zu Todesfällen (bei Tetanus; Cavafy 1881, Symington 1882, Marshall 1883).

Heute besteht die Vorstellung, Nerven eher zu mobilisieren als zu dehnen. Bei Bandscheibenschäden, aber auch bei neurologischen Erkrankungen wie dem Guillain-Barré-Syndrom und Subarachnoidalblutungen lösen Bewegungen der Extremitäten und der Wirbelsäule Schmerzen aus. Diese Schmerzen werden vermutlich zumindest bei Bandscheibenschäden durch eingeschränkte Gleitfähigkeit der Nerven ausgelöst. Deshalb stellt die Wiederherstellung der Gleitfähigkeit mithilfe gezielter Bewegungen ein plausibles Behandlungskonzept dar.

Grundsätzlich werden bei jeder Bewegung auch neurale Strukturen bewegt. Bei einer Massage kommt es zur Bewegung der durch die Muskulatur verlaufenden Nerven. Auch Mobilisationen der Wirbelsäule haben mechanische Einflüsse auf die Nervenwurzeln und das Zentralnervensystem. Bei jedem Schritt muss sich der Plexus sacralis in der Spielbeinphase verlängern und in der Standbeinphase verkürzen.

Zur gezielten Mobilisation des Nervensystems haben sich überwiegend die *Gleit-* und die *Spannungstechniken* bewährt (Maitland 1994, Butler 1998).

Gleittechniken

Bewegungen der Extremitäten oder der Wirbelsäule werden so ausgeführt, dass zu behandelnde Nerven bzw. Nervenwurzeln nie unter volle Spannung geraten. Während der Nerv über einem Gelenk gespannt wird, wird er über dem Nachbargelenk entspannt. Als Bewegungsmuster dienen beispielsweise die Nervendehnungstests *(Straight leg raise, Prone knee bend, Upper limb tension test, Slump;* Kap. 6 – 8).

Spannungstechniken

Bewegungen der Extremitäten oder der Wirbelsäule werden so ausgeführt, dass ein oder mehrere Nerven unter maximale Spannung kommen. Als Bewegungsmuster können auch hier die Nervendehnungstests dienen.

5.5.1 Progressionsstufen der Behandlungsintensität

Der Patient wird aufgefordert, durch die Therapie hervorgerufene Veränderungen seiner Symptome sofort mitzuteilen. Die Behandlungsmethode und -intensität richten sich nach der Art und der Irritierbarkeit der Symptome (Kap. 4). Hierbei sind Schmerzintensität, Lokalisation und Qualität von Sensibilitätsstörungen sowie die Beweglichkeit relevante Gesichtspunkte.

Um eine Fortführung der Behandlung zu rechtfertigen, sollte die Schmerzintensität durch die Physiotherapie nachlassen. Das Auftreten oder Verstärken von Sensibilitätsstörungen sollte vermieden werden. Bei einer Rückbildung der Sensibilitätsstörung verlagert sich die proximale Grenze der Störung nach distal. Die Besserung der Qualität verläuft meist von taub über pelzig, kribbelig, leicht reduziertes Gefühl bis zur kompletten Rückbildung der Störung. Eine Verschlechterung verläuft meist umgekehrt. Das Bewegungsausmaß, das bei den Nervendehnungstests ohne Zunahme der Symptome erreicht wird, gibt Aufschluss über die Veränderung der Beweglichkeit.

Durch Mobilisationstechniken an den Nerven ausgelöste *Schmerzen* entstehen häufig erst mehrere *Stunden nach den Übungen.* Deshalb muss grundsätzlich sehr vorsichtig mit wenig Spannung und wenigen Wiederholungen (zu Anfang 3-mal täglich je 3 Wiederholungen einer Bewegung) begonnen werden. Bewegungen der Extremitäten werden flüssig und langsam ausgeführt, ohne im Schmerz zu verharren. Widerstand, Ausweichbewegungen und reflektorische Muskelanspannung sind zu berücksichtigen. Passive Bewegungen sind effektiver und schonender als aktive.

Während der Physiotherapie bewegt der Therapeut die Arme oder die Beine des Patienten, wobei sich der Patient um Entspannung bemühen soll. Anschließend wird der Patient zum Eigentraining angeleitet. Häufig hat die Mobilisierung der nichtbetroffenen Extremität einen positiven Einfluss auf die Symptome. Ebenso wie ein Nervendehnungssschmerz in der betroffenen Extremität bei Bewegung der nichtbetroffenen Extremität ausgelöst werden kann (Kap. 4), ist bei dosierter Bewegung der nichtbetroffenen Extremität auch ein positiver Effekt auf der betroffenen Seite zu erreichen. Diese Wirkung lässt sich auf den Zug auf die betroffene Nervenwurzel zurückführen, der beim Bewegen der nichtbetroffenen Extremität entsteht.

In einer sehr irritierbaren Situation wird weit entfernt vom vermuteten Auslöser der Symptome behandelt (z. B. Dorsalextension im Sprunggelenk bei lumbalem Bandscheibenvorfall), wobei keine zusätzlichen Symptome ausgelöst werden sollten. Sobald die Symptome nur bei intensiver Bewegung auftreten und schnell wieder verschwinden, kann die Bewegung auch im anatomischen Bereich der vermuteten auslösenden Strukturen erfolgen.

Die nächste Progression der Behandlung besteht in der Steigerung der Wiederholungen. Danach wird mit stärkerer Spannung bewegt und das Auslösen von Schmerzen oder Gefühlsstörungen am Ende der Bewegung toleriert. Alle durch die Therapie ausgelösten Symptome sollten sich sofort nach dem Ende der therapeutischen Bewegungen wieder zurückbilden.

5.6   Beurteilung des Therapieerfolgs und Abwägen einer Änderung der Behandlungsstrategie

Um die Leidenszeit der Patienten möglichst kurz zu halten und der Chronifizierung von Schmerzen vorzubeugen, sollte nach den ersten 5 Therapieeinheiten beurteilt werden, ob der Behandlungserfolg befriedigend ist oder eine Änderung der Therapie sinnvoll erscheint. Gegebenenfalls muss die Diagnose überprüft werden. Bei therapieresistenten chronischen Schmerzen ist neben einer Operation auch die Behandlung psychosozialer Aspekte in Betracht zu ziehen (Kap. 11).

Zielparameter, die bei erfolgreicher Physiotherapie nach 5 Tagen erreicht werden sollten

Die unten aufgeführten Ziele haben sich in der klinischen Praxis als Beurteilungskriterien bewährt. Die Entscheidung, ob die Therapie befriedigend verlaufen ist, hängt zusätzlich von der Persönlichkeit und Erwartungshaltung des Patienten ab. Die Zufriedenheit korreliert manchmal nicht mit den objektivierbaren Parametern. Nahezu beschwerdefreie Patienten können unzufrieden sein, weil sie sich noch beeinträchtigt fühlen. Umgekehrt sind manche Patienten mit einer spürbaren Besserung zufrieden, obwohl sie nicht die angestrebten Ziele erreicht. Geduld

und die Bereitschaft, Krankheit und Leid für eine gewisse Zeit zu ertragen und aktiv an der eigenen Genesung mitzuwirken, sind günstige Voraussetzungen für den Erfolg der konservativen Therapie.

☞ Beachte:
Zielparameter nach 5 Tagen
- Zentralisierung der ausstrahlenden Schmerzen (gemessen in cm an Tag 1 und 5, Abstand auf der Haut vom Punkt der distalsten Schmerzprojektion bis zum betroffenen Wirbelsegment) um mindestens 20 %.
- Schmerzreduktion: Reduktion des maximalen Schmerzes in den letzten 24 Stunden auf der Visual analog scale (VAS) um mindestens 50 %.
- Verbesserung der Nervendehnungszeichen: Der Straight-leg-raise-Test ist in cm messbar und sollte eine Erhöhung um 50 % erreichen.
- Reduktion der Schmerzdauer (in Stunden) pro Tag um 50 %.
- Änderung bzw. Peripheralisierung der Sensibilitätsstörung um mindestens 5 cm.
- Muskelfunktionstest (MFT): Verbesserung des eventuellen Verlusts des Kraftgrads um jeweils 1 Kategorie (Kap. 3 u. 4).

☞ Zusammenfassung: Ablauf und Zielsetzung des physiotherapeutischen Konzepts
- Vor Beginn der therapeutischen Übungen wird eine ausführliche physiotherapeutische Diagnostik durchgeführt.
- Die Therapie beginnt sofort nach dem akuten Auftreten von Beschwerden, damit der Patient keine Wartezeit erdulden muss.
- Die ersten 5 Therapieeinheiten erfolgen an 5 aufeinander folgenden Tagen.
- Die Dauer der Therapieeinheiten richtet sich nach der individuellen Notwendigkeit, wobei in der Regel 30 – 60 Minuten angebracht sind.
- In jeder Therapieeinheit werden ein Befund dokumentiert und der Effekt der Übungen nach festgelegten Zielparametern kontrolliert.
- Unnütze und schädliche Maßnahmen werden nicht wiederholt.
- Der Patient wird angeleitet, aktiv und verantwortlich am Heilungsprozess mitzuwirken.
- Der Patient wird von der akuten Phase über die Stabilisierung, Wiederherstellung der Funktion bis zur Wiedereingliederung in das normale alltägliche Leben geführt.
- Die Anzahl der insgesamt notwendigen Therapieeinheiten richtet sich nach der Ausprägung der Beschwerden und der individuellen Heilungstendenz.

- Nach Abschluss der Behandlung soll der Patient arbeitsfähig, in den Aktivitäten des täglichen Lebens nicht eingeschränkt und zufrieden sein.
- Der Patient soll in der Lage sein, selbstständig zu üben und Rezidiven vorzubeugen.
- Die Inanspruchnahme des Gesundheitswesens soll nicht mehr notwendig sein.

Operationsindikationen

Die Gesichtspunkte, die die Operation eines Bandscheibenvorfalls als die sinnvollste Therapie erscheinen lassen, werden in der Literatur kontrovers diskutiert. Auch der Zeitpunkt, an dem eine Entscheidung für oder gegen eine Operation getroffen werden sollte, wird unterschiedlich angesetzt.

Nach internationalem Konsens ist die Operationsindikation bei folgenden neurologischen Störungen zu stellen (Weber 1983, Bush et al. 1992, AWMF 1997, Witt u. Stöhr 2003, Vroomen et al. 2000):
- Blasen- und Mastdarmstörungen;
- Reithosenanästhesie;
- Störungen im Bereich der Beine bei Bandscheibenvorfällen im Bereich der HWS und BWS ;
- Plötzlich aufgetretene Plegie oder hochgradige Parese;
- Therapieresistente Schmerzen.

Bei Patienten mit radikulären Schmerzen, Paresen oder Sensibilitätsstörungen lässt sich nach 5 Therapieeinheiten gut beurteilen, ob sich die Symptome befriedigend gebessert haben oder ob dem Patienten eine Operation anzuraten ist (Brötz et al. 2001 u. 2003). In den USA wird vor einer Bandscheibenoperation von vielen Autoren eine konservative Therapie von ca. 6–12 Wochen Dauer empfohlen (Weber 1983, Saal u. Saal 1989, Cherkin et al. 1994, Postacchini et al. 1996). In Holland erfolgt bei den meisten Patienten mit Nervenwurzelkompression erst nach einer 4–6-wöchigen Krankheitsdauer eine Operation (Vroomen et al. 2000).

Teilweise wird auch in der deutschen Literatur bei Bandscheibenvorfällen mit radikulären Syndromen eine mehrwöchige konservative Therapie vor einer Operationsentscheidung empfohlen (Witt u. Stöhr 2003). Die Ausprägung und die Dauer von Paresen werden als Gesichtspunkte diskutiert (Weber 1983, Saal et al. 1989, 1990, Dubourg et al. 2002, Postacchini et al. 2002). Umstritten ist, inwieweit bildgebende Verfahren zu einer Indikation für eine Operation führen

(Saal u. Saal 1989, Bush et al. 1992, Deyo u. Phillips 1996).

Die einzige randomisierte Studie, die die Ergebnisse von konservativer versus operativer Therapie bei Bandscheibenvorfällen untersucht, wurde von Weber (1983) durchgeführt. In dieser Arbeit fehlen jedoch genaue Daten zu den oben diskutierten Parametern.

Damit lässt sich die Indikationsstellung für eine Operation nach wie vor kaum auf wissenschaftlich kontrollierte Daten stützen. Dies zeigt sich auch in den unterschiedlichen Operationsraten: In den USA wird doppelt so häufig wie in den meisten europäischen Ländern und 5-mal häufiger als in England operiert (Deyo u. Phillips 1996).

Korrelieren die Beschwerden mit den durch bildgebende Verfahren dargestellten Störungen, werden Patienten mit ausdrücklichem Operationswunsch auch dann operiert, wenn nach den oben genannten Kriterien keine dringende Indikation besteht. Allerdings ist die Vorstellung mancher Patienten unrealistisch, mithilfe einer Operation ohne weitere Anstrengung eine schnelle und dauerhafte Lösung ihrer Probleme zu erreichen (Johannsen et al. 1993, Jonsson u. Stromqvist 1993, Barlocher et al. 2000, Nygaard et al. 2000, Atlas et al. 2001, Yorimitsu et al. 2001).

Retrospektiv lassen sich bei Patienten, die von einer konservativen Therapie nicht befriedigend profitierten, gewisse Gemeinsamkeiten erkennen. Folgende Aspekte verringern die Chance der erfolgreichen konservativen Therapie bei Patienten mit lumbalen Bandscheibenvorfällen:
- Lumbale Spinalkanalstenose (Saal u. Saal 1989, Kap. 5.1);
- Konstant reduzierter Straight-leg-raise-Test (Bush et al. 1992, Kap. 5.1);
- Weibliches Geschlecht (Bush et al. 1992);
- Höheres Alter (Bush et al. 1992).

5.7 Postoperative Therapie

Die Operationsverfahren sind vielfältig und dementsprechend variiert die Größe des Eingriffs. Für keine Operationstechnik ist ein spezifisches postoperatives Therapieprogramm definiert und wissenschaftlich untersucht. So entsprechen die Vorschläge für das postoperative Verhalten des Patienten und für die Physiotherapie den individuellen Ansichten des Operateurs bzw. der Physiotherapeuten der entsprechenden Abteilung. Sie reichen von der Aufforderung zu normaler

Bewegung und Belastung ab dem 1. postoperativen Tag bis hin zur Verordnung eines Korsetts oder einer Halskrause, die jegliche Bewegung verhindern (Carragee et al. 1996).

Auf Grund einer systematischen Literaturstudie zur Rehabilitation nach lumbaler Bandscheibenoperation kommen Ostelo und Mitarb. (2007) zu folgenden Ergebnissen: Es gibt keine Evidenz für die Notwendigkeit von Einschränkungen der Aktivität, und ein intensives Trainingsprogramm ist nützlich, besonders wenn es 4–6 Wochen nach der Operation begonnen wird. Zu dem Effekt eines sofortigen Beginns eines intensiven Trainingsprogramms nach der Operation haben Ostelo und Mitarb. (2007) keine Untersuchungen gefunden. Bei den untersuchten Patienten hat somit doch eine Einschränkung der Aktivität, nämlich für 4–6 Wochen kein intensives Training, stattgefunden. Eine randomisierte Studie, die aktives Training direkt nach der Operation eines lumbalen Bandscheibenvorfalles untersuchte, zeigte bessere Ergebnisse bei Patienten (n = 29), die sich früh und intensiv bewegten, als bei Patienten (n = 31), die mit einem weniger intensiven stabilisierenden Programm begannen, bezüglich des Straight-leg-raise-Tests 3 Wochen nach der Operation, der Schmerzintensität 6 und 12 Wochen nach der Operation, der Wirbelsäulenbeweglichkeit 12 Wochen nach der Operation und bezüglich der Zufriedenheit mit dem Operationsergebnis 2 Jahre nach der Operation (Kjellby-Wendt und Styf 1998).

Carragee et al. (1996) untersuchten in einer prospektiven nichtrandomisierten Studie in den USA 50 konsekutive Patienten mit neuroradiologisch nachgewiesenem Bandscheibenvorfall mit und ohne neurologischem Defizit. Alle wurden offen mikroskopisch an der Bandscheibe operiert. Sie erhielten keine postoperative Physiotherapie, sondern nur die Instruktion, sich ohne Einschränkungen zu bewegen und zu belasten. Die mittlere Dauer der Arbeitsunfähigkeit betrug nur 1,7 Wochen. 25 % der beschäftigten Patienten kehrten am nächsten Arbeitstag (Operation am Freitag, Aufnahme der Arbeit am darauf folgenden Montag) zur Arbeit zurück. Nach durchschnittlich 3,8 Jahren hatten 2 Patienten ihr Arbeitspensum reduziert und 3 Patienten nahmen täglich Schmerzmittel ein. Die übrigen Patienten, die zu Beginn der Studie arbeiteten (n = 46), konnten ihrer Arbeit wie gewohnt nachgehen.

Die von Carragee et al. (1996) erhobenen Daten legen nahe, dass eine postoperative Physiotherapie nicht notwendig ist. Andere retrospektive, prospektive und randomisierte Untersuchungen von Patienten, die sich einer offenen lumbalen Bandscheibenoperation unterzogen hatten, zeigten allerdings eine längere (41–260 Tage) postoperative Dauer der Arbeitsunfähigkeit, teilweise residuale Schmerzen und Rezidive (Johannsen et al. 1993, Kjellby-Wendt u. Styf 1998, Atlas et al. 2001, Yorimitsu et al. 2001, Weinstein et al. 2006a und b).

Aus diesem Grund sollten die subjektiven und objektivierbaren Parameter Schmerzintensität, Schmerzlokalisation, Muskelkraft, Beweglichkeit und Nervendehnungszeichen (Kap. 4) postoperativ kontrolliert und der Versuch unternommen werden, Defizite gegebenenfalls mithilfe der Physiotherapie zu behandeln.

Ziele der Physiotherapie sind neben einer möglichst kurzen Dauer der Arbeitsunfähigkeit die Vorbeugung der Chronifizierung postoperativ persistierender Schmerzen sowie der Einschränkungen in Aktivitäten des täglichen Lebens und von Rezidiven.

Sobald aus Sicht des Operateurs Bewegungen der Wirbelsäule erlaubt sind, sollten diese geübt werden. Die Extension der Wirbelsäule ist auch postoperativ eine wichtige Zielbewegung. Auf die Flexion ist zunächst zu verzichten, um ein Rezidiv und Dehnungsstress für die Operationsnarbe und das Nervensystem zu verhindern.

Nach der akuten Phase werden Bewegungen der Extremitäten ergänzt, um die Vernarbung der Nervenwurzel zu vermeiden. Dieser Aspekt der Behandlung ist nach der Operation besonders wichtig (Saal u. Saal 1990, Jonsson u. Stromqvist 1993, Brotchi et al. 1999, Ross 1999, Spencer 1999, Vogelsang et al. 1999, Krappel u. Harland 2001).

Die Phasen der Wundheilung sind zu beachten (Kap. 2). In der akuten Entzündungsphase etwa der ersten 5 Tage muss mit Vorsicht geübt werden. Unter Umständen wirkt die Narkose in dieser Zeit noch nach, und der Patient verspürt keine Schmerzen. In dieser Zeit besteht die Gefahr, die frisch operierte Wirbelsäule zu sehr zu belasten, sodass Schmerzen und Wundheilungsstörungen die Folge sein können.

Diese Symptome sind häufig zwischen dem 5. und 10. postoperativen Tag zu beobachten. Ab dem 5. postoperativen Tag wird die Belastung in Form von intensiverer Bewegung und Vergrößerung der Gehstrecke gesteigert. Der Ablauf der Therapie entspricht dann weitgehend dem konservativen Therapieprogramm (Hinweise zur Behandlung der einzelnen Wirbelsäulenabschnitte finden sich in den Kapiteln 6–8).

6 Lendenwirbelsäule

Spinale Schmerzsyndrome treten am häufigsten im Bereich der LWS auf. Entsprechend sind die damit verbundenen Pathologien am besten untersucht. Bandscheibenschäden im Bereich der LWS treten am häufigsten in den Höhen LWK4/5 und LWK5/SWK1 auf.

Definition Lumbalgie (Lumbago, Rücken- bzw. Kreuzschmerzen, Hexenschuss, Low back pain): Die Schmerzen werden zentral im Bereich der Wirbelsäule empfunden.

Definition Ischialgie (umgangssprachlich Ischias): Dabei handelt es sich um in Gesäß oder Bein ausstrahlende Schmerzen.

Definition Lumboischialgie: Der Begriff bezeichnet tiefen Rückenschmerz kombiniert mit ausstrahlendem Beinschmerz.

Im Folgenden werden die Sichtbefunde und die diagnostischen Tests für die LWS, die Beurteilungskriterien für die physiotherapeutische Diagnosestellung und der Therapieablauf bei einem Bandscheibenschaden beschrieben.

6.1 Befundbogen LWS (Abb. 6.1a–d)

Allgemeine Gesichtspunkte zum Ausfüllen der Befundbogen finden sich in Kapitel 4. Dazu gehören die Angaben zur Person und die Anamnese (Abb. 6.1a u. c), das Körperbild (Abb. 6.1b) und die Dokumentation des Schmerzes und der Sensibilitätsstörung (Abb. 6.1d). Zum besseren Verständnis werden einige Informationen aus den Kapiteln 4 und 5 hier nochmals wiederholt.

6.2 Sichtbefund

Im Sichtbefund werden die Haltung im Stehen und der Gangablauf beurteilt.

Shift

Bei Pathologien der LWS ist ein Shift durch eine seitliche Verschiebung des Schultergürtels gegenüber dem Becken gekennzeichnet (Abb. 4.1). Als Beurteilungskriterium können der freie Raum zwischen herunterhängenden Armen und Rumpf und Becken sowie der Abstand der Hände vom Oberschenkel dienen. Bei einem Shift nach links ist der linke Arm sichtbar weiter von Rumpf, Hüfte und Oberschenkel entfernt als der rechte.

Lendenlordose

Die normale zum Bauch hin konvexe Beugung der LWS wird als Lendenlordose bezeichnet, deren individuelle Variationsbreite groß ist. Dennoch lassen sich deutliche Abweichungen von der Norm beurteilen. Typisch für Patienten mit Bandscheibenschäden ist eine Entlordosierung der LWS (Abb. 4.1). Die Patienten wirken nach vorne gebeugt.

Hinken

Hinken ist durch einen asymmetrischen Gangablauf gekennzeichnet. Dabei lassen sich unterschiedliche Erscheinungsformen und Ursachen unterscheiden, wobei folgende 3 Gesichtspunkte betrachtet werden:
- Schrittlänge (Spielbeinphase);
- Dauer der Standbeinphase;
- Muskelfunktion (z. B. fehlender Abdruck, Fußheberparese).

In der Regel korreliert eine verkürzte Schrittlänge mit einem positiven Nervendehnungszeichen (Straight-leg-raise) und lässt sich mit einer Schmerzprovokation erklären, die durch Zug an der Nervenwurzel ausgelöst wird. Dieser Schmerz wird im Stand nicht provoziert.

Eine verkürzte Dauer der Standbeinphase korreliert normalerweise mit einer grundsätzlichen Zunahme der Beschwerden in Belastung, ist also im symmetrischen Stand für den Patienten

Wirbelsäulenbefund LWS a

Name: _____
Datum: _____

Aufnahmedaten
Therapeut: _____

Verdachtsdiagnose bei Anmeldung: _____

Geburtsdatum: _____

Beruf, Hobby: _____

Haltung, Belastung: _____

Arbeitsunfähig seit: _____

Auslösende Faktoren: _____

Dauer der aktuellen Episode: _____

Entwicklung: besser/gleich/schlechter
bisherige Therapie der aktuellen Episode: Physiotherapie/Fango/Massage/
　　　　　Schlingentisch/Chiropraxis/Injektionen/Medikamente/andere
Medikamente:　　　Benzodiazepine/NSAR/Steroide seit: _____

Vorgeschichte: _____

Physiotherapeutische Diagnose: _____

Begründung für die Diagnosestellung: _____

Wirbelsäulenbefund LWS b

Name: _____
Datum: _____

Körperbild

Markierung: ///// Schmerz ::::: Sensibilitätsstörungen
Alternativ werden Schmerzen rot und Sensibilitätsstörungen blau markiert

Wirbelsäulenbefund LWS c

Name: _____
Datum: _____
Besser:　　　　　nachts/morgens/tagsüber/abends/Ruhe/Bewegung
　　　　　　　　　Beugen/Strecken/Sitzen/Liegen/Stehen/Gehen
Schlechter:　　　nachts/morgens/tagsüber/abends/Ruhe/Bewegung
　　　　　　　　　Beugen/Strecken/Sitzen/Liegen/Stehen/Gehen
Husten/Niesen/Pressen
Trauma _____
Operation _____
Ungewollter Gewichtsverlust　ja/nein (_____ kg in _____ Wochen)
Reaktion auf wiederholte, endgradige Bewegungen
Ausgangssituation: _____

Bewegung	NT, ZE, EL, PR, PE, KE, ↑↓ BE, S, NB, NS	
	Veränderung während Bewegung	Veränderung nach Bewegung
Bauchlage, Unterarmstütz		
1 x Extension im Liegen		
5 x Extension im Liegen		
1 x Rotation im Liegen Knie re		
5 x Rotation im Liegen Knie re		
1 x Rotation im Liegen Knie li		
5 x Rotation im Liegen Knie li		
1 x Flexion im Liegen		
5 x Flexion im Liegen		
1 x Extension im Stehen		
5 x Extension im Stehen		
1 x Flexion im Stehen		
5 x Flexion im Stehen		
Andere:		

Wirbelsäulenbefund LWS Kontrollbefund d

Name: _____
Datum: _____
Medikamente: Benzodiazepine/NSAR/Steroide　　　Shift: re　li
　　　　　　　　　　　　　　　　　　　　　　　　　Hinken:　ja　nein
Lordose:　　　normal/akzentuiert/reduziert　　　Gehstrecke:
Schmerzen: Bereich, Aktivität und Intensität eintragen

0 1 2 3 4 5 6 7 8 9 10　　0 1 2 3 4 5 6 7 8 9 10
vor PT　　　　　　　　　　　nach PT

0 1 2 3 4 5 6 7 8 9 10　　0 1 2 3 4 5 6 7 8 9 10
maximal　　　　　　　　　　minimal　in den letzten 24 Stunden
Schmerzausstrahlung in cm vor PT _____ nach PT _____
Sensibilitätsstörungen
Bereich: _____
Charakter: _____ besser/gleich/schlechter
Muskelfunktionstest

	re	li		re	li
L3 Adduktoren			M. quadriceps		
L4 M. quadriceps			M. tibialis anterior		
L5 M. extensor hallucis longus			Abduktoren		
S1 M. triceps surae			Abduktoren		

Nervendehnungszeichen

SLR rechts:	SLR links:
PKB rechts:	PKB links:

Beweglichkeit

Flexion	Extension	Rotation:	Shift/Translation
Finger-Boden-		Knie re	re
Abstand		Knie li	li

Abb. 6.**1a–d** Befundbogen der LWS
(NT = nicht getestet, ZE = zentralisiert, EL = eliminiert, PR = produziert, PE = peripheralisiert, KE = kein Effekt, ↑ = Schmerz nimmt zu, ↓ = Schmerz nimmt ab, BE = bleibt besser, S = bleibt schlechter, NB = bleibt nicht besser, NS = bleibt nicht schlechter).

Der Befundbogen kann als PDF-Datei unter www.thieme.de runtergeladen werden.

ebenfalls spürbar. Bei manchen Patienten sind sowohl eine verkürzte Schrittlänge als auch eine verkürzte Dauer der Standbeinphase zu beobachten. Auf die Auswirkung von Paresen auf das Gangbild wird unter den Muskelfunktionstests eingegangen.

6.3 Diagnostische Tests

Die diagnostischen Tests umfassen die Muskelfunktions- und Nervendehnungstests sowie Testbewegungen der Wirbelsäule.

6.3.1 Muskelfunktionstests

Bei der Erstuntersuchung werden bei jedem Patienten Muskelfunktionstests der Kennmuskeln durchgeführt, die den Nervenwurzeln L4, L5 und S1 zugeordnet sind. Liegen der Verdacht auf die Kompression einer anderen Wurzel oder ein neuroradiologisch diagnostizierter Bandscheibenvorfall in einer anderen Höhe vor, werden zusätzlich die zugehörigen Kennmuskeln getestet. Die Prüfung des individuellen normalen Bewegungsausmaßes und der individuellen normalen Kraft erfolgen im Seitenvergleich.

Durchführung und Beurteilung

M. triceps surae (S1)
- Einbeinstand.
- Der Therapeut unterstützt den Patienten an BWS und Sternum, damit er das Gleichgewicht nicht verliert.
- Der Patient hebt die Ferse so weit vom Boden (Hochstemmen des Körpergewichts) wie möglich, wobei das Kniegelenk gestreckt bleibt.

Beurteilung
- Volle Kraft 5/5: 5-mal volles Bewegungsausmaß.
- 4/5:
  - weniger als 5-mal Anheben der Ferse;
  - leichtes Abheben der Ferse;
  - Fähigkeit, die Ferse vom Boden abgehoben zu halten, wenn ihr Anheben mit dem zusätzlichen Abdruck des anderen Beines ausgeführt wurde.
- 3/5: Untersuchung in Rückenlage: 5-mal volles Bewegungsausmaß in Plantarflexion im Sprunggelenk gegen kräftigen Widerstand auf dem Weg und am Ende.

⚠ **Beachte:** Die volle Kraft des M. triceps surae lässt sich mit manuellem Widerstand nicht testen, da der Muskel kräftig genug ist, das gesamte Körpergewicht gegen die Schwerkraft zu heben. Deshalb ist ein durchschnittlich kräftiger Untersucher nicht in der Lage, über den kurzen Hebel Fuß eine solche Anforderung an den Muskel zu stellen.

- 2/5: Untersuchung in Seitenlage: volles Bewegungsausmaß ohne Schwerkraft.
- 1/5: eine Kontraktion des M. triceps surae kann durch Tasten der Sehne über dem Kalkaneus und im Bereich der Muskelfasern an der Wade festgestellt werden.
- 0/5: keine Kontraktion tastbar.

Gangbild bei einer Parese
Eine Fußsenkerparese bringt eine Verminderung oder Aufhebung des Abdrucks (Vorwärtsbewegung des Körpergewichts mithilfe von Fußsenkung) am Ende der Standbeinphase mit sich. Durch das Fehlen der Abdruckphase sind die Dauer der Standbeinphase auf der betroffenen Seite und die Schrittlänge auf der nichtbetroffenen Seite verkürzt.

M. extensor hallucis longus (L5)
- Stand oder Rückenlage.
- Der Patient hebt die Großzehe, während das Sprunggelenk in Mittelstellung zwischen Dorsalextension und Plantarflexion gehalten wird.
- Der Therapeut setzt in Höhe des Endgelenks Widerstand entgegen.

Beurteilung
- Volle Kraft 5/5: 5-mal volles Bewegungsausmaß gegen kräftigen Widerstand auf dem Weg und am Ende.

⚠ **Beachte:** Dieser Test wird am besten auf beiden Seiten gleichzeitig ausgeführt, damit Beweglichkeit und Kraft gut verglichen werden können.

- 4/5: volles Bewegungsausmaß gegen mäßigen Widerstand auf dem Weg und am Ende.
- 3/5: volles Bewegungsausmaß gegen die Schwerkraft.
- 2/5: Untersuchung in Seitenlage: volles Bewegungsausmaß ohne Schwerkraft.
- 1/5: eine Kontraktion des M. extensor hallucis longus kann durch Tasten der Sehne über der Dorsalseite des Großzehengrundgelenks und im Bereich des Fußrückens festgestellt werden.
- 0/5: keine Kontraktion tastbar.

Gangbild bei einer Parese
Eine isolierte Zehenheberparese verändert das Gangbild in der Regel nicht, bei hochgradigen Paresen ist das Gangbild ähnlich wie bei einer Fußheberparese.

M. tibialis anterior (L4)
* Stand oder Rückenlage.
* Der Patient hebt den Fußrücken.
* Der Therapeut setzt distal am Fußrücken Widerstand entgegen.

Beurteilung
* Volle Kraft 5/5: 5-mal volles Bewegungsausmaß gegen kräftigen Widerstand auf dem Weg und am Ende.

☞ **Beachte:** Die Beurteilung der vollen Kraftentwicklung ist nur im Stand möglich.

* 4/5: volles Bewegungsausmaß gegen mäßigen Widerstand auf dem Weg und am Ende.
* 3/5: volles Bewegungsausmaß gegen die Schwerkraft.
* 2/5: Untersuchung in Seitenlage: volles Bewegungsausmaß ohne Schwerkraft.
* 1/5: eine Kontraktion des M. tibialis anterior kann durch Tasten der Sehne medial an der Dorsalseite des Sprunggelenks und im Bereich der Muskelfasern lateral am Schienbein festgestellt werden.
* 0/5: keine Kontraktion tastbar.

Test in der Funktion „Fersengang"
Der Fersengang ist ein schnell durchführbarer Test, der bei zuvor diagnostizierter Parese einen hilfreichen Verlaufsparameter darstellt. Zur Beurteilung der vollen Kraft ist der Test der Dorsalextension des Fußes gegen Widerstand im Stehen notwendig.

Gangbild bei einer Parese
Eine Fußheberparese macht sich durch wiederholtes Stolpern, Schlurfen oder übermäßiges Anheben des ganzes Beines bemerkbar.

M. quadriceps femoris (L3, L4)
* Rückenlage: der Patient abduziert das zu testende Bein und beugt im Kniegelenk so, dass der Oberschenkel auf dem Bett liegt und der Unterschenkel seitlich der Bettkante in Richtung Boden bewegt wird.
* Der Patient streckt im Kniegelenk.
* Der Therapeut setzt der Streckung des Kniegelenks in Höhe des Sprunggelenks Widerstand entgegen.

Beurteilung
* Volle Kraft 5/5: 5-mal volles Bewegungsausmaß gegen kräftigen Widerstand auf dem Weg und am Ende.
* 4/5: volles Bewegungsausmaß gegen mäßigen Widerstand auf dem Weg und am Ende.
* 3/5: volles Bewegungsausmaß gegen die Schwerkraft.
* 2/5: Untersuchung in Seitenlage: volles Bewegungsausmaß ohne Schwerkraft.
* 1/5: eine Kontraktion des M. quadriceps femoris kann durch Tasten der Sehne zwischen Patella und Tuberositas tibiae und im Bereich der Muskelfasern an der Vorderseite des Oberschenkels festgestellt werden.
* 0/5: keine Kontraktion tastbar.

Test in der Funktion „auf einen Stuhl steigen"
Hierbei wird immer die Hüftmuskulatur mitgetestet.

☞ **Beachte:** Bei einer Wurzelkompression L3 mit Hüftbeuger- und Adduktorenschwäche ist das Auf-einen-Stuhl-Steigen auch bei voller Kraft der Oberschenkelstrecker nicht ohne Schwierigkeiten möglich. Kann also ein Patient nicht mit beiden Beinen gleichermaßen auf einen Stuhl steigen, werden der M. quadriceps femoris und die Hüftmuskulatur einzeln getestet.

Beurteilung
Volle Kraft 5/5: ohne Schwung 5-mal auf den Stuhl steigen.

Gangbild bei einer Parese
Eine Kniestreckerparese zeigt sich beim Treppensteigen. Die Streckung des oberen Beines wird durch kräftigen Abdruck (Schwung) mit dem unteren (nichtbetroffenen) Bein erreicht.
Bei einer hochgradigen Parese ist das Treppensteigen unmöglich.

M. adductor magnus und M. adductor brevis (L3, L4)
* Seitenlage: das unten liegende Bein wird getestet.
* Der Therapeut hält das obere Bein leicht abduziert.
* Der Patient hebt das untere Bein bei gestrecktem Hüft- und Kniegelenk in Adduktion.
* Der Therapeut setzt der Adduktion in Höhe des Kniegelenks Widerstand entgegen.

Beurteilung
- Volle Kraft 5/5: 5-mal volles Bewegungsausmaß gegen kräftigen Widerstand auf dem Weg und am Ende.
- 4/5: volles Bewegungsausmaß gegen mäßigen Widerstand auf dem Weg und am Ende.
- 3/5: volles Bewegungsausmaß gegen die Schwerkraft.
- 2/5: Untersuchung in Rückenlage: volles Bewegungsausmaß ohne Schwerkraft.
- 1/5: eine Kontraktion der Adduktoren kann durch Tasten der Muskelfasern auf der Innenseite des Oberschenkels festgestellt werden.
- 0/5: keine Kontraktion tastbar.

Gangbild bei einer Parese
Bei einer Adduktorenparese wirkt der Gang breitbeinig. Beim Treppensteigen oder beim Steigen auf einen Stuhl kann das Bein nicht sicher geführt werden, das Knie weicht nach außen.

M. iliopsoas (L2, L3)
- Rückenlage.
- Der Patient beugt in Hüft- und Kniegelenk.
- Der Therapeut setzt der Hüftbeugung in Höhe des Kniegelenks Widerstand entgegen.

Beurteilung
- Volle Kraft 5/5: 5-mal volles Bewegungsausmaß gegen kräftigen Widerstand auf dem Weg und am Ende.
- 4/5: volles Bewegungsausmaß gegen mäßigen Widerstand auf dem Weg und am Ende.

Beachte: Bei einem nachgewiesenen oder vermuteten Bandscheibenschaden und akuten Schmerzen kann dieser Test in der Regel nicht endgradig und mit maximalem Widerstand ausgeführt werden. Die endgradige Hüftbeugung bringt eine weiterlaufende Bewegung im Sinne der Flexion der LWS mit sich. Die Flexion verstärkt bei Bandscheibenschäden in der Regel den Schmerz und sollte nicht forciert getestet werden. Gleichzeitig kann der M. iliopsoas über seinen Ansatz an den Wirbelkörpern und Querfortsätzen der Lendenwirbel Zug auf diese ausüben und dadurch Schmerzen auslösen.

- 3/5: volles Bewegungsausmaß gegen die Schwerkraft.
- 2/5: Untersuchung in Seitenlage: volles Bewegungsausmaß ohne Schwerkraft.
- 1/5: eine Kontraktion des M. iliopsoas kann durch Tasten der Sehne distal des Lig. inguinale und medial des M. sartorius festgestellt werden.
- 0/5: keine Kontraktion tastbar.

Gangbild bei einer Parese
Bei einer Hüftbeugerparese wird das Bein in der Spielbeinphase mithilfe Aufrichtung (Flexion) des Beckens und ventraler Rotation der betroffenen Beckenseite nach vorne bewegt.

6.3.2 Nervendehnungstests der unteren Extremität

Beachte:
- Die Nervendehnungstests werden immer auf beiden Seiten durchgeführt.
- Bei ausstrahlenden Schmerzen wird zuerst das nichtbetroffene Bein getestet.
- Ein kreuzender Schmerz, bei dem beim Testen des nichtbetroffenen Beines der Schmerz auf der betroffenen Seite verstärkt wird, kann ein Hinweis auf einen Bandscheibenvorfall sein.

Anheben des gestreckten Beines (Straight-leg-raise-Test, Lasègue-Zeichen)

Dieser Test bringt Spannung auf folgende Nervenwurzeln und periphere Nerven:
- Nervenwurzeln L 5 und S1;
- N. ischiadicus;
- Plexus sacralis;
- N. tibialis;
- N. peronaeus.

Der Nervendehnungsschmerz kann in der LWS und im gesamten Verlauf der oben aufgeführten peripheren Nerven (Gesäß, Mitte der Rückseite des Oberschenkels, Kniekehle, Wade) verspürt werden. Es kann eine Sensibilitätsstörung in dem Bereich ausgelöst oder verstärkt werden, der der betroffenen Nervenwurzel zuzuordnen ist, am häufigsten im Bereich des Fußes.

Instruktionen für den Patienten
- Ich hebe Ihr Bein an.
- Lassen Sie ganz locker!
- Ich führe die Bewegung langsam aus.
- Es kann ein Ziehen oder Schmerz entstehen.
- Sagen Sie bitte, wenn die Bewegung unangenehm wird, dann stoppe ich!
- Sagen Sie bitte, wenn Schmerz auf der anderen Seite produziert oder verstärkt wird (bei einseitigem Schmerz und Test der nichtbetroffenen Seite)!
- Sagen Sie bitte, wo der Schmerz entstanden ist!

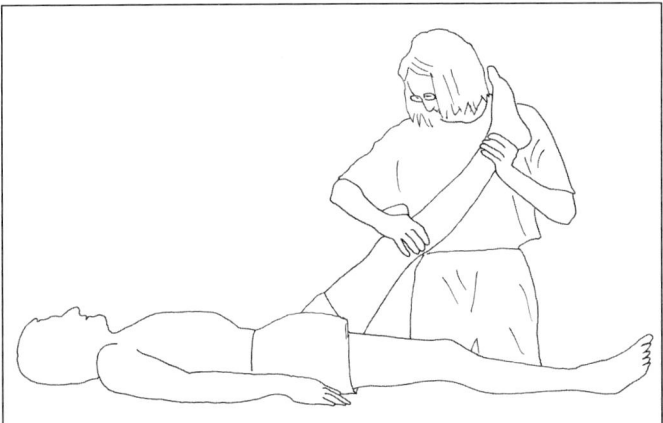

Abb. 6.2 Durchführung des Straight-leg-raise-Tests (SLR bzw. Lasègue-Zeichen).

Durchführung (Abb. 6.2)
- Der Patient liegt flach auf dem Rücken.
- Die Wirbelsäule ist gerade, ohne Seitneigung.
- Keine Kissenunterlagerung.
- Der Patient legt seine Hände neben dem Körper oder auf dem Bauch ab.
- Der Therapeut streckt das Knie des Patienten endgradig (eine Hand ober- oder unterhalb des Kniegelenkspalts, die andere in Höhe des Sprunggelenks von dorsal).
- Der Therapeut hebt das endgradig im Kniegelenk gestreckte Bein langsam, passiv und gerade an.
- Keine Ab- oder Adduktion, keine Innen- oder Außenrotation im Hüftgelenk.

Beobachtungen und Kriterien zum Stoppen der Testbewegung
- *Ausweichbewegungen:*
  - Annäherung des Hinterkopfes an den Schultergürtel;
  - Seitneigung der Wirbelsäule in einem Abschnitt oder der gesamten Wirbelsäule zur getesteten Seite hin;
  - ventrales Anheben des Beckens auf der getesteten Seite.
- *Widerstand:* normales elastisches Bewegungsende.
- *Reflektorische Muskelspannung:*
  - plötzlich spürbares Bewegungsende;
  - ruckhafte Anspannung der Hüftstrecker und Kniebeuger.

Der Test wird in folgenden Fällen als *positiv* gewertet:
- Die dem Patienten bekannten Symptome werden reproduziert oder verstärkt.

- Eine deutliche Haltungsantwort ist sichtbar: z. B. Extension im Nacken.
- Eine deutliche Seitendifferenz tritt auf.

Da die Nervengeflechte und peripheren Nerven, in die die Nervenwurzeln L5 und S1 übergehen (Plexus lumbosacralis, N. ischiadicus, N. tibialis, N. peronaeus), durch die ischiokrurale Muskulatur verlaufen, werden in Zweifelsfällen zur *Differenzierung* zwischen einem Nervendehnungs- und einem Muskeldehnungsschmerz der ischiokruralen Muskulatur zusätzliche qualifizierende Tests (Kap. 12; Breig 1979) durchgeführt.

Beachte:
- Bei Adduktion und Innenrotation der Hüfte wird die Spannung auf die Nervenwurzeln L5 und S1 und den Plexus lumbosacralis erhöht. Eine Schmerzzunahme im Bereich der Oberschenkelrückseite bei diesen Zusatzbewegungen könnte wegen der anatomischen Nähe ebenfalls als Muskeldehnungsschmerz in der ischiokruralen Muskulatur interpretiert werden.
- Weitere Schmerzzunahme bei Dorsalextension des Fußes ist mit großer Wahrscheinlichkeit auf einen Nervendehnungsschmerz zurückzuführen.
- Eine Schmerzzunahme im Bein bei passiver Nackenflexion lässt sich ebenfalls nicht als Muskeldehnungsschmerz interpretieren, sondern ist wahrscheinlich die Folge einer Verstärkung der Spannung auf Strukturen des Nervensystems, die über die Dura mater zu den Nervenwurzeln und den peripheren Nerven weitergeleitet wird.

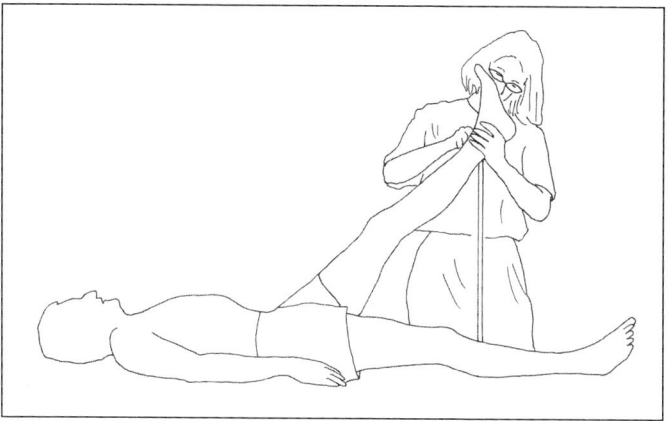

Abb. 6.**3** Messen des Straight-leg-raise.

Messen des Straight-leg-raise-Test (Abb. 6.**3**)
- Der Straight-leg-raise-Test wird als Abstand des äußeren Malleolus zur Unterlage mit einem starren Meterstab in cm gemessen.
- Alternativ kann beim Anheben ein Neigungsmesser (Inklino-, Goniometer, Winkelmessgerät) auf das gestreckte Bein aufgelegt werden.

Passive Knieflexion in Bauchlage (Prone-knee-bend-Test, PKB)

Dieser Nervendehnungstest übt Spannung auf folgende Nervenwurzeln und periphere Nerven aus:
- Nervenwurzeln L1–L4;
- Plexus lumbalis;
- N. femoralis.

Der Nervendehnungsschmerz kann in der LWS und im gesamten Verlauf des N. femoralis (Leiste, Vorderseite des Oberschenkels und Innenseite des Unterschenkels) verspürt werden. Es kann eine Sensibilitätsstörung in dem Bereich ausgelöst oder verstärkt werden, der der betroffenen Nervenwurzel zuzuordnen ist.

Durchführung und Messung des Prone-knee-bend-Tests (Abb. 6.**4**)
- Der Patient liegt flach auf dem Bauch.
- Die Wirbelsäule ist gerade, ohne Seitneigung.
- Keine Kissenunterlagerung.
- Der Therapeut beugt langsam das Knie des Patienten.
- Gleichzeitig fixiert er das Becken des Patienten mit einer Hand am Kreuzbein, um eine Ausweichbewegung des Beckens nach dorsal zu vermeiden.
- Der Test wird als Abstand der Ferse zum Tuber ischiadicum mit einem starren Meterstab in cm gemessen.
- Alternativ kann beim Anheben des Unterschenkels ein Inklinometer an den Unterschenkel angelegt werden.

Abb. 6.**4** Prone-knee-bend-Test.

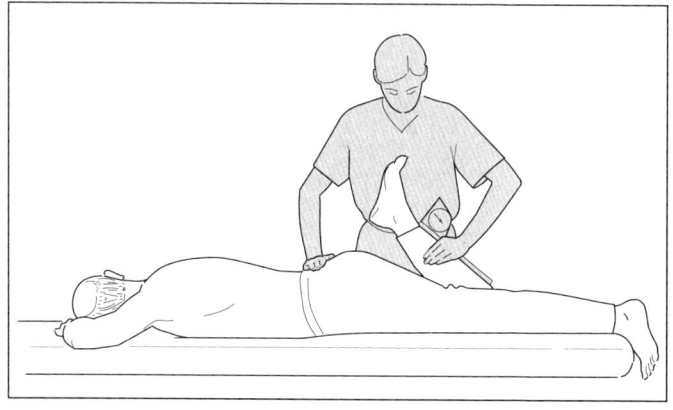

Beobachtungen und Kriterien zum Stoppen der Testbewegung

- *Ausweichbewegungen:*
  - Annäherung des Hinterkopfes an den Schultergürtel;
  - Seitneigung der Wirbelsäule in einem Abschnitt oder der gesamten Wirbelsäule zur getesteten Seite hin;
  - dorsales Anheben des Beckens auf der getesteten Seite.
- *Widerstand:* normales elastisches Bewegungsende.
- *Reflektorische Muskelspannung:*
  - plötzlich spürbares Bewegungsende;
  - ruckhafte Anspannung der Hüftbeuger und Kniestrecker.

Der Test wird in folgenden Fällen als *positiv* gewertet:

- Die dem Patienten bekannten Symptome werden reproduziert oder verstärkt.
- Eine deutliche Haltungsantwort ist sichtbar: z. B. Extension im Nacken.
- Eine deutliche Seitendifferenz tritt auf.

Die *Differenzierung* zwischen einem Nervendehnungsschmerz des N. femoralis und einem Muskeldehnungsschmerz des M. quadriceps femoris (besonders des M. rectus femoris) ist wegen der Überschneidung der jeweiligen Schmerzlokalisation (Leiste, Vorderseite des Oberschenkels) schwierig.

⚡ **Beachte:** Kreuzender Schmerz beim Beugen des nichtbetroffenen Beines, Schmerz im Bereich der Wirbelsäule, eine Ausweichbewegung in Form von Seitneigung der Wirbelsäule zur getesteten Seite hin (Annäherung im Nervensystem) und eine deutliche Asymmetrie weisen auf einen Nervendehnungsschmerz hin.

6.3.3 Test- und Therapiebewegungen der Wirbelsäule

Bei sehr irritierbaren, d. h. in ihrer Ausprägung leicht beeinflussbaren Beschwerden sind die Tests zunächst ausschließlich unter Entlastung im Liegen durchzuführen. Ergeben sich dabei keine ausreichenden diagnostischen Informationen, kann bei nicht irritierbaren Problemen zusätzlich unter Gewichtsbelastung im Stehen getestet werden. Bei irritierbaren Problemen nimmt der Schmerz in der Regel durch die Gewichtsbelastung zu, sodass Testbewegungen im Stehen nicht möglich sind.

Mithilfe der Testbewegungen werden die Beweglichkeit der Wirbelsäule und der Einfluss ihrer endgradigen wiederholten Bewegungen auf die Symptome – vor allen Dingen den Schmerz – untersucht.

Beurteilung der Beweglichkeit

Die Beweglichkeit der Wirbelsäule wird im Rahmen der 1. Therapieeinheit für die Flexion und die Extension dokumentiert. Die Beweglichkeit in Rotation wird im Rahmen der Testbewegungen registriert, sobald der Test der Rotation als nützlich anzusehen ist. Die translatorische Beweglichkeit des Schultergürtels bezüglich des Beckens wird getestet, wenn der Patient in seiner spontanen Haltung einen Shift aufweist oder therapieresistente asymmetrische Schmerzen bestehen.

Die Beweglichkeit der Wirbelsäule lässt sich auch ohne technisch aufwändige Messgeräte beurteilen (Maßstäbe für freie Beweglichkeit s. S. 102).

Entscheidend für die Diagnostik und die Therapie in der akuten Phase ist die Beobachtung, ob eine Bewegungseinschränkung besteht und sich die Beweglichkeit während der Übungen und in Korrelation zum Schmerz ändert.

Flexion

Der *Finger-Boden-Abstand bei Flexion* der Wirbelsäule im Stehen ist ein nützlicher messbarer Parameter zur Beurteilung der Beweglichkeit. Zu den Faktoren, die den Finger-Boden-Abstand bei flektierter Wirbelsäule beeinflussen, gehören die Beweglichkeit der LWS, der Hüftgelenke, des Nervensystems und der ischiokruralen Muskulatur sowie die Relation zwischen Arm-, Rumpf- und Beinlänge. Demnach ist der Finger-Boden-Abstand in Flexion ein Maß für die allgemeine Beweglichkeit des Patienten. Die Messung muss standardisiert ausgeführt werden:

- Stand.
- Die Füße des Patienten stehen parallel im Abstand einer Fußbreite voneinander.
- Die Kniegelenke sind gestreckt und sollen es während der Bewegung bleiben.
- Der Patient wird aufgefordert, sich so weit wie möglich nach vorne zu beugen.
- Die Arme hängen lotrecht.
- Sobald die ihm bekannten Schmerzen produziert werden oder zunehmen, soll der Patient die Bewegung stoppen.

- Der Abstand des Zeigefingers der rechten Hand zum Boden wird gemessen.

Zusätzlich zum Finger-Boden-Abstand wird die Krümmung der LWS beobachtet. Eine physiologische Flexion hebt die Lendenlordose auf, und die Silhouette der Wirbelsäule bildet eine harmonische Linie vom Becken bis zur HWS (Abb. 6.**34**).

Extension

Die Beweglichkeit der Wirbelsäule in Extension wird in Bauchlage bzw. beim ersten Hochstützen aus der Bauchlage (S. 86) beurteilt. Auch hier wird die Krümmung der LWS beurteilt (S. 86 u. 102).

Wiederholte endgradige Testbewegungen

Da die Extension des betroffenen Wirbelsäulenabschnitts bei einem Bandscheibenschaden in der Regel eine günstige Bewegung ist, wird diese zuerst getestet. Bei einer asymmetrischen Symptomatik mit Shift oder einseitigem Rücken- oder Beinschmerz führen häufig asymmetrische Testbewegungen zur Zentralisierung und Reduktion von Schmerzen. Deshalb werden bei fehlender Zentralisierung durch symmetrische Extension der Wirbelsäule nachfolgend einseitige Rotation, asymmetrische Extension oder Shiftkorrektur im Stehen getestet.

Die Vorstellung, durch die Bewegungen Druck auf den verletzten Bereich des Anulus fibrosus auszuüben, um die verlagerte Gallertmasse nach medial oder ventral zu verdrängen, wird als Arbeitshypothese genutzt.

☐ **Beachte:** Erst wenn alle anderen Testbewegungen keine Zentralisierung oder Reduktion der Schmerzen bewirken, wird die Flexion im Liegen getestet.

Die Testbewegungen sollen für den betroffenen Wirbelsäulenabschnitt passive Bewegungen sein. Das bedeutet, dass der Patient aufgefordert wird, die Rücken-, Bauch- und Hüftmuskulatur möglichst locker zu lassen. Dies ist bei den Tests im Liegen gut möglich. Bei sehr schmerzgeplagten Patienten kann der Therapeut bei den Testbewegungen in Rotation und Flexion das Gewicht der Beine abnehmen und die Bewegung unterstützen.

Tempo und Rhythmus der Bewegungen sind langsam, aber flüssig. Der Patient sollte jederzeit in der Lage sein, die Bewegung zu stoppen. Es wird kein Schwung eingesetzt.

Die Bewegungen werden mit dem größtmöglichen *Bewegungsausmaß* ausgeführt. Stoppt der Patient eine Bewegung, wird er nach den Beweggründen gefragt. Mögliche Gründe sind Schmerz, Angst vor Schmerz oder Bewegungseinschränkung.

Die *Intensität* der Testbewegungen wird immer dann gesteigert, wenn eine bestimmte Bewegung einen zentralisierenden und reduzierenden Effekt hat, der Schmerz aber noch nicht ganz verschwunden ist.

Die Anzahl der *Wiederholungen* liegt bei 2 – 10. Wird der Schmerz durch die Bewegungstests verstärkt oder peripheralisiert und bleibt nach den Bewegungen in dieser Form verändert, wird höchstens 2-mal getestet. Wird der Schmerz während der Bewegungen verstärkt oder peripheralisiert und geht nach den Bewegungen wieder auf sein ursprüngliches Niveau und die ursprüngliche Lokalisation zurück, kann bis zu 10-mal getestet werden. Reduziert oder zentralisiert sich der Schmerz, wird 10-mal getestet.

Der Patient wird jeweils vor, während und nach den Testbewegungen gefragt, wo und in welcher Intensität auf der numerischen Analogskala er Schmerzen wahrnimmt und ob sich durch die Bewegungen etwas an diesen Wahrnehmungen ändert. Der Therapeut fragt sachlich:
- Ändert sich Ihr Schmerz?
- Wo tut es jetzt weh?
- Wie stark ist Ihr Schmerz jetzt?

☐ **Beachte:** Suggestivfragen sind zu vermeiden (Wird es jetzt besser? Geht der Schmerz jetzt weniger weit ins Bein?).

Fast jeder Patient ist gut in der Lage, die Schmerzintensität einer Zahl zwischen 0 (kein Schmerz) und 10 (größter vorstellbarer Schmerz) zuzuordnen. Der Therapeut sollte darauf bestehen, dass der Patient sich konkret zur Veränderung seiner Schmerzen äußert. Angaben wie *„Jetzt ist es schlimmer als vorher"* oder *„Es geht so"* vermitteln keine für die weitere Therapieplanung nützliche Information.

Hat beispielsweise der Rückenschmerz zugenommen, aber der ausstrahlende Beinschmerz abgenommen oder sich zurückgebildet, mag dies für den Patienten unangenehmer sein, ist aber als Verbesserung der Symptomatik zu interpretieren. Dies sollte dem Patienten dann erklärt werden. In aller Regel kann der Patient eine Zunahme von zentralen Schmerzen gut tolerieren, wenn ihm der positive Aspekt der Zentralisierung deutlich gemacht wurde.

Zusätzlich zum Schmerz erfolgen nach jeder Testbewegung die Messung und Dokumentation der Nervendehnungszeichen (Straight-leg-raise-Test, Prone-knee-bend-Test) sowie die Beurteilung und Dokumentation von Veränderungen der Beweglichkeit der Wirbelsäule. Nach Beenden aller Testbewegungen werden zusätzlich die Muskelkraft und die Sensibilitätsstörung nach Qualität und Lokalisation geprüft und dokumentiert.

Instruktionen für den Patienten
- Die Testbewegungen sollen für die Wirbelsäule passiv sein. Lassen Sie die Rücken-, Bauch- und Hüftmuskulatur locker!
- Bewegen Sie so weit wie möglich!
- Sagen Sie mir, wie sich die Stärke und der Bereich Ihres Schmerzes verändern!

- Stoppen Sie die Bewegung, wenn der Schmerz weiter ausstrahlt!

Test der Extension

Bauchlage (Abb. 6.5)
- Entspannt auf den Bauch legen.
- Ruhig atmen.

Unterarmstütz (Abb. 6.6)
- Ellenbogen so beugen, dass sie genau unter den Schultern abgestützt werden (wie man am Strand ein Buch liest).
- Etwa 3 Atemzüge lang so verharren.
- Ablegen – locker lassen.
- Wiederholen.

Handstütz/Extension im Liegen (Abb. 6.7)
- Hände unter die Schultern legen.
- Ellenbogen langsam strecken.
- Rücken- und Gesäßmuskulatur locker lassen.
- So weit wie möglich hochstützen.

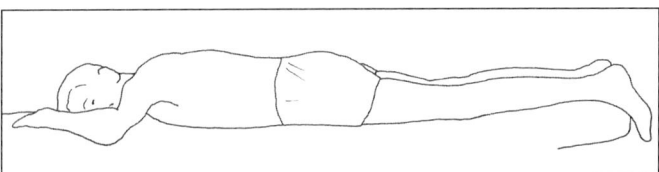

Abb. 6.**5** Bauchlage.

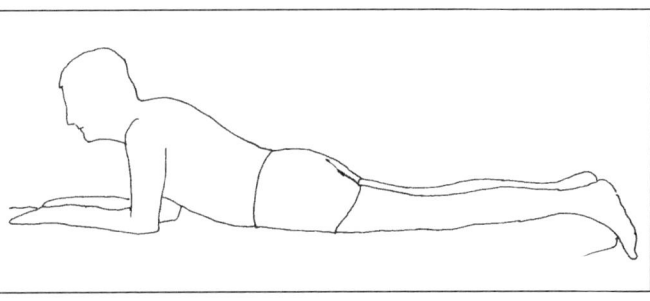

Abb. 6.**6** Unterarmstütz.

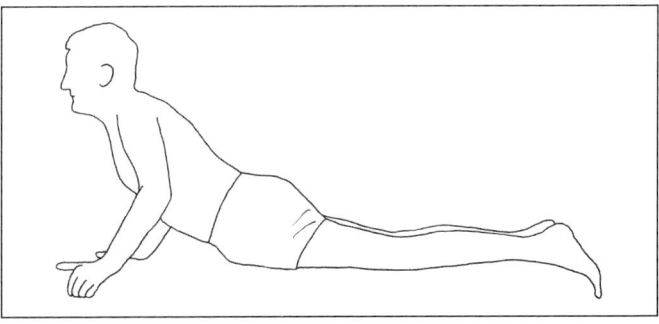

Abb. 6.**7** Handstütz/Extension im Liegen.

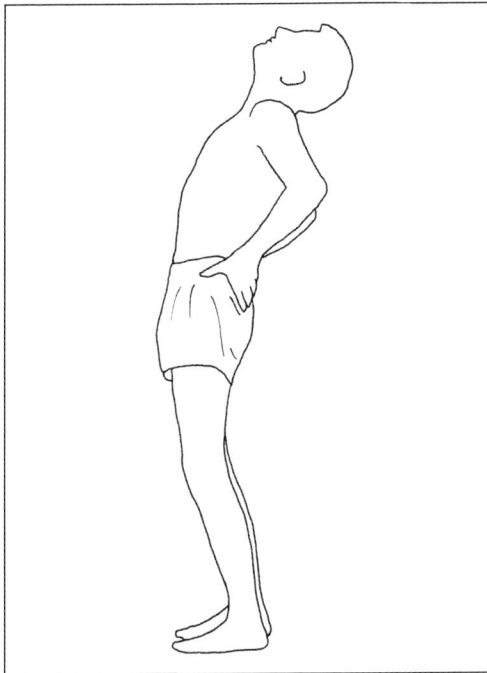

Abb. 6.**8** Extension im Stehen.

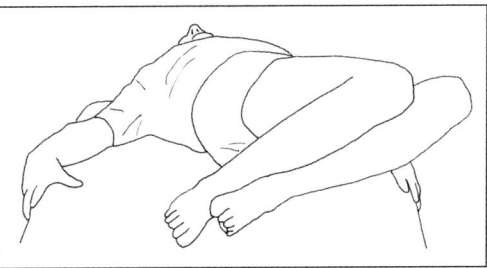

Abb. 6.**9** Rotation im Liegen.

Asymmetrische Tests

Rotation im Liegen (Abb. 6.**9**)
Die Rumpfrotation zur nichtbetroffenen Seite (beide Knie zur ipsilateralen Seite) führt häufiger zu Zentralisierung und Reduktion der Schmerzen als die Rumpfrotation zur betroffenen Seite (Knie zur kontralateralen Seite).
• Rückenlage.
• Füße nacheinander aufstellen.
• Kein Abstand zwischen den Füßen.
• Beide Knie so weit wie möglich zur gleichen Seite sinken lassen, sodass eine Rotation im Rumpf entsteht.
• Knie wieder zur Mitte anheben.
• Wiederholen.

Erleichterungen
• Zur besseren Gewährleistung der Muskelentspannung nimmt der Therapeut das Beingewicht ab.
• Seitenlage (Abb. 7.**6**):
  – Den Oberkörper nach dorsal drehen.
  – Wieder zur Mitte kommen.
  – Wiederholen.

Asymmetrische Bauchlage bzw. Extension im Liegen
• Bauchlage.
• Das Bein auf der betroffenen Seite in Hüft- und Kniegelenk seitlich neben den Körper beugen.
• Entspannt liegen.

• Ablegen – locker lassen.
• Wiederholen.

Steigerung
• Am Ende der Bewegung kurz verharren und tief ausatmen.
• Ablegen – locker lassen.
• Wiederholen.

Extension im Stehen (Abb. 6.**8**)
• Hände am Rücken so abstützen, dass die Fingerspitzen zur Wirbelsäule und die Daumen zur Seite zeigen.
• Den Rücken so weit wie möglich nach hinten strecken.
• Wieder aufrichten.
• Wiederholen.

Abb. 6.**10** Extension im Liegen mit Knie-/Hüftflexion.

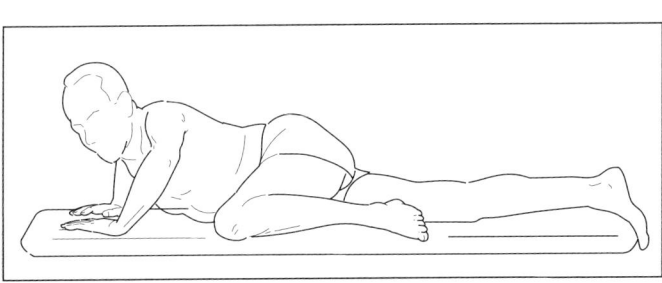

Steigerung
- Hände in Schulterhöhe aufstützen.
- Ellenbogen so strecken, dass der Schultergürtel etwas angehoben wird (das Bewegungsausmaß ist in dieser Position erheblich geringer als bei der symmetrischen Extension im Liegen).
- Ablegen – locker lassen.
- Wiederholen.

Extension im Liegen mit zur Seite verschobenem Becken (Hips off center, Shiftkorrektur im Liegen)
- Bauchlage.
- Becken zu *der* Seite hin verschieben, zu der im Stehen der Schultergürtel verschoben ist (in der Regel kontralaterale Seite). Dadurch entsteht eine Überkorrektur des Shifts, d. h. eine seitliche Verschiebung des Schultergürtels gegenüber dem Becken in die Gegenrichtung und damit ipsilateraler seitlicher Druck auf die Bandscheiben.

Steigerung
- Hände in Schulterhöhe abstützen.
- Ellenbogen strecken, sodass der Oberkörper angehoben und die verschobene Körperhaltung beibehalten werden.
- Ablegen – locker lassen.
- Wiederholen.

Seitliche Verschiebung des Beckens im Stehen (Shiftkorrektur; Abb. 6.11)
- Stand.
- Seitlich mit einem Abstand von ca. 2 Fußbreit neben eine Wand stellen.
- Füße direkt nebeneinander stellen.
- Schulter und Oberarm auf der Seite, zu der der Schultergürtel gegenüber dem Becken verschoben ist, an die Wand anlehnen.
- Ellenbogen auf dieser Seite beugen.
- Becken zur Wand sinken lassen.
- Zur Mitte zurückbewegen.
- Wiederholen.

Steigerung 1
Je weiter die Füße von der Wand entfernt sind, desto intensiver ist die Wirkung.

Steigerung 2
- Die nicht der Wand zugewandte Hand am Rücken abstützen.
- Die Wirbelsäule so weit wie möglich strecken (S. 109).

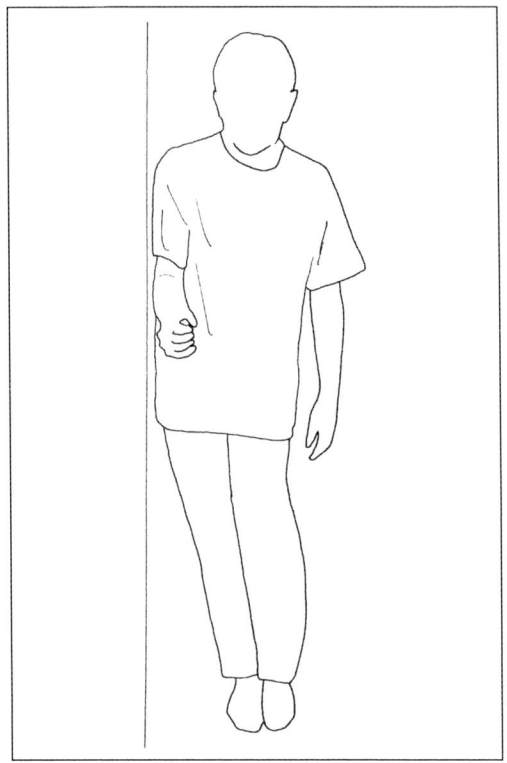

Abb. 6.**11** Shiftkorrektur im Stehen.

Test der Flexion

Flexion im Liegen (Abb. 6.**12**)
- Rückenlage.
- Einen Fuß nach dem anderen aufstellen.
- Ein Bein nach dem anderen in Richtung Bauch anheben. Dabei das Gewicht der Beine so gut wie möglich mit den Händen an den Knien abnehmen.
- Beine so weit wie möglich anbeugen.

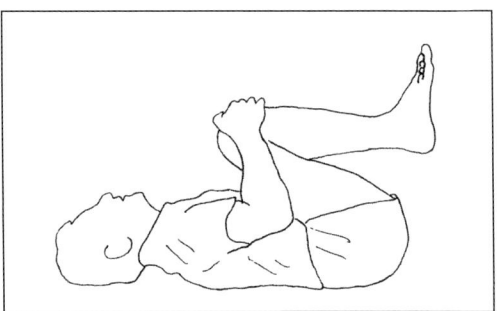

Abb. 6.**12** Flexion im Liegen.

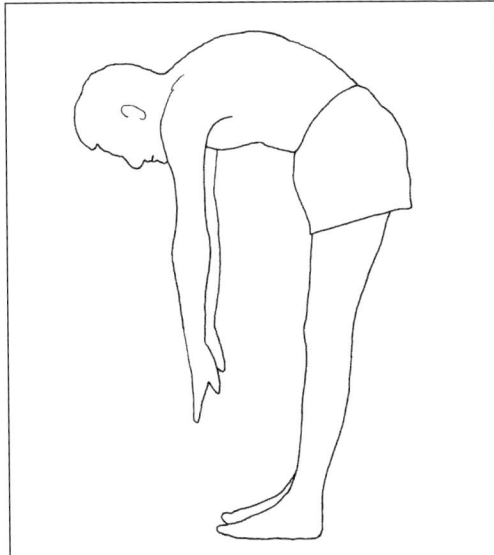

Abb. 6.**13** Flexion im Stehen.

• Beine wieder so weit absenken, dass die Hände die Beine noch halten können.
• Wiederholen.

Erleichterung
Zur besseren Gewährleistung der Muskelentspannung nimmt der Therapeut das Beingewicht ab.

Flexion im Stehen (Abb. 6.**13**)
• Stand.
• Füße 2 Fußbreit auseinander stellen.
• Wirbelsäule nach vorne beugen.
• Kniegelenke bleiben gestreckt.
• Wieder aufrichten.
• Wiederholen.

6.4 Herleiten der Diagnose

Dabei werden alle Befunde aus der Anamnese, dem Sichtbefund und den diagnostischen Tests berücksichtigt (Tab. 6.**1**; grundlegende Aspekte siehe Kap. 4).

Die Diagnose ist als Verdachtsdiagnose und Arbeitshypothese zu verstehen. Eventuell führt sie dazu, durch Rücksprache mit dem behandelnden Arzt weitere diagnostische oder therapeutische Maßnahmen einzuleiten.

Zusammenfassung: Typische Befunde
bei der Diagnose Bandscheibenschaden
• Angaben in der Anamnese:
 – Alter: 20 bis 55 Jahre;
 – Dauer: lang oder kurz (akut – chronisch);
 – plötzliches Auftreten;
 – Auslöser: Beugung;
 – Veränderung bei Bewegung;
 – konstant oder intermittierend.
• Charakter der Beschwerden: Schmerzen im Bereich der Lendenwirbelsäule; Schmerzen im Bereich der Lendenwirbelsäule in Kombination mit dermatombezogenen ausstrahlenden Schmerzen; dermatombezogene ausstrahlende Schmerzen ohne Schmerzen im Bereich der Lendenwirbelsäule; dermatombezogene Sensibilitätsstörungen; Paresen, meist einzelner Kennmuskeln.
• Sichtbefund:
 – Deformierung in Kyphose/Shift;
 – Bewegungshemmung;
 – Hinken.
• Verhalten der Symptome bei wiederholten endgradigen Bewegungen der Wirbelsäule:
 – schnelle Veränderung während der Bewegungen;
 – Anhalten der Veränderung nach den Bewegungen;
 – Zentralisierung/Peripheralisierung des Schmerzes;
 – Verbesserung der Beweglichkeit bei Verminderung des Schmerzes und umgekehrt;
 – Nervendehnungszeichen besser/schlechter;
 – Sensibilität und Kraft ändern sich von Tag zu Tag, nicht innerhalb einer Therapieeinheit.

Differenzialdiagnosen (z. B. Reizungen des Iliosakralgelenks, Hüftarthrose) bedürfen spezieller differenzierender Tests. Die bei der Diagnose *lumbaler Bandscheibenschaden* typischen Befunde lassen sich bei diesen Differenzialdiagnosen nicht finden. Wiederholte endgradige Bewegungen der LWS haben auf Beschwerden, die durch eine Reizung des Iliosakralgelenks oder durch eine Hüftarthrose bedingt sind, kaum Einfluss (Details zu differenzierenden Tests siehe Literatur zur Manuellen Diagnostik und Therapie, wie z. B. das Maitland-Konzept; Maitland 2000).

Mit Bandscheibenschäden häufig kombinierte Störungen wie spinale und foraminale Engen, verkürzte Strukturen im Bereich der Wirbelsäule und eine entzündete oder fibrosierte Nervenwurzel verursachen ebenfalls gewisse stereotype Schmerzreaktionen (Kap. 10).

Tabelle 6.1 Vereinfachte Darstellung der Interpretation der Schmerzveränderungen durch die Testbewegungen

Frage	Antwort	Schlussfolgerungen
1. Ist das Problem mechanisch durch Bewegungen der LWS beeinflussbar?	nein	• Tumorerkrankung • entzündliche Erkrankung • Erkrankung innerer Organe • Hüfterkrankung • weitere Abklärung **Beachte:** keine mechanische Therapie der LWS!
	ja	**weiter mit Frage 2!**
2. Erfolgt auf dieselbe Bewegung immer exakt dieselbe Schmerzreaktion und danach ist der Schmerz wie vorher?	ja	• verkürzte Strukturen, adhärente Nervenwurzel (Dysfunktion) **Beachte:** mechanische Therapie! • spinale oder foraminale Enge • Instabilität • weitere Abklärung **Beachte:** • bei Engesyndromen ist durch Haltungsinstruktionen evtl. kurzfristige Linderung möglich, aber langfristig mit Physiotherapie kein Erfolg zu erwarten! • bei Instabilität: stabilisierendes Krafttraining!
	nein	**weiter mit Frage 3!**
3. Zentralisiert oder peripheralisiert der Schmerz innerhalb eines Dermatoms bzw. wird zentraler Schmerz bei derselben Bewegung besser oder schlimmer?	ja	• Bandscheibenschaden • evtl. Bandscheibenvorfall abklären **Beachte:** mechanische Physiotherapie!
	nein	**weiter mit Frage 4!**
4. Erfolgen auf dieselbe Bewegung unterschiedliche Schmerzreaktionen, wobei der Schmerz danach gleich wie vorher oder schlechter ist?	ja	• chronifiziertes Schmerzsyndrom • psychosoziales Problem • weitere Abklärung (Kap. 11) **Beachte:** • bei chronifiziertem Schmerzsyndrom: vielseitige Aktivierung; unspezifische Übungsprogramme, mechanisch und kräftigend! • bei psychosozial dominierten Problemen: Physiotherapie mit dem behandelnden Arzt absprechen!

Bei der Physiotherapie mithilfe wiederholter endgradiger Bewegungen der Wirbelsäule können möglicherweise die Bewegungen, die für die Therapie des Bandscheibenschadens günstig wären, Symptome anderer Ursache provozieren und verstärken (Kap. 10). Deshalb sind die Chancen auf eine erfolgreiche konservative Therapie bei derartigen kombinierten Erkrankungen reduziert.

Weisen die Ergebnisse der diagnostischen Tests auf einen Bandscheibenvorfall als Ursache der Beschwerden hin, wird beurteilt, ob die Symptome voraussichtlich reduzierbar sind. Zentralisiert der Schmerz, ist die Aussicht auf eine erfolgreiche konservative Therapie als hoch einzuschätzen.

In manchen Fällen findet sich während der diagnostischen Tests keine Bewegung, die den Schmerz zentralisiert oder reduziert, im Gegenteil peripheralisiert und verstärkt *jede* Bewegung den Schmerz. Bei diesem Schmerzverhalten ist die Aussicht auf Erfolg der konservativen Therapie als kritisch zu bewerten. Dennoch ist es sinnvoll, die Entscheidung für oder gegen eine Operation als Alternative zu einer konservativen Therapie erst nach 5 Therapieeinheiten zu fällen. Häufig ändert sich die Einschätzung, ob das Problem reduzierbar ist oder nicht, im Verlauf der Behandlung.

Beachte: Treten im Rahmen der physiotherapeutischen Diagnostik Symptome und Zeichen auf, die eine sofortige Operation notwendig machen (Blasen- und Mastdarmstörungen, Reithosenanästhesie, plötzliche Plegie oder hochgradige Parese, unerträgliche Schmerzen), sollte umgehend Kontakt mit den behandelnden Ärzten aufgenommen werden!

6.5 Therapieablauf bei der Diagnose Bandscheibenschaden

Die Planung des Therapieablaufs beginnt mit der Überlegung, wie der Patient zur täglichen Therapie gelangt. Durch die Bewältigung des Weges zur Therapie dürfen sich die Symptome des Patienten nicht verschlechtern. Bei einer Schmerzzunahme beim Stehen, Gehen und Sitzen wird der Patient weder zu Fuß noch mit öffentlichen Verkehrsmitteln oder mit dem eigenen Auto unbeschadet in die Physiotherapiepraxis gelangen. In solchen Fällen sind ein Hausbesuch oder eine stationäre Behandlung sinnvoll.

Bei einem neuroradiologisch gesicherten Bandscheibenvorfall mit radikulären, in ein Bein ausstrahlenden Schmerzen ist die konservative Therapie am ehesten im Rahmen einer kurzen stationären Behandlung Erfolg versprechend (Brötz et al. 2001 u. 2003). Auf diese Weise wird sichergestellt, dass sich der Patient angemessen bewegt, entlastet und die stündlichen Übungseinheiten einhält.

Aus den Bewegungstests ergibt sich in aller Regel zunächst *1 bestimmte* Bewegung, die die Symptome verbessert. Der Patient wird aufgefordert, diese Bewegung selbstständig jede Stunde in der Regel 10-mal in direkter Folge mit dem größten ihm möglichen Bewegungsausmaß zu wiederholen.

Im Verlauf der Heilung verändern sich die therapeutisch nützlichen Bewegungen. Beispielsweise sind am Anfang oft einseitige Bewegungen notwendig, die später durch symmetrische ersetzt oder durch zusätzliche Bewegungen ergänzt werden. Aus diesem Grund sollte die Therapie zunächst *an mindestens 5 aufeinander folgenden Tagen* stattfinden.

Optimal wäre, Patienten mit akuten starken Schmerzen auch an Samstagen, Sonntagen und Feiertagen eine Therapie anzubieten. Wurde die 1. Therapie am Freitag durchgeführt, sollte am darauf folgenden Samstag in jedem Fall eine telefonische Befragung über die Veränderungen der Symptome erfolgen. Dabei ist zu überprüfen, ob der Patient die Instruktionen richtig interpretiert hat und seine Symptome genau beobachtet. Bei Verschlechterung der Symptome werden die Übungen abgebrochen.

Für den Patienten sollte grundsätzlich immer nur *1* Übung als Eigentraining verändert werden um festzustellen, ob die Veränderung eine positive oder negative Auswirkung auf die Symptome hat. Weder die Einnahme der Medikamente noch alltägliche Tätigkeiten (z. B. Wiederaufnahme der Arbeit) werden gleichzeitig mit den Übungen verändert.

Durch das Üben ungewohnter Bewegungen können neue Beschwerden auftreten, die nicht mit der Bandscheibenverletzung zusammenhängen. So wird beim Üben der Extension der Wirbelsäule auch die BWS extendiert. Als Folge dieser ungewohnten Bewegung entstehen häufig diffuse Schmerzen im Bereich der BWS. Das wiederholte Hochstützen aus der Bauchlage löst bei den meisten Patienten einen „Muskelkater" der Brustmuskulatur und der Ellenbogenstrecker aus. Der Patient ist auf diese zu erwartenden neuen Beschwerden hinzuweisen und gleichzeitig wird ihm erklärt, dass dies eine normale Entwicklung ist und keine Gefährdung der Gesundheit mit sich bringt.

Zusammenfassung: Verlauf bei einem reduzierbaren Bandscheibenproblem

- Innerhalb der ersten 5 Tage:
  - Akute Schmerzen mit schnellen Veränderungen.
  - Der Schmerz zentralisiert bei Bewegungen der Wirbelsäule und bleibt nach den Bewegungen besser.
  - Wohlbefinden und Zeichen wie der Straightleg-raise-Test und die Beweglichkeit der LWS bessern sich.
- 2.–3. Woche:
  - Medikamente sollten abgesetzt werden.
  - Die Verbesserungen des Wohlbefindens sowie der Zeichen und Symptome stabilisieren sich mit verminderten bis verschwundenen Schmerzen ohne schnelle Verschlechterung bei Belastung.
- 3.–6. Woche: Die Wiederherstellung der ursprünglichen Belastbarkeit und die Arbeitsfähigkeit bei normaler psychosozialer Integration werden angestrebt.
- Nach 6 Wochen: Der Alltag, der einige vorbeugende Übungen enthält, sollte bei normaler Belastbarkeit und stabiler psychosozialer Integration wiederhergestellt sein.
- Nach 1 Jahr: Mit voller Belastbarkeit und vollkommener oder weitgehender Reduktion neurologischer Defizite ist zu rechnen.

6.5.1 Aktiv durchgeführte Bewegungen der Wirbelsäule

Die Bewegungen der LWS, die der Patient selbstständig als Eigentraining übt, entsprechen den zuvor beschriebenen Testbewegungen. Die Reihenfolge der Übungen kann von der Reihenfolge bei den Tests abweichen. So führen häufig am Anfang der Behandlung asymmetrische Bewegungen zur Zentralisierung und Reduktion der Schmerzen, während die symmetrische Extension der LWS erst nach mehreren Tagen zur weiteren Reduktion und Eliminierung des Schmerzes eingesetzt wird.

Im Folgenden wird die bei Patienten mit lumbalen Bandscheibenvorfällen und Lumboischialgie am häufigsten sinnvolle Reihenfolge von *Therapie*bewegungen dargestellt. Die Progressionsstufen der einzelnen Bewegungsrichtungen entsprechen denen der Testbewegungen.

In seltenen Fällen führt die Flexion in den ersten Therapieeinheiten zur Zentralisierung und Reduktion von Schmerzen bei Patienten mit Bandscheibenschäden. Deshalb soll diese Übung nicht unerwähnt bleiben. Wurde die Flexion als nützliche Therapiebewegung identifiziert, sollten dennoch wie üblich die Bauchlage und die weiteren Progressionsstufen der symmetrischen Extension täglich überprüft werden. Sobald die Rotation oder die Bauchlage ohne Zunahme und Peripheralisierung der Schmerzen möglich sind, wird die Rotation oder die Extension im Liegen geübt.

Flexion im Liegen (Abb. 6.**12**)

* Rückenlage.
* Einen Fuß nach dem anderen aufstellen.
* Ein Bein nach dem anderen in Richtung Bauch anheben, wobei das Gewicht der Beine so gut wie möglich mit den Händen an den Knien abgenommen wird.
* Knie so weit wie möglich anbeugen.
* Beine wieder so weit absenken, dass die Hände sie noch halten können.
* Bis zu 10-mal wiederholen.

Asymmetrische Rotation

Rotation im Liegen

Beachte: Die Rumpfrotation zur nichtbetroffenen Seite hin (Knie zur ipsilateralen Seite) führt häufiger zu Zentralisierung und Reduktion der Schmerzen als die Rumpfrotation zur betroffenen Seite (Knie zur kontralateralen Seite).

Seitenlage (Abb. 7.**6**)
* Seitenlage (auf der betroffenen Seite).
* Den Oberkörper nach dorsal drehen.
* Wieder zur Mitte kommen.
* 10-mal wiederholen.

Rückenlage (Abb. 6.**9**)
* Rückenlage.
* Füße nacheinander aufstellen.
* Kein Abstand zwischen den Füßen.
* Beide Knie so weit wie möglich zur Seite sinken lassen, sodass eine Rotation im Rumpf entsteht.
* Knie wieder zur Mitte anheben.
* 10-mal wiederholen.

Asymmetrische Extension im Liegen

Variante 1: Asymmetrische Extension mit Flexion in Knie- und Hüftgelenk auf der betroffenen Seite (Abb. 6.**10**)

Bauchlage
* Bauchlage.
* Das Bein auf der betroffenen Seite in Hüft- und Kniegelenk seitlich neben den Körper beugen.
* Entspannt liegen.

Handstütz
* Hände in Schulterhöhe aufstützen.
* Ellenbogen so strecken, dass der Schultergürtel etwas angehoben wird.
* Ablegen – locker lassen.
* 10-mal wiederholen

Beachte: Das Bewegungsausmaß ist in dieser Position erheblich geringer als bei der symmetrischen Extension im Liegen.

Variante 2: Extension im Liegen mit zur Seite verschobenem Becken

Bauchlage
- Bauchlage.
- Becken zu der Seite hin verschieben, zu der im Stehen der Schultergürtel verschoben ist (in der Regel die kontralaterale Seite). Dadurch entsteht eine Überkorrektur des Shifts, d. h. eine relative seitliche Verschiebung des Schultergürtels gegenüber dem Becken in die Gegenrichtung des Shifts, der im Stehen zu beobachten ist. Außerdem kommt es zu ipsilateralem seitlichen Druck, d. h. auf der Seite, zu der die Bandscheibe verlagert ist.

Handstütz
- Hände in Schulterhöhe abstützen.
- Ellenbogen strecken, sodass der Oberkörper angehoben wird, wobei die verschobene Körperhaltung beibehalten wird.
- Ablegen – locker lassen.
- 10-mal wiederholen.

Asymmetrische Extension im Stehen

Seitliche Verschiebung des Beckens im Stehen (Shiftkorrektur) (Abb. 6.**11**)

- Stand.
- Seitlich mit einem Abstand von ca. 2 Fußbreit neben eine Wand stellen.
- Füße stehen direkt nebeneinander.
- Die Schulter und den Oberarm auf der Seite, zu der der Schultergürtel gegenüber dem Becken verschoben ist, an die Wand anlehnen.
- Ellenbogen auf dieser Seite beugen.
- Das Becken zur Wand sinken lassen.
- Zur Mitte zurückbewegen.
- 10-mal wiederholen.

1. Steigerung
Je weiter die Füße von der Wand entfernt sind, desto intensiver ist die Wirkung.

2. Steigerung
- Die nicht der Wand zugewandt Hand am Rücken abstützen.
- Wirbelsäule so weit wie möglich strecken.
- Zur Mitte zurückbewegen.
- 10-mal wiederholen.

Symmetrische Extension im Liegen

Bauchlage (Abb. 6.**5**)
- Entspannt auf den Bauch legen.
- Ruhig atmen.

Unterarmstütz (Abb. 6.**6**)
- Ellenbogen beugen, sodass sie genau unter den Schultern abgestützt werden (wie man am Strand ein Buch liest).
- Etwa 3 Atemzüge so verharren.
- Ablegen – locker lassen.
- 5–10-mal wiederholen.

Handstütz, Extension im Liegen (Abb. 6.**7**)
- Hände unter die Schultern legen.
- Ellenbogen langsam strecken.
- Rücken- und Gesäßmuskulatur locker lassen.
- So weit wie möglich hochstützen.
- Ablegen – locker lassen.
- 10-mal wiederholen.

Steigerung
- Am Ende der Bewegung kurz verharren und tief ausatmen.
- Ablegen – locker lassen.
- 10-mal wiederholen.

Symmetrische Extension im Stehen

Extension im Stehen (Abb. 6.**8**)
- Hände am Rücken abstützen, sodass die Fingerspitzen zur Wirbelsäule und die Daumen zur Seite zeigen.
- Den Rücken so weit wie möglich nach hinten strecken.
- Wieder aufrichten.
- 10-mal wiederholen.

6.5.2 Vom Therapeuten passiv durchgeführte Bewegungen der Wirbelsäule

In Ausnahmefällen werden zur Intensivierung des Beschwerde reduzierenden Effekts der aktiven Bewegungen ab der 3. Therapieeinheit passive Bewegungen der Wirbelsäule ergänzt. Diese werden unter dem Begriff *Manuelle Therapie* zusammengefasst, der „Behandlung mit den Händen". Im Wesentlichen unterscheiden sich 2 Typen von Maßnahmen, nämlich die *Mobilisation* und die *Manipulation*. In der Literatur werden diese beiden Techniken von verschiedenen Autoren unterschiedlich definiert.

Definitionen Mobilisation:
- Passive Bewegung, deren Rhythmus und Ausmaß so gestaltet ist, dass der Patient ihre Durchführung stets verhindern kann (Maitland 1994).
- Passive, meist wiederholte Bewegung mit geringer Geschwindigkeit und langsam zunehmender Amplitude (Bischoff 1994, Sachse 1995).
- Passive Bewegung mit niedriger Geschwindigkeit innerhalb oder an der Grenze der passiven Beweglichkeit (Koes 1996).
- Eine oder mehrere Bewegungen mit niedriger Geschwindigkeit, unterschiedlichen Amplituden, innerhalb der passiven Beweglichkeit (Hurwitz 2002).

Definitionen Manipulation:
- 1. passive Bewegung; 2. rasche Bewegung mit kurzer Amplitude, die nicht notwendigerweise am Ende des Bewegungsausmaßes durchgeführt wird. Diese Bewegung kann vom Patienten nicht verhindert werden (Maitland 1994).
- Impulsartige passive Bewegung mit geringer Krafteinwirkung, hoher Geschwindigkeit und kleiner Amplitude (Bischoff 1994, Sachse 1995).
- Impulsartige Bewegung mit hoher Geschwindigkeit über das passive (eingeschränkte) Bewegungsausmaß hinaus (Koes 1996).
- Eine kontrollierte impulsartige Bewegung, die mit hoher Geschwindigkeit und kleiner Amplitude ausgeführt wird (Hurwitz 2002).

Zusammenfassung: Wichtigste Aspekte der unterschiedlichen Definitionen
- Mobilisation: Aktive oder passive Bewegung, die mit niedriger Geschwindigkeit innerhalb oder an der Grenze der passiven Beweglichkeit durchgeführt wird. Die Bewegung kann sowohl vom Therapeuten als auch vom Patienten jederzeit unterbrochen werden.
- Manipulation: Passive impulsartige Bewegung, die mit hoher Geschwindigkeit innerhalb oder über die Grenzen der passiven Beweglichkeit hinaus durchgeführt wird. Die Bewegung kann vom Patienten nicht unterbrochen werden. Aufgrund der Geschwindigkeit lässt sie sich auch vom Therapeuten nicht gut steuern, sodass ein Risiko der Schmerzauslösung und selten struktureller Schädigung besteht.

Die Wirksamkeit von Manipulationen an der Wirbelsäule bei Patienten mit akuten oder chronischen Rückenschmerzen ist nicht belegt. Zwar scheinen einige Patienten davon zu profitieren, aber die wenigen Studien zu diesem Thema definieren nicht, wie diese zu identifizieren sind (Koes 1996). Der Effekt von Manipulationen bei Patienten mit Bandscheibenvorfällen wurde nicht systematisch untersucht.

Beachte: Da passive impulsartige Bewegungen auch mit der Gefahr eines negativen Effekts oder von Gewebeverletzungen verbunden sind, wird von solchen manipulativen Bewegungen insbesondere bei Patienten mit Bandscheibenvorfällen abgeraten.

Passive Mobilisationstechniken werden hier erst ausgeführt, wenn eine Bewegungsrichtung gefunden wurde, die den Schmerz zentralisiert und reduziert. Die passive Bewegung richtet sich in dieselbe Richtung wie die zentralisierende Bewegung, die der Patient selbst übt, und soll deren reduzierenden Effekt verstärken.

Mobilisationstechniken

Wie bei den vom Patienten selbst durchgeführten Bewegungen wird der Patient aufgefordert, jede Veränderung seiner Symptome sofort mitzuteilen. Die Ausführung der passiven Mobilisationen erfolgt langsam, rhythmisch und mit großer Amplitude. Die Anzahl der Wiederholungen richtet sich nach dem Effekt und liegt bei 5–15.

Patienten mit Schmerzen aufgrund von Bandscheibenschäden empfinden es als wohltuend, wenn die Extensions- und die Rotationsmobilisation in Bauchlage im Atemrhythmus ausgeführt werden. In der Regel wird deshalb beim Ausatmen Druck in Extension ausgeübt, der beim Einatmen nachlassen sollte. Die anderen Bewegungen erfolgen langsamer, ohne Berücksichtigung des Atemrhythmus.

Das Symptomverhalten und das passive Bewegungsausmaß bestimmen die Amplitude der Mobilisationsbewegungen. Die Bewegungen werden immer bis zur ursprünglichen Neutralstellung zurückgeführt. Dabei bleibt der Kontakt der Hände des Therapeuten zum Rücken des Patienten erhalten.

Instruktionen für den Patienten
- Ich bewege Ihre Wirbelsäule passiv.
- Lassen Sie ganz locker.

- Ich mache die Bewegungen ganz langsam, nicht ruckhaft.
- Sie können die Bewegung jederzeit stoppen.
- Sagen Sie mir, wie sich die Stärke und der Bereich Ihres Schmerzes verändern.

Die Behandlungsbank wird jeweils so eingestellt, dass der Therapeut seine Wirbelsäule gestreckt halten kann. Bei der Extensionsmobilisation (Abb. 6.**14**), der Extension mit Überdruck (Abb. 6.**15**) und der Rotationsmobilisation aus der Bauchlage entspricht dies etwa einer Höhe, bei der die Bank bis zum oberen Drittel des Oberschenkels des Therapeuten reicht. Bei der Rotationsmobilisation aus der Rückenlage wird die Bank etwa in Hüfthöhe des Therapeuten eingestellt.

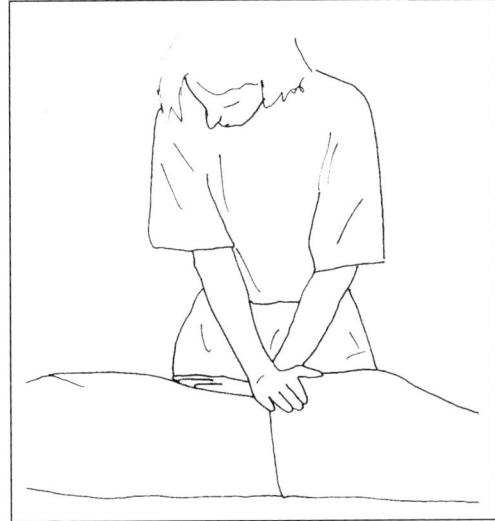

Abb. 6.**14** Extensionsmobilisation.

Extensionsmobilisation (Abb. 6.**14**)

- Bauchlage.
- Der Therapeut steht neben der Behandlungsbank.
- Er legt die dem Fußende zugewandte Hand so auf den Rücken des Patienten, dass sein Os pisiforme in etwa auf dem Querfortsatz der zu behandelnden Höhe liegt.
- Seine andere Hand wird so auf dem gegenüberliegenden Querfortsatz positioniert, dass die Kleinfingerkanten einen rechten Winkel zueinander bilden und die Ossa pisiformia direkt gegenüber in der zu behandelnden Höhe liegen.
- In der Ausatemphase des Patienten übt der Therapeut mit beiden Händen einen leichten symmetrischen Druck aus.
- In der Einatemphase lässt er den Druck nach,

ohne den Handkontakt zum Rücken des Patienten zu verlieren.
- Etwa 10-mal mit steigender Intensität wiederholen.
- Die umliegenden Segmente werden ebenso behandelt.

Extension im Liegen mit Überdruck (Abb. 6.**15**)

- Der Therapeut positioniert seine Hände wie bei der Extensionsmobilisation und übt Druck aus.
- Der Patient begibt sich in den Handstütz.
- Der Therapeut hält den Druck aufrecht und bewegt seine Hände und seinen Rumpf so mit, dass die Schubrichtung auf die Wirbelsäule des Patienten etwa gleich bleibt.

Abb. 6.**15** Extension im Liegen mit Überdruck.

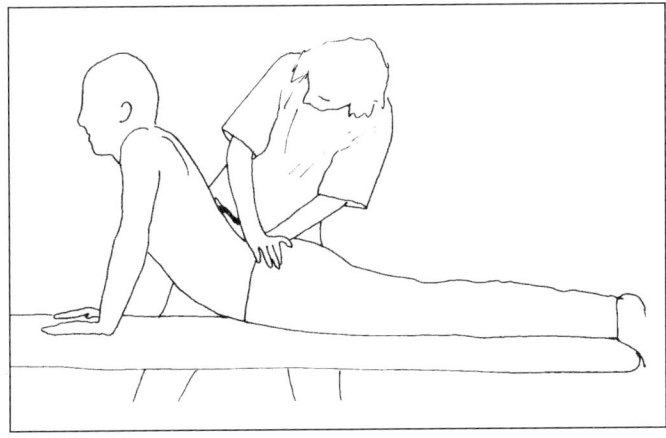

- Der Patient legt sich wieder in Bauchlage.
- Der Therapeut nimmt den Druck zurück.
- Wiederholen.

Rotationsmobilisation

Bilaterale Rotationsmobilisation aus der Bauchlage

- Bauchlage.
- Der Therapeut steht neben der Behandlungsbank.
- Er legt die dem Fußende zugewandte Hand so auf den Rücken des Patienten, dass das Os pisiforme in etwa auf dem Querfortsatz der zu behandelnden Höhe liegt.
- Seine andere Hand ist so auf dem gegenüberliegenden Querfortsatz positioniert, dass die Kleinfingerkanten einen rechten Winkel zueinander bilden und die Ossa pisiformia direkt gegenüber in der zu behandelnden Höhe liegen.
- In der Ausatemphase des Patienten übt der Therapeut mit einer Hand einen leichten asymmetrischen Druck aus.
- In der Einatemphase lässt er den Druck nach, ohne den Handkontakt zum Rücken des Patienten zu verlieren.
- In der folgenden Ausatemphase wird der Druck auf der anderen Seite der Wirbelsäule ausgeübt.
- Etwa 10-mal mit steigender Intensität wiederholen.
- Die umliegenden Segmente werden ebenso behandelt.

Unilaterale Rotationsmobilisation aus der Bauchlage

- Bauchlage.
- Der Therapeut steht neben der Bank auf der nicht zu behandelnden Seite des Patienten.
- Er positioniert eine Hand so auf dem Rücken des Patienten, dass das Os pisiforme in etwa auf dem Querfortsatz der zu behandelnden Höhe auf der gegenüberliegenden Seite liegt.
- Die andere Hand legt er auf die erste.
- In der Ausatemphase des Patienten übt der Therapeut mit beiden Händen einen leichten Druck aus.
- In der Einatemphase lässt er den Druck nach, ohne den Handkontakt zum Rücken des Patienten zu verlieren.
- Etwa 10-mal mit steigender Intensität wiederholen.
- Die umliegenden Segmente werden ebenso behandelt.

Rotationsmobilisation aus der Rückenlage
(Abb. 6.**16**)

- Rückenlage, nahe am Rand der Behandlungsbank, zu der die Knie bewegt werden sollen.
- Der Therapeut steht auch auf dieser Seite, mit Blick zum Gesicht des Patienten.
- Das der Bank zugewandte Bein steht weiter vorne, das andere weiter hinten (Schrittstellung).
- Der Patient stellt seine Füße nacheinander auf.
- Der Therapeut hebt beide Beine des Patienten an und positioniert dessen Fußrücken/Unterschenkel in seiner Leiste.
- Mit einer Hand fixiert er den Brustkorb des Patienten, mit der anderen bewegt er die Knie in Richtung Boden.

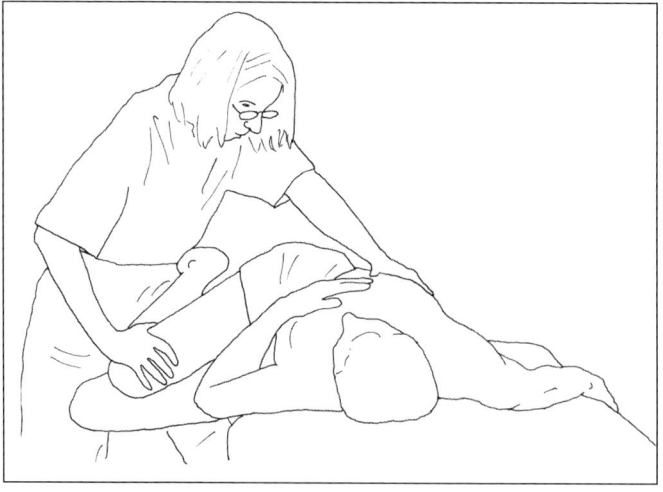

Abb. 6.**16** Rotationsmobilisation aus der Rückenlage.

- Diese Position wird für einen Moment gehalten.
- Wieder zurück zur Neutralstellung.
- Wiederholen.

6.5.3 Passive Bewegungen der Beine zur Mobilisation des Nervensystems

Ein zentraler Schwerpunkt des hier beschriebenen Behandlungskonzepts ist die Selbstständigkeit des Patienten. Ist eine Reduktion der Beschwerden mithilfe von aktiven Maßnahmen möglich, wird auf passive verzichtet.

Bezüglich der Reduktion von Schmerzen und der Vergrößerung des Bewegungsausmaßes der betroffenen Extremitäten sind allerdings passive Bewegungen nur bei Patienten mit lumbalen und zervikalen Bandscheibenvorfällen effektiver als aktive. Dementsprechend wird während der Physiotherapie zunächst der Effekt passiver Mobilisationstechniken des Nervensystems getestet. Erzielen die passiven Bewegungen der Beine eine Symptomreduzierende Wirkung und zeigt sich nach der Therapie bei den Nervendehnungstests ein größeres Bewegungsausmaß als vorher, werden sie wiederholt durchgeführt. Außerdem erhält der Patient die Anleitung zu entsprechendem Eigentraining (S. 98).

Der Patient wird aufgefordert, durch die Therapie hervorgerufene Veränderungen seiner Symptome sofort mitzuteilen. Die Behandlungsmethode und die -intensität richten sich nach der Art und der Irritierbarkeit der Symptome (Kap. 4). In einer sehr irritierbaren Situation wird weit entfernt vom Auslöser der Symptome behandelt, z. B. mit Dorsalextension im Sprunggelenk bei lumbalem Bandscheibenvorfall.

Grundsätzlich wird zuerst die nichtbetroffene Extremität bewegt, ohne das Auslösen zusätzlicher Symptome. Sobald die Symptome nur bei intensiver Bewegung ausgelöst werden und schnell wieder verschwinden, erfolgen die Bewegungen auch im anatomischen Bereich der Symptomwahrnehmung.

Die nächste Intensivierung der Behandlung besteht in der größeren Anzahl der Wiederholungen. Danach wird mit stärkerer Spannung bewegt, wobei das Auslösen von Schmerzen oder Gefühlsstörungen am Ende der Bewegung toleriert wird.

⬦ **Beachte:** Alle durch die Therapie ausgelösten Symptome sollten sofort nach dem Ende der therapeutischen Bewegungen wieder verschwinden.

Schmerzen, die durch die Mobilisationstechniken an den Nerven ausgelöst werden, entstehen häufig erst mehrere *Stunden nach den Übungen.* Deshalb wird grundsätzlich vorsichtig, mit geringer Spannung und nicht mehr als 3 Wiederholungen einer Bewegung begonnen. Bewegungen der Extremitäten werden flüssig und langsam ausgeführt, ohne im Schmerz zu verharren. Dabei sind Widerstand, Ausweichbewegungen und reflektorische Muskelanspannung zu berücksichtigen.

Progressionsstufen der passiven Bewegungen

Verbesserung der Beweglichkeit im Straight-leg-raise-Test

1. Stufe
- Rückenlage;
- Dorsalextension des Sprunggelenks;
- Plantarflexion des Sprunggelenks;
- 3 – 10-mal wiederholen.

2. Stufe
- Rückenlage;
- Flexion im Hüftgelenk bis 90° und maximale Flexion im Kniegelenk;
- Extension in Hüft- und Kniegelenk (das Bein liegt wieder auf der Unterlage);
- 3 – 10-mal wiederholen.

3. Stufe
- Rückenlage;
- Maximale Flexion in Hüft- und Kniegelenk;
- Nachlassen der Flexion im Hüftgelenk, Extension im Kniegelenk;
- 3 – 10-mal wiederholen.

4. Stufe
- Rückenlage;
- Maximale Flexion in Hüft- und Kniegelenk, Dorsalextension im Sprunggelenk;
- Nachlassen der Flexion im Hüftgelenk, Extension im Kniegelenk, Plantarflexion im Sprunggelenk;
- 3 – 10-mal wiederholen.

5. Stufe
- Rückenlage;
- Maximale Flexion in Hüft- und Kniegelenk, Dorsalextension im Sprunggelenk;
- Nachlassen der Flexion im Hüftgelenk, Extension im Kniegelenk, Beibehalten der Dorsalextension im Sprunggelenk;
- 5 – 15-mal wiederholen.

6. Stufe
- Rückenlage;
- Anheben des gestreckten Beines wie beim Straight-leg-raise-Test;
- Ablegen des Beines in Neutralstellung;
- 5 – 15-mal wiederholen.

7. Stufe
- Rückenlage;
- Anheben des gestreckten Beines in Adduktion und Innenrotation des Hüftgelenks;
- Ablegen des Beines in Neutralstellung;
- 5 – 15-mal wiederholen.

Verbesserung der Beweglichkeit im Prone-knee-bend-Test

1. Stufe
- Bauchlage;
- Kniegelenk beugen, dabei das Becken so fixieren, dass keine Hüftbeugung auf der getesteten Seite möglich ist;
- Unterschenkel wieder in Neutralstellung ablegen;
- 3 – 10-mal wiederholen.

2. Stufe
- Bauchlage;
- Kniegelenk beugen, dabei das Becken so fixieren, dass keine Hüftbeugung auf der getesteten Seite möglich ist;
- Kniegelenk gebeugt halten und zusätzlich das Hüftgelenk strecken;
- Ober- und Unterschenkel wieder in Neutralstellung ablegen;
- 5 – 15-mal wiederholen.

6.5.4 Vom Patienten selbst durchgeführte Bewegungen der Beine zur Mobilisation des Nervensystems

Haben die passiven Bewegungen der Beine zu einer Symptomreduktion geführt, erhält der Patient Instruktionen zum Eigentraining. Die von ihm selbst durchgeführten Bewegungen sollen mit möglichst wenig Muskelaktivität in der Bein- und Rumpfmuskulatur einhergehen. Aus diesem Grund ist es sinnvoll, ein Handtuch oder die eigenen Hände zu benutzen, um das Beingewicht zu tragen und die Bewegungen zu unterstützen (S. 99).

Der Patient wird darüber informiert, dass durch diese Übungen ausgelöste Schmerzen

manchmal erst mehrere Stunden nach dem Üben oder am nächsten Tag auftreten. Deshalb ist es ratsam, vorsichtig zu beginnen. Zunächst werden die Bewegungen mit jedem Bein nur 3-mal am Tag mit 3 Wiederholungen geübt. Zuerst erfolgt die Bewegung des nichtbetroffenen und danach des betroffenen Beines.

Sliders bezeichnen die Bewegungen der Extremitäten, die das Ziel haben, die Gleitfähigkeit (engl. slide = gleiten) der Nerven und der Nervenwurzeln zu verbessern.

Durchführung Sliders (Abb. 6.**17a** u. **b**)
- Rückenlage.
- Ein Bein bleibt gestreckt liegen.
- Das andere Bein in Hüfte und Knie in Richtung Bauch beugen.
- Den Oberschenkel dieses Beines mit einem Handtuch oder den Händen unterstützen.
- Langsam das Knie strecken und dabei den Oberschenkel etwas absenken. Das Knie so weit in Streckung bewegen, bis auf der Rückseite des Beines oder im Rücken ein ziehender Schmerz auftritt.
- Sofort wieder zum Bauch beugen.
- Wiederholen.
- Beine wechseln.

6.5.5 Haltungskorrektur

Sobald sich die Symptome des Patienten gebessert haben und bei geringen Belastungen keine Schmerzen produziert oder verstärkt werden, wird der Patient über die Vorzüge der aufrechten Haltung informiert. Gegebenenfalls ist seine spontane Haltung beim Gehen und Stehen entsprechend zu korrigieren.

Bei der aufrechten Haltung sind Kopf, Schultergürtel, Becken und Füße lotrecht zueinander positioniert. Die natürliche Schwingung der Wirbelsäule bleibt erhalten. Dadurch werden Belastungen harmonisch abgefedert. Die Muskeln haben die optimale Zugrichtung und können ihre Funktion mit dem geringst möglichen Aufwand erfüllen.

Bei der Vorstellung, eine schwere Last auf dem Kopf zu balancieren, erfolgt automatisch die Aufrichtung des Körpers (Abb. 6.**18**). Bauch- und Rückenmuskulatur arbeiten harmonisch zusammen. Arme und Beine können ohne Mühe bewegt werden.

Beachte: Kräftigung der Rumpfmuskulatur und Haltungskorrekturen beim Heben sind erst in der Rehabilitationsphase empfehlenswert (Kap. 9).

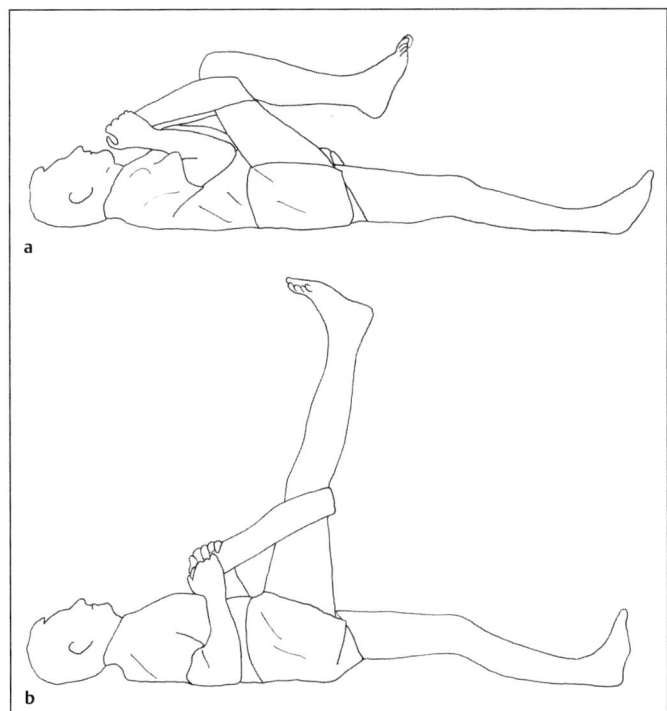

Abb. 6.**17a** u. **b** Bewegungen des Beines als Eigentraining zur Nervenmobilisation (Sliders).

6.5.6 Akutphase

In der akuten Phase verstärkt sich der Schmerz bei vielen Patienten beim Stehen und Gehen, während im Liegen eine Schmerzlinderung empfunden wird. In diesem Fall sollte viel Zeit im Liegen verbracht werden. In aller Regel ist jedoch strikte *Bettruhe* nicht sinnvoll, da nach längerem Liegen auch diese Position den Schmerz verstärkt. Die Phase, in der der Patient nahezu ununterbrochen im Bett liegt, sollte nicht länger als 2 – 3 Tage dauern.

Bei erfolgreicher konservativer Therapie wird die Gehstrecke, die ohne Zunahme der Schmerzen zurückgelegt werden kann, von Tag zu Tag verlängert, sodass die Verordnung von Bettruhe weder notwendig noch sinnvoll ist.

Nützliche Verhaltensregeln während der akuten Phase

Die Streckung der Wirbelsäule ist meist die günstige, den Schmerz zentralisierende und reduzierende Bewegungsrichtung. Liegt eine ausgeprägte seitliche Verlagerung vor, sind vor der Streckung seitliche Bewegungen wie Drehung oder seitliche Korrektur im Stehen oder Liegen notwendig. Die ungünstige Bewegungsrichtung ist in der Regel die Beugung der Wirbelsäule.

Aus diesem Grund ist es sinnvoll, vorübergehend auf jegliche Beugung der Wirbelsäule zu verzichten. Da viele Bewegungen des normalen Alltags mit Beugung einhergehen, werden diese Bewegungen in abgewandelter Form ohne Beugung der Wirbelsäule angeleitet. Dazu gehören vor allen Dingen das Liegen, Hinlegen und Aufstehen aus dem Bett, An- und Ausziehen, Zähneputzen, Essen, Sitzen und Aufstehen von der Toilette und gegebenenfalls Husten und Niesen.

Liegen
Beim Liegen wird das Bett flach gestellt und höchstens ein kleines Kissen zur Lagerung des Kopfes benutzt. Sobald es dem Patienten möglich ist, ohne Zunahme seiner Beschwerden auf dem Bauch zu liegen, verbringt er am besten viel Zeit in dieser Position. Gelegentlich sollte die Position gewechselt werden, da Bewegung in der Regel zur Schmerzlinderung beiträgt.

In der flachen Bauch- und Rückenlage ist die Beibehaltung der Lendenlordose am ehesten gewährleistet. Aus diesem Grund sind diese beiden Positionen der Seitenlage vorzuziehen, die meistens mit einer Flexion der gesamten Wirbelsäule verbunden ist.

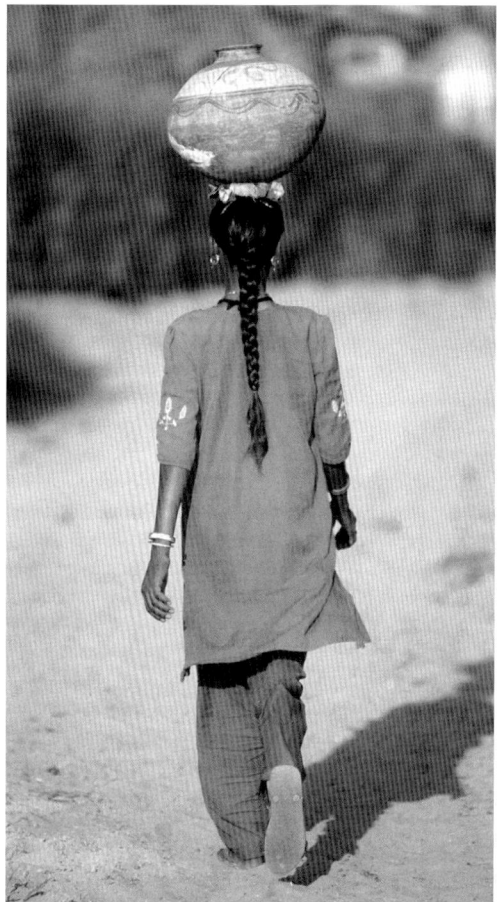

Abb. 6.**18** Aufrichtung des Körpers beim Balancieren einer schweren Last auf dem Kopf.

Drehen

Das Drehen oder Rollen von der Bauch- in die Rückenlage und umgekehrt erfolgt mit extendierter LWS flach auf dem Bett. Für manche Patienten entspricht es ihrem normalen Bewegungsablauf, sich über den Sitz von einer Position in die andere zu bewegen.

Beachte: Dies ist möglichst zu vermeiden, da dieser Lagewechsel mit einer Flexion der Wirbelsäule einhergeht!

Lagewechsel

Der Lagewechsel zwischen *Rückenlage* und *Sitzen* wird mit gestreckter Wirbelsäule über die Seitenlage durchgeführt. Beim Erlernen dieses unnatürlich steifen Bewegungsablaufs hilft den meisten Patienten die Vorstellung sich so zu bewegen, als ob sie einen Stock verschluckt hätten.

Normalerweise ist der Lagewechsel über eine Seite weniger schmerzhaft als über die andere Seite. Meist ist die bevorzugte Richtung über die nicht von dem Bandscheibenschaden betroffene Seite und sollte daher zuerst ausprobiert werden. Sind Aufsetzen und Hinlegen über diese Seite ohne Zunahme der Schmerzen möglich, sollte der Patient den Lagewechsel für kurze Zeit stereotyp über diese Seite durchführen.

An- und Ausziehen

Das An- und Ausziehen (besonders von Socken und Schuhen) geht unweigerlich mit der Beugung der LWS einher. Normalerweise beugt man sich im Sitzen nach vorne, um mit den Händen zu den Füßen zu gelangen. Dieser Bewegungsablauf ist so zu modifizieren, dass der Fuß, der angezogen werden soll, auf den anderen Oberschenkel abgelegt wird. Dabei kann die Wirbelsäule zwar auch kaum gestreckt bzw. lordosiert gehalten werden, weil die Beugung über das Hüftgelenk zum Becken und auf die LWS übertragen wird, aber der Grad der Beugung kann minimiert werden.

Eine Alternative ist das Anziehen der Socken in Rückenlage. Am besten eignen sich Schuhe ohne Schnürsenkel. Verspürt der Patient trotz modifizierter Bewegungsabläufe beim An- und Ausziehen von Socken und Schuhen zunehmende Schmerzen, sollte er sich dabei vorübergehend helfen lassen.

Zähneputzen

Beim Zähneputzen lässt sich die Belastung der LWS durch Stehen mit weiter Spurbreite und Anlehnen des Bauches am Waschbecken, leichte Kniebeugung und Abstützen mit der freien Hand reduzieren. Die Wirbelsäule wird gestreckt und nur so weit wie nötig nach vorne geneigt.

Sitzen

Das Sitzen ist als auslösender Faktor für Bandscheibenvorfälle bekannt. Selbst bei erfolgreichem Bemühen um eine aufrechte Haltung wird die LWS dabei mehr gebeugt als im Stehen. Zudem ist bei ausstrahlenden radikulären Schmerzen beim Sitzen der gereizte Nerv im Bereich des Gesäßes und des Oberschenkels, besonders an der Vorderkante der Sitzfläche, einer Druckbelastung ausgesetzt.

Sitzen produziert und verstärkt in der Regel die Schmerzen bei Patienten mit lumbalen Bandscheibenvorfällen. Dies wird häufig erst beim Aufstehen wahrgenommen. Deshalb sollte allen Patienten mit lumbalen Bandscheibenschäden dazu geraten werden, das Sitzen vorübergehend zu unterlassen. Ist das Sitzen (z. B. während der Arbeit oder auf der Fahrt zur Physiotherapie) unvermeidlich, erfolgt es am besten aufrecht und angelehnt mit Unterstützung einer Lendenrolle (Kap. 9).

Einnehmen der Mahlzeiten
Die Mahlzeiten werden vorübergehend im Liegen oder im Stehen eingenommen, um das Sitzen zu vermeiden. Beim Essen in der Seitenlage ist die nichtbetroffene Seite in der Regel günstiger.

Gang zur Toilette
Da auf der Toilette das Sitzen unvermeidlich ist, sollte hierbei die LWS so gestreckt wie möglich gehalten werden. Beim Hinsetzen und Aufstehen wird die Wirbelsäule entlastet, indem sich der Patient am Türgriff oder auf seinen Oberschenkeln abstützt.

Ein regelmäßiger Stuhlgang lässt sich gegebenenfalls durch gezielte Ernährung (z. B. Trockenfrüchte, Leinsamen) oder medikamentös unterstützen, um die auf der Toilette verbrachte Zeit auf ein Minimum zu reduzieren

Husten/Niesen
Husten und Niesen verstärken häufig die durch einen Bandscheibenvorfall ausgelösten Schmerzen. Eventuell ist die Beugung der Wirbelsäule, die mit dem Husten und Niesen einher geht, Ursache für diese Schmerzzunahme. Daher stützt sich der Patient bei Husten- oder Niesreiz am besten aus der Bauchlage hoch oder streckt sich im Stehen, um die Beugung zu verhindern.

Instruktionen für den Patienten
- *Liegen:*
  – Stellen Sie Ihr Bett ganz flach und benutzen Sie höchstens ein kleines Kopfkissen.
  – Wechseln Sie zwischen flacher Bauch- und Rückenlage ab.
  – Rollen Sie sich zum Wechsel zwischen diesen Positionen flach über das Bett, sodass die LWS möglichst gerade bleibt.
- *Aufstehen und Hinlegen:*
  – Strecken Sie die Wirbelsäule vor dem Lagewechsel und halten Sie sie gestreckt.
  – Wechseln Sie zum Sitzen von der Rücken- über die Seitenlage und umgekehrt.
- *An- und Ausziehen von Socken und Schuhen:*
  – Legen Sie den entsprechenden Fuß auf den Oberschenkel der Gegenseite.
  – Halten Sie die Wirbelsäule so gerade wie möglich.

– Tragen Sie Schuhe, die Sie nicht binden müssen.
- *Zähneputzen:*
  – Stellen Sie die Füße weit auseinander und lehnen sich am Waschbecken an.
  – Stützen Sie sich mit einer Hand am Waschbecken ab.
  – Halten Sie die Wirbelsäule gestreckt und neigen Sie sich nur leicht nach vorne.
- *Sitzen:* Am besten unterlassen Sie das Sitzen, da sie sich dabei beugen und damit die Gallertmasse der Bandscheibe nach hinten in Richtung Nervenwurzel drücken. Zusätzlich wird der bereits gereizte Nerv an Gesäß und Oberschenkel einer Druckbelastung ausgesetzt.
- *Essen:* Nehmen Sie Ihre Mahlzeiten weitgehend in Seitenlage oder im Stehen ein, um das Sitzen zu vermeiden.
- *Sitzen auf der Toilette, Pressen, Aufstehen:*
  – Halten Sie die LWS so gestreckt wie möglich.
  – Pressen Sie nicht unnötig.
  – Bleiben Sie beim Aufstehen von der Toilette aufrecht.
  – Stützen Sie sich zum Aufstehen wenn nötig am Türgriff oder auf den Oberschenkeln ab.
  – Sorgen Sie für regelmäßigen Stuhlgang, um die Zeit auf der Toilette auf ein Minimum zu reduzieren.
- *Husten, Niesen:*
  – Bei Husten- oder Niesreiz strecken Sie die LWS, so gut es geht.
  – Vermeiden Sie ganz bewusst die Krümmung des Oberkörpers nach vorne, die sich dabei sonst automatisch einstellt.

6.5.7 Stabilisierung

Sobald die Intensität der Schmerzen reduziert ist, der Patient auch schmerzfreie Zeiten am Tag hat und die Symptome bei Bewegungen und Belastungen, die in der akuten Phase den Schmerz peripheralisierten und verstärkten, nicht mehr unmittelbar produziert und verstärkt werden, kann man von einer Stabilisierung sprechen.

Zusätzlich zu den Bewegungen der Wirbelsäule werden passive und vom Patienten selbst durchgeführte Bewegungen der Beine zur Verbesserung der Nervengleitfähigkeit getestet und als Eigentraining genutzt (S. 97).

In dieser Phase wird gegebenenfalls die Haltung des Patienten korrigiert (S. 164). Die Erhöhung der Muskelspannung, die mit der aufrechten Haltung einhergeht und zu einer Druckzunahme in den Bandscheiben führt, ist jetzt gut tolerierbar.

Die Rotation der Wirbelsäule wird zunächst mit den Knien zur betroffenen Seite hin und in der Regel ab dem darauffolgenden Tag zusätzlich mit den Knien zur nichtbetroffenen Seite hin geübt.

Muss der Patient bei seiner Berufstätigkeit unbedingt sitzen, wird dies geübt (Kap. 9). Ansonsten ist auf das Sitzen weiterhin zu verzichten.

6.5.8 Wiederherstellung der ursprünglichen Belastbarkeit

Die Belastbarkeit des passiven und aktiven Bewegungsapparats hängt von der Beweglichkeit, der Kraft, der Koordination, dem Gleichgewicht und der Kondition ab. Alle diese Gesichtspunkte sollten in einem Übungsprogramm berücksichtigt werden, das die Wiederherstellung der Belastbarkeit des Patienten zum Ziel hat.

Im Folgenden werden spezielle Übungen für Patienten mit lumbalen Bandscheibenschäden beschrieben (allgemeine Aspekte zu Rehabilitation und Prävention von Bandscheibenschäden siehe Kap. 9).

Welcher Grad an Beweglichkeit als *frei* zu bezeichnen ist, hängt von vielen individuellen Faktoren ab. Dazu gehören die Relation der Längen und Breiten einzelner Körperabschnitte ebenso wie die Festigkeit bindegewebiger Strukturen. Bei Menschen mit langen Beinen und kurzen Armen wird der Finger-Boden-Abstand in Flexion bei gleicher Beweglichkeit der Wirbelsäule geringer sein als bei kurzen Beinen und langen Armen.

Im Allgemeinen sind Frauen beweglicher als Männer. Zwar gibt es keine Normwerte für freie Beweglichkeit, dennoch ist es für Therapeuten und Patienten nützlich, auf die hier angegebenen Zielwerte für die anzustrebende Beweglichkeit zurückzugreifen. Sie beruhen auf der Beobachtung einer Reihe gesunder Menschen und Patienten und scheinen für viele Personen erreichbar.

Beachte: Ein frei bewegliches Gelenk ist immer schmerzfrei. Wird am Ende der aktiven Beweglichkeit ein Schmerz empfunden, kann dies auf eine mechanische Beeinträchtigung des passiven Bewegungsapparats aus Gelenkkapsel, Sehnen und Bändern oder Muskelkontrakturen oder beeinträchtigte Nervenbeweglichkeit hinweisen.

In seltenen Fällen liegt eine Überbeweglichkeit vor, bei der das Bewegungsausmaß über das allgemein bekannte Maß hinausgeht. Überbeweglichkeit der Wirbelsäule oder der Beine ist bei Patienten nach einem lumbalen Bandscheibenvorfall selten zu beobachten.

Freie Beweglichkeit

Wiederherstellung der Extension

Handstütz, Extension im Liegen (Abb. 6.**19**)
- Hände unter die Schultern legen.
- Ellenbogen langsam strecken.
- Rücken- und Gesäßmuskulatur locker lassen.
- Soweit wie möglich hochstützen.
- In dieser Position 2 Atemzüge lang verharren.
- Ablegen – locker lassen.
- 10–15-mal wiederholen.

Beachte: Bemerkenswert ist der außergewöhnliche Unterschied zwischen der aktiven und passiven Beweglichkeit der LWS. Die freie Beweglichkeit lässt sich am besten bei der passiven Bewegung (Hochstützen aus Bauchlage) beurteilen.

Abb. 6.**19** Extension im Liegen, freie Beweglichkeit.

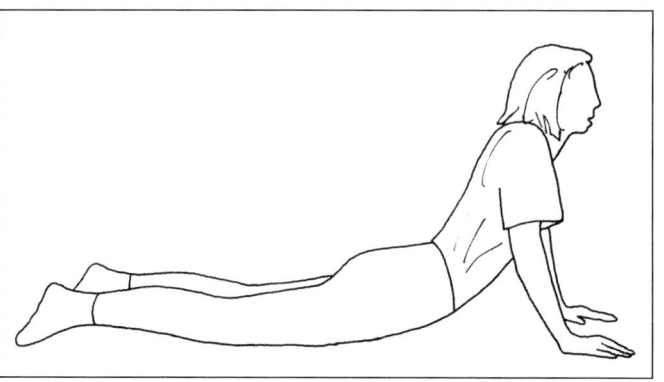

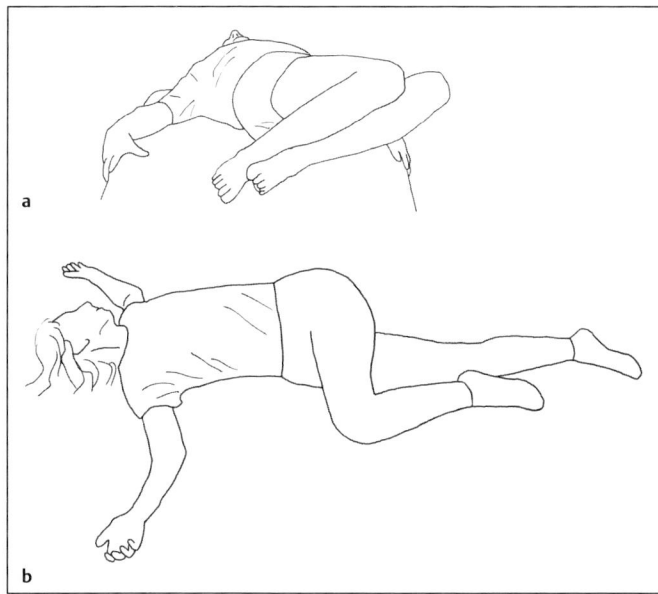

Abb. 6.**20a** u. **b** Rotation im Liegen.

a

b

Freie Beweglichkeit ist erreicht, wenn die Arme ganz gestreckt werden können und das Becken liegen bleibt, ohne Schmerzen in Rücken oder Bein.

Wiederherstellung der Rotation

Rotation im Liegen (Abb. 6.**20a**)
- Rückenlage.
- Beine nacheinander aufstellen.
- Beide Knie zu einer Seite absenken.
- Wieder in die Mitte anheben.
- 10–15-mal wiederholen.
- Seite wechseln.

Rotation im Liegen (Abb. 6.**20b**)
- Seitenlage.
- Unteres Bein strecken.
- Oberes Bein so beugen, dass die Ferse das untere Knie berührt.
- Dieses Bein kann mit der Hand der anderen Seite gehalten werden (Abb. 7.**6**).
- Oberen Arm, Schulter, Kopf und Brustkorb langsam nach hinten drehen.
- 10–15-mal hin- und herdrehen.
- Danach eine Zeit in der gedrehten Position bleiben, Knie nach vorne und Arm nach hinten absinken lassen.
- Seite wechseln.

Beachte: Die Drehung sollte zu beiden Seiten gleichermaßen möglich sein. Nach einem Bandscheibenvorfall mit einem Wurzelkompressionssyndrom wird bei der Drehung, bei der die Knie zur kontralateralen Seite bewegt werden, in aller Regel ein Nervendehnungsschmerz produziert. Diese Richtung wird dann besonders intensiv geübt, um auch die freie Beweglichkeit der Nervenwurzel zu erreichen. Bei freier Beweglichkeit können beide Schultern und das gebeugte Knie auf der Unterlage abgelegt werden, wobei kein Schmerz im Rücken oder Bein entsteht.

Wiederherstellung der Flexion

Bei der Heilung des Faserringes und an der Stelle, an der die Nervenwurzel gedrückt wurde, entsteht eine Narbe, die zu einer Bewegungseinschränkung sowohl der Wirbelsäule als auch der Nervenwurzel und der peripheren Nerven führen kann. Deshalb ist es notwendig, die Beweglichkeit in Beugung in jeder Therapieeinheit zu überprüfen und gegebenenfalls zu üben.

Sobald die Schmerzmedikation abgesetzt wurde und der Patient eine Woche lang überwiegend schmerzfrei war, wird die Beugung (bei einer bestehenden Bewegungseinschränkung in Flexion) geübt. Dabei sind gleichzeitige zusätzliche Steigerungen der Belastung (z. B. Wiederaufnahme der Arbeit) zu vermeiden.

Da die Flexion der Wirbelsäule der häufigste auslösende Faktor für Bandscheibenvorfälle ist, wird diese Bewegung mit besonderer Vorsicht geübt. Um einer pathologischen Verlagerung von Bandscheibengewebe nach hinten vorzubeugen, wird die Wirbelsäule vor und nach jeder wiederholten Übung in Flexion mindestens 5-mal endgradig gestreckt. Die Streckung der Wirbelsäule nach der wiederholten Beugung ist ein wichtiger Kontrollparameter: Ist die Beweglichkeit in Extension nach der Beugung genauso ausgeprägt wie vorher, kann davon ausgegangen werden, dass der Faserring verheilt ist und durch die Übung kein Bandscheibengewebe nach hinten verdrängt wurde.

Beachte: Ist die Extension nach den Übungen in Flexion eingeschränkt oder blockiert, wurde wahrscheinlich wieder Bandscheibengewebe nach hinten verlagert. In diesem Fall ist die Flexion eine ungünstige Bewegung. Bleibt nach den Beugungen eine Bewegungseinschränkung in Extension oder Schmerz zurück, wird das Üben der Beugung um weitere 5 Tage verschoben.

Flexion im Liegen
- Zuerst 5-mal aus der Bauchlage hochstützen (Abb. 6.**21a**).
- Rückenlage.
- Beine zum Bauch ziehen (Abb. 6.**21b**).
- Nachlassen.
- 10-mal wiederholen.
- Am Ende ebenfalls 5-mal aus der Bauchlage hochstützen (Abb. 6.**21c**).

Steigerung
Bei der Beugung das Gesäß mit anheben.

Beachte: Wenn die Beugung im Liegen eine Woche lang ohne Beschwerden möglich war, wird gegebenenfalls die Intensität der Beugung gesteigert.
Beim Üben im Langsitz und im Stand mit gestreckten Knien werden die Wirbelsäule gebeugt und gleichzeitig die Nerven gedehnt, sodass am Ende der Bewegung möglicherweise ein Ziehen im Rücken und im Bein auftritt. Verschwinden diese Symptome nach der Bewegung wieder, kann weitergeübt werden.

Beugen im Langsitz
- Zuerst 5-mal aus Bauchlage hochstützen.
- Langsitz.
- Knie sind gestreckt.
- Oberkörper nach vorne beugen, bis ein Ziehen im Rücken oder Bein auftritt.
- Füße hochziehen (Dorsalextension, das Ziehen nimmt zu).
- Kinn auf die Brust legen (das Ziehen wird noch stärker).
- Loslassen – Pause.
- 5–10-mal wiederholen.
- Am Ende 5-mal aus Bauchlage hochstützen.

Flexion im Stehen
- Zuerst 5-mal im Stehen strecken (Abb. 6.**22a**).
- Knie sind gestreckt.
- Langsam nach vorne beugen, bis ein Ziehen im Rücken oder Bein auftritt (Abb. 6.**22b**).
- Kinn auf die Brust legen (das Ziehen nimmt zu).
- Aufrichten.
- 5–10-mal wiederholen.
- Am Ende ebenfalls 5-mal im Stehen strecken (Abb. 6.**22c**).

Beachte: Freie Beweglichkeit ist erreicht, wenn bei der Beugung im Stehen mit den Fingerspitzen der Boden berührt werden kann, ohne dass dabei Schmerz in Rücken oder Bein auftritt.

Wiederherstellung der freien Nervengleitfähigkeit

Die Progressionsstufen der vom Patienten selbst durchgeführten Beinbewegungen zum Erreichen freier Beweglichkeit der Beine und damit der Nervenwurzeln und peripheren Nerven entsprechen den Progressionsstufen der passiven Bewegungen (S. 97).

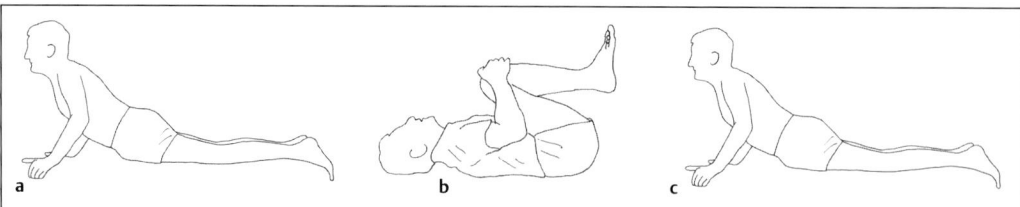

Abb. 6.**21a–c** Extension und Flexion im Liegen.
a u. **c** Extension. **b** Flexion.

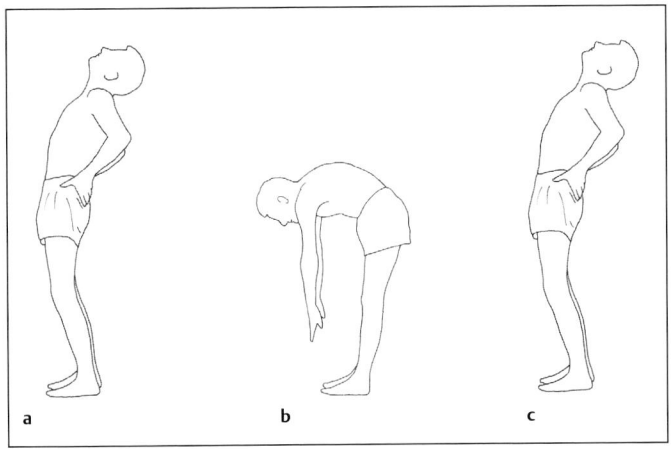

Abb. 6.**22a–c** Extension und Flexion im Stehen.
a u. **c** Extension.
b Flexion.

Die Übungen in Rückenlage lassen sich steigern, indem im Hüftgelenk gebeugt, adduziert und innenrotiert wird.

Dorsalextension im Sprunggelenk kann alternativ oder zusätzlich als Steigerung der Intensität der beschriebenen (Abb. 6.**17a** u. **b**) Bewegungen zur Verbesserung der Nervengleitfähigkeit genutzt werden.

Die Übungen der Flexion im Langsitz und im Stehen (S. 104) dienen ebenfalls der Verbesserung der Nervengleitfähigkeit.

Kräftigung

Bei Patienten mit einem lumbalen Bandscheibenvorfall steht die Kräftigung paretischer Fuß- und Beinmuskulatur im Vordergrund. Die dafür wichtigste Maßnahme ist das Gehen. Sobald dies dem Patienten ohne Schmerzsteigerung möglich ist, sollte er dies mehrmals täglich tun. Dabei wird die Gehstrecke von Tag zu Tag gesteigert. Treppensteigen und unebenes Gelände stellen weitere Steigerungsmöglichkeiten dar.

Einzelne, durch eine Wurzelkompression paretische Muskeln werden zusätzlich mit speziellen Übungen trainiert.

Kräftigung der Fußsenker (M. triceps surae)
- Zehengang;
- Einbeinstand.

Einbeinzehenstand (Abb. 6.**23**)
- Einbeinstand.
- Ferse im Wechsel anheben und senken.

> **Beachte:** Diese Übung dient gleichzeitig der Verbesserung des Gleichgewichts.

Kräftigung der Fuß- und Großzehenheber
Kräftigung des M. tibialis anterior und M. extensor hallucis longus.

Fersengang
- Fußspitzen anheben.
- Auf den Fersen gehen.

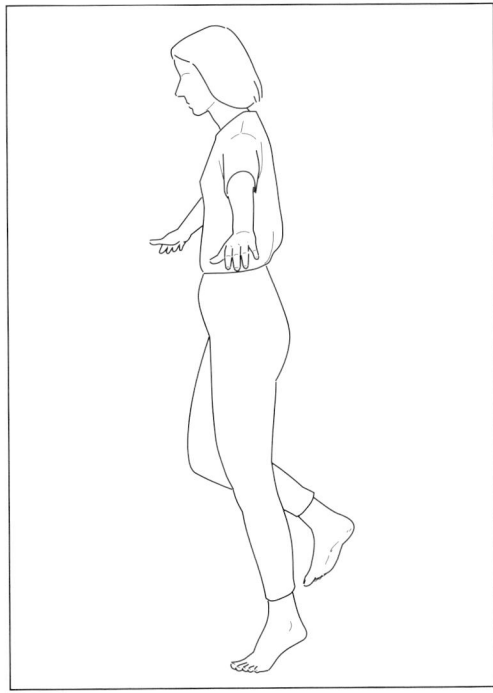

Abb. 6.**23** Einbeinzehenstand.

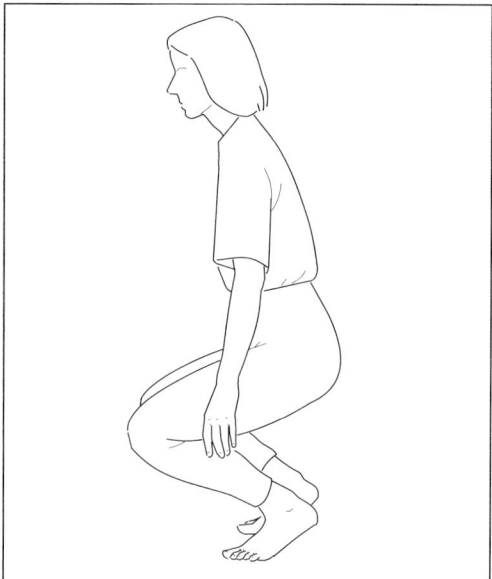

Abb. 6.**24** Kniebeugen.

Kräftigung der Kniestrecker und der Hüftmuskulatur

Kräftigung des M. quadriceps femoris, M. adductor magnus und M. adductor brevis.

Kniebeugen (Abb. 6.**24**)

- Oberkörper während der gesamten Übung aufrecht halten.
- Langsam in die Knie gehen.
- Knie wieder strecken.

▷ **Beachte:** Diese Übung dient gleichzeitig der Kräftigung der Rumpfmuskulatur und der Verbesserung des Gleichgewichts.

6.5.9 Rehabilitation, Alltag und Prävention

Die Wiedereingliederung in den Alltag ist ein wichtiges Ziel bei der Behandlung von Patienten mit Bandscheibenvorfällen. Die Physiotherapie wirkt gezielt darauf hin, dass zuvor berufstätige Patienten nach möglichst kurzer Krankheitsdauer die Arbeit wieder aufnehmen. Spätestens zu diesem Zeitpunkt wird das aufrechte, angelehnte Sitzen geübt (Kap. 9). Ausführliche Anleitungen zum Üben der freien, symmetrischen Beweglichkeit aller Gelenke, der Koordination, des Gleichgewichts, der Kraft und einer angemessenen Herz-Kreislauf-Belastbarkeit finden sich in Kap. 9.

Im Alltag muss der Übungsaufwand auf ein realistisches und auf die Lebensumstände des Patienten individuell zugeschnittenes Maß reduziert werden. Optimal sind jeweils morgens, mittags und abends 15-minütige Übungseinheiten, die die wichtigsten Aspekte des individuellen Trainingsprogramms enthalten. Zusätzlich sollte der Patient einige wichtige Tipps für das Verhalten im Alltag erhalten.

Instruktionen für den Patienten

- Verbessern Sie Ihre Haltung und halten Sie sich häufiger aufrecht als bisher.
- Unterstützen Sie beim Sitzen die Wölbung der LWS nach vorne mit einem kleinen Kissen oder einer Rolle.
- Legen Sie sich morgens vor dem Aufstehen und abends vor dem Einschlafen auf den Bauch. Entspannen und lesen Sie öfter in Bauchlage. Ein dickes Kissen oder ein Lesekeil unter der Brust sind eine nützliche Hilfe.
- Überprüfen Sie die Beweglichkeit der Wirbelsäule in *alle* Richtungen. Üben Sie gelegentlich das ganze Trainingsprogramm.
- *Erhalten Sie gezielt die Beweglichkeit der vom Bandscheibenvorfall betroffenen Nervenwurzel.*
- *Strecken Sie die LWS regelmäßig,* wenn Sie länger gesessen oder eine Tätigkeit in gebeugter Haltung ausgeübt haben. Strecken Sie sich, *bevor* Schmerzen auftreten. Schaffen Sie immer Ausgleich für einseitige Belastungen.
- Schonen Sie sich nicht grundsätzlich, da sonst die Strukturen der Wirbelsäule den Belastungen immer weniger gewachsen sind (*Use it or lose it!*).
- Gönnen Sie sich von Zeit zu Zeit eine Physiotherapiesitzung, um ungünstige Haltungsgewohnheiten, Bewegungseinschränkungen, Asymmetrien und Kraftmängel zu analysieren und zu behandeln.

6.6 Nach einer Operation

Für keine Operationstechnik lumbaler Bandscheibenvorfälle existieren wissenschaftlich untersuchte und allgemein anerkannte postoperative Therapieprogramme. Plant der Physiotherapeut daher, das hier vorgeschlagene postoperative Therapiekonzept anzuwenden, sollte er vorher das Einverständnis des Operateurs einholen.

Die *physiotherapeutische Untersuchung* bei wegen eines Bandscheibenvorfalls operierten Patienten entspricht der in Kapitel 4 dargestellten.

Vor der Operation sollte möglichst eine vollständige physiotherapeutische Untersuchung vorgenommen werden (Kap. 4), um postoperative Veränderungen zu dokumentieren. Alternativ kann dies auch am 1. postoperativen Tag erfolgen. Die Dokumentation des postoperativen entspricht ebenfalls der des konservativen Behandlungsverlaufs (Kap. 5).

Zur Gewährleistung der *unbehinderten Wundheilung* und *Vermeidung eines sofortigen Rezidivs* sollte der Patient postoperativ die beschriebenen nützlichen Verhaltensregeln während der akuten Phase einhalten (S. 99). Wenn möglich, werden die Bewegungsübergänge mit dem Patienten bereits präoperativ geübt.

Falls der Patient nach der Operation viel Zeit im Liegen verbringt, übt er zur *Thromboseprophylaxe* in den ersten Tagen mindestens 1 Minute pro Stunde Dorsalextension und Plantarflexion in den Sprunggelenken. Dabei soll eine kräftige Muskelspannung (besonders in der Wadenmuskulatur) aufgebaut werden, um den venösen Rückfluss zu gewährleisten und einer Thrombusbildung vorzubeugen.

Zur *Verbesserung des venösen Rückflusses*, als Kreislauftraining und zur Aktivierung der Rumpfmuskulatur werden ab dem 1. postoperativen Tag isometrische Spannungsübungen (Stemmübungen) durchgeführt.

Einfache Stemmübung in Rückenlage

Beinbetonte Übung
- Flache Rückenlage.
- Füße aufstellen, sodass die Hüftgelenke etwa 30 ° gebeugt sind.
- Fußspitzen maximal hochziehen.
- Die Füße werden gegen einen gedachten Widerstand schräg in Richtung Boden und Fußende gestemmt. Dabei bewegen sich die Beine nicht, die extendierende Muskulatur schiebt und die flektierende Muskulatur bildet den Widerstand.
- Der Kopf wird gleichzeitig in Richtung Kopfende geschoben.
- Die Muskelspannung überträgt sich auf die Rumpfmuskulatur, die Wirbelsäule wird gestreckt.
- Der Therapeut prüft, ob Bauch- und Rückenmuskelspannung spürbar sind.
- Die Spannung 2 Atemzüge lang halten.
- Loslassen – 2 Atemzüge lang entspannen.
- 5 – 10-mal wiederholen.

Armbetonte Übung
- Flache Rückenlage.
- Arme gestreckt auf das Bett legen.
- In den Schultergelenken nach außen drehen.
- Gestreckte Arme auf das Bett drücken.
- Hände in Richtung Fußende schieben.
- Gleichzeitig den Kopf zum Kopfende hin schieben. Die Muskelspannung überträgt sich auf die Rumpfmuskulatur, die Wirbelsäule wird gestreckt.
- Der Therapeut prüft, ob Bauch- und Rückenmuskelspannung spürbar sind.
- Die Spannung 2 Atemzüge lang halten.
- Loslassen – 2 Atemzüge lang entspannen.
- 5 – 10-mal wiederholen.

Stemmen mit Armen und Beinen
- Die oben beschriebenen Bewegungsabläufe miteinander kombinieren und gleichzeitig ausführen.
- Die Spannung 2 Atemzüge lang halten.
- Loslassen – 2 Atemzüge lang entspannen.
- 5 – 10-mal wiederholen.

Beachte: Der Patient sollte die isometrischen Spannungsübungen jede Stunde 5 – 10-mal üben.

Als weitere Thrombose- und zusätzliche Pneumonieprophylaxe sowie Kreislauftraining sollte der Patient baldmöglichst aufstehen und gehen. In den meisten Fällen benötigt er dafür zunächst Hilfe, da postoperativ Kreislaufprobleme auftreten können. Bei einer komplikationslos verlaufenen Bandscheibenoperation kann der Patient manchmal schon am Operationstag oder spätestens am 1. postoperativen Tag aufstehen.

Ab dem 2. postoperativen Tag werden die isometrischen Spannungsübungen durch Bewegungen der LWS ergänzt. Die hubfreie Mobilisation in Extension und Flexion wird aus Seitenlage geübt. Dabei wird der Patient instruiert, die Bewegungen nur in einem solchen Bewegungsausmaß und mit so viel Kraft auszuführen, dass Schmerz oder Ziehen an der Wunde ausbleiben. In der Regel ist die Bauchlage problemlos möglich und sollte mehrmals am Tag eingenommen werden. Der Bewegungsübergang von Rücken- in Bauchlage erfolgt mit gerader Wirbelsäule (Rückenlage – Seitenlage – Bauchlage).

Ab dem 3. postoperativen Tag verläuft die physiotherapeutische Behandlung nach denselben Gesichtspunkten und mit denselben Therapiebewegungen wie die primär konservative Therapie. Die Behandlungsschwerpunkte richten sich nach dem Befund. Die Therapie verläuft symptomorientiert. Bei einem komplikationslosen Verlauf kann jeden Tag eine Therapiebewegung ergänzt werden.

Mögliche Reihenfolge der Übungen

- **1. postoperativer Tag:**
  - isometrische Spannungsübungen;
  - Fußbewegungen;
  - Aufstehen und Gehen;
  - Alltagsaktivitäten: siehe *nützliche Verhaltensregeln in der akuten Phase* (S. 99).
- **2. postoperativer Tag:**
  - zusätzlich hubfreie Mobilisation der LWS in Extension und Flexion;
  - Bauchlage.
- **3. postoperativer Tag:**
  - Stemmen weiterführen oder absetzen;
  - Gehstrecke und Häufigkeit des Gehens steigern;
  - hubfreie Mobilisation durch Unterarmstütz 5-mal alle 2 Stunden ergänzen.
- **4. postoperativer Tag:**
  - alle 2 Stunden Unterarmstütz durch 5-maliges Hochstützen aus der Bauchlage ersetzen;
  - Gehen weiter steigern;
  - gegebenenfalls paretische Muskulatur kräftigen und entsprechende Gelenke endgradig bewegen.
  - **Beachte:** Das Sprunggelenk sollte auch bei gestrecktem Kniegelenk in Dorsalextension frei beweglich sein.
- **5. postoperativer Tag:** eventuell Medikamente reduzieren, dann keine Übung ändern.
- **6. postoperativer Tag:**
  - Beinbewegungen zur Nervenmobilisation ergänzen – 3-mal 3 Wiederholungen am Tag;
  - hubfreie Mobilisation aus Seitenlage weiterführen oder absetzen.
- **7. postoperativer Tag:** Rotation zur betroffenen Seite ergänzen.
- **8. postoperativer Tag:** Rotation zur kontralateralen Seite ergänzen.
- **9. postoperativer Tag:**
  - Alltagsaktivitäten wie Sitzen, Heben üben;
  - kräftigende Übungen für die Rumpfmuskulatur (Kap. 9) ergänzen.
- **10. postoperativer Tag:**
  - Wundheilung ist so weit abgeschlossen, dass die Fäden gezogen werden können;
  - Training (Kap. 9) wird schrittweise durchgeführt.

Rehabilitationsmaßnahmen in einer speziellen Einrichtung sind in der Regel nicht notwendig. Ein auf die Symptome und Zeichen des Patienten abgestimmtes individuelles Trainingsprogramm, das der Patient selbstständig durchführt, ist einer vielfach in Gruppen durchgeführten Rehabilitation vorzuziehen. Dadurch ist die schnelle Wiedereingliederung in das soziale Umfeld und den Arbeitsprozess am ehesten gewährleistet.

Die Dauer der Arbeitsunfähigkeit nach einer Bandscheibenoperation hängt ebenso wie bei der konservativen Therapie von vielen Faktoren ab und lässt sich nicht allgemeingültig festlegen (Kap. 5).

6.7 Fallbeispiel

Vorgestellt wird die physiotherapeutische Behandlung eines 28-jährigen Patienten mit einem neuroradiologisch diagnostizierten Bandscheibenvorfall LWK5/SWK1 rechts mit Wurzelkompression S1 rechts (Abb. 6.**25**).

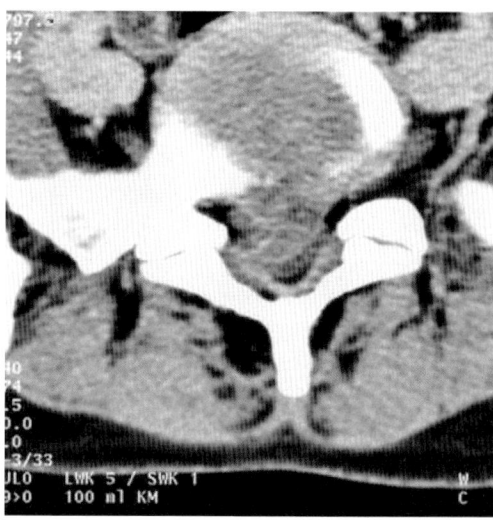

Abb. 6.**25** Computertomographie des Massenvorfalls LWK5/SWK1 rechts.

Aufnahmebefund

Der Patient gab in der Anamnese an, seit mehreren Jahren immer wieder unter Rückenschmerzen zu leiden. Bei einem Fußballspiel vor 2 Tagen verspürte er einen plötzlich auftretenden Schmerz, der von rechts der Wirbelsäule bis in die rechte Ferse ausstrahlte. Die maximale Schmerzintensität in den letzten 24 Stunden gab er mit 5/10, die minimale mit 0/10 an. Der

Schmerz war also intermittierend ausgeprägt und war vor allem in den Morgenstunden zu spüren. Beim Sitzen, beim Aufstehen vom Sitzen und bei Drehungen der Wirbelsäule wurde der Schmerz ausgelöst oder verstärkt.

Ein Shift nach links und eine normale Lendenlordose waren sichtbar. Bei Flexion der Wirbelsäule blieb die LWS gerade.

Der Patient hatte keine Sensibilitätsstörung und keine Paresen. Der Finger-Boden-Abstand in Flexion betrug 48 cm, der Straight-leg-raise-Test rechts ergab einen Wert von 80 cm (Abb. 6.**26a–d**).

Bewegungstests

Bei wiederholter endgradiger Shiftkorrektur im Stehen gab der Patient eine Zentralisierung seiner Schmerzen bis zum Oberschenkel an (Abb. 6.**27a** u. **b**). Gleichzeitig wurde ein zentraler Rückenschmerz produziert.

Bei zusätzlicher Extension zentralisierte der Schmerz bis zum Gesäß (Abb. 6.**28a** u. **b**). Diese Verbesserung blieb nach den Bewegungen erhalten.

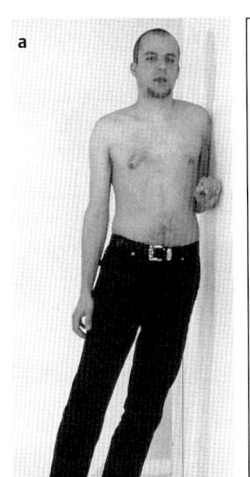
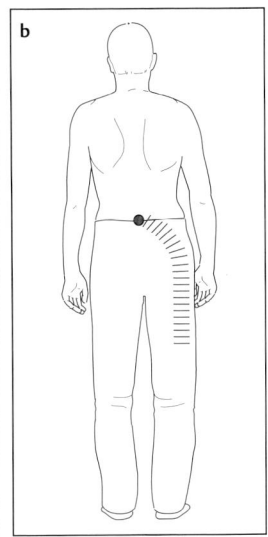

Abb. 6.**27a** u. **b** Shiftkorrektur im Stehen.

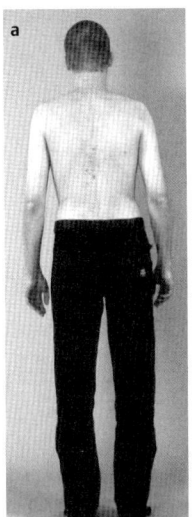
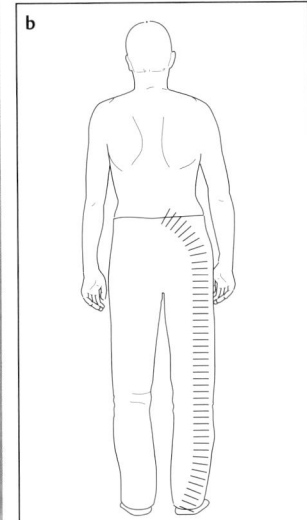

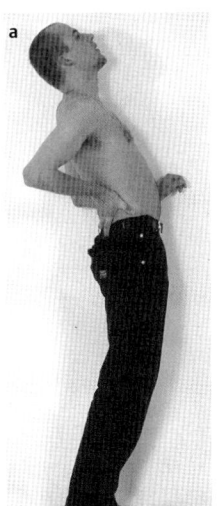
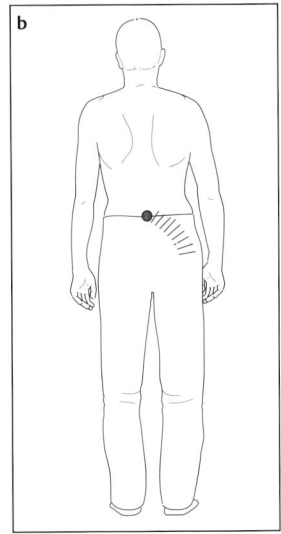

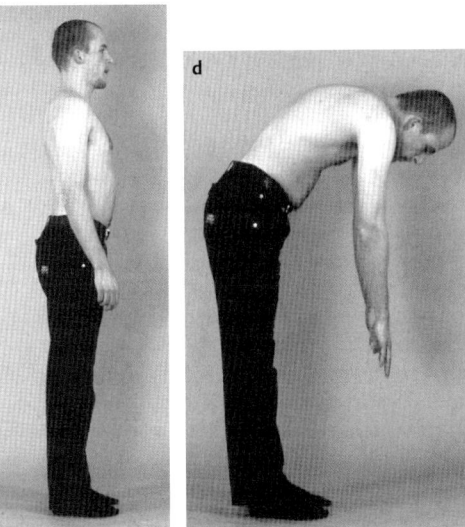

Abb. 6.**26a–d** Aufnahmebefund.

Abb. 6.**28a** u. **b** Shiftkorrektur im Stehen mit Extension.

Eigentraining

Der Patient übte selbstständig 10-mal pro Stunde die Shiftkorrektur im Stehen mit Extension oder alternativ die Extension im Liegen mit nach links verschobenem Becken. Er wurde aufgefordert, seine Symptome zu beobachten und nur dann weiter zu üben, wenn sich der Schmerz bei den Übungen in Richtung Wirbelsäule verlagerte oder zurückbildete. Im Falle eines sich weiter nach distal in Richtung Fuß oder Zehen ausbreitenden Schmerzes sollte er die Übungen abbrechen.

Kontrollbefund nach 4 Tagen

- Reduzierter Shift;
- Zentraler Rückenschmerz, manchmal diffus bis zum Gesäß ausstrahlend;
- Maximale Schmerzintensität: 3/10.

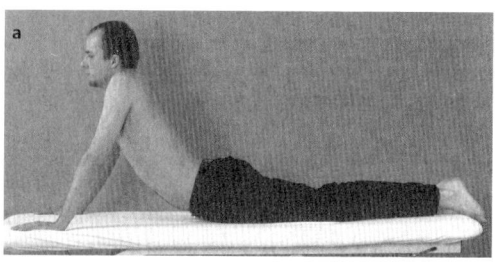

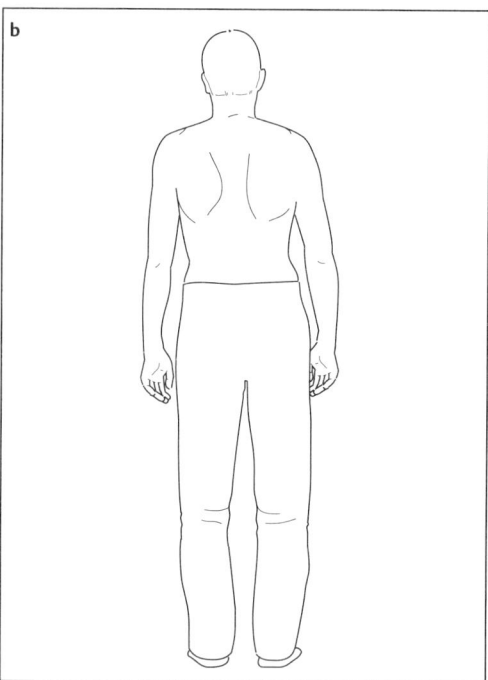

Abb. 6.**29a** Symmetrische Extension im Liegen. **b** Schmerzbild nach der Extension im Liegen.

Die symmetrische Extension im Liegen reduzierte und eliminierte schließlich den zentralen Schmerz (Abb. 6.**29a** u. **b**). Sie ersetzte das asymmetrische Eigentraining des Patienten.

Weiteres Training

In den folgenden Tagen wurde das Trainingsprogramm weiter intensiviert, indem zunächst zur Verbesserung der Gleitfähigkeit des Nervs und zur Vermeidung von Verklebungen der betroffenen Nervenwurzel zusätzlich zu den Bewegungen der Wirbelsäule Beinbewegungen geübt wurden (Abb. 6.**30a** u. **b**).

Im Verlauf der nächsten Wochen folgte das intensive Training der Beweglichkeit der Wirbelsäule in alle Richtungen.

Die Rotationsmobilisation (Abb. 6.**31**) wurde zuerst mit den Knien nach rechts und ab dem darauf folgenden Tag zusätzlich nach links geübt.

Bei der Flexionsmobilisation im Liegen wurden keine Symptome produziert (Abb. 6.**32a–d**). Nach der Flexion war die Beweglichkeit der Wirbelsäule in Extension frei und produzierte ebenfalls keine Symptome.

Da die Beweglichkeit in Flexion weiterhin eingeschränkt war, wurde die Flexionsmobilisation im Stehen geübt (Abb. 6.**33a–c**).

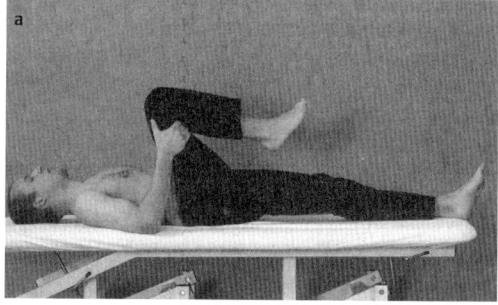

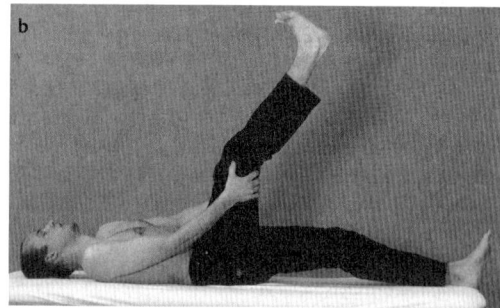

Abb. 6.**30a** u. **b** Steigerung des Trainingsprogramms in Form von Beinbewegungen (Sliders).

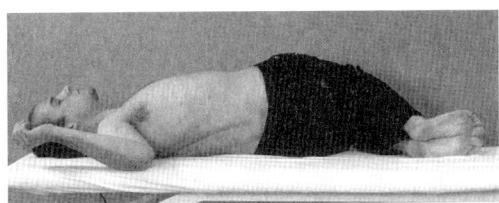

Abb. 6.**31** Rotationsmobilisation.

Befund 6 Wochen nach Therapiebeginn
- Kein Shift, normale Lordose;
- Krümmung der LWS bei Flexion;
- Beschwerdefrei und zufrieden;
- Arbeitsfähig;
- Finger-Boden-Abstand in Flexion: 30 cm;
- Straight-leg-raise-Test rechts: 96 cm;
- Keine Paresen und keine Sensibilitätsstörung.

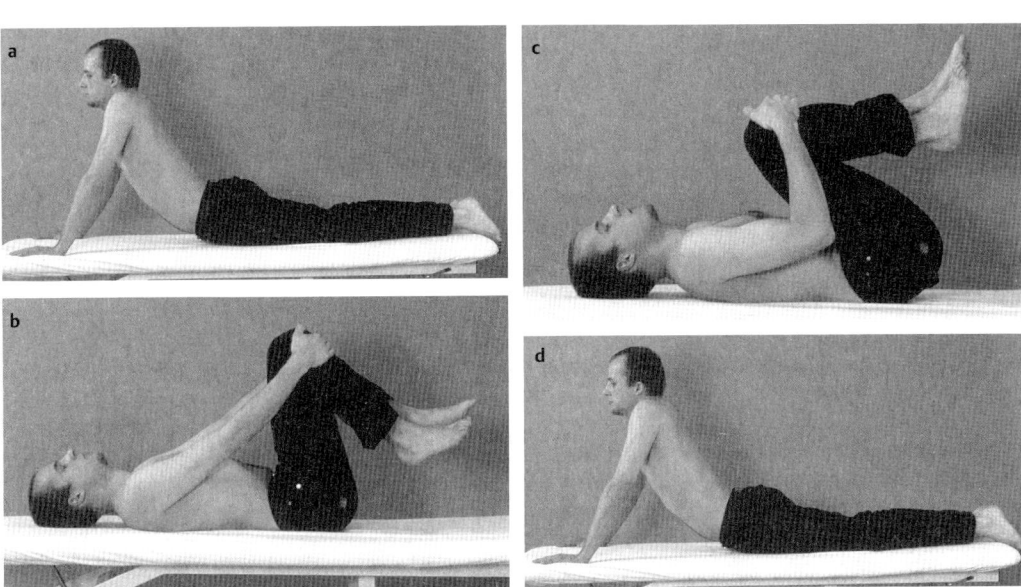

Abb. 6.**32a–d** Flexionsmobilisation im Liegen.

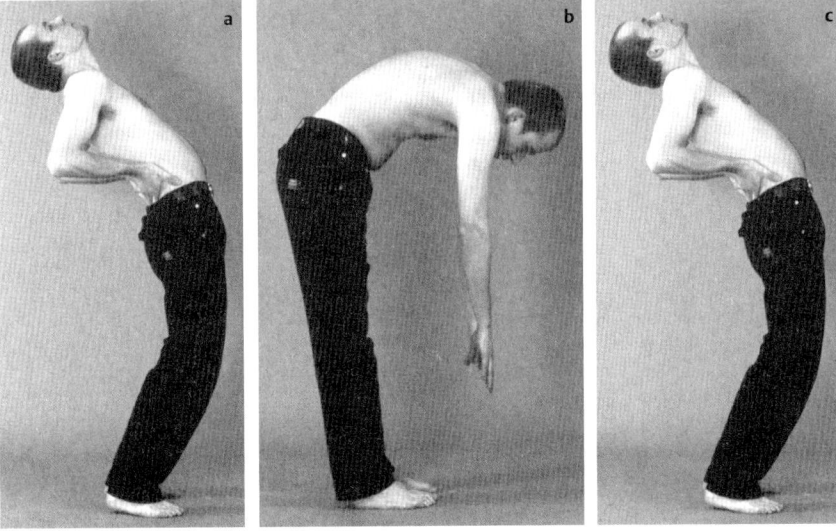

Abb. 6.**33a–c** Flexionsmobilisation im Stehen.

Die Sichtbefunde der Haltung und der Flexionsfähigkeit im Verlauf sind in Abbildung 6.**34a–d** dargestellt.

Weiteres Vorgehen

- Da die Beweglichkeit in Flexion auch nach 6 Wochen noch eingeschränkt war, wird sie weiter geübt.

- Als vorbeugende Maßnahme wurde dem Patienten geraten, die Extension im Liegen morgens vor dem Aufstehen und abends nach der Arbeit zu üben.
- Das Sitzen sollte öfter unterbrochen und die wiederholte endgradige Extension der Wirbelsäule durchgeführt werden.

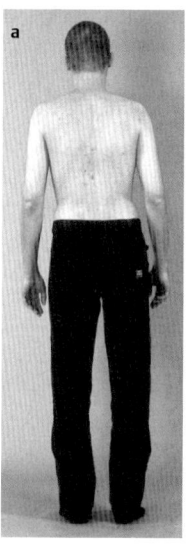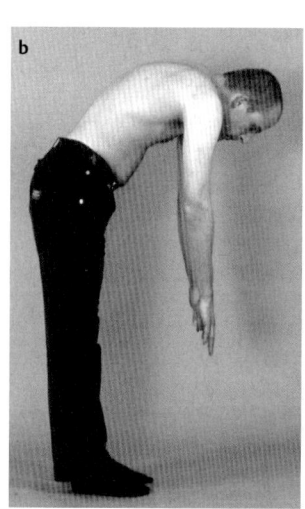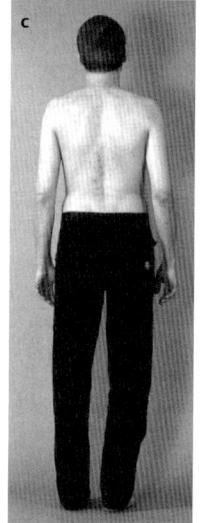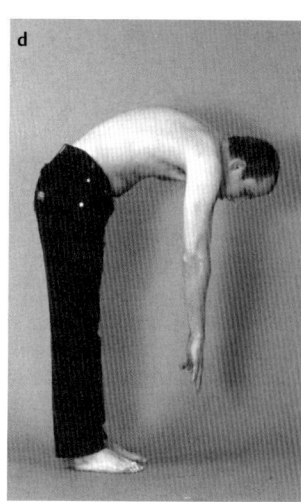

Abb. 6.**34a–d** Haltung und Flexionsfähigkeit im Verlauf. **a** u. **b** bei Aufnahme, **c** u. **d** nach 6 Wochen.

7 Brustwirbelsäule

Im Bereich der BWS treten Schmerzsyndrome aufgrund von Bandscheibenschäden vermutlich infolge der geringen Beweglichkeit dieses Wirbelsäulenabschnitts eher selten auf. Zudem gibt es hier keinen direkten Übergang zwischen mobilen und stabilen Abschnitten. Die Literatur zu thorakalen Bandscheibenvorfällen beschränkt sich auf Einzelfallbeschreibungen und Literaturrecherchen (Whitcomb et al. 1995, Morgan u. Aboot 1998, Turgut 2000, Wilke et al. 2000, Miyaguchi et al. 2001, Winter et al. 2002). Den Verlauf der Erkrankung in einer größeren Patientengruppe beschreibende Studien fehlen.

Die Operationsrate aufgrund thorakaler Myelopathie betrug in Japan 5,1 pro eine Million Menschen pro Jahr. Das entspricht 9 % der Operationen aufgrund einer zervikalen Myelopathie im gleichen Zeitraum. Neunzehn % dieser Patienten wiederum wurden wegen eines thorakalen Bandscheibenvorfalles operiert (Sato et al. 1998).

Der Anteil thorakaler Bandscheibenvorfälle an allen Bandscheibenvorfällen wird in der Literatur mit 0,2–5 %, die jährliche Inzidenz mit 1:1 Million angegeben (Wilke et al. 2000). Bei 35 konsekutiven Patienten mit thorakalen Bandscheibenvorfällen waren die Höhen BWK 6/7 und BWK 7/8 am häufigsten betroffen. Wurzelsyndrome wurden bei 18 Patienten, eine Myelopathie bei 23 Patienten diagnostiziert (Levi et al. 1999). Wilke et al. (2000) gehen davon aus, dass 90 % der Patienten, bei denen ein thorakaler Bandscheibenvorfall diagnostiziert wird, Zeichen der Rückenmarkskompression aufweisen.

Herniationen des Rückenmarks nach ventral durch Einrisse in der Dura mater wurden im Zusammenhang mit thorakalen Bandscheibenvorfällen beschrieben. Die betroffenen Patienten zeigten meistens ein Brown-Séquard-Syndrom (Miyaguchi et al. 2001). Die unspezifische Schmerzsymptomatik, die häufig mit thorakalen Bandscheibenschäden einhergeht, kann zu Fehldiagnosen wie Ösophagitis, Nephritis, Pankreatitis, Ulzera des Magen-Darm-Trakts oder Lungen- und Herzerkrankung führen (Whitcomb et al. 1995, Pal u. Johnson 1997, Wilke et al. 2000).

Aufgrund der anatomischen und mechanischen Ähnlichkeit zur LWS und HWS ist es sinnvoll, für die Diagnostik und Therapie von Bandscheibenschäden der BWS analog zur LWS und HWS vorzugehen.

Obere BWS

Bei Bandscheibenschäden und -vorfällen der oberen BWS sind Fehlhaltungen zu beobachten, die denen der HWS verwandt sind. Radikuläre Symptome strahlen häufig in den Bereich des Schulterblatts und bei Affektion der Wurzel Th1 auch in den Oberarm aus (Morgan u. Abood 1998, Wilke et al. 2000).

Der Nervendehnungstest der oberen Extremität (Upper-limb-tension-Test; ULTT) kann positiv ausfallen. Therapiebewegungen für die Behandlung von Bandscheibenleiden der HWS (in der Regel die Extension) werden so ausgeführt, dass sie sich bei Weiterführung der Bewegung über das Bewegungsausmaß der HWS hinaus auf die obere BWS auswirken.

Untere BWS

Bei Bandscheibenschäden und -vorfällen der unteren BWS sind mit der LWS verwandte Fehlhaltungen zu beobachten. Radikuläre Symptome strahlen häufig in den Bereich der LWS und den Beckenbereich aus.

Die Nervendehnungstests der unteren Extremität (Straight-leg-raise-Test; Prone-knee-bend-Test) können positiv sein (Wilke et al. 2000, Tokuhashi et al. 2001). Therapiebewegungen für die Behandlung von Bandscheibenschäden der LWS werden so ausgeführt, dass sie sich bei Weiterführung der Bewegung über das Bewegungsausmaß der LWS hinaus auf die untere BWS auswirken.

Im Folgenden werden die Sichtbefunde und die diagnostischen Tests für die BWS, die Beurteilungskriterien für die physiotherapeutische Diagnosestellung und der Therapieablauf bei der Diagnose eines Bandscheibenschadens beschrieben.

7.1 Befundbogen BWS (Abb. 7.1a–d)

Allgemeine Gesichtspunkte zum Ausfüllen der Befundbogen finden sich in Kapitel 4. Dazu gehören die Angaben zur Person und die Anam-

Wirbelsäulenbefund BWS a
Name: _____
Datum: _____

Aufnahmedaten
Therapeut: _____

Verdachtsdiagnose bei Anmeldung: _____

Geburtsdatum: _____

Beruf, Hobby: _____

Haltung, Belastung: _____

Arbeitsunfähig seit: _____

Auslösende Faktoren: _____

Dauer der aktuellen Episode: _____

Entwicklung: besser/gleich/schlechter
bisherige Therapie der aktuellen Episode: Physiotherapie/Fango/Massage/
    Schlingentisch/Chiropraxis/Injektionen/Medikamente/andere
Medikamente: Benzodiazepine/NSAR/Steroide seit: _____

Vorgeschichte: _____

Physiotherapeutische Diagnose: _____

Begründung für die Diagnosestellung: _____

Wirbelsäulenbefund BWS b
Name: _____
Datum: _____

Körperbild

Markierung: ///// Schmerz ::::: Sensibilitätsstörungen
Alternativ werden Schmerzen rot und Sensibilitätsstörungen blau markiert

Wirbelsäulenbefund BWS c
Name: _____
Datum: _____
Besser: nachts/morgens/tagsüber/abends/Ruhe/Bewegung
               Beugen/Strecken/Sitzen/Liegen/Stehen/Gehen
Schlechter: nachts/morgens/tagsüber/abends/Ruhe/Bewegung
               Beugen/Strecken/Sitzen/Liegen/Stehen/Gehen
Husten/ Niesen/ Pressen
Trauma _____
Operation _____
Ungewollter Gewichtsverlust ja/nein (_____ kg in _____ Wochen)
Reaktion auf wiederholte, endgradige Bewegungen
Ausgangssituation: _____

Bewegung	NT, ZE, EL, PR, PE, KE, ↑↓ Veränderung während Bewegung	BE, S, NB, NS Veränderung nach Bewegung
Bauchlage, Unterarmstütz		
1 x Extension im Liegen		
5 x Extension im Liegen		
1 x Rotation im Liegen Knie re		
5 x Rotation im Liegen Knie re		
1 x Rotation im Liegen Knie li		
5 x Rotation im Liegen Knie li		
1 x Flexion im Liegen		
5 x Flexion im Liegen		
1 x Extension im Stehen		
5 x Extension im Stehen		
1 x Flexion im Stehen		
5 x Flexion im Stehen		
Andere:		

Wirbelsäulenbefund BWS Kontrollbefund d
Name: _____
Datum: _____
Medikamente: Benzodiazepine/NSAR/Steroide   Shift: re li
                                                Hinken: ja nein
Lordose: normal/akzentuiert/ reduziert   Gehstrecke:
Schmerzen: Bereich, Aktivität und Intensität eintragen

0 1 2 3 4 5 6 7 8 9 10   0 1 2 3 4 5 6 7 8 9 10
vor PT   nach PT

0 1 2 3 4 5 6 7 8 9 10   0 1 2 3 4 5 6 7 8 9 10
maximal   minimal   in den letzten 24 Stunden
Schmerzausstrahlung in cm vor PT _____ nach PT _____
Sensibilitätsstörungen
Bereich: _____
Charakter: _____   besser/ gleich/ schlechter
Auffälligkeiten im motorischen System

Nervendehnungszeichen

Slump Knieextension re	Slump Knieextension links:
PKB rechts:	PKB links:
ULTT rechts:	ULTT links:

Beweglichkeit

Flexion Finger-Boden-Abstand	Extension	Rotation: Knie re Knie li	Shift/Translation re li

Abb. 7.**1a–d** Befundbogen der BWS
(NT = nicht getestet, ZE = zentralisiert, EL = eliminiert, PR = produziert, PE = peripheralisiert, KE = kein Effekt, ↑ = Schmerz nimmt zu, ↓ = Schmerz nimmt ab, BE = bleibt besser, S = bleibt schlechter, NB = bleibt nicht besser, NS = bleibt nicht schlechter).

Der Befundbogen kann als PDF-Datei unter www.thieme.de runtergeladen werden.

nese (Abb. 7.**1a** u. **c**), das Körperbild (Abb. 7.**1b**) und die Dokumentation des Schmerzes und der Sensibilitätsstörung (Abb. 7.**1d**). Zum besseren Verständnis werden einige Informationen aus den Kapiteln 4 und 5 hier nochmals wiederholt.

7.2 Sichtbefund

Im Sichtbefund werden die Haltung im Stehen und Sitzen sowie der Gangablauf beurteilt.

Shift

Ein Shift der BWS kann je nach dem Bereich, in dem eine Erkrankung vorliegt, entsprechend den Gesichtspunkten zur Beurteilung eines zervikalen oder lumbalen Shifts beobachtet werden. Eine seitliche Verschiebung des Schultergürtels gegenüber dem Becken wird nach dem freien Raum zwischen den herunterhängenden Armen und dem Rumpf und Becken sowie dem Abstand der Hände vom Oberschenkel beurteilt.

Ein hoch thorakaler Shift ist durch eine seitliche Verschiebung des Kopfes gegenüber dem Schultergürtel gekennzeichnet. Als Referenzpunkte zur Beurteilung, ob ein Shift vorhanden ist, werden das Kinn und das Sternum genutzt.

Brustkyphose

Typisch für Patienten mit Bandscheibenschäden ist eine Entlordosierung des betroffenen Wirbelsäulenabschnitts. Im Bereich der BWS entspricht ohnehin eine Kyphose der natürlichen Krümmung der Wirbelsäule. Deshalb ist schwer zu beurteilen, ob die Brustkyphose des Patienten ausgeprägter ist als vor Beginn seiner aktuellen Beschwerden.

Gehen

Veränderungen des Gangbilds entstehen am ehesten infolge einer zentralen Paraparese der Beine im Sinne einer drohenden Querschnittlähmung bei Kompression des Rückenmarks (Levi et al. 1999, Wilke et al. 2000, Miyaguchi et al. 2001).

7.3 Diagnostische Tests

Die diagnostischen Tests umfassen die Nervendehnungstests und die Testbewegungen der Wirbelsäule. Auffälligkeiten des motorischen Systems müssen vor allem im Bereich der Beine gesucht werden, weil sie aufgrund einer Rückenmarkkompression entstehen und in der Regel eine rasche Operation erforderlich machen.

7.3.1 Muskelfunktionstests

Bei anamnestischen Hinweisen auf eine Muskelschwäche werden die auffälligen Muskeln oder Muskelgruppen getestet.

Die Parese der von einer thorakalen Wurzel versorgten Muskulatur verursacht keine klinisch fassbare Störung der Atmung.

7.3.2 Nervendehnungstests

Die Dehnungstests für die Nervenwurzeln des thorakalen Rückenmarks sind nur sehr eingeschränkt durchführbar. Die Nervenwurzeln der oberen BWS (Th 1, Th2) können eventuell mit dem Nervendehnungstest der oberen Extremität (Upper-limb-tension-Test, ULTT, Kap. 8), die der unteren BWS (Th10 – 12) mit den Nervendehnungstests der unteren Extremität (Prone-knee-bend-Test, Straight-leg-raise-Test, Kap. 6) unter Spannung gesetzt werden.

Beachte:
- Die Nervendehnungstests der Extremitäten werden immer auf beiden Seiten durchgeführt.
- Bei ausstrahlenden Schmerzen wird zuerst auf der nichtbetroffenen Seite getestet.
- Ein kreuzender Schmerz, bei dem beim Testen auf der nichtbetroffenen Seite der Schmerz auf der betroffenen Seite verstärkt wird, kann ein Hinweis auf einen Bandscheibenvorfall sein.

Die Nervenwurzeln der mittleren BWS lassen sich vermutlich nur mithilfe von Flexion der Wirbelsäule unter Spannung setzten (globaler Nervendehnungstest, Slump, S. 116).

Beachte: Diese Bewegung ist beim Verdacht oder bei einem neuroradiologisch nachgewiesenen Bandscheibenvorfall nicht empfehlenswert, da sie die Verlagerung des Nucleus pulposus in

Richtung des Rückenmarks verstärken könnte. In diesem Fall muss auf den Nervendehnungstest verzichtet werden.

Globaler Nervendehnungstest (Slump-Test, Zusammensinken)

Der Test übt Spannung auf folgende neurale Strukturen aus:
* Meningen;
* Rückenmark;
* Nervenwurzeln;
* Plexus sacralis;
* N. ischiadicus.

Der Nervendehnungsschmerz kann im Bereich der Wirbelsäule und im gesamten Versorgungsgebiet der oben aufgeführten Nervenwurzeln und Nerven verspürt werden.

Durchführung (Abb. 7.**2a–e**)
* Der Patient sitzt an der Bankkante, ohne Bodenkontakt der Füße (Abb. 7.**2a**).
* Seine Hände befinden sich hinter dem Rücken, das Kreuzbein ist senkrecht.
* Der Therapeut fixiert diese Kreuzbeinstellung mithilfe seines Knies.
* Der Patient sinkt nach vorne zusammen (Abb. 7.**2b**; Flexion der Wirbelsäule, nicht der Hüftgelenke!).
* Der Therapeut verstärkt die Flexion der Wirbelsäule, indem er mit dem Unterarm und der Hand Druck auf Schulter und BWS des Patienten ausübt.
* Der Patient beugt die HWS (Abb. 7.**2c**).
* Der Therapeut verstärkt diese Beugung.
* Der Patient streckt ein Kniegelenk (Abb. 7.**2d**).
* Als Steigerung zieht er zusätzlich den Fußrücken hoch (Dorsalextension im Sprunggelenk).

Beachte: In dieser Position wird maximale Spannung auf das Nervensystem ausgeübt!

* Entspannung des Nervensystems über passive Nackenextension (Abb. 7.**2e**).
* Alternativ kann auch Plantarflexion im Sprunggelenk oder Knieflexion zur Entspannung des Nervensystems genutzt werden.

Beobachtungen und Kriterien zum Stoppen der Testbewegung
* *Ausweichbewegungen:*
  – Beckenkippung;
  – Schub der Wirbelsäule nach dorsal.
* *Widerstand:* elastisches Bewegungsende.
* *Reflektorische Muskelspannung:*
  – plötzlich spürbares Bewegungsende;
  – ruckhafte Anspannung der Nackenstrecker.

Der Test wird in folgenden Fällen als *positiv* gewertet:
* Die dem Patienten bekannten Symptome werden reproduziert oder verstärkt.
* Eine deutliche Haltungsantwort ist sichtbar: z. B. Extension im Nacken.
* Eine deutliche Seitendifferenz des Bewegungsausmaßes der Knieextension tritt auf, bei der Schmerz provoziert wird.

Zur *Differenzierung* zwischen einem Nervendehnungsschmerz und Schmerzen anderer Ursache wird die Spannung an einer vom Schmerzbereich weit entfernten Stelle reduziert, z. B. bei Schmerz in der unteren BWS Extension in der HWS.

Beachte:
* Lässt der Schmerz nach, war er vermutlich durch Spannung im Nervensystem verursacht.
* Bleibt er unverändert, ist die Schmerzursache eher in einer anderen Struktur zu suchen.

7.3.3 Test- und Therapiebewegungen der Wirbelsäule

Ob die Tests zuerst im Liegen oder Sitzen durchgeführt werden, hängt vom Einfluss der Gewichtsbelastung auf der Wirbelsäule durch eine vertikale Körperposition auf die Symptome ab. Bei Schmerzsyndromen der oberen BWS sind die Tests im Sitzen günstiger (entsprechend der HWS). Bei Schmerzsyndromen der mittleren und unteren BWS werden die Tests im Liegen durchgeführt (entsprechend der LWS).

Die Testbewegungen sollen für den betroffenen Wirbelsäulenabschnitt passive Bewegungen sein. Dies ist bei den Tests für die BWS nur bedingt möglich, da die Muskulatur, die die Bewegungen ausführt, zum Teil an der BWS und an den Rippen ansetzt.

Mithilfe der Testbewegungen werden die Beweglichkeit der BWS und der Einfluss von end-

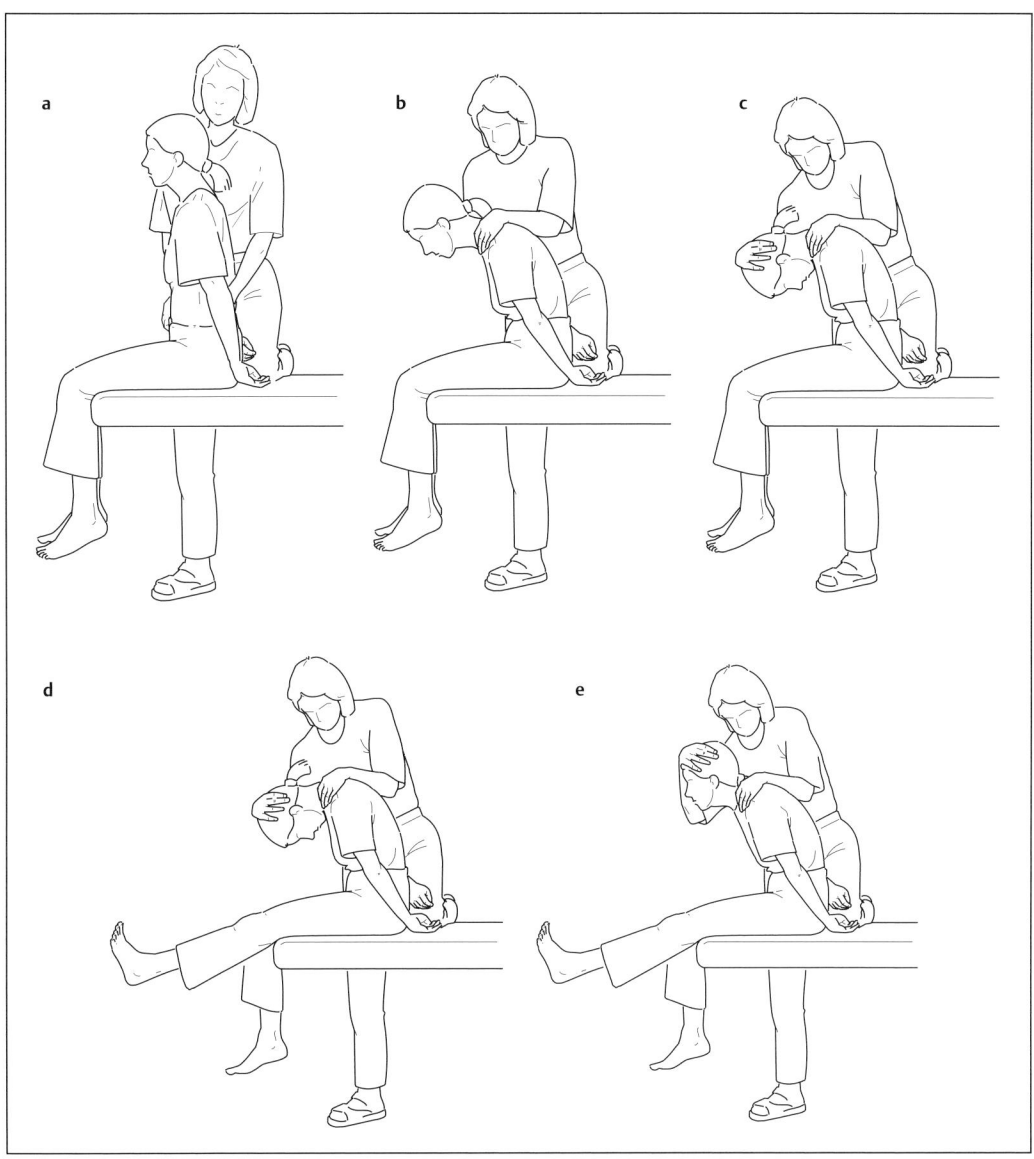

Abb. 7.**2a–d** Slump-Test.

gradigen wiederholten Bewegungen der Wirbelsäule auf die Symptome, vor allen Dingen auf
den Schmerz untersucht.

Beurteilung der Beweglichkeit

Die Beweglichkeit der BWS wird innerhalb der 1.
Therapieeinheit für die Flexion und die Extension dokumentiert. Die Dokumentation der Beweglichkeit in Rotation erfolgt im Rahmen der

Testbewegungen, sobald der Test der Rotation
für nützlich erachtet wird. Die translatorische
Beweglichkeit des Schultergürtels bezüglich des
Beckens wird getestet, wenn der Patient in seiner spontanen Haltung einen Shift aufweist oder
therapieresistente asymmetrische Schmerzen
bestehen.

Die Beurteilung der Beweglichkeit der BWS ist
durch ihre relative Steifheit im Vergleich zur LWS
und HWS besonders schwierig. Dennoch können
deutliche Abweichungen vom allgemein üblichen

Bewegungsausmaß beschrieben werden. Entscheidend für die Diagnostik und die Therapie in der akuten Phase ist die Beobachtung, ob eine Bewegungseinschränkung besteht und ob sich die Beweglichkeit während der Übungen und in Korrelation zum Schmerz ändert.

Wiederholte endgradige Testbewegungen

Da die Extension des betroffenen Wirbelsäulenabschnitts bei einem Bandscheibenschaden in der Regel eine günstige Bewegung ist, wird sie zuerst getestet. Bei einer asymmetrischen Symptomatik mit Shift oder einseitigem Rückenscherz führen asymmetrische Testbewegungen häufig zur Zentralisierung und Reduktion von Schmerzen. Bei fehlender Zentralisierung durch symmetrische Extension der BWS werden als nächster Schritt die einseitige Rotation oder Shiftkorrektur im Stehen getestet.

Als Arbeitshypothese dient die Vorstellung, durch die Bewegungen Druck auf den verletzten Bereich des Anulus fibrosus auszuüben, um die verlagerte Gallertmasse nach medial oder ventral zu verdrängen.

Beachte: Erst wenn alle anderen Testbewegungen keine Zentralisierung oder Reduktion der Schmerzen bewirken, wird die Flexion getestet.

Tempo und Rhythmus der Bewegungen sind langsam, aber flüssig. Der Patient sollte jederzeit in der Lage sein, die Bewegung zu stoppen. Es wird kein Schwung eingesetzt.

Die Bewegungen sollen mit dem größtmöglichen *Bewegungsausmaß* ausgeführt werden. Stoppt der Patient eine Bewegung, werden die Gründe dafür erfragt (z. B. Schmerz, Angst vor Schmerz oder Bewegungseinschränkung).

Die *Intensität* der Testbewegungen wird immer dann gesteigert, wenn eine bestimmte Bewegung einen zentralisierenden und reduzierenden Effekt hat, sich der Schmerz aber noch nicht komplett zurückgebildet hat.

Die Anzahl der *Wiederholungen* liegt bei 2 – 10. Wird der Schmerz durch die Bewegungstests verstärkt oder peripheralisiert und bleibt nach den Bewegungen in dieser Form verändert, sowie bei Anzeichen von vegetativen Störungen oder Störungen im Bereich der Beine wird höchstens 2-mal getestet.

Wird der Schmerz während der Bewegungen verstärkt oder peripheralisiert und geht nach den Bewegungen wieder auf sein ursprüngliches Niveau und die ursprüngliche Lokalisation zurück, kann bis zu 10-mal getestet werden. Geht der Schmerz zurück oder zentralisiert, wird 10-mal getestet.

Der Patient wird jeweils vor, während und nach den Testbewegungen gefragt, wo und in welcher Intensität auf der numerischen Analogskala er Schmerzen wahrnimmt und ob sich daran durch die Bewegungen etwas ändert:
- Ändert sich Ihr Schmerz?
- Wo tut es jetzt weh?
- Wie stark ist Ihr Schmerz jetzt?

Beachte: Suggestivfragen sind zu vermeiden (Wird es jetzt besser?).

Nahezu jeder Patient ist gut in der Lage, die Schmerzintensität einer Zahl zwischen 0 (kein Schmerz) und 10 (größter vorstellbarer Schmerz) zuzuordnen. Der Therapeut sollte darauf bestehen, dass der Patient sich konkret zur Veränderung seiner Schmerzen äußert. Angaben wie *„Jetzt ist es schlimmer als vorher"* vermitteln keine für die weitere Therapieplanung nützliche Information. Hat beispielsweise der Rückenschmerz zugenommen, aber der in die Rippen ausstrahlende Schmerz abgenommen oder sich zurückgebildet, mag dies für den Patienten unangenehmer sein, ist aber als Verbesserung der Symptomatik zu interpretieren. Dies sollte dem Patienten erklärt werden. In aller Regel kann der Patient eine Zunahme von zentralen Schmerzen gut tolerieren, wenn ihm der positive Aspekt der Zentralisierung deutlich gemacht wurde.

Zusätzlich zum Schmerz wird bei jeder Testbewegung die Veränderung der Beweglichkeit der Wirbelsäule beurteilt und dokumentiert.

Instruktionen für den Patienten
- Die Testbewegungen sollen für die Wirbelsäule passiv sein. Lassen Sie die Rücken-, Schulter-, Bauch- und Hüftmuskulatur locker!
- Bewegen Sie so weit wie möglich!
- Sagen Sie mir, wie sich die Stärke und der Bereich Ihres Schmerzes verändern!
- Stoppen Sie die Bewegung, wenn der Schmerz weiter ausstrahlt!

Test der Extension

Extension im Sitzen
- Sitz.
- Kopf nach hinten bewegen, während das Kinn etwa parallel zum Boden positioniert wird (Abb. 8.**6**).
- Hinterkopf im großen Bogen so rückenwärts bewegen, dass das Gesicht zur Decke zeigt.
- In die Ausgangsstellung zurückbewegen.
- Wiederholen.

Bauchlage (Abb. 7.**3**)
- Entspannt auf den Bauch legen.
- Ruhig atmen.

Unterarmstütz (Abb. 7.**4**)
- Ellenbogen so beugen, dass sie genau unter den Schultern abgestützt werden (wie man am Strand ein Buch liest).

- Etwa drei Atemzüge lang so verharren.
- Ablegen – locker lassen.
- Wiederholen.

Handstütz, Extension im Liegen (Abb. 7.**5**)
- Hände vor dem Körper abstützen

Beachte: Je weiter vorne die Hände abgestützt werden, desto weiter oben in der BWS wirkt die Extension; je weiter in Richtung Schultern die Hände abgestützt werden, desto weiter unten wirkt die Extension.

- Ellenbogen langsam strecken.
- Rücken- und Gesäßmuskulatur locker lassen.
- So weit wie möglich hochstützen.
- Ablegen – locker lassen.
- Wiederholen.

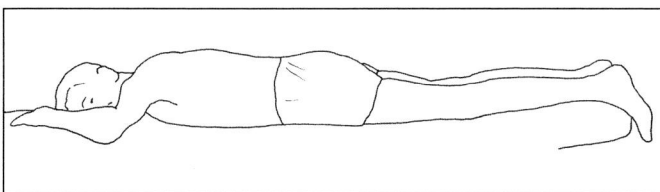

Abb. 7.**3** Bauchlage.

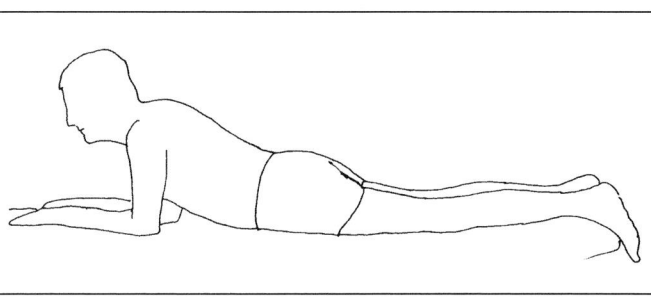

Abb. 7.**4** Unterarmstütz.

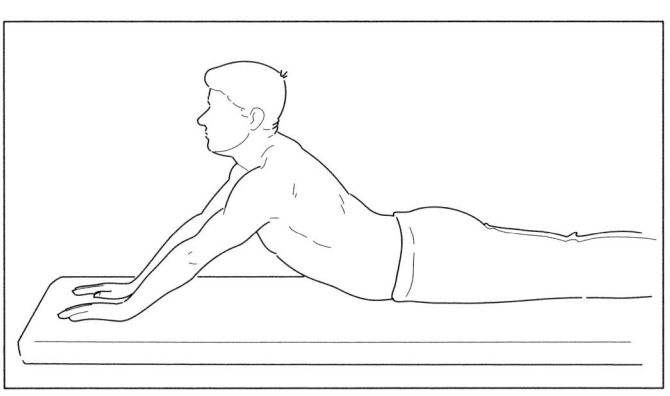

Abb. 7.**5** Handstütz.

Steigerung
- Am Ende der Bewegung kurz verharren und tief ausatmen.
- Ablegen – locker lassen.
- Wiederholen.

Extension im Stehen
- Hände am Rücken in Höhe der BWS so abstützen, dass die Fingerspitzen zur Wirbelsäule und die Daumen zur Seite zeigen.
- Den Rücken so weit wie möglich nach hinten strecken.
- Wieder aufrichten.
- Wiederholen.

Asymmetrische Tests

Rotation im Liegen, BWS-betont (Abb. 7.**6**)
- Seitenlage.
- Hand des oben liegenden Armes auf den Rippen ablegen.
- Oberkörper und Kopf nach dorsal drehen.
- Wieder zur Mitte kommen.
- Wiederholen.

Steigerung
- Seitenlage.
- Hand des oben liegenden Armes hinter den Kopf legen.
- Mit der Hand des unten liegenden Armes die Beine fixieren.
- Oberkörper und Kopf nach dorsal drehen.
- Ellenbogen des oberen Armes möglichst weit nach dorsal bewegen.
- Wieder zur Mitte kommen.
- Wiederholen.

Seitliche Verschiebung des Beckens im Stehen
- Stand.
- Seitlich mit einem Abstand von etwa 2 Fußbreit neben eine Wand stellen (Abb. 6.**27**).
- Füße direkt nebeneinander.

- *Beschwerden im Bereich der unteren BWS:*
  - Schulter und den Oberarm auf der Seite, zu der der Schultergürtel gegenüber dem Becken verschoben ist, an die Wand anlehnen.
  - Ellenbogen auf dieser Seite beugen.
- *Beschwerden im Bereich der mittleren BWS:* Den Arm auf der Seite, zu der der Schultergürtel gegenüber dem Becken verschoben ist, mit 90° Elevation (Flexion) an die Wand anlehnen.
- Das Becken zur Wand sinken lassen.
- Zur Mitte zurückbewegen .
- Wiederholen.

Steigerung 1
Je weiter die Füße von der Wand entfernt sind, desto intensiver ist die Wirkung.

Steigerung 2
- Die Hand, die nicht der Wand zugewandt ist, am Rücken abstützen.
- Wirbelsäule so weit wie möglich strecken.

Test der Flexion

Flexion im Sitzen (Abb. 7.**7**)
- Sitz.
- Zusammensinken.
- Wieder aufrichten.
- Wiederholen.

Flexion im Stehen (Abb. 7.**8**)
- Stand.
- Füße 2 Fußbreit auseinander stellen.
- Wirbelsäule nach vorne beugen.
- Kniegelenke bleiben gestreckt.
- Wieder aufrichten.
- Wiederholen.

Abb. 7.**6** Rotation aus der Seitenlage.

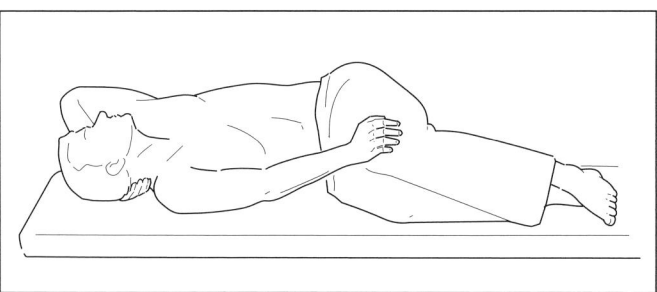

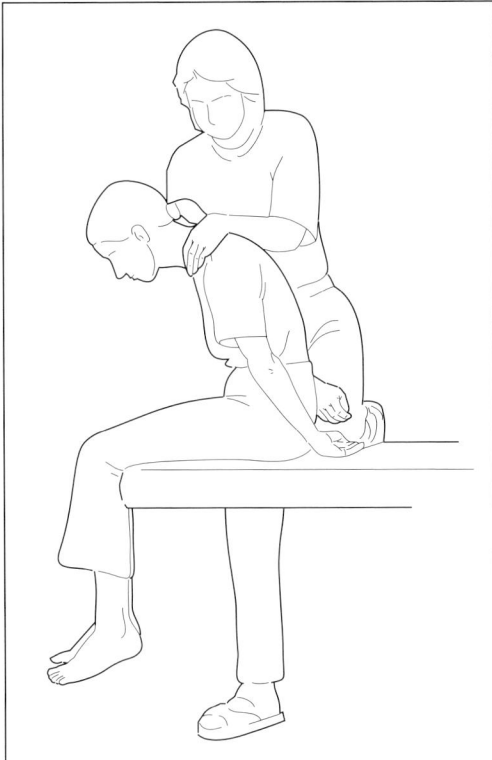

Abb. 7.**7** Flexion im Sitzen.

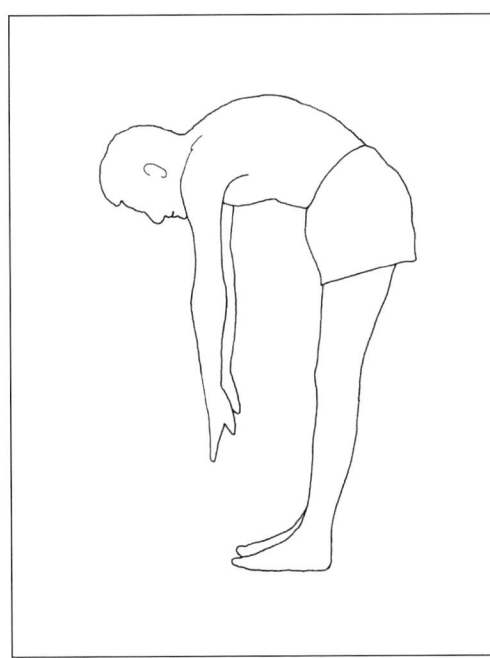

Abb. 7.**8** Flexion im Stehen.

7.4   Herleiten der Diagnose

Dabei werden alle Befunde aus der Anamnese, dem Sichtbefund und den diagnostischen Tests berücksichtigt (Tab. 7.**1**; grundlegende Aspekte siehe Kap. 4).

Die Diagnose ist als Verdachtsdiagnose und Arbeitshypothese zu verstehen. Eventuell führt sie dazu, durch Rücksprache mit dem behandelnden Arzt weitere diagnostische oder therapeutische Maßnahmen einzuleiten.

Zusammenfassung: Typische Befunde bei der Diagnose Bandscheibenschaden
- Angaben in der Anamnese:
  Alter: 20–55 Jahre;
  - Dauer: lang oder kurz (akut – chronisch);
  - plötzliches Auftreten;
  - Auslöser: Beugung.
  - Veränderung bei Bewegung;
  - konstant oder intermittierend.
- Charakter der Beschwerden:
  - Schmerzen im Bereich der BWS;
  - Schmerzen im Bereich der BWS in Kombination mit dermatombezogenen ausstrahlenden Schmerzen;
  - dermatombezogene ausstrahlende Schmerzen ohne Schmerzen im Bereich der BWS;
  - dermatombezogene Sensibilitätsstörungen.
- Sichtbefund:
  - Deformierung in Kyphose/Shift;
  - Bewegungshemmung.
- Verhalten der Symptome auf wiederholte, endgradige Bewegungen der Wirbelsäule:
  - schnelle Veränderung während der Bewegungen;
  - Anhalten der Veränderung nach den Bewegungen;
  - Zentralisierung/Peripheralisierung des Schmerzes;
  - Verbesserung der Beweglichkeit bei Verminderung des Schmerzes und umgekehrt;
  - Nervendehnungszeichen besser/schlechter;
  - Sensibilität ändert sich von Tag zu Tag, nicht innerhalb einer Therapieeinheit.

Differenzialdiagnosen (z. B. mechanische Störungen in der Beweglichkeit der Rippen) bedürfen spezieller differenzierender Tests (Details zu differenzierenden Tests siehe Literatur zur Manuellen Diagnostik und Therapie, wie z. B. Maitland-Konzept; Maitland 2000).

Mit Bandscheibenschäden häufig kombinierte Störungen wie spinale und foraminale Engen, verkürzte Strukturen im Bereich der Wirbelsäule

Tabelle 7.**1** Vereinfachte Darstellung der Interpretation der Schmerzveränderungen durch die Testbewegungen

Frage	Antwort	Schlussfolgerungen
1. Ist das Problem mechanisch durch Bewegungen der BWS beeinflussbar?	nein	• Tumorerkrankung • Entzündliche Erkrankung • Erkrankung innerer Organe • weiter abklären **Beachte:** keine mechanische Therapie der BWS!
	ja	**weiter mit Frage 2!**
2. Erfolgt auf dieselbe Bewegung immer exakt dieselbe Schmerzreaktion, und nachher ist der Schmerz wie vorher?	ja	• verkürzte Strukturen, adhärente Nervenwurzel (Dysfunktion) **Beachte:** mechanische Therapie! • spinale oder foraminale thorakale Enge • Instabilität • weitere Abklärung **Beachte:** • bei Engesyndromen evtl. durch Haltungsinstruktionen kurzfristige Linderung möglich, aber langfristig mit Physiotherapie kein Erfolg zu erwarten! • bei Instabilität: stabilisierendes Krafttraining!
	nein	**weiter mit Frage 3!**
3. Zentralisiert oder peripheralisiert der Schmerz innerhalb eines Dermatoms?	ja	• Bandscheibenschaden • evtl. Bandscheibenvorfall abklären **Beachte:** mechanische Physiotherapie!
	nein	**weiter mit Frage 4!**
4. Erfolgen auf dieselbe Bewegung unterschiedliche Schmerzreaktionen, bei gleich bleibenden oder zunehmenden Schmerzen nach der Bewegung?	ja	• chronifiziertes Schmerzsyndrom • psychosoziales Problem • weitere Abklärung (Kap. 11) **Beachte:** • bei chronifiziertem Schmerzsyndrom: vielseitige Aktivierung; unspezifische Übungsprogramme, mechanisch und kräftigend! • bei psychosozial dominierten Problemen: Physiotherapie mit dem behandelnden Arzt absprechen!

und entzündete oder fibrosierte Nervenwurzel verursachen ebenfalls gewisse stereotype Schmerzreaktionen (Kap. 10).

Im Bereich der BWS könnte die natürliche Kyphose und die damit verbundene Unbeweglichkeit in Extension ein besonderes Problem bei der mechanischen Therapie von Bandscheibenschäden darstellen.

Weisen die Ergebnisse der diagnostischen Tests auf einen Bandscheibenvorfall als Ursache der Beschwerden hin, wird beurteilt, ob die Symptome voraussichtlich reduzierbar sind. Zentralisiert der Schmerz, ist die Aussicht auf eine erfolgreiche konservative Therapie als relativ hoch einzuschätzen. Umfangreiche Daten zu dieser Hypothese fehlen allerdings.

In manchen Fällen findet sich während der diagnostischen Tests keine Bewegung, die den Schmerz zentralisiert oder reduziert, im Gegenteil peripheralisiert und verstärkt *jede* Bewegung den Schmerz. Bei diesem Schmerzverhalten ist die Aussicht auf Erfolg der konservativen Therapie als kritisch zu bewerten. Dennoch ist es sinn-

voll, die Entscheidung für oder gegen eine Operation als Alternative zu einer konservativen Therapie bei reinen Schmerzsyndromen erst nach 5 Therapieeinheiten zu fällen. Häufig ändert sich die Einschätzung, ob das Problem reduzierbar ist oder nicht, im Verlauf der Behandlung.

Beachte: Treten im Rahmen der physiotherapeutischen Diagnostik Symptome und Zeichen auf, die eine sofortige Operation notwendig machen (Blasen- und Mastdarmstörungen, plötzliche Paraplegie oder hochgradige Paraparese, unerträgliche Schmerzen), sollte umgehend Kontakt mit den behandelnden Ärzten aufgenommen werden!

7.5 Therapieablauf bei der Diagnose Bandscheibenschaden

Die Planung des Therapieablaufs beginnt mit der Überlegung, wie der Patient zur täglichen Therapie gelangt. Die Bewältigung des Weges zur Therapie ist für Patienten mit thorakalen Bandscheibenvorfällen je nach Höhe der Schädigung unterschiedlich schwierig.

Verschlechtern sich die Symptome beim Stehen und Gehen nicht, kann der Patient zu Fuß oder mit öffentlichen Verkehrsmitteln zur Physiotherapiepraxis kommen. Bei einer Schmerzzunahme wird der Patient dies weder zu Fuß noch mit öffentlichen Verkehrsmitteln noch mit dem eigenen Auto unbeschadet schaffen. In solchen Fällen sind ein Hausbesuch oder eine stationäre Behandlung sinnvoll.

Bei einem neuroradiologisch gesicherten Bandscheibenvorfall mit radikulären, in den Bereich der Rippen oder einen Arm ausstrahlenden Schmerzen ist die konservative Therapie am ehesten im Rahmen einer kurzen stationären Behandlung Erfolg versprechend. Auf diese Weise wird sichergestellt, dass sich der Patient angemessen bewegt, entlastet und die stündlichen Übungseinheiten einhält.

Aus den Bewegungstests ergibt sich in aller Regel zunächst *1 bestimmte* Bewegung, die die Symptome verbessert. Diese wiederholt der Patient selbstständig jede Stunde in der Regel 10-mal in direkter Folge mit dem größten ihm möglichen Bewegungsausmaß.

Zusammenfassung: Verlauf bei einem reduzierbaren Bandscheibenproblem
- Innerhalb der ersten 5 Tage:
  - Akute Schmerzen mit schnellen Veränderungen.
  - Der Schmerz zentralisiert bei Bewegungen der Wirbelsäule und bleibt nach den Bewegungen besser.
  - Wohlbefinden und objektivierbare Zeichen wie der Slump-Test und die Beweglichkeit der BWS bessern sich.
- 2.–3. Woche:
  - Medikamente sollten abgesetzt werden.
  - Die Verbesserungen des Wohlbefindens sowie der Zeichen und Symptome stabilisieren sich mit verminderten bis verschwundenen Schmerzen ohne schnelle Verschlechterung bei Belastung.
- 3–6 Wochen: Die Wiederherstellung der ursprünglichen Belastbarkeit und die Arbeitsfähigkeit bei normaler psychosozialer Integration werden angestrebt.
- Nach 6 Wochen: Der Alltag, der einige vorbeugende Übungen enthält, sollte bei normaler Belastbarkeit und stabiler psychosozialer Integration wiederhergestellt sein.

7.5.1 Aktiv durchgeführte Bewegungen der Wirbelsäule

Die Bewegungen der BWS, die der Patient selbstständig als Eigentraining übt, entsprechen den zuvor beschriebenen Testbewegungen. Die Reihenfolge der Übungen kann von der Reihenfolge bei den Tests abweichen. So führen häufig am Anfang der Behandlung asymmetrische Bewegungen zur Zentralisierung und Reduktion der Schmerzen, während die symmetrische Extension der BWS erst nach mehreren Tagen zur weiteren Reduktion und Eliminierung des Schmerzes eingesetzt wird.

Im Folgenden wird die bei Patienten mit thorakalen Bandscheibenvorfällen mit radikulären einseitigen Schmerzen am häufigsten sinnvolle Reihenfolge von *Therapie*bewegungen dargestellt.

Bei Bandscheibenvorfällen der *unteren* BWS entspricht der Therapieablauf in etwa dem Vorgehen bei lumbalen, bei Vorfällen der *oberen* BWS dem bei zervikalen Bandscheibenvorfällen.

Asymmetrische Bewegungen

Rotation aus der Seitenlage
- Seitenlage.
- Die Hand des oben liegenden Armes auf den Rippen ablegen.
- Oberkörper und Kopf nach dorsal drehen.
- Wieder zur Mitte kommen.
- 10-mal wiederholen.

Steigerung
- Seitenlage.
- Die Hand des oben liegenden Armes hinter den Kopf legen.
- Mit der Hand des unten liegenden Armes die Beine fixieren.
- Oberkörper und Kopf nach dorsal drehen.
- Ellenbogen des oberen Armes möglichst weit nach dorsal bewegen.
- Wieder zur Mitte kommen.
- 10-mal wiederholen.

Seitliche Verschiebung des Beckens im Stehen (Shiftkorrektur)
- Stand.
- Seitlich mit einem Abstand von 2 Fußbreit neben eine Wand stellen.
- Füße stehen direkt nebeneinander.
- Beschwerden im Bereich der *unteren* BWS:
  - Die Schulter und den Oberarm auf der Seite, zu der der Schultergürtel gegenüber dem Becken verschoben ist, an die Wand anlehnen.
  - Ellenbogen auf dieser Seite beugen.
- Beschwerden im Bereich der *mittleren* BWS: Den Arm auf der Seite, zu der der Schultergürtel gegenüber dem Becken verschoben ist, mit 90° Elevation (Flexion) an die Wand anlehnen.
- Das Becken zur Wand sinken lassen.
- Zur Mitte zurückbewegen.
- 10-mal wiederholen.

Steigerung 1
Je weiter die Füße von der Wand entfernt sind, desto intensiver ist die Wirkung.

Steigerung 2
- Die Hand, die nicht der Wand zugewandt ist, am Rücken in der Höhe der Beschwerden abstützen.
- Die Wirbelsäule so weit wie möglich strecken.

Symmetrische Extension im Sitzen (besonders für die obere BWS)

Retraktion und Extension
- Sitz.
- Kopf nach hinten bewegen und dabei das Kinn etwa parallel zum Boden positionieren.
- Hinterkopf im großen Bogen so rückenwärts bewegen, dass das Gesicht zur Decke zeigt.
- In die Ausgangsstellung zurückbewegen.
- 10-mal wiederholen.

Symmetrische Extension im Liegen (besonders für die mittlere und untere BWS)

Bauchlage
- Entspannt auf den Bauch legen.
- Ruhig atmen.

Unterarmstütz
- Ellenbogen beugen, sodass sie genau unter den Schultern abgestützt werden (wie man am Strand ein Buch liest).

- Etwa 3 Atemzüge lang so verharren.
- Ablegen – locker lassen.
- 5–10-mal wiederholen.

Handstütz, Extension im Liegen
- Hände so vor dem Körper abstützen, dass die Extension besonders in dem betroffenen BWS-Abschnitt wirkt.
- Ellenbogen langsam strecken .
- Rücken- und Gesäßmuskulatur locker lassen.
- So weit wie möglich hochstützen.
- Ablegen – locker lassen.
- 10-mal wiederholen.

Steigerung
- Am Ende der Bewegung kurz verharren und tief ausatmen.
- Ablegen – locker lassen.
- 10-mal wiederholen.

7.5.2 Vom Therapeuten passiv durchgeführte Bewegungen der Wirbelsäule des Patienten

In Ausnahmefällen werden zur Intensivierung des Beschwerde-reduzierenden Effekts der aktiven Bewegungen ab der 3. Therapieeinheit passive Bewegungen der Wirbelsäule ergänzt.

Definition Mobilisation: Aktive oder passive Bewegung, die mit niedriger Geschwindigkeit innerhalb oder an der Grenze der passiven Beweglichkeit durchgeführt wird. Therapeut und Patient können die Bewegung jederzeit stoppen (Kap. 6).

Beachte: Passive Mobilisationstechniken werden erst ausgeführt, wenn eine Bewegungsrichtung gefunden wurde, die den Schmerz zentralisiert und reduziert. Die passive Bewegung richtet sich in dieselbe Richtung wie die zentralisierende Bewegung, die der Patient selbstständig übt. Sie soll den reduzierenden Effekt verstärken.

Mobilisationstechniken

Wie bei den aktiv durchgeführten Bewegungen soll der Patient jede Veränderung seiner Symptome sofort mitteilen. Die Ausführung erfolgt langsam, rhythmisch und mit großer Amplitude. Die Anzahl der Wiederholungen richtet sich nach dem Effekt und liegt bei 5 – 15.

Von Patienten mit Schmerzen aufgrund von Bandscheibenschäden wird es als wohltuend empfunden, wenn die Extensions- und die Rotationsmobilisation in Bauchlage im Atemrhythmus stattfinden. In der Regel wird deshalb bei der Ausatmung Druck in Extension ausgeübt, bei der Einatmung wird der Druck nachgelassen.

Die anderen Bewegungen (Extension im Liegen mit Überdruck und Rotationsmobilisation aus der Rückenlage) erfolgen langsamer und ohne Berücksichtigung des Atemrhythmus.

Das Symptomverhalten und das passive Bewegungsausmaß bestimmen die Bewegungsamplitude. Die Bewegungen werden endgradig und immer bis zur ursprünglichen Neutralstellung zurückgeführt, wobei der Kontakt der Therapeutenhände zum Rücken des Patienten erhalten bleibt.

Instruktionen für den Patienten
- Ich bewege Ihre Wirbelsäule passiv.
- Lassen Sie ganz locker.
- Ich mache die Bewegungen ganz langsam, nicht ruckhaft.
- Sie können die Bewegung jederzeit stoppen.
- Sagen Sie mir bitte, wie sich die Stärke und der Bereich Ihres Schmerzes verändern.

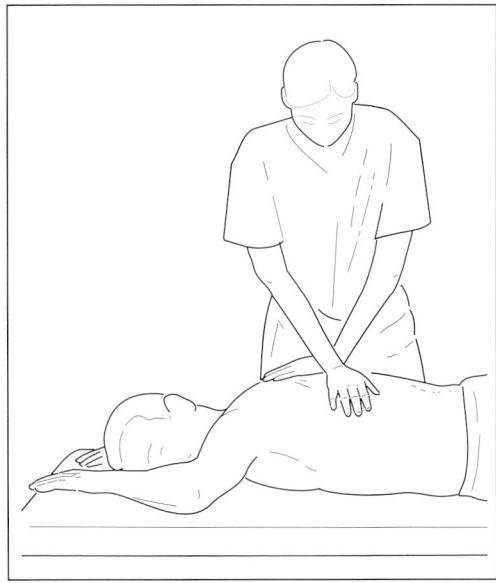

Abb. 7.**9** Extensionsmobilisation.

Die Behandlungsbank wird jeweils so eingestellt, dass der Therapeut seine Wirbelsäule gestreckt halten kann. Bei der Extensionsmobilisation, der Extension mit Überdruck und der Rotationsmobilisation aus Bauchlage entspricht dies etwa einer Höhe, bei der die Bank dem Therapeuten bis zum oberen Drittel seines Oberschenkels reicht. Bei der Rotationsmobilisation aus Rückenlage wird die Bank etwa in Hüfthöhe des Therapeuten eingestellt.

Extensionsmobilisation (Abb. 7.**9**)

- Bauchlage.
- Der Therapeut steht neben der Behandlungsbank.
- Er legt die dem Fußende zugewandte Hand so auf den Rücken des Patienten, dass sein Os pisiforme in etwa auf dem Querfortsatz der zu behandelnden Höhe liegt.
- Seine andere Hand ist so auf dem gegenüberliegenden Querfortsatz positioniert, dass die Kleinfingerkanten einen rechten Winkel zueinander bilden und die Ossa pisiformia direkt gegenüber in der zu behandelnden Höhe liegen.
- In der Ausatemphase des Patienten übt der Therapeut mit beiden Händen einen leichten symmetrischen Druck aus.

- In der Einatemphase lässt er den Druck nach, ohne den Handkontakt zum Rücken des Patienten zu verlieren.
- Etwa 10-mal mit steigender Intensität wiederholen.
- Die umliegenden Segmente werden ebenso behandelt

Extension im Liegen mit Überdruck
- Der Therapeut positioniert seine Hände wie bei der Extensionsmobilisation und übt Druck aus.
- Der Patient begibt sich in den Handstütz (Abb. 6.**15**).
- Der Therapeut hält den Druck aufrecht und bewegt seine Hände und seinen Rumpf so mit, das die Schubrichtung auf die Wirbelsäule des Patienten etwa gleich bleibt.
- Der Patient legt sich wieder in Bauchlage.
- Der Therapeut nimmt den Druck zurück.
- Wiederholen.

Bilaterale Rotationsmobilisation aus der Bauchlage
- Bauchlage.
- Der Therapeut steht neben der Behandlungsbank.
- Er legt die dem Fußende zugewandte Hand so auf den Rücken des Patienten, dass das Os pisiforme in etwa auf dem Querfortsatz der zu behandelnden Höhe liegt.

- Seine andere Hand ist so auf dem gegenüberliegenden Querfortsatz positioniert, dass die Kleinfingerkanten einen rechten Winkel zueinander bilden und die Ossa pisiformia direkt gegenüber in der zu behandelnden Höhe liegen.
- In der Ausatemphase des Patienten übt der Therapeut mit einer Hand einen leichten asymmetrischen Druck aus.
- In der Einatemphase lässt er den Druck nach, ohne den Handkontakt zum Rücken des Patienten zu verlieren.
- In der folgenden Ausatemphase wird der Druck auf der anderen Seite der Wirbelsäule ausgeübt.
- Etwa 10-mal mit steigender Intensität wiederholen.
- Die umliegenden Segmente werden ebenso behandelt.

Unilaterale Rotationsmobilisation aus der Bauchlage

- Bauchlage.
- Der Therapeut steht neben der Bank auf der nicht zu behandelnden Seite des Patienten.
- Er positioniert eine Hand so auf dem Rücken des Patienten, dass das Os pisiforme in etwa auf dem Querfortsatz der zu behandelnden Höhe auf der gegenüberliegenden Seite liegt.
- Die andere Hand legt er auf die erste.
- In der Ausatemphase des Patienten übt der Therapeut mit beiden Händen einen leichten Druck aus.
- In der Einatemphase lässt er den Druck nach, ohne den Handkontakt zum Rücken des Patienten zu verlieren.
- Etwa 10-mal mit steigender Intensität wiederholen.
- Die umliegenden Segmente werden ebenso behandelt.

Rotationsmobilisation aus der Rückenlage

- Rückenlage, nahe an den Rand der Behandlungsbank, zu dem die Knie bewegt werden sollen (Abb. 6.**16**).
- Der Therapeut steht auch auf dieser Seite, mit Blick zum Gesicht des Patienten.
- Das der Bank zugewandte Bein steht weiter vorne, das andere weiter hinten (Schrittstellung).
- Der Patient stellt seine Füße nacheinander auf.
- Der Therapeut hebt beide Beine des Patienten an und positioniert dessen Fußrücken/Unterschenkel in seiner Leiste.

- Mit einer Hand fixiert er den Brustkorb des Patienten, mit der anderen bewegt er die Knie in Richtung Boden.
- Diese Position wird für einen Moment gehalten.
- Wieder zurück zur Neutralstellung.
- Wiederholen.

7.5.3 Passive Bewegungen der Beine bzw. der Arme zur Mobilisation des Nervensystems

Zur Mobilisation des Nervensystems wird während der Physiotherapie zunächst der Effekt von passiven Bewegungen getestet, da sich passive Maßnahmen in diesem Fall als effektiver erwiesen haben als aktive.

Bei Bandscheibenschäden der *oberen* BWS werden zunächst passive Bewegungen der Arme, bei Schäden der *unteren* BWS Bewegungen der Beine durchgeführt. Im Falle von Bandscheibenschäden der *mittleren* BWS wird der Effekt auf die Symptome von Arm- und Beinbewegungen getestet.

Beachte: Bewegungen der BWS in Flexion, die ebenfalls einen mobilisierenden Effekt auf deren Nervenwurzeln ausüben, werden wegen der Gefahr der Verlagerung von Bandscheibengewebe in Richtung Rückenmark nicht durchgeführt!

Erzielen die passiven Bewegungen der Extremitäten eine Symptom reduzierende Wirkung und zeigt sich nach der Therapie beim Nervendehnungstest ein größeres Bewegungsausmaß als vorher, werden sie wiederholt durchgeführt. Außerdem erhält der Patient die Anleitung zu entsprechendem Eigentraining (S. 98 u. 148).

Der Patient teilt durch die Therapie hervorgerufene Veränderung seiner Symptome sofort mit. Die Behandlungsmethode und -intensität richten sich nach der Art und der Irritierbarkeit der Symptome (Kap. 4). In einer sehr irritierbaren Situation wird weit entfernt vom Auslöser der Symptome behandelt, z. B. mit Dorsalextension im Handgelenk bei *hoch* thorakalem oder Dorsalextension im Sprunggelenk bei *tief* thorakalem Bandscheibenvorfall.

Grundsätzlich wird zuerst die Extremität auf der nichtbetroffenen Seite bewegt, wobei keine zusätzlichen Symptome ausgelöst werden sollten. Sobald die Symptomauslösung nur noch bei intensiver Bewegung erfolgt und schnell wieder verschwindet, werden die Anzahl der Wiederholungen und die Stärke der Spannung gesteigert. Dabei wird das Auslösen von Schmerzen am Ende der Bewegung toleriert.

⚐ **Beachte:** Alle durch die Therapie ausgelösten Symptome sollten sofort nach dem Ende der therapeutischen Bewegungen wieder verschwinden.

Progressionsstufen der passiven Bewegungen

Verbesserung der Beweglichkeit im Upper-limb-tension-Test (besonders für die obere BWS)

1. Stufe
- Rückenlage;
- Arme liegen neben dem Körper (Neutralstellung);
- Dorsalextension des Handgelenks;
- Palmarflexion des Handgelenks;
- 3–5-mal wiederholen.

2. Stufe
- Rückenlage.
- 90° Abduktion des Oberarms;
- Ellenbogenextension und Palmarflexion im Handgelenk bei Neutralstellung des Unterarms;
- Ellenbogenflexion und Dorsalextension im Handgelenk bei Neutralstellung des Unterarms;
- 3–10-mal wiederholen.

3. Stufe
- Rückenlage.
- 90° Abduktion des Oberarms;
- Supination des Unterarms;
- Ellenbogenextension und Palmarflexion im Handgelenk;
- Ellenbogenflexion und Dorsalextension im Handgelenk;
- 3–10-mal wiederholen.

4. Stufe
- Rückenlage (Abb. 8.**18**);
- Schulterdepression;
- 90° Abduktion im Schultergelenk;
- Außenrotation im Schultergelenk;
- Supination des Unterarms;
- Ellenbogenextension mit Palmarflexion im Handgelenk;
- Ellenbogenflexion und Dorsalextension im Handgelenk und Fingerextension;
- 3–10-mal wiederholen.

5. Stufe
- Rückenlage;
- Schulterdepression;
- 90° Abduktion im Schultergelenk;
- Dorsalextension im Handgelenk;
- Extension der Finger I–III;
- Abduktion des Daumens;
- Supination des Unterarms;
- Außenrotation im Schultergelenk;
- Ellenbogenextension;
- Ellenbogenflexion;
- 5–15-mal wiederholen.

⚐ **Beachte:** Diese Bewegung entspricht dem Bewegungsmuster des Upper-limb-tension-Tests (Abb. 8.**2**).

Verbesserung der Beweglichkeit im Straight-leg-raise-Test

1. Stufe
- Rückenlage;
- Dorsalextension des Sprunggelenks;
- Plantarflexion des Sprunggelenks;
- 3–10-mal wiederholen.

2. Stufe
- Rückenlage;
- Flexion im Hüftgelenk bis 90° und maximale Flexion im Kniegelenk;
- Extension in Hüft- und Kniegelenk (das Bein liegt wieder auf der Unterlage);
- 3–10-mal wiederholen.

3. Stufe
- Rückenlage;
- Maximale Flexion in Hüft- und Kniegelenk;
- Nachlassen der Flexion im Hüft-, Extension im Kniegelenk;
- 3–10-mal wiederholen.

4. Stufe
- Rückenlage;
- Maximale Flexion in Hüft- und Kniegelenk, Dorsalextension im Sprunggelenk;
- Nachlassen der Flexion im Hüft-, Extension im Knie-, Plantarflexion im Sprunggelenk;
- 3–10-mal wiederholen.

5. Stufe
- Rückenlage;
- Maximale Flexion in Hüft- und Kniegelenk, Dorsalextension im Sprunggelenk;
- Nachlassen der Flexion im Hüft-, Extension im Knie-, Beibehalten der Dorsalextension im Sprunggelenk;
- 5–15-mal wiederholen.

6. Stufe
- Rückenlage;
- Anheben des gestreckten Beines wie beim Straight-leg-raise-Test;
- Ablegen des Beines in Neutralstellung;
- 5–15-mal wiederholen.

7. Stufe
- Rückenlage;
- Anheben des gestreckten Beines in Adduktion und Innenrotation des Hüftgelenks;
- Ablegen des Beines in Neutralstellung;
- 5–15-mal wiederholen.

Verbesserung der Beweglichkeit im Prone-knee-bend-Test (besonders für die mittlere und untere BWS)
1. Stufe
- Bauchlage;
- Kniegelenk beugen und dabei das Becken so fixieren, dass keine Hüftbeugung auf der getesteten Seite möglich ist;
- Unterschenkel wieder in Neutralstellung ablegen;
- 3–10-mal wiederholen.

2. Stufe
- Bauchlage;
- Kniegelenk beugen und dabei das Becken so fixieren, dass keine Hüftbeugung auf der getesteten Seite möglich ist;
- Kniegelenk gebeugt halten und zusätzlich das Hüftgelenk strecken;
- Ober- und Unterschenkel wieder in Neutralstellung ablegen;
- 5–15-mal wiederholen.

Verbesserung der Beweglichkeit im Slump-Test

Beachte:
- Die Bewegungen des Slump-Tests werden erst wiederholt als Übung ausgeführt, wenn eine Stabilisierung erreicht ist und durch die Beugung der BWS keine Schmerzen und Bewegungseinschränkungen mehr ausgelöst werden, die nach den Bewegungen bestehen bleiben.
- Dies wird erst nach Wiederherstellung der BWS-Beweglichkeit in Extension und Rotation getestet.
- Zur Verbesserung der Beweglichkeit im Slump-Test kann der gesamte Bewegungsablauf wiederholt durchgeführt werden (Kap. 7.3.2, Abb. 7.**2a–e**).

- Um sicherzustellen, dass durch die mit dem Test verbundene endgradige Flexion der Wirbelsäule das Bandscheibengewebe nicht nach dorsal verlagert wird, sollte vor und nach den wiederholten Bewegungen die Extension aus der Bauchlage erfolgen.

7.5.4 Vom Patienten selbst durchgeführte Bewegungen der Beine bzw. der Arme und der Wirbelsäule zur Mobilisation des Nervensystems

Haben die passiven Bewegungen der Arme oder Beine zu einer Symptomreduktion geführt, erhält der Patient Instruktionen zum Eigentraining. Zunächst übt er mit den Extremitäten, bei deren passiver Bewegung der größte Effekt auf seine Symptome und auf die Nervendehnungstests erreicht wurde. Eventuell ist es nützlich, die Nervengleitfähigkeit nach der Stabilisierung mit Armen, Beinen und im Bewegungsablauf des Slump-Tests zu üben.

Die Bewegungen sollen mit möglichst geringer Muskelaktivität einhergehen. Der Patient ist darüber zu informieren, dass durch diese Übungen ausgelöste Schmerzen manchmal erst mehrere Stunden nach dem Üben oder am nächsten Tag auftreten. Deshalb ist es ratsam, vorsichtig zu beginnen. Zunächst werden die Bewegungen mit jeder Extremität nur 3-mal am Tag mit 3 Wiederholungen geübt. Zuerst erfolgt die Bewegung der nichtbetroffenen und danach der betroffenen Seite.

Bewegungen des Armes als Eigentraining zur Nervenmobilisation

- Aufrechter Stand (Abb. 8.**10a–c**).
- Seitlich etwa eine Armlänge Abstand zu einer Wand.
- 90° Abduktion und Außenrotation im Schultergelenk.
- Ellenbogenextension.
- Supination des Unterarms.
- Hand mit gestreckten Fingern an die Wand legen.
- Mit der Hand der anderen Seite die Schulter in Depression (Richtung Fußende) bewegen.
- Kopf zur Gegenseite neigen.
- Zur Ausgangsstellung zurückbewegen.
- Wiederholen.

Bewegungen des Beines als Eigentraining
zur Nervenmobilisation

- Rückenlage (Abb. 6.**17a** u. **b**).
- Ein Bein gestreckt liegen lassen.
- Das andere Bein in Hüfte und Knie in Richtung Bauch beugen.
- Den Oberschenkel dieses Beines mit einem Handtuch oder den Händen unterstützen.
- Langsam das Knie dieses Beines strecken und dabei den Oberschenkel etwas absenken. Das Knie so weit in Streckung bewegen, bis auf der Rückseite des Beines oder im Rücken ein ziehender Schmerz entsteht.
- Sofort wieder zum Bauch beugen.
- Wiederholen.

Bewegungen der Wirbelsäule und der Beine
als Eigentraining zur Nervenmobilisation

- Sitz ohne Bodenkontakt der Füße (Abb. 7.**2a–e**).
- Hände befinden sich hinter dem Rücken, das Kreuzbein ist senkrecht.
- Nach vorne zusammensinken (Flexion der Wirbelsäule, nicht der Hüftgelenke!).
- HWS beugen, Kinn in Richtung Brustbein bewegen.
- Ein Kniegelenk strecken.
- Fußrücken auf dieser Seite hochziehen (Dorsalextension im Sprunggelenk).
- Wieder in den aufrechten Sitz zurückkehren.
- Wiederholen.

7.5.5 Haltungskorrektur

Sobald die aufrechte Körperposition ohne Zunahme der Beschwerden möglich ist, wird der Patient mit thorakalen Bandscheibenschäden über die Vorzüge der aufrechten Haltung informiert. Dies kann schon in der 1. Therapieeinheit (wie bei zervikalen Bandscheibenschäden) oder erst nach der Stabilisierung der Heilung (wie bei lumbalen Bandscheibenschäden) der Fall sein.

Bei der aufrechten Haltung befinden sich Kopf, Schultergürtel, Becken und Füße genau untereinander. Die natürliche Schwingung der Wirbelsäule mit einer leichten Brustkyphose bleibt erhalten. Die Bauch- und Rückenmuskulatur arbeiten harmonisch zusammen. Die Schulterblätter werden nicht nach dorsal gezogen, um etwa die Streckung der BWS zu unterstützen. So lassen sich die Arme ohne Mühe bewegen.

7.5.6 Akutphase

Bei Patienten mit thorakalen Bandscheibenvorfällen ist vermutlich in aller Regel keine Schmerzzunahme beim Stehen und Gehen zu erwarten, sodass eine Entlastung durch Bettruhe nicht sinnvoll ist.

Nehmen die Schmerzen in Belastung durch das Stehen und Gehen gegenüber der Entlastung im Liegen deutlich zu, sollte der Patient 2 – 3 Tage lang viel Zeit im Liegen verbringen. Bei Schmerzausstrahlung im Bereich der Rippen könnte die Atmung behindert sein. Dies ist bei bettlägerigen Patienten zu kontrollieren. Gegebenenfalls wird zusätzlich zur mechanischen Physiotherapie der Wirbelsäule eine Atemtherapie durchgeführt.

Nützliche Verhaltensregeln
während der akuten Phase
Die Streckung der Wirbelsäule ist in aller Regel die günstige, den Schmerz zentralisierende und reduzierende Bewegungsrichtung. Liegt eine ausgeprägte seitliche Verlagerung vor, sind vor der Streckung seitliche Bewegungen wie Drehung oder seitliche Korrektur im Stehen notwendig. Die ungünstige Bewegungsrichtung ist in der Regel die Beugung der Wirbelsäule.

Aus diesem Grund ist es sinnvoll, vorübergehend auf jegliche Beugung der Wirbelsäule zu verzichten. Da viele Bewegungen des normalen Alltags mit Beugung einhergehen, werden diese Bewegungen in abgewandelter Form angeleitet. Dazu gehören vor allen Dingen das Liegen, Hinlegen und Aufstehen aus dem Bett, Zähneputzen, Essen, Sitzen und gegebenenfalls das Husten und Niesen.

Liegen
Beim Liegen wird das Bett flach gestellt und höchstens ein kleines Kissen zur Lagerung des Kopfes benutzt. Sobald es dem Patienten möglich ist, ohne Zunahme seiner Beschwerden auf dem Bauch zu liegen, sollte er viel Zeit in dieser Position verbringen. Gelegentlich sollte die Position gewechselt werden, da Bewegung zur Schmerzlinderung beiträgt.

In der flachen Bauch- und Rückenlage ist die Vermeidung von Flexion der Wirbelsäule am ehesten gewährleistet. Aus diesem Grund sind diese beiden Positionen der Seitenlage vorzuziehen, die meistens mit einer Flexion der gesamten Wirbelsäule verbunden ist.

Drehen

Das Drehen oder Rollen von der Bauch- in die Rückenlage und umgekehrt erfolgt mit extendierter LWS und BWS flach auf dem Bett. Für manche Patienten entspricht es ihrem normalen Bewegungsablauf, sich über den Sitz von einer Position in die andere zu bewegen.

☞ **Beachte:** Dies sollte vermieden werden, da dieser Lagewechsel mit einer Flexion der Wirbelsäule einhergeht!

Lagewechsel

Der Lagewechsel zwischen *Rückenlage* und *Sitzen* wird mit gestreckter Wirbelsäule über die Seitenlage durchgeführt. Beim Erlernen dieses unnatürlich steifen Bewegungsablaufs hilft den meisten Patienten die Vorstellung sich so zu bewegen, als ob sie einen Stock verschluckt hätten.

Zähneputzen

Beim Zähneputzen lässt sich durch Anlehnen des Bauches am Waschbecken, leichte Kniebeugung und Abstützen mit der freien Hand die Belastung der BWS reduzieren. Die Wirbelsäule wird gestreckt und nur so weit wie nötig nach vorne geneigt.

Sitzen

Das Sitzen ist als auslösender Faktor für Bandscheibenvorfälle bekannt. Selbst bei erfolgreichem Bemühen um eine aufrechte Haltung wird die Wirbelsäule dabei mehr gebeugt als im Stehen. Sitzen produziert und verstärkt in der Regel die Schmerzen bei Patienten mit Bandscheibenvorfällen. Dies wird häufig erst beim Aufstehen wahrgenommen. Deshalb sollte allen Patienten mit thorakalen Bandscheibenschäden dazu geraten werden, das Sitzen vorübergehend zu unterlassen. Ist das Sitzen (z. B. während der Arbeit oder auf der Fahrt zur Physiotherapie) unvermeidlich, erfolgt es am besten aufrecht und angelehnt mit Unterstützung einer Lendenrolle (Kap. 9).

Husten/Niesen

Husten und Niesen verstärken häufig die durch einen Bandscheibenvorfall ausgelösten Schmerzen. Eventuell ist die Beugung der Wirbelsäule, die mit dem Husten und Niesen einhergeht, Ursache für diese Schmerzzunahme. Daher stützt sich der Patient bei Husten- oder Niesreiz am besten aus der Bauchlage hoch oder streckt sich im Stehen, um die Beugung zu verhindern.

Instruktionen für den Patienten

- *Liegen:*
  - Stellen Sie Ihr Bett ganz flach und benutzen Sie höchstens ein kleines Kopfkissen.
  - Wechseln Sie zwischen flacher Bauch- und Rückenlage ab.
  - Rollen Sie sich zum Wechsel zwischen diesen Positionen flach über das Bett, sodass die LWS und BWS möglichst gerade bleiben.
- *Aufstehen und Hinlegen:*
  - Strecken Sie die Wirbelsäule vor dem Lagewechsel und halten Sie sie gestreckt.
  - Wechseln Sie von der Rücken- über die Seitenlage zum Sitzen und umgekehrt.
- *Zähneputzen:*
  - Stellen Sie die Füße weit auseinander und lehnen sich am Waschbecken an.
  - Stützen Sie sich mit einer Hand am Waschbecken ab.
  - Halten Sie die Wirbelsäule gestreckt und neigen sich nur leicht nach vorne.
- *Sitzen:*
  - Sitzen Sie möglichst wenig.
  - Wenn Sie sitzen, tun Sie es aufrecht und angelehnt.
  - Unterstützen Sie die aufrechte Sitzhaltung am besten durch eine Lendenrolle.
- *Husten, Niesen:*
  - Bei Husten- oder Niesreiz strecken Sie die BWS so gut es geht.
  - Vermeiden Sie ganz bewusst die Krümmung des Oberkörpers nach vorne, die sich dabei sonst automatisch einstellt.

7.5.7 Stabilisierung

Bei intermittierenden Schmerzen mit reduzierter Intensität, die bei ursprünglich ungünstigen Bewegungen nicht mehr unmittelbar produziert und verstärkt werden, kann man von Stabilisierung sprechen. In dieser Phase werden zusätzlich zu den Bewegungen der Wirbelsäule passive und vom Patienten selbst durchgeführte Bewegungen der Extremitäten zur Verbesserung der Nervengleitfähigkeit getestet und als Eigentraining genutzt (S. 97 u. 147).

Die Rotation der BWS wird zunächst zur betroffenen Seite hin und ab dem darauf folgenden Tag zusätzlich zur nichtbetroffenen Seite hin geübt.

7.5.8 Wiederherstellung der ursprünglichen Belastbarkeit

Beweglichkeit, Kraft, Koordination, Gleichgewicht und Kondition sind Voraussetzungen für die Wiederherstellung der Belastbarkeit des Patienten, weshalb sie in einem Trainingsprogramm zu berücksichtigen sind.

Im Folgenden werden spezielle Übungen für Patienten mit thorakalen Bandscheibenschäden beschrieben (allgemeine Aspekte zu Rehabilitation und Prävention von Bandscheibenschäden siehe Kap. 9).

Welcher Grad an Beweglichkeit als *frei* zu bezeichnen ist, lässt sich bei der BWS besonders schwer beurteilen, da sie im Vergleich zu den angrenzenden Wirbelsäulenabschnitten der HWS und LWS relativ unbeweglich ist. Auf isolierte Zielwerte für die anzustrebende Beweglichkeit der BWS kann kaum zurückgegriffen werden. Vielmehr werden die Zielwerte für die LWS und HWS beurteilt (Kap. 6.5.8 und 8.5.8) und die Beweglichkeit der BWS beschrieben.

Dabei werden starke Abweichungen von der „allgemein üblichen" Beweglichkeit beurteilt.

> **Beachte:** Eine frei bewegliche BWS ist immer schmerzfrei. Wird durch endgradige Bewegungen ein Schmerz ausgelöst, weist dies möglicherweise auf eine mechanische Beeinträchtigung des aktiven und passiven Bewegungsapparats hin.

Freie Beweglichkeit

Wiederherstellung der Extension

Handstütz, Extension im Liegen (Abb. 7.**5**)
- Bauchlage.
- Hände vor dem Körper oder unter den Schultern abstützen, je nachdem in welchen Bereich der BWS der Effekt der Übung am stärksten wirken soll.
- Kopf so weit wie möglich anheben und HWS strecken.
- Ellenbogen langsam strecken und dabei die Wirbelsäule in allen Abschnitten maximal strecken.
- Rücken- und Gesäßmuskulatur locker lassen.
- So weit wie möglich hochstützen.
- In dieser Position 2 Atemzüge lang verharren.
- Ablegen – locker lassen.
- 10–15-mal wiederholen.

Wiederherstellung der Rotation

Rotation aus der Seitenlage (Abb. 7.**6**)
- Seitenlage.
- Hand des oben liegenden Arms hinter den Kopf legen.
- Mit der Hand des unten liegenden Armes die Beine fixieren.
- Oberkörper und Kopf nach dorsal drehen.
- Ellenbogen des oberen Armes möglichst weit nach dorsal bewegen.
- Wieder zur Mitte kommen.
- 10–15-mal wiederholen.
- Seite wechseln.

Steigerung
- Seitenlage.
- Unteres Bein strecken.
- Oberes Bein so beugen, dass die Ferse das untere Knie berührt.
- Dieses Bein mit der Hand der anderen Seite halten.
- Hand des oberen Armes hinter den Kopf legen.
- Kopf, Schulter und Brustkorb langsam nach hinten drehen.
- 10–15-mal hin- und herdrehen.
- Danach eine Zeit in der gedrehten Position bleiben, Knie nach vorne und Arm nach hinten absinken lassen.
- Seite wechseln.

> **Beachte:** Das gesonderte Üben der freien Beweglichkeit der BWS in Beugung ist aufgrund der physiologischen Brustkyphose vermutlich nicht notwendig!

Wiederherstellung der freien Nervengleitfähigkeit

Die Progressionsstufen der vom Patienten selbst durchgeführten Extremitätenbewegungen zum Erreichen freier Beweglichkeit der Beine sowie Arme und damit der Nervenwurzeln und peripheren Nerven entsprechen den Progressionsstufen der passiven Bewegungen (S. 94 u. 147).

Zusätzlich zu den Bewegungen der Extremitäten kann zur Mobilisation des Nervensystems der Bewegungsablauf des Slump-Tests wiederholt geübt werden.

Kräftigung

📍 **Beachte:** Zur Kräftigung einzelner Muskeln, die durch eine Wurzelkompression im Bereich der BWS paretisch sind, gibt es keine speziellen Übungen!

7.5.9 Rehabilitation, Alltag und Prävention

Die Wiedereingliederung in den Alltag ist ein wichtiges Ziel bei der Behandlung von Patienten mit Bandscheibenvorfällen. Die Physiotherapie wirkt gezielt darauf hin, dass zuvor berufstätige Patienten nach möglichst kurzer Krankheitsdauer die Arbeit wieder aufnehmen. Ausführliche Anleitungen zum Üben der freien, symmetrischen Beweglichkeit aller Gelenke, der Koordination, des Gleichgewichts, der Kraft und einer angemessenen Herz-Kreislauf-Belastbarkeit finden sich im Kap. 9.

Für den Alltag erhält der Patient einige Verhaltensinstruktionen und ein realistisches Maß an individuellen prophylaktischen Übungen.

Instruktionen für den Patienten

- Verbessern Sie Ihre Haltung und halten Sie sich häufiger aufrecht als bisher.
- Unterstützen Sie beim Sitzen die Wölbung der LWS nach vorne mit einem kleinen Kissen oder einer Rolle. Dies trägt auch zur Aufrichtung der BWS bei.
- Legen Sie sich morgens vor dem Aufstehen und abends vor dem Einschlafen auf den Bauch. Entspannen und lesen Sie öfter in Bauchlage. Ein dickes Kissen oder ein Lesekeil unter der Brust sind eine nützliche Hilfe.
- Überprüfen Sie die Beweglichkeit der gesamten Wirbelsäule in *alle* Richtungen. Üben Sie gelegentlich das ganze Trainingsprogramm.
- *Strecken Sie die gesamte Wirbelsäule regelmäßig,* wenn Sie länger gesessen oder eine Tätigkeit in gebeugter Haltung ausgeübt haben. Strecken Sie sich, *bevor* Schmerzen auftreten. Schaffen Sie immer für einseitige Belastungen Ausgleich.
- Schonen Sie sich nicht grundsätzlich, da sonst die Strukturen der Wirbelsäule den Belastungen immer weniger gewachsen sind (*Use it or lose it!*).
- Gönnen Sie sich von Zeit zu Zeit eine Physiotherapiesitzung, um ungünstige Haltungsgewohnheiten, Bewegungseinschränkungen, Asymmetrien und Kraftmängel zu analysieren und zu behandeln.

7.6 Nach einer Operation

Da in der Literatur nur Fallbeschreibungen einzelner Patienten zur Verfügung stehen, lässt sich über den postoperativen Verlauf und die anzustrebende Behandlung keine wissenschaftlich untersuchte Aussage machen. Plant der Physiotherapeut daher, das hier vorgeschlagene postoperative Therapiekonzept anzuwenden, sollte er vorher das Einverständnis des Operateurs einholen.

Es erscheint sinnvoll, bei thorakalen Bandscheibenvorfällen auch postoperativ entsprechend den Konzepten für wegen lumbaler oder zervikaler Bandscheibenvorfälle operierten Patienten vorzugehen.

Die *physiotherapeutische Untersuchung* bei aufgrund eines Bandscheibenvorfalls operierten Patienten entspricht der in Kapitel 5 dargestellten Befunderhebung. Vor der Operation sollte möglichst eine vollständige physiotherapeutische Untersuchung vorgenommen werden (Kap. 4), um postoperative Veränderungen zu dokumentieren. Alternativ kann dies auch am 1. postoperativen Tag erfolgen. Die Dokumentation des postoperativen entspricht der des konservativen Behandlungsverlaufs (Kap. 5).

Zur Gewährleistung der *unbehinderten Wundheilung und zur Vermeidung eines sofortigen Rezidivs* sollte der Patient postoperativ die beschriebenen nützlichen Verhaltensregeln während der akuten Phase einhalten (S. 129). Wenn möglich, werden die Bewegungsübergänge mit dem Patienten bereits präoperativ geübt.

Die *Atmung* sollte kontrolliert und bei Schmerzzunahme durch Atembewegungen sowie bei eingeschränkter asymmetrischer Atembewegung eine Atemtherapie (z. B. mit Ausstreichungen im Bereich des Thorax) durchgeführt werden.

Die in der Literatur beschriebenen Patienten, die wegen eines thorakalen Bandscheibenvorfalls operiert wurden, litten in der Regel an einer Querschnittlähmung. Wird im Rahmen der Befunderhebung eine Paraparese der Beine festgestellt, werden alle Maßnahmen durchgeführt, die auch bei einer traumatischen Querschnittlähmung angebracht sind, wie z. B. passives oder aktiv unterstütztes Bewegen der Beine.

Falls der Patient nach der Operation viel Zeit im Liegen verbringt, übt er zur *Thromboseprophylaxe* in den ersten Tagen mindestens 1 Minute pro Stunde Dorsalextension und Plantarflexion in den Sprunggelenken. Dabei soll eine kräftige Muskelspannung (besonders in der Wadenmuskulatur) aufgebaut werden, um den venösen Rückfluss zu gewährleisten und einer Thrombusbildung vorzubeugen.

Zur *Verbesserung des venösen Rückflusses*, als Kreislauftraining und zur Aktivierung der Rumpfmuskulatur werden ab dem 1. postoperativen Tag isometrische Spannungsübungen (Stemmübungen) durchgeführt.

Einfache Stemmübung in Rückenlage

Beinbetonte Übung
- Flache Rückenlage.
- Füße aufstellen, sodass die Hüftgelenke etwa 30 ° gebeugt sind.
- Fußspitzen maximal hochziehen.
- Die Füße werden gegen einen gedachten Widerstand schräg in Richtung Boden und Fußende gestemmt. Dabei bewegen sich die Beine nicht, die extendierende Muskulatur schiebt und die flektierende Muskulatur bildet den Widerstand.
- Der Kopf wird gleichzeitig in Richtung Kopfende geschoben.
- Die Muskelspannung überträgt sich auf die Rumpfmuskulatur, die Wirbelsäule wird gestreckt.
- Der Therapeut prüft, ob Bauch- und Rückenmuskelspannung spürbar sind.
- Die Spannung 2 Atemzüge lang halten.
- Loslassen – 2 Atemzüge lang entspannen.
- 5–10-mal wiederholen.

Armbetonte Übung
- Flache Rückenlage.
- Arme gestreckt auf das Bett legen.
- In den Schultergelenken nach außen drehen.
- Gestreckte Arme auf das Bett drücken.
- Hände in Richtung Fußende schieben.
- Gleichzeitig den Kopf zum Kopfende hin schieben. Die Muskelspannung überträgt sich auf die Rumpfmuskulatur, die Wirbelsäule wird gestreckt.
- Der Therapeut prüft, ob Bauch- und Rückenmuskelspannung spürbar sind.
- Die Spannung 2 Atemzüge lang halten.
- Loslassen – 2 Atemzüge lang entspannen.
- 5–10-mal wiederholen.

Stemmen mit Armen und Beinen
- Die oben beschriebenen Bewegungsabläufe miteinander kombinieren und gleichzeitig ausführen.
- Die Spannung 2 Atemzüge lang halten.
- Loslassen – 2 Atemzüge lang entspannen.
- 5–10-mal wiederholen.

Beachte: Der Patient sollte die isometrischen Spannungsübungen jede Stunde 5–10-mal üben.

Als weitere Thrombose- und zusätzliche Pneumonieprophylaxe sowie Kreislauftraining sollte der Patient baldmöglichst aufstehen und gehen. In den meisten Fällen benötigt er dafür zunächst Hilfe, da postoperativ Kreislaufprobleme auftreten können. Bei einer komplikationslos verlaufenen Bandscheibenoperation kann der Patient manchmal schon am Operationstag oder spätestens am 1. postoperativen Tag aufstehen.

Ab dem 2. postoperativen Tag werden die isometrischen Spannungsübungen durch Bewegungen der BWS ergänzt. Die hubfreie Mobilisation in Extension und Flexion wird aus Seitenlage geübt. Dabei sollte der Patient die Bewegungen nur in einem solchen Bewegungsausmaß und mit so viel Kraft ausführen, dass Schmerz oder Ziehen an der Wunde ausbleiben. In der Regel ist die Bauchlage problemlos möglich und sollte mehrmals am Tag eingenommen werden. Der Bewegungsübergang von Rücken- in Bauchlage erfolgt mit gerader Wirbelsäule (Rückenlage – Seitenlage – Bauchlage).

Ab dem 3. postoperativen Tag verläuft die physiotherapeutische Behandlung nach denselben Gesichtspunkten und mit denselben Therapiebewegungen wie die primär konservative Therapie. Die Behandlungsschwerpunkte richten sich nach dem Befund. Die Therapie verläuft symptomorientiert. Bei einem komplikationslosen Verlauf kann jeden Tag eine Therapiebewegung ergänzt werden.

8 Halswirbelsäule

In der HWS treten spinale Schmerzsyndrome öfter auf als in der BWS, jedoch seltener als in der LWS. Entsprechend sind hier die Ursachen von Schmerzsyndromen gut untersucht.

Zervikale Bandscheibenschäden kommen am häufigsten in den Höhen HWK 5/6 und HWK 6/7 vor.

Definition Nackenschmerz oder Zervikalgie (Neck pain): Schmerzen zentral im Bereich des Nackens.

Definition Brachialgie: In die Arme ausstrahlende Schmerzen.

Definition Brachiozervikalgie: Nackenschmerz kombiniert mit Schulter- und Armschmerz.

Im Folgenden werden die Sichtbefunde und die diagnostischen Tests für Erkrankungen der HWS, die Beurteilungskriterien für die physiotherapeutische Diagnosestellung und der Therapieablauf bei der Diagnose eines Bandscheibenschadens beschrieben.

8.1 Befundbogen HWS (Abb. 8.**1a–d**)

Allgemeine Gesichtspunkte zum Ausfüllen der Befundbogen finden sich in Kapitel 4. Dazu gehören die Angaben zur Person und die Anamnese (Abb. 8.**1a** u. **c**), das Körperbild (Abb. 8.**1b**) und die Dokumentation des Schmerzes und der Sensibilitätsstörung (Abb. 8.**1d**). Zum besseren Verständnis werden einige Informationen aus den Kapiteln 4 – 6 hier noch einmal wiederholt.

8.2 Sichtbefund

Im Sichtbefund werden die Haltung im Stehen oder Sitzen und das Verhalten beim Gehen beurteilt.

Shift

Bei Erkrankungen der HWS ist ein Shift durch eine seitliche Verschiebung des Kopfes gegenüber dem Schultergürtel gekennzeichnet. Als Referenzpunkte zur Beurteilung, ob ein Shift vorhanden ist, werden das Kinn und das Sternum genutzt. Bei einem Shift nach rechts ist bei vertikal positioniertem Gesicht das Kinn gegenüber dem Sternum nach rechts verschoben.

Protraktion

Typisch für Patienten mit Bandscheibenschäden der HWS ist eine Entlordosierung bzw. Flexion der unteren und mittleren HWS in Form einer Protraktion. Dabei ist das Kinn horizontal nach ventral geschoben. Die Unterkante des Unterkiefers befindet sich nahezu parallel zum Boden, während das Gesicht vor die Körperlängsachse verlagert ist.

Schonhaltung des Armes

Patienten mit einem Wurzelreizsyndrom im Bereich der HWS tragen beim Gehen häufig den betroffenen Arm gebeugt am Körper und nehmen dessen Eigengewicht mithilfe des nichtbetroffenen Armes ab. Beim natürlichen Herabhängen des betroffenen Armes empfinden die Patienten eine Schmerzzunahme, vermutlich im Rahmen eines durch Zug ausgelösten Dehnungsschmerzes aufgrund des Eigengewichts des Armes.

8.3 Diagnostische Tests

Die diagnostischen Tests umfassen die Muskelfunktions- und Nervendehnungstests sowie die Testbewegungen der Wirbelsäule.

Wirbelsäulenbefund HWS   a
Name: _____
Datum: _____

Aufnahmedaten
Therapeut: _____

Verdachtsdiagnose bei Anmeldung: _____

Geburtsdatum: _____

Beruf, Hobby: _____

Haltung, Belastung: _____

Arbeitsunfähig seit: _____

Auslösende Faktoren: _____

Dauer der aktuellen Episode: _____

Entwicklung: besser/gleich/schlechter
bisherige Therapie der aktuellen Episode: Physiotherapie/Fango/Massage/
        Schlingentisch/Chiropraxis/Injektionen/Medikamente/andere
Medikamente: Benzodiazepine/NSAR/Steroide seit: _____

Vorgeschichte: _____

Physiotherapeutische Diagnose: _____

Begründung für die Diagnosestellung: _____

Wirbelsäulenbefund HWS   b
Name: _____
Datum: _____

Körperbild

Markierung: ///// Schmerz ::::: Sensibilitätsstörungen
Alternativ werden Schmerzen rot und Sensibilitätsstörungen blau markiert

---

Wirbelsäulenbefund HWS   c
Name: _____
Datum: _____
Besser: nachts/morgens/tagsüber/abends/Ruhe/Bewegung
                   Beugen/Strecken/Sitzen/Liegen/Stehen/Gehen
Schlechter: nachts/morgens/tagsüber/abends/Ruhe/Bewegung
                   Beugen/Strecken/Sitzen/Liegen/Stehen/Gehen
Husten/Niesen/Pressen
Trauma _____
Operation _____
Ungewollter Gewichtsverlust ja/nein (_____ kg in _____ Wochen)
Reaktion auf wiederholte, endgradige Bewegungen
Ausgangssituation:

Bewegung	NT, ZE, EL, PR, PE, KE, ↑↓	BE, S, NB, NS
	Veränderung während Bewegung	Veränderung nach Bewegung
1 x Retraktion		
5 x Retraktion		
1 x Extension		
5 x Extension		
1 x Retraktion und Extension		
5 x Retraktion und Extension		
1 x Rotation re		
5 x Rotation re		
1 x Rotation li		
5 x Rotation li		
1 x Lateralflexion re		
5 x Lateralflexion re		
1 x Lateralflexion li		
5 x Lateralflexion li		
1 x Flexion		
5 x Flexion		
Andere:		

Wirbelsäulenbefund HWS Kontrollbefund   d
Name: _____
Datum: _____
Medikamente: Benzodiazepine/NSAR/Steroide   HWS Shift: re   li
Lordose: normal/akzentuiert/reduziert
Schwindel
Schmerzen: Bereich, Aktivität und Intensität eintragen

0 1 2 3 4 5 6 7 8 9 10   0 1 2 3 4 5 6 7 8 9 10
vor PT   nach PT

0 1 2 3 4 5 6 7 8 9 10   0 1 2 3 4 5 6 7 8 9 10
maximal   minimal   in den letzten 24 Stunden

Schmerzausstrahlung in cm vor PT _____ nach PT _____
Sensibilitätsstörungen
Bereich: _____
Charakter: _____ besser/ gleich/ schlechter
Muskelfunktionstest

	re	li		re	li
C5 M. deltoideus			M. brachioradialis		
C6 M. biceps bracchi			M. pronator		
C7 M. triceps					
C8 Mm. interossei					

Nervendehnungszeichen

ULTT 1 rechts:		ULTT 1 links:	

Beweglichkeit

Retraktion	Extension	Flexion	Protraktion
Lateralflexion:		Rotation:	
re		re	
li		li	

Abb. 8.**1a–d** Befundbogen der HWS (NT = nicht getestet, ZE = zentralisiert, EL = eliminiert, PR = produziert, PE = peripheralisiert, KE = kein Effekt, ↑ = Schmerz nimmt zu, ↓ = Schmerz nimmt ab, BE = bleibt besser, S = bleibt schlechter, NB = bleibt nicht besser, NS = bleibt nicht schlechter).

 Der Befundbogen kann als PDF-Datei unter
www.thieme.de runtergeladen werden.

8.3.1 Muskelfunktionstests

Bei der Erstuntersuchung werden bei jedem Patienten Muskelfunktionstests der Kennmuskeln durchgeführt, die den Nervenwurzeln C6–C8 zugeordnet sind. Liegen der Verdacht auf die Kompression einer anderen Wurzel oder ein neuroradiologisch diagnostizierter Bandscheibenvorfall in einer anderen Höhe vor, erfolgt zusätzlich die Testung der zugehörigen Kennmuskeln. Im Seitenvergleich werden das individuelle normale Bewegungsausmaß und die individuelle normale Kraft geprüft.

Durchführung und Beurteilung

Mm. interossei dorsales et palmares (C8)
- Sitz.
- Die Handfläche des Patienten zeigt zum Boden.
- Die Finger sind gestreckt.
- Der Patient spreizt die Finger (Mm. interossei dorsales).
- Der Therapeut setzt in Höhe der Endphalangen des 2. Fingers radial und des 3. Fingers ulnar bzw. des 4. und 5. Fingers ulnar und des 3. Fingers radial Widerstand entgegen.
- Der Patient adduziert (schließt) die gestreckten Finger (Mm. interossei palmares).
- Der Therapeut setzt am 2. Finger ulnar und am 4. und 5. Finger radial Widerstand entgegen.

Beurteilung
- Volle Kraft 5/5: 5-mal volles Bewegungsausmaß gegen kräftigen Widerstand auf dem Weg und am Ende.
- 4/5: volles Bewegungsausmaß gegen mäßigen Widerstand auf dem Weg und am Ende.
- 3/5: volles Bewegungsausmaß gegen die Schwerkraft.
- 2/5: die Bewegungen sind nicht im vollen Bewegungsausmaß möglich.
- 0–1/5: eine Kontraktion der Mm. interossei ist durch ihre Lage zwischen den Mittelhandknochen kaum durch Tasten festzustellen.

M. triceps brachii (C7)
- Rückenlage.
- 90° Elevation (Flexion) im Schultergelenk des zu testenden Armes, Neutralstellung der Schulter bezüglich Abduktion und Adduktion, Innenrotation im Schultergelenk.
- Die Hand der zu testenden Seite wird auf der kontralateralen Schulter abgelegt.

- Der Patient streckt das Ellenbogengelenk, ohne den Oberarm zu bewegen.
- Der Therapeut setzt in Höhe des distalen Unterarms Widerstand entgegen.

Beurteilung
- Volle Kraft 5/5:
  - 5-mal volles Bewegungsausmaß gegen kräftigen Widerstand auf dem Weg und am Ende;
  - erst ab ca. 90° Ellenbogenflexion kann voller Widerstand entgegengesetzt werden;
  - eine normal kräftige Person kann den Ellenbogen aus voller Flexion (Hand auf der gegenüberliegenden Schulter) nicht gegen kräftigen Widerstand strecken;
  - Seitenvergleich gibt im Zweifelsfall Aufschluss darüber, ob eine Kraftminderung vorhanden ist oder nicht.
- 4/5: volles Bewegungsausmaß gegen mäßigen Widerstand auf dem Weg und am Ende.
- 3/5: volles Bewegungsausmaß gegen die Schwerkraft.
- 2/5:
  - Untersuchung in Rückenlage mit um 90° abduziertem und außenrotiertem Oberarm;
  - volles Bewegungsausmaß ohne Schwerkraft.
- 1/5: eine Kontraktion des M. triceps brachii kann durch Tasten der Sehne an der Dorsalseite des Ellenbogengelenkes und der Muskelfasern auf der Rückseite des Oberarms festgestellt werden.
- 0/5: keine Kontraktion tastbar.

Beachte:
- Die Flexoren des Unterarms werden gemeinsam getestet.
- Um Ausweichbewegungen in der Wirbelsäule zu vermeiden, erfolgt die Testung bilateral.

M. biceps brachii und M. brachioradialis (C6)
- Aufrechter Sitz.
- Unterarme in Neutralstellung bezüglich Supination/Pronation.
- Der Patient beugt die Ellenbogen, wobei Oberarme und Oberkörper nicht bewegt werden.
- Der Therapeut setzt in Höhe der distalen Unterarme Widerstand entgegen.

Beurteilung
- Volle Kraft 5/5: 5-mal volles Bewegungsausmaß gegen kräftigen Widerstand auf dem Weg und am Ende.
- 4/5: volles Bewegungsausmaß gegen mäßigen Widerstand auf dem Weg und am Ende.

- 3/5: volles Bewegungsausmaß gegen die Schwerkraft.
- 2/5: Untersuchung in Rückenlage mit um 90° abduziertem und außenrotiertem Oberarm: volles Bewegungsausmaß ohne Schwerkraft.
- 1/5: eine Kontraktion des M. biceps brachii kann durch Tasten der Sehne in der Ellenbeuge und der Muskelfasern auf der Vorderseite des Oberarms festgestellt werden.
- 0/5: keine Kontraktion tastbar.

M. deltoideus (C5)

🗒 **Beachte:**
- In der Regel reicht es aus, den *mittleren* und *vorderen* Anteil des M. deltoideus zu testen.
- Um Ausweichbewegungen in der Wirbelsäule zu vermeiden, erfolgt die Testung bilateral.

Mittlerer Anteil
- Sitz.
- Der Patient beugt die Ellenbogen bis 90° und positioniert die Oberarme parallel zum Rumpf.
- Der Patient abduziert die Oberarme bis ca. 90°.
- Der Therapeut setzt im Bereich der Ellenbogengelenke Widerstand entgegen.

Beurteilung
- Volle Kraft 5/5: 5-mal volles Bewegungsausmaß gegen kräftigen Widerstand auf dem Weg und am Ende.
- 4/5: volles Bewegungsausmaß gegen mäßigen Widerstand auf dem Weg und am Ende.
- 3/5: volles Bewegungsausmaß gegen die Schwerkraft.
- 2/5: Untersuchung in Rückenlage: volles Bewegungsausmaß ohne Schwerkraft.
- 1/5: eine Kontraktion des mittleren Anteils des M. kann durch Tasten der Muskelfasern an der lateralen Seite des oberen Drittels des Oberarms festgestellt werden.
- 0/5: keine Kontraktion tastbar.

Vorderer Anteil
- Sitz.
- Der Patient beugt die Ellenbogen bis 90° und positioniert die Oberarme parallel zum Rumpf.
- Der Patient flektiert die Oberarme im Schultergelenk bis ca. 90°.
- Der Therapeut setzt im Bereich der Ellenbeuge Widerstand entgegen.

Beurteilung
- Volle Kraft 5/5: 5-mal volles Bewegungsausmaß gegen kräftigen Widerstand auf dem Weg und am Ende.
- 4/5: volles Bewegungsausmaß gegen mäßigen Widerstand auf dem Weg und am Ende.
- 3/5: volles Bewegungsausmaß gegen die Schwerkraft.
- 2/5: Untersuchung in Seitenlage: volles Bewegungsausmaß ohne Schwerkraft.
- 1/5: eine Kontraktion des vorderen Anteils des M. deltoideus kann durch Tasten der Muskelfasern an der Vorderseite des oberen Drittels des Oberarms festgestellt werden.
- 0/5: keine Kontraktion tastbar

8.3.2 Nervendehnungstest der oberen Extremität

🗒 **Beachte:**
- Die Nervendehnungstests werden immer auf beiden Seiten durchgeführt.
- Bei ausstrahlenden Schmerzen wird zuerst der nichtbetroffene Arm getestet.
- Ein kreuzender Schmerz, ausgelöst auf der betroffenen Seite beim Testen des nichtbetroffenen Arms, kann ein Hinweis auf einen Bandscheibenvorfall sein.

Upper-limb-tension-Test (ULTT)

Der Test bringt Spannung auf folgende Nervenwurzeln und periphere Nerven:
- Nervenwurzeln C4–Th1;
- Plexus brachialis;
- N. medianus.

Der Nervendehnungsschmerz kann in der HWS und im gesamten Verlauf des Plexus brachialis und des N. medianus verspürt werden. Es kann eine Sensibilitätsstörung in dem Bereich ausgelöst oder verstärkt werden, der der betroffenen Nervenwurzel zuzuordnen ist. Am häufigsten ist dies im Bereich der Hand zu beobachten.

Instruktionen für den Patienten
- Ich bewege Ihren Arm.
- Lassen Sie ganz locker.
- Ich führe die Bewegung langsam aus.
- Es kann ein Ziehen oder Schmerz entstehen.
- Sagen Sie mir bitte, wenn die Bewegung unangenehm wird, dann stoppe ich.

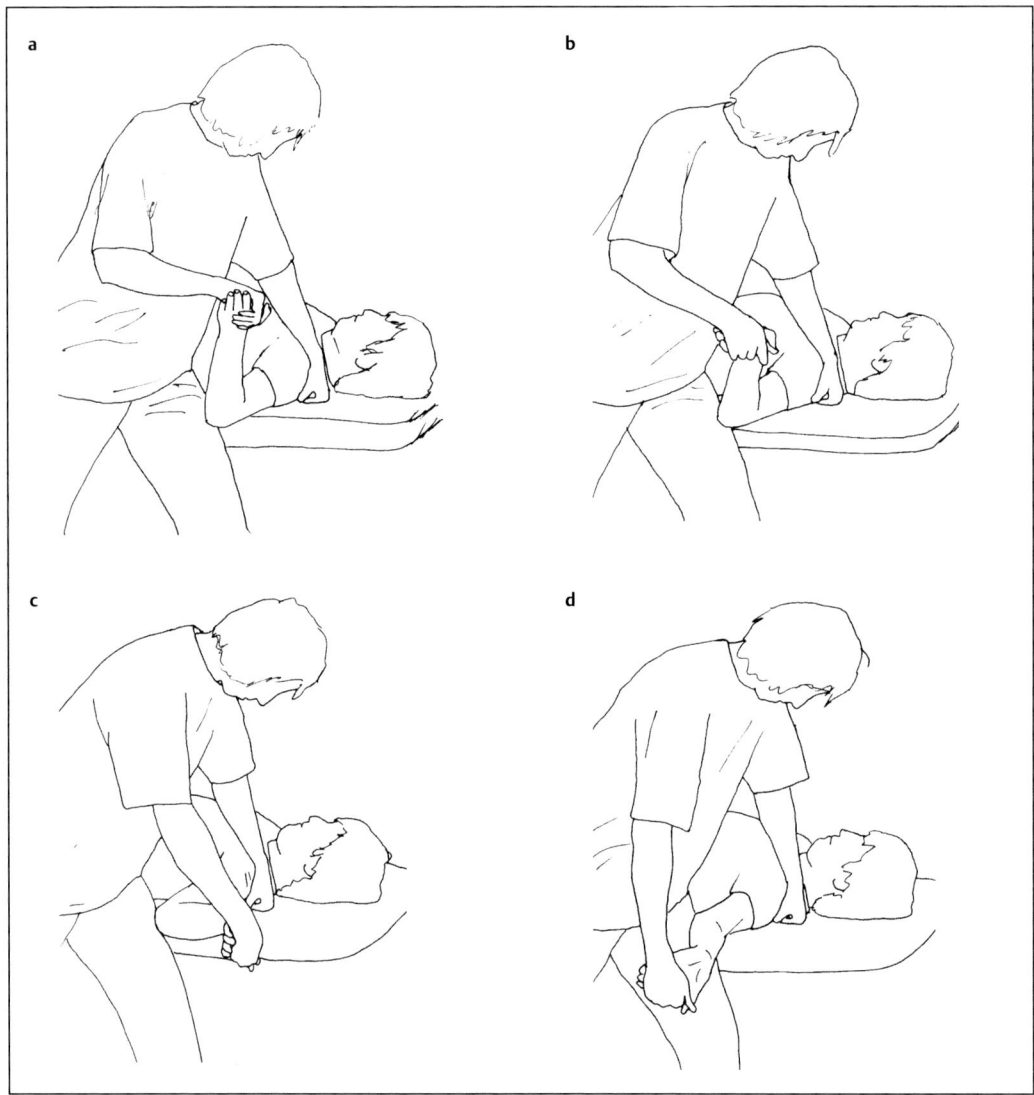

Abb. 8.**2a–d** Upper-limb-tension-Test.

- Sagen Sie mir bitte, wenn Schmerz auf der anderen Seite produziert oder verstärkt wird (bei einseitigem Schmerz und Test der nichtbetroffenen Seite).
- Sagen Sie mir bitte, wo der Schmerz entstanden ist.

Durchführung (Abb. 8.**2a–d**)
- Der Patient liegt flach auf dem Rücken.
- Die Wirbelsäule ist gerade, ohne Seitneigung.
- Keine Kissenunterlagerung.
- Der Patient legt die nicht zu untersuchende Hand neben dem Körper oder auf dem Bauch ab.

- Der Therapeut bewegt die Schulter auf der zu testenden Seite in Richtung Fußende (Depression), bis er Widerstand spürt und fixiert diese Position.
- Er greift die Hand des Patienten so, dass seine Handfläche in der des Patienten liegt und er mit seinem Daumen den des Patienten abduzieren kann.
- Er führt den Oberarm des Patienten mithilfe seines Oberschenkels in Abduktion bis 90° und fixiert ihn dort.
- Dorsalextension im Handgelenk.
- Extension der Finger I–III.

- Abduktion des Daumens.
- Supination im Unterarm.
- Der Therapeut führt die Hand des Patienten langsam kopfwärts, sodass eine Außenrotation im Schultergelenk stattfindet.
- Er streckt langsam das Ellenbogengelenk.

Beobachtungen und Kriterien zum Stoppen der Testbewegung
- *Ausweichbewegungen:*
  – Annäherung des Hinterkopfes an den Schultergürtel;
  – Seitneigung der Wirbelsäule in einem Abschnitt oder der gesamten Wirbelsäule zur getesteten Seite hin.
- *Widerstand:* elastisches Bewegungsende.
- *Reflektorische Muskelspannung:*
  – plötzlich spürbares Bewegungsende;
  – ruckhafte Anspannung der Finger-, Handgelenk- und Ellenbogenflexoren.

Der Test wird in folgenden Fällen als *positiv* gewertet:
- Die dem Patienten bekannten Symptome werden reproduziert oder verstärkt.
- Eine deutliche Haltungsantwort ist sichtbar: z. B. Extension im Nacken.
- Eine deutliche Seitendifferenz tritt auf.

Zur *Differenzierung* zwischen einem Nervendehnungsschmerz und Schmerzen anderer Ursache wird die Spannung an einer vom Schmerzbereich weit entfernten Stelle reduziert, z. B. bei Schmerz im Bereich des Unterarms Elevation der Schulter oder Lateralflexion der HWS zur getesteten Seite hin oder bei Schmerzen im Nacken Palmarflexion der Hand.

Beachte:
- Lässt der Schmerz nach, war er vermutlich durch Spannung im Nervensystem verursacht.
- Bleibt er unverändert, ist die Schmerzursache eher in einer anderen Struktur (z. B. Muskulatur oder Sehne) zu suchen.

8.3.3 Test- und Therapiebewegungen der Wirbelsäule

Bei wiederholten endgradigen Bewegungen der HWS sind gewisse Vorsichtsregeln zu beachten. Endgradige Extension und Rotation der HWS führt zu einer Verringerung des Lumens der A. vertebralis. Bei vorbestehender Gefäßenge kann bei diesen Bewegungen der HWS die Blutzufuhr zur A. basilaris und damit zum Hirnstamm und zum Kleinhirn unterbunden werden. Dies macht sich in Form von Hirnstammsymptomen und zerebellären Ausfallserscheinungen wie Schwindel, Doppelbilder, Ohnmacht, Sprechstörungen, Schluckstörungen oder Ataxie bemerkbar (Kap. 3).

Beachte: Beim Auftreten solcher Symptome werden die Bewegungstests sofort abgebrochen und Rücksprache mit dem behandelnden Arzt gehalten!

Sowohl bei Bandscheibenvorfällen als auch bei knöchernen spinalen Engen besteht die Gefahr einer Myelonkompression. Diese kann sich in Form von Sensibilitätsstörungen und Paresen in allen 4 Extremitäten äußern (Kap. 3). Bei Extension der HWS führt eine knöcherne spinale Enge zu einer Verengung des zervikalen Spinalraumlumens und kann damit eine Myelonkompression bewirken.

Bei einem Bandscheibenvorfall lässt sich vermutlich vor allem durch die Flexion der HWS Bandscheibengewebe nach hinten in Richtung Rückenmark bewegen.

Beachte: Beim Auftreten von Symptomen in beiden Armen oder in den Beinen werden die Bewegungstests abgebrochen und Rücksprache mit dem behandelnden Arzt gehalten!

Mithilfe der Testbewegungen werden die Beweglichkeit der Wirbelsäule und der Einfluss von endgradigen wiederholten Bewegungen der Wirbelsäule auf die Symptome, vor allen Dingen auf den Schmerz, untersucht.

Beurteilung der Beweglichkeit

Die Beweglichkeit der HWS wird innerhalb der 1. Therapieeinheit für die Retraktion, Extension, Flexion, Lateralflexion und Rotation zu beiden Seiten dokumentiert.

Die Beweglichkeit der Wirbelsäule lässt sich auch ohne technisch aufwändige Messgeräte beurteilen (Maßstäbe für freie Beweglichkeit s. S. 151).

Entscheidend für die Diagnostik und die Therapie in der akuten Phase ist die Beobachtung, ob eine Bewegungseinschränkung besteht und sich die Beweglichkeit während der Übungen und in Korrelation zum Schmerz ändert.

Wiederholte endgradige Testbewegungen

Da die Extension des betroffenen Wirbelsäulenabschnitts bei einem Bandscheibenschaden in der Regel eine günstige Bewegung ist, werden zuerst die Retraktion und Extension getestet. Bei einer asymmetrischen Symptomatik führen asymmetrische Testbewegungen häufig zur Zentralisierung und Reduktion von Schmerzen. Bei fehlender Zentralisierung durch symmetrische Retraktion und Extension der Wirbelsäule werden als nächster Schritt die einseitige Rotation oder Lateralflexion getestet.

Als Arbeitshypothese dient die Vorstellung, durch die Bewegungen Druck auf den verletzten Bereich des Anulus fibrosus auszuüben, um die verlagerte Gallertmasse nach medial oder ventral zu verdrängen.

Beachte: Bei der neuroradiologisch gesicherten Diagnose oder dem Verdacht auf einen Bandscheibenvorfall wird die wiederholte Flexion wegen der Gefahr einer Verlagerung des Bandscheibengewebes in Richtung Rückenmark und der dadurch erfolgenden Dehnung des Rückenmarks nicht getestet!

Für Schmerzsyndrome im Bereich der HWS ist im Gegensatz zur BWS und LWS die Gewichtsbelastung auf der Wirbelsäule durch eine vertikale Körperposition in der Regel kein relevanter, den Schmerz deutlich beeinflussender Faktor. Zusätzlich ist bei den Tests im Sitzen weniger Kraftaufwand für die Bewegungsausführung nötig. Deshalb werden die Testbewegungen zunächst im Sitzen durchgeführt. Das Eigengewicht des betroffenen Armes kann durch Lagerung auf dem Schoß abgenommen werden. Nur wenn der Patient im Liegen wesentlich weniger Schmerzen empfindet, wird im Liegen getestet.

Tempo und Rhythmus der Bewegungen sind langsam, aber flüssig. Der Patient sollte jeder Zeit in der Lage sein, die Bewegung zu stoppen. Es wird kein Schwung eingesetzt.

Die Bewegungen sollen mit dem größtmöglichen *Bewegungsausmaß* ausgeführt werden. Stoppt der Patient eine Bewegung, werden die Gründe dafür erfragt (z. B. Schmerz, Angst vor Schmerz oder Bewegungseinschränkung).

Die *Intensität* der Testbewegungen wird immer dann gesteigert, wenn eine bestimmte Bewegung einen zentralisierenden und reduzierenden Effekt hat, sich der Schmerz aber noch nicht komplett zurückgebildet hat.

Die Anzahl der *Wiederholungen* liegt bei 2 – 10. Wird der Schmerz durch die Bewegungstests, sowie verstärkt oder peripheralisiert und bleibt nach den Bewegungen in dieser Form verändert, bei Anzeichen einer Beeinträchtigung der Durchblutung im Versorgungsgebiet der A. vertebralis (S. 39), wird höchstens 2-mal getestet.

Wird der Schmerz während der Bewegungen verstärkt oder peripheralisiert und geht nach den Bewegungen wieder auf sein ursprüngliches Niveau und die ursprüngliche Lokalisation zurück, kann bis zu 10-mal getestet werden. Geht der Schmerz zurück oder zentralisiert, wird 10-mal getestet.

Der Patient wird jeweils vor, während und nach den Testbewegungen gefragt, wo und in welcher Intensität auf der numerischen Analogskala er Schmerzen wahrnimmt und ob sich durch die Bewegungen etwas an diesen Wahrnehmungen ändert. Der Therapeut fragt sachlich:

- Ändert sich Ihr Schmerz?
- Wo tut es jetzt weh?
- Wie stark ist Ihr Schmerz jetzt?

Beachte: Suggestivfragen sind zu vermeiden (Wird es jetzt besser? Geht der Schmerz jetzt weniger weit in den Arm?).

Fast jeder Patient ist gut in der Lage, die Schmerzintensität einer Zahl zwischen 0 (kein Schmerz) und 10 (größter vorstellbarer Schmerz) zuzuordnen. Der Therapeut sollte darauf bestehen, dass der Patient sich konkret zur Veränderung seiner Schmerzen äußert. Angaben wie *„Jetzt ist es schlimmer als vorher"* oder *„Es geht so"* vermitteln keine für die weitere Therapieplanung nützliche Information.

Hat beispielsweise der Nackenschmerz zugenommen, aber der ausstrahlende Armschmerz abgenommen oder sich zurückgebildet, mag dies für den Patienten unangenehmer sein, ist aber als Verbesserung der Symptomatik zu interpretieren. Dies sollte dem Patienten dann erklärt werden. In aller Regel kann der Patient eine Zunahme von zentralen Schmerzen gut tolerieren, wenn ihm der positive Aspekt der Zentralisierung deutlich gemacht wurde.

Zusätzlich zum Schmerz wird nach jeder Testbewegung das Nervendehnungszeichen (Upperlimb-tension-Test) gemessen und dokumentiert. Die Veränderung der Beweglichkeit der HWS wird beurteilt und dokumentiert. Nach Beenden aller Testbewegungen werden zusätzlich die Muskelkraft und die Sensibilitätsstörung nach

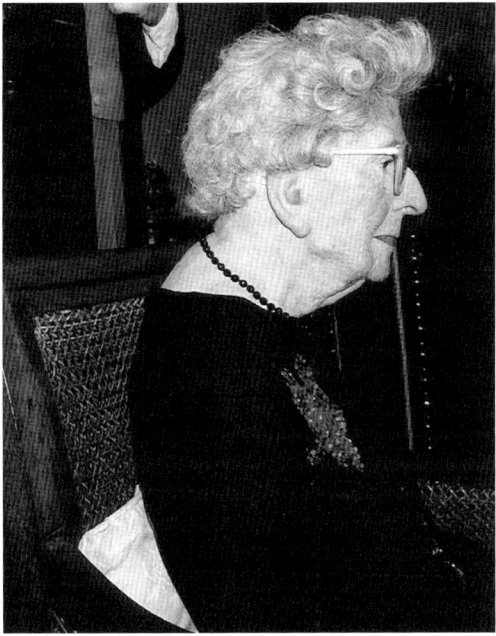

Abb. 8.**3** Fehlhaltung in Protraktion.

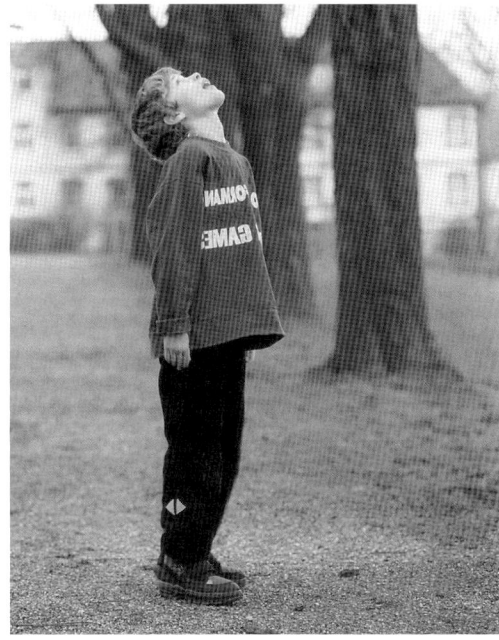

Abb. 8.**4** Extension der gesamten HWS.

Qualität und Lokalisation geprüft und dokumentiert.

Instruktionen für den Patienten
- Bewegen Sie den Kopf langsam und mit wenig Kraftaufwand.
- Bewegen Sie so weit wie möglich.
- Sagen Sie mir, wie sich die Stärke und der Bereich Ihres Schmerzes verändern.
- Stoppen Sie sofort, wenn Schwindel auftritt.
- Stoppen Sie die Bewegung, wenn der Schmerz weiter ausstrahlt.

Protraktion ist eine häufig eingenommene Fehlhaltung (Abb. 8.**3**). Sie ist mit Flexion der unteren HWS und der BWS verbunden und damit potenzieller Auslöser für Bandscheibenverletzungen. Patienten mit Bandscheibenschäden verharren häufig in dieser Position, da vermutlich eine Massenverschiebung nach dorsal innerhalb der Bandscheibe die Extension der HWS blockiert. Daher sind die Retraktion und Extension wichtige Zielbewegungen zur Behandlung zervikaler Bandscheibenschäden.

Test der Extension

Definition Retraktion:
- Der Kopf wird nach dorsal und der Unterkiefer (im Sitzen und Stehen) parallel zum Boden bewegt.
- Dies ist mit einer Flexion der oberen und einer Extension der unteren HWS verbunden.
- Die BWS wird gleichzeitig aufgerichtet.

Definition Protraktion:
- Das Gesicht wird nach ventral bewegt.
- Diese Bewegung ist mit einer Extension der oberen und einer Flexion der unteren HWS verbunden.
- Die BWS wird gleichzeitig flektiert.

Bei Flexion der gesamten HWS findet mehr Flexion in der unteren HWS statt als bei Protraktion. Bei Extension der gesamten HWS findet mehr Extension in der unteren HWS statt als bei Retraktion (Ordway 1999). Deshalb kommt zur maximalen Extension der unteren HWS die Extension zum Einsatz.

Die Bewegungsrichtungen Rotation und Lateralflexion werden aus einer möglichst aufrechten Haltung der HWS getestet. Deshalb wird die Retraktion auch für die Rotation und Lateralflexion als 1. Bewegungsrichtung instruiert.

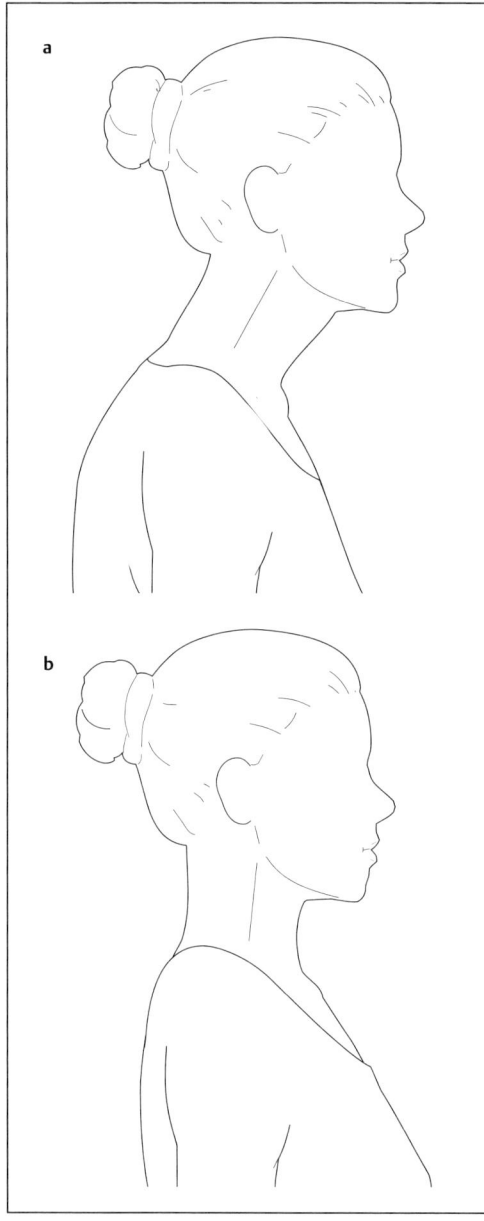

Abb. 8.**5a** u. **b** Retraktion.

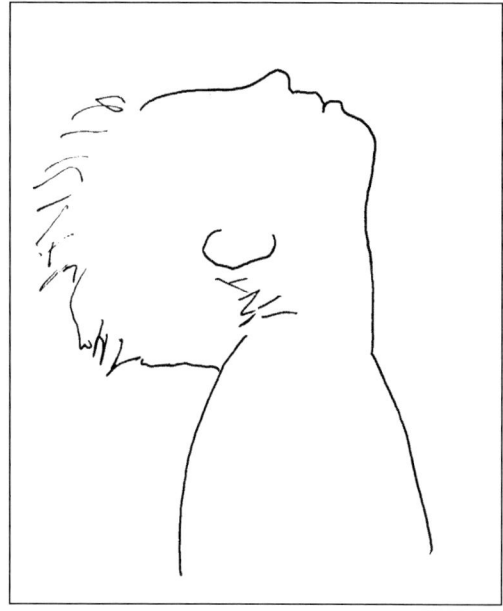

Abb. 8.**6** Extension.

Extension (Abb. 8.**6**)

- Sitz.
- Kopf nach hinten bewegen, während der Unterkiefer etwa parallel zum Boden positioniert wird.
- Hinterkopf im großen Bogen so rückenwärts bewegen, dass das Gesicht zur Decke zeigt.
- In die Ausgangsposition zurückbewegen.
- Wiederholen.

Asymmetrische Tests

Rotation (Abb. 8.**7**)

Beachte: Die Kopfrotation zu der von einem Bandscheibenschaden betroffenen Seite hin führt häufiger zu Zentralisierung und Reduktion der Schmerzen als die Kopfrotation zur nichtbetroffenen Seite!

- Sitz.
- Kopf nach hinten bewegen, während der Unterkiefer etwa parallel zum Boden positioniert wird.
- Kopf drehen.
- In die Ausgangsposition zurückbewegen.
- Wiederholen.
- In die andere Richtung genauso verfahren.

Retraktion (Abb. 8.**5a** u. **b**)

- Sitz.
- Kopf nach hinten bewegen, während der Unterkiefer etwa parallel zum Boden positioniert wird.
- Am Kehlkopf entsteht ein leichter Druck und ein „Doppelkinn" wird sichtbar.
- Locker lassen.
- Wiederholen.

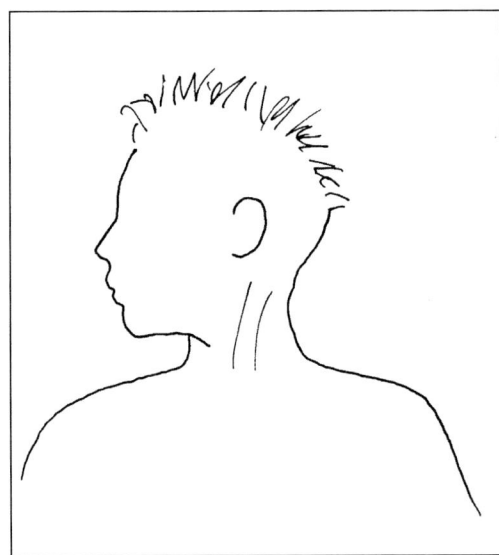

Abb. 8.**7** Rotation.

Lateralflexion (Abb. 8.**8**)

⚠ **Beachte:** Die Lateralflexion zu der von einem Bandscheibenschaden betroffenen Seite hin führt häufiger zu Zentralisierung und Reduktion der Schmerzen als die Lateralflexion zur nichtbetroffenen Seite!

- Sitz.
- Kopf nach hinten bewegen, während der Unterkiefer etwa parallel zum Boden positioniert wird.
- Kopf zur Seite neigen, wobei das Gesicht nach ventral ausgerichtet bleibt.
- In die Ausgangsposition zurückbewegen.
- Wiederholen.
- In die andere Richtung genauso verfahren.

Test der Flexion

- Sitz.
- Kinn in Richtung Brustbein bewegen.
- In die Ausgangsposition zurückbewegen.
- Wiederholen.

8.4 Herleiten der Diagnose

Es werden alle Befunde aus der Anamnese, dem Sichtbefund und den diagnostischen Tests berücksichtigt (Tab. 8.**1**; grundlegende Aspekte siehe Kap. 4).

Die Diagnose ist als Verdachtsdiagnose und Arbeitshypothese zu verstehen. Eventuell führt sie dazu, durch Rücksprache mit dem behandelnden Arzt weitere diagnostische oder therapeutische Maßnahmen einzuleiten.

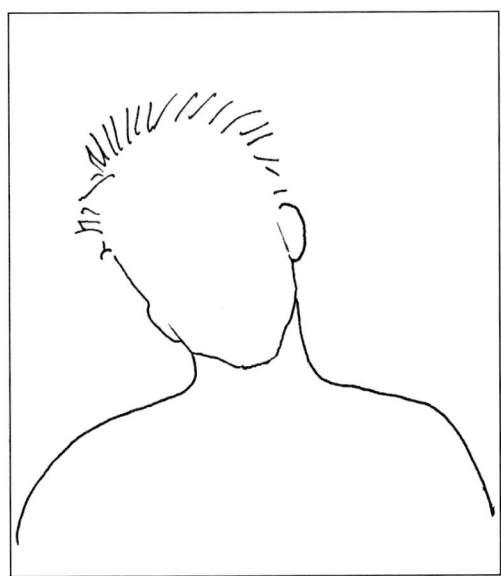

Abb. 8.**8** Lateralflexion.

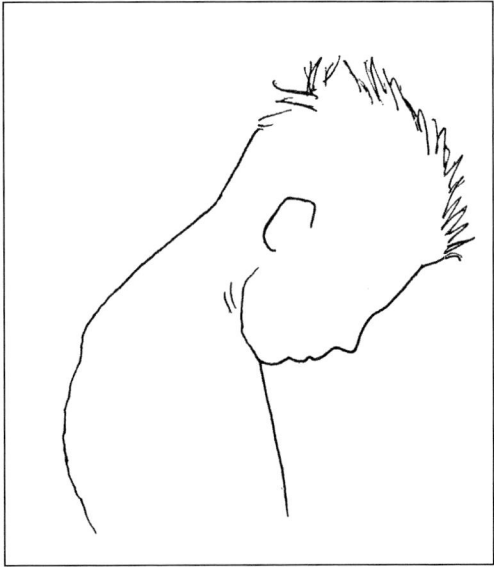

Abb. 8.**9** Flexion.

Tabelle 8.1 Vereinfachte Darstellung der Interpretation der Schmerzveränderungen durch die Testbewegungen

Frage	Antwort	Schlussfolgerungen
1. Ist das Problem mechanisch durch Bewegungen der HWS beeinfluss-bar?	nein	• Tumorerkrankung • entzündliche Erkrankung • Erkrankung innerer Organe • Engesyndrome der Schulter, des Sulcus ulnaris, des Karpaltunnels • weitere Abklärung
		Beachte: keine mechanische Therapie der HWS!
	ja	**weiter mit Frage 2!**
2. Erfolgt auf dieselbe Bewegung immer exakt dieselbe Schmerz-reaktion und danach ist der Schmerz wie vorher?	ja	• verkürzte Strukturen, adhärente Nervenwurzel (Dysfunktion) **Beachte:** mechanische Therapie! • spinale oder foraminale zervikale Enge • Instabilität (z. B. nach Schleudertrauma) • weitere Abklärung
		Beachte: • bei Engesyndromen ist durch Haltungsinstruktionen evtl. kurzfristige Linderung möglich, aber langfristig mit Physiotherapie kein Erfolg zu erwarten! • bei Instabilität: stabilisierendes Krafttraining!
	nein	**weiter mit Frage 3!**
3. Zentralisiert oder peripheralisiert der Schmerz innerhalb eines Der-matoms?	ja	• Bandscheibenschaden • evtl. Bandscheibenvorfall abklären **Beachte:** mechanische Physiotherapie!
	nein	**weiter mit Frage 4!**
4. Erfolgen auf dieselbe Bewegung unterschiedliche Schmerzreak-tionen, bei gleich bleibenden oder zunehmenden Schmerzen nach der Bewegung	ja	• chronifiziertes Schmerzsyndrom • psychosoziales Problem • weitere Abklärung (Kap. 11) **Beachte:** • bei chronifiziertem Schmerzsyndrom: vielseitige Aktivierung; unspezi-fische Übungsprogramme, mechanisch und kräftigend! • bei psychosozial dominierten Problemen: Physiotherapie mit dem be-handelnden Arzt absprechen!

Zusammenfassung: Typische Befunde bei der Diagnose Bandscheibenschaden

• Angaben in der Anamnese:
  – Alter: 20 bis 55 Jahre ;
  – Dauer: lang oder kurz (akut – chronisch);
  – plötzliches Auftreten;
  – Auslöser: Beugung;
  – Veränderung bei Bewegung;
  – konstant oder intermittierend.
• Charakter der Beschwerden: Schmerzen im Bereich der HWS; Schmerzen im Bereich der HWS in Kombination mit dermatombezo-genen ausstrahlenden Schmerzen; dermatom-bezogene ausstrahlende Schmerzen ohne Schmerzen im Bereich der HWS; dermatom-bezogene Sensibilitätsstörungen; Paresen, meist einzelner Kennmuskeln;
• Sichtbefund:
  – Deformierung in Protraktion/Shift;
  – Bewegungshemmung.
• Verhalten der Symptome auf wiederholte, endgradige Bewegungen der Wirbelsäule:

  – schnelle Veränderung während der Bewe-gungen;
  – Anhalten der Veränderung nach den Bewe-gungen;
  – Zentralisierung/Peripheralisierung des Schmer-zes;
  – Verbesserung der Beweglichkeit bei Ver-minderung des Schmerzes und umgekehrt;
  – Nervendehnungszeichen besser/schlechter;
  – Sensibilität und Kraft ändern sich von Tag zu Tag, nicht innerhalb einer Therapieeinheit.

Differenzialdiagnosen (z. B. Engesyndrome der Sehnen, die durch das Schultergelenk ziehen, im Bereich der Außenrotatoren oder des M. biceps brachii) bedürfen spezieller differenzierender Tests. Die bei der Diagnose *zervikaler Bandschei-benschaden* typischen Befunde lassen sich bei diesen Differenzialdiagnosen nicht finden. Wie-derholte endgradige Bewegungen der HWS ha-ben auf Beschwerden, die durch eine Reizung der Sehne des M. biceps brachii bedingt sind, kaum

Einfluss (Details zu differenzierenden Tests siehe Literatur zur Manuellen Diagnostik und Therapie, wie z. B. das Maitland-Konzept; Maitland 2000).

Mit Bandscheibenschäden häufig kombinierte Störungen wie spinale und foraminale Engen, verkürzte Strukturen im Bereich der Wirbelsäule und entzündete oder fibrosierte Nervenwurzel verursachen ebenfalls gewisse stereotype Schmerzreaktionen (Kap. 10).

Bei der Physiotherapie mithilfe wiederholter endgradiger Bewegungen der HWS können möglicherweise die Bewegungen, die für die Therapie des Bandscheibenschadens günstig wären, Symptome anderer Ursache provozieren und verstärken (Kap. 10). Deshalb sind die Chancen auf eine erfolgreiche konservative Therapie bei derartigen kombinierten Erkrankungen reduziert. Dies gilt im Bereich der HWS in besonderem Maße, da der Raum zwischen den Nervenwurzeln und den umgebenden knöchernen Strukturen vor allem in den Foramina intervertebralia besonders klein ist.

Weisen die Ergebnisse der diagnostischen Tests auf einen Bandscheibenvorfall als Ursache der Beschwerden hin, wird beurteilt, ob die Symptome voraussichtlich reduzierbar sind. Zentralisiert der Schmerz, ist die Aussicht auf eine erfolgreiche konservative Therapie als relativ hoch einzuschätzen. Die Erfolgsaussichten der mechanischen Physiotherapie sind bei zervikalen Bandscheibenvorfällen jedoch vermutlich geringer als bei lumbalen Bandscheibenvorfällen.

In manchen Fällen findet sich während der diagnostischen Tests keine Bewegung, die den Schmerz zentralisiert oder reduziert, im Gegenteil peripheralisiert und verstärkt *jede* Bewegung den Schmerz. Bei diesem Schmerzverhalten ist die Aussicht auf Erfolg der konservativen Therapie als kritisch zu bewerten. Dennoch ist es sinnvoll, die Entscheidung für oder gegen eine Operation als Alternative zu einer konservativen Therapie erst nach 5 Therapieeinheiten zu fällen. Häufig ändert sich die Einschätzung, ob das Problem reduzierbar ist oder nicht, im Verlauf der Behandlung.

Beachte: Treten im Rahmen der physiotherapeutischen Diagnostik Symptome und Zeichen auf, die eine sofortige Operation notwendig machen (neue Symptome oder Zeichen im Bereich der Beine, Blasen- und Mastdarmstörungen, plötzliche Plegie oder hochgradige Parese im Bereich eines oder beider Arme, unerträgliche Schmerzen) sollte umgehend Kontakt mit den behandelnden Ärzten aufgenommen werden!

8.5 Therapieablauf bei der Diagnose Bandscheibenschaden

Die Bewältigung des Weges bis zur Therapie ist für Patienten mit zervikalen im Gegensatz zu Patienten mit lumbalen Bandscheibenvorfällen in der Regel kein Problem. Die Symptome verschlechtern sich nicht beim Stehen und Gehen, sodass der Patient zu Fuß oder mit öffentlichen Verkehrsmitteln in eine Physiotherapiepraxis gelangen kann.

Da das Sitzen, besonders im Auto, für Patienten mit Bandscheibenvorfällen eine ungünstige, die Symptome verstärkende Position darstellt, sind Autofahrten zu vermeiden.

Bei einem neuroradiologisch gesicherten Bandscheibenvorfall mit radikulären Schmerzen ist die konservative Therapie im Rahmen einer kurzen stationären Behandlung in Erwägung zu ziehen. Auf diese Weise wird sichergestellt, dass sich der Patient angemessen bewegt und entlastet. Die stündlichen Übungseinheiten lassen sich problemlos einhalten.

Aus den Bewegungstests ergibt sich in aller Regel zunächst *1* bestimmte Bewegung, die die Symptome verbessert. Der Patient wird aufgefordert, diese Bewegung selbstständig jede Stunde in der Regel 10-mal in direkter Folge mit dem größten ihm möglichen Bewegungsausmaß zu wiederholen.

Im Verlauf der Heilung verändern sich die therapeutisch nützlichen Bewegungen. Aus diesem Grund sollte die Therapie zunächst *an mindestens 5 aufeinander folgenden Tagen* stattfinden.

Für den Patienten sollte grundsätzlich immer nur *1* Übung als Eigentraining verändert werden, um festzustellen, ob die Veränderung eine positive oder negative Auswirkung auf die Symptome hat. Weder die Einnahme der Medikamente noch alltägliche Tätigkeiten (z. B. Wiederaufnahme der Arbeit) werden gleichzeitig mit den Übungen verändert.

Durch das Üben ungewohnter Bewegungen können neue Beschwerden auftreten, die nicht mit der Bandscheibenverletzung zusammenhängen. So wird beim Üben der Retraktion die obere HWS flektiert. Als Folge dieser ungewohnten Bewegung entstehen häufig diffuse Schmerzen im Bereich der oberen HWS oder Kopfschmerzen. Der Patient ist auf diese zu erwartenden neuen Beschwerden hinzuweisen und gleichzeitig wird ihm erklärt, dass dies eine normale Entwicklung ist und keine Gefährdung der Gesundheit mit sich bringt.

Zusammenfassung: Verlauf bei einem
reduzierbaren Bandscheibenproblem
- Innerhalb der ersten 5 Tage:
  - Akute Schmerzen mit schnellen Veränderungen.
  - Der Schmerz zentralisiert bei Bewegungen der Wirbelsäule und bleibt danach besser.
  - Wohlbefinden und Zeichen wie der Upper-limb-tension–Test und die Beweglichkeit der HWS bessern sich.
- 2.–3. Woche:
  - Medikamente sollten abgesetzt werden.
  - Die Verbesserungen des Wohlbefindens sowie der Zeichen und Symptome stabilisieren sich mit verminderten oder komplett zurück gegangenen Schmerzen ohne schnelle Verschlechterung bei Belastung.
- 3.–6. Woche: Die Wiederherstellung der ursprünglichen Belastbarkeit und die Arbeitsfähigkeit bei normaler psychosozialer Integration werden angestrebt.
- Nach 6 Wochen: Der Alltag, der einige vorbeugende Übungen enthält, sollte bei normaler Belastbarkeit und stabiler psychosozialer Integration wiederhergestellt sein.
- Nach 1 Jahr: Mit voller Belastbarkeit und vollkommener oder weitgehender Reduktion neurologischer Defizite ist zu rechnen.

8.5.1 Aktiv durchgeführte Bewegungen der Wirbelsäule

Die Bewegungen der HWS, die der Patient selbstständig als Eigentraining übt, entsprechen den zuvor beschriebenen Testbewegungen. Die Reihenfolge der Übungen kann von der Reihenfolge bei den Tests abweichen. So führen häufig am Anfang der Behandlung asymmetrische Bewegungen zur Zentralisierung und Reduktion der Schmerzen, während die symmetrische Retraktion und Extension der HWS erst nach mehreren Tagen zur weiteren Reduktion und Eliminierung des Schmerzes eingesetzt werden.

Im Folgenden wird die bei Patienten mit zervikalen Bandscheibenvorfällen und Brachialgie am häufigsten sinnvolle Reihenfolge von *Therapie*bewegungen dargestellt.

Asymmetrische Bewegungen

Beachte: Die Kopfdrehung (Rotation) oder die Lateralflexion zur betroffenen Seite hin führt häufiger zur Zentralisierung und Reduktion von Schmerzen als die Rotation oder die Lateralflexion zur nichtbetroffenen Seite!

Rotation
- Sitz.
- Kopf nach hinten bewegen, während der Unterkiefer etwa parallel zum Boden positioniert wird.
- Kopf (zur betroffenen Seite) drehen.
- In die Ausgangsposition zurückbewegen.
- 10-mal wiederholen.

Lateralflexion
- Sitz.
- Kopf nach hinten bewegen, während der Unterkiefer etwa parallel zum Boden positioniert wird.
- Kopf (zur betroffenen Seite) neigen.
- In die Ausgangsposition zurückbewegen.
- 10-mal wiederholen.

Symmetrische Extension

Retraktion
- Sitz.
- Kopf nach hinten bewegen, während der Unterkiefer etwa parallel zum Boden positioniert wird.
- In die Ausgangsposition zurückbewegen.
- 10-mal wiederholen.

Extension
- Sitz.
- Kopf nach hinten bewegen, während der Unterkiefer etwa parallel zum Boden positioniert wird.
- Hinterkopf im großen Bogen so rückenwärts bewegen, dass das Gesicht zur Decke zeigt.
- In die Ausgangsposition zurückbewegen.
- 10-mal wiederholen.

Extension mit Rotation am Ende
- Sitz.
- Kopf nach hinten bewegen, während der Unterkiefer etwa parallel zum Boden positioniert wird.
- Hinterkopf im großen Bogen so rückenwärts bewegen, dass das Gesicht zur Decke zeigt.
- Am Ende der Bewegung den Kopf mit kleinem Bewegungsausmaß nach rechts und links drehen.
- In die Ausgangsposition zurückbewegen.
- 10-mal wiederholen.

8.5.2 Vom Therapeuten passiv durchgeführte Bewegungen der Wirbelsäule

⊘ **Beachte:** Passive Bewegungen der HWS dürfen nur von Therapeuten ausgeführt werden, die dies unter Anleitung einer Lehrkraft gelernt und geübt haben! Daher werden diese Bewegungen hier nicht dargestellt (Ausbildungen für Mobilisationstechniken an der Wirbelsäule werden z. B. nach dem McKenzie-, Maitland- und Kaltenborn-Konzept angeboten).

Manipulationen an der HWS bei Patienten mit Nacken- und Kopfschmerzen führen nicht zu besseren Ergebnissen als Mobilisationen (Hurwitz et al. 2002). Sie können aber erhebliche Zwischenfälle nach sich ziehen (Assendelft et al. 1996, Hurwitz et al. 1996, Hufnagel et al. 1999, Haldeman et al. 2002).

Die häufigste Komplikation ist eine Verletzung der A. vertebralis, aus der Infarkte von Hirnstamm und Kleinhirn bis hin zum *Locked in-Syndrome* (Unfähigkeit, sich bei erhaltenem Bewusstsein sprachlich oder durch Bewegung verständlich zu machen) resultieren können. Das Risiko einer Verletzung der A. vertebralis durch eine Manipulation der HWS lässt sich nicht prädiktiv erfassen (Hufnagel et al. 1999).

In der Literatur wurden auch andere Komplikationen beschrieben, wie z. B. Rückenmarkkompression, Wirbelfraktur, Riss der Trachea, Zwerchfelllähmung, Hämatom innerhalb der A. carotis und Herzstillstand. Das Komplikationsrisiko wird auf 1:40 000 Manipulationen geschätzt (Hurwitz et al. 1996).

Die Wirkung von Manipulationen der HWS bei Patienten mit zervikalen Bandscheibenvorfällen ist bislang nicht systematisch untersucht worden, doch kann das Risiko für Komplikationen durch Verlagerung der Bandscheibe in Richtung Rückenmark vermutlich gegenüber unspezifischen Nacken- und Kopfschmerzen als erhöht eingeschätzt werden.

⊘ **Beachte:** Auf Manipulationen an der HWS sollte verzichtet werden!

8.5.3 Passive Bewegungen der Arme zur Mobilisation des Nervensystems

Während der Physiotherapie wird zunächst der Effekt von passiven Mobilisationstechniken des Nervensystems getestet, da sich passive Maß-nahmen in diesem Fall als effektiver erwiesen als aktive Bewegungen. Erzielen die passiven Bewegungen der Arme eine Symptom-reduzierende Wirkung und zeigt sich nach der Therapie bei den Nervendehnungstests ein größeres Bewegungsausmaß als vorher, werden sie wiederholt durchgeführt. Außerdem erhält der Patient die Anleitung zu entsprechendem Eigentraining (S. 148).

Der Patient wird aufgefordert, durch die Therapie hervorgerufene Veränderungen seiner Symptome sofort mitzuteilen. Die Behandlungsmethode und die -*intensität* richten sich nach der Art und der Irritierbarkeit der Symptome (Kap. 4). In einer sehr irritierbaren Situation wird weit entfernt vom Auslöser der Symptome behandelt, z. B. mit Dorsalextension im Handgelenk bei zervikalem Bandscheibenvorfall.

Grundsätzlich wird zuerst die nichtbetroffene Extremität bewegt, ohne das Auslösen zusätzlicher Symptome. Sobald die Symptome nur bei intensiver Bewegung ausgelöst werden und schnell wieder verschwinden, erfolgen die Bewegungen auch im anatomischen Bereich der Symptomwahrnehmung.

Die nächste Intensivierung der Behandlung besteht in der größeren Anzahl der Wiederholungen. Danach wird mit stärkerer Spannung bewegt, wobei das Auslösen von Schmerzen oder Gefühlsstörungen am Ende der Bewegung toleriert wird. Alle durch die Therapie ausgelösten Symptome sollten sofort nach dem Ende der therapeutischen Bewegungen wieder verschwinden.

Progressionsstufen der passiven Bewegungen

Verbesserung der Beweglichkeit im Upper-limb-tension-Test

1. Stufe
- Rückenlage;
- Dorsalextension des Handgelenks;
- Palmarflexion des Handgelenks;
- 3–5-mal wiederholen.

2. Stufe
- Rückenlage;
- 90° Abduktion des Oberarms;
- Ellenbogenextension und Palmarflexion im Handgelenk bei Neutralstellung des Unterarms;
- Ellenbogenflexion und Dorsalextension im

Handgelenk bei Neutralstellung des Unterarms;
- 3–10-mal wiederholen.

3. Stufe
- Rückenlage;
- 90° Abduktion des Oberarms;
- Supination des Unterarms;
- Ellenbogenextension und Palmarflexion im Handgelenk;
- Ellenbogenflexion und Dorsalextension im Handgelenk;
- 3–10-mal wiederholen.

4. Stufe
- Rückenlage;
- Schulterdepression;
- 90° Abduktion im Schultergelenk;
- Außenrotation im Schultergelenk;
- Supination des Unterarms;
- Ellenbogenextension mit Palmarflexion im Handgelenk;
- Ellenbogenflexion und Dorsalextension im Handgelenk und Fingerextension;
- 3–10-mal wiederholen

5. Stufe
- Rückenlage;
- Schulterdepression;
- 90° Abduktion im Schultergelenk;
- Dorsalextension im Handgelenk;
- Extension der Finger I–III;
- Abduktion des Daumens;
- Supination des Unterarms;
- Außenrotation im Schultergelenk;
- Ellenbogenextension;
- Ellenbogenflexion;
- 5–15-mal wiederholen.

Beachte: Diese Bewegung entspricht dem Bewegungsmuster des Upper-limb-tension-Tests (Abb. 8.**2**).

8.5.4 Vom Patienten selbst durchgeführte Bewegungen der Arme zur Mobilisation des Nervensystems

Haben die passiven Bewegungen der Arme zu einer Symptomreduktion geführt, erhält der Patient Instruktionen zum Eigentraining.

Der Patient wird darüber informiert, dass durch diese Übungen ausgelöste Schmerzen manchmal erst mehrere Stunden nach dem Üben oder am nächsten Tag auftreten. Deshalb ist es ratsam, vorsichtig zu beginnen. Zunächst werden die Bewegungen mit jedem Arm nur 3-mal am Tag mit 3 Wiederholungen geübt. Zuerst erfolgt die Bewegung des nichtbetroffenen und danach des betroffenen Armes.

Beachte: Die vom Patienten selbst durchgeführten Bewegungen entsprechen denen, die als passive Bewegungen zur Mobilisation des Nervensystems (Kap. 8.5.3) genutzt werden.
- Sie können im Sitzen, Stehen oder Liegen mit wenig Kraftaufwand ausgeführt werden.
- Bei der letzten Progressionsstufe werden Bewegungen der HWS miteinbezogen.
- Dieser Bewegungsablauf wird erst geübt, wenn die Lateralflexion der HWS ohne zusätzliche Armbewegungen keine Symptome produziert.

Durchführung Sliders (Abb. 8.**10a–c**)
- Aufrechter Stand.
- Etwa 1 Armlänge seitlicher Abstand zur Wand.
- 90° Abduktion und Außenrotation im Schultergelenk.
- Ellenbogenextension.
- Supination des Unterarms.
- Die Hand mit gestreckten Fingern an die Wand legen.
- Mit der Hand der anderen Seite die Schulter in Depression bewegen.
- Kopf zur Gegenseite neigen.
- Zur Ausgangsstellung zurückbewegen.
- Wiederholen.

8.5.5 Haltungskorrektur

Patienten mit zervikalen Bandscheibenschäden werden bereits in der 1. Therapieeinheit über die Vorzüge der aufrechten Haltung informiert. Da normalerweise im Sitzen oder Stehen geübt wird und die Retraktion eine Bewegung ist, die zum Erreichen der aufrechten Haltung und zur Zentralisierung der Schmerzen beiträgt, ist durch die Haltungskorrektur eine Reduktion der Beschwerden zu erwarten. Die lotrechte Positionierung des Kopfes über dem Schultergürtel sowie die mühelose Beweglichkeit der Arme bei gleichzeitiger Aufrichtung der Wirbelsäule wird bei Patienten mit zervikalen Bandscheibenschäden besonders betont (Kap. 9).

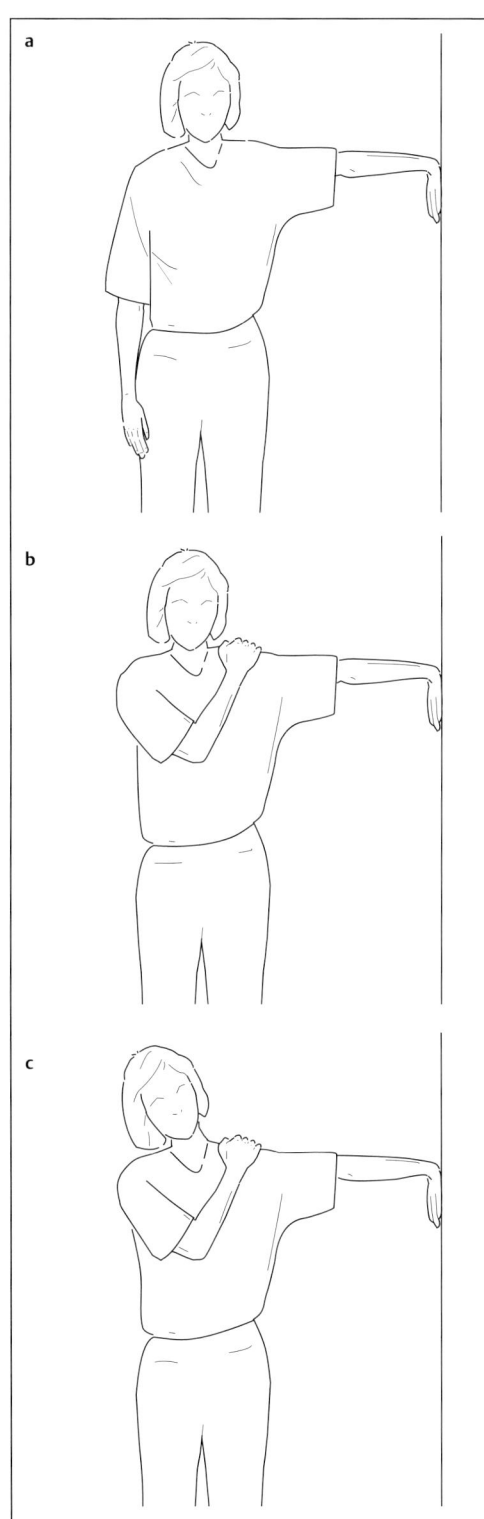

a

b

c

Abb. 8.**10a–c** Sliders.

8.5.6 Akutphase

⚠ **Beachte:** Im Bereich der HWS ist die Gewichtsbelastung der Wirbelsäule in der Regel kein Schmerz verstärkender Faktor, sodass Bettruhe als Teil der Therapiestrategie nicht in Betracht kommt!

***Nützliche Verhaltensregeln
während der akuten Phase***

Die Retraktion und Extension der HWS ist in aller Regel die günstigste, den Schmerz zentralisierende und reduzierende Bewegungsrichtung, während Protraktion und Flexion zur Verstärkung der Beschwerden führen. Aus diesem Grund ist es sinnvoll, vorübergehend auf jegliche Beugung der Wirbelsäule zu verzichten. Da viele Bewegungen des normalen Alltags mit Beugung einhergehen, werden diese Bewegungen in abgewandelter Form angeleitet. Dazu gehören vor allen Dingen das Liegen, Hinlegen und Aufstehen aus dem Bett, Zähneputzen und gegebenenfalls Husten und Niesen. Zusätzlich wird die aufrechte Haltung im Sitzen, Stehen und Gehen geübt (S. 164).

Liegen

Beim Liegen wird das Bett flach gestellt. Der Patient sollte überwiegend – mit höchstens einem kleinen Kopfkissen – flach auf dem Rücken liegen. In Seitenlage wird der Kopf möglichst weit nach hinten, rückenwärts gelagert, um die Extension der HWS zu gewährleisten. Unter den Kopf sollte ein Kissen gelegt werden, das den Zwischenraum zum Bett so ausfüllt, dass keine Seitneigung in der HWS entsteht.

Die Bauchlage ist wegen der damit verbundenen endgradigen Extension und Rotation der HWS während der akuten Phase meist nicht ohne Zunahme der Beschwerden möglich. Gelegentlich sollte die Position gewechselt werden, da Bewegung in der Regel zur Schmerzlinderung beiträgt.

Drehen

Das Drehen oder Rollen von der Seiten- in die Rückenlage und umgekehrt erfolgt mit extendierter HWS flach auf dem Bett. Für manche Patienten entspricht es ihrem normalen Bewegungsablauf, sich über den Sitz von einer Position in die andere zu bewegen. Dies ist möglichst zu vermeiden, da dieser Lagewechsel mit einer Flexion der Wirbelsäule einhergeht.

Lagewechsel

Der Lagewechsel zwischen *Rückenlage* und *Sitzen* wird mit gestreckter Wirbelsäule über die

Seitenlage durchgeführt. Beim Erlernen dieses unnatürlich steifen Bewegungsablaufs hilft den meisten Patienten die Vorstellung, sich so zu bewegen, als ob sie einen Stock verschluckt hätten.

Zähneputzen

Beim Zähneputzen lässt sich durch Anlehnen des Bauches am Waschbecken, leichte Kniebeugung und Abstützen mit der freien Hand die Belastung der HWS reduzieren. Die HWS wird gestreckt und der Oberkörper nur so weit wie nötig nach vorne geneigt.

Sitzen

Das Sitzen ist als begünstigender Faktor für Bandscheibenvorfälle bekannt. Selbst bei erfolgreichem Bemühen um eine aufrechte Haltung werden dabei die HWS wie die LWS mehr gebeugt als im Stehen.

Sitzen produziert und verstärkt in der Regel die Schmerzen bei Patienten mit zervikalen Bandscheibenvorfällen. Dies wird häufig erst beim Aufstehen wahrgenommen. Deshalb sollten Patienten mit zervikalen Bandscheibenschäden möglichst wenig sitzen. Ist das Sitzen (z. B. während der Arbeit oder auf der Fahrt zur Physiotherapie) unvermeidlich, sollte es aufrecht und angelehnt erfolgen (Kap. 9).

Husten/Niesen

Husten und Niesen verstärken häufig die durch einen Bandscheibenvorfall ausgelösten Schmerzen. Eventuell ist die Beugung der Wirbelsäule, die mit dem Husten und Niesen einhergeht, Ursache für diese Schmerzzunahme. Daher sollte der Patient bei Husten- oder Niesreiz den Hinterkopf rückenwärts bewegen, um die Beugung zu verhindern.

Instruktionen für den Patienten

* *Liegen:*
  – Stellen Sie Ihr Bett ganz flach.
  – Liegen Sie überwiegend flach auf dem Rücken.
  – Benutzen Sie in Rückenlage höchstens ein kleines Kopfkissen.
  – In Seitenlage legen Sie den Kopf möglichst weit nach hinten, rückenwärts.
  – Unter den Kopf legen sie ein Kissen, das den Zwischenraum zum Bett so ausfüllt, dass keine Seitneigung in der HWS entsteht.
  – Rollen Sie sich zum Wechsel zwischen diesen Positionen flach über das Bett, sodass die HWS möglichst gerade bleibt.

* *Aufstehen und Hinlegen:*
  – Strecken Sie die Wirbelsäule vor dem Lagewechsel und halten Sie sie gestreckt.
  – Wechseln Sie zum Sitzen von der Rücken- über die Seitenlage und umgekehrt.
* *Zähneputzen:*
  – Lehnen Sie sich am Waschbecken an.
  – Stützen Sie sich mit einer Hand am Waschbecken ab.
  – Halten Sie die HWS gestreckt und neigen Sie sich nur leicht nach vorne.
* *Sitzen:*
  – Sitzen Sie möglichst wenig.
  – Wenn Sie sitzen, sollten Sie den Kopf über dem Schultergürtel lotrecht einstellen und die HWS strecken.
* *Husten, Niesen:*
  – Bei Husten- oder Niesreiz strecken Sie die HWS, indem Sie den Hinterkopf in Richtung Rücken bewegen.
  – Vermeiden Sie ganz bewusst die Krümmung der HWS und des Oberkörpers nach vorne, die sich dabei sonst automatisch einstellen.

8.5.7 Stabilisierung

Sobald die Schmerzintensität reduziert und der Schmerz intermittierend und nicht mehr konstant ist und Bewegungen, die den Schmerz ursprünglich peripheralisiert und verstärkt haben, dies nicht mehr unmittelbar tun, werden zusätzlich zu den Bewegungen der Wirbelsäule passive und vom Patienten selbst durchgeführte Bewegungen der Arme zur Verbesserung der Nervengleitfähigkeit getestet und als Eigentraining genutzt (S. 147).

Die Rotation der HWS wird zunächst zur betroffenen Seite hin und in der Regel ab dem darauf folgenden Tag außerdem zur nichtbetroffenen Seite hin geübt. Anschließend wird die Lateralflexion der HWS zur betroffenen Seite hin und ab dem darauf folgenden Tag zusätzlich zur nichtbetroffenen Seite hin geübt.

8.5.8 Wiederherstellung der ursprünglichen Belastbarkeit

Ein Übungsprogramm, das die Wiederherstellung der Belastbarkeit des Patienten zum Ziel hat, sollte Beweglichkeit, Kraft, Koordination, Gleichgewicht und Kondition berücksichtigen.

Im Folgenden werden spezielle Übungen für Patienten mit zervikalen Bandscheibenschäden beschrieben (allgemeine Aspekte zu Rehabilitation und Prävention von Bandscheibenschäden siehe Kap. 9).

Welcher Grad an Beweglichkeit als *frei* zu bezeichnen ist, hängt von vielen individuellen Faktoren ab, wie z. B. der Festigkeit bindegewebiger Strukturen. Zwar gibt es keine Normwerte für freie Beweglichkeit, dennoch ist es für Therapeuten und Patienten nützlich, auf die im Folgenden angegebenen Zielwerte für die anzustrebende Beweglichkeit zurückzugreifen.

Beachte: Eine frei bewegliche HWS ist immer schmerzfrei. Wird durch endgradige Bewegungen ein Schmerz ausgelöst, kann dies auf eine mechanische Beeinträchtigung des aktiven und passiven Bewegungsapparates hinweisen.

In seltenen Fällen liegt eine Überbeweglichkeit vor, bei der das Bewegungsausmaß über das allgemein bekannte Maß hinausgeht. Dies kann z. B. Folge eines früheren Beschleunigungstraumas sein.

Freie Beweglichkeit

Wiederherstellung der Extension

- Sitz.
- Kopf nach hinten bewegen, während der Unterkiefer etwa parallel zum Boden positioniert wird.
- Hinterkopf im großen Bogen so rückenwärts bewegen, dass das Gesicht zur Decke zeigt.
- Am Ende der Bewegung den Kopf mit kleinem Bewegungsausmaß nach rechts und links drehen.
- In die Ausgangsposition zurückbewegen.
- 10–15-mal wiederholen.

Beachte: Freie Beweglichkeit ist erreicht, wenn sich bei aufrechtem Sitz das Gesicht etwa parallel zum Boden befindet (Abb. 8.**6**).

Wiederherstellung der Rotation

- Sitz.
- Kopf so weit wie möglich nach hinten bewegen, während der Unterkiefer etwa parallel zum Boden positioniert wird.
- Kopf drehen.
- In die Ausgangsposition zurückbewegen.
- 10–15-mal wiederholen.
- Zur anderen Seite ebenso verfahren

Beachte: Freie Beweglichkeit ist bei einem Rotationswinkel von ca. 80° erreicht. Am Ende der Bewegung ist eine zusätzliche Lateralflexion zur gleichen Seite zu beobachten (Abb. 8.**7**).

Wiederherstellung der Lateralflexion

- Sitz.
- Kopf so weit wie möglich nach hinten bewegen, während der Unterkiefer etwa parallel zum Boden positioniert wird.
- Kopf zur Seite neigen.
- In die Ausgangsposition zurückbewegen.
- 10–15-mal wiederholen.
- Zur anderen Seite ebenso verfahren.

Beachte: Freie Beweglichkeit ist bei einem Winkel von ca. 50° erreicht (Abb. 8.**8**).

Wiederherstellung der Flexion

Bewegungseinschränkungen der HWS in Flexion finden sich am ehesten in der oberen HWS, die bei Alltagsbelastungen normalerweise gestreckt ist. Auch nach zervikalen Bandscheibenvorfällen sind Bewegungseinschränkungen der unteren HWS in Flexion selten. Die Beweglichkeit in Flexion sollte nach dem Abklingen der Beschwerden und der Wiederherstellung der Beweglichkeit in Extension, Rotation und Lateralflexion getestet werden. Ist dann eine Bewegungseinschränkung zu beobachten, wird diese Bewegungsrichtung geübt.
- Sitz.
- Kinn in Richtung Brustbein bewegen.
- In die Ausgangsposition zurückbewegen.
- 10–15-mal wiederholen.

Beachte: Freie Beweglichkeit ist erreicht, wenn bei geschlossenem Mund mit dem Kinn das Brustbein berührt wird (Abb. 8.**9**).

Kräftigung

Bei Patienten mit einem zervikalen Bandscheibenvorfall steht die Kräftigung der paretischen Hand- und Armmuskulatur im Vordergrund. Die dafür wichtigsten Maßnahmen sind alle üblichen Aktivitäten des täglichen Lebens (z. B. Waschen, Anziehen, Einkaufen und Schreiben).

Einzelne, aufgrund der Wurzelkompression paretische Muskeln werden zusätzlich mit speziellen Übungen trainiert, wenn sich die Kraft durch den normalen Gebrauch der Arme nicht normalisiert.

Kräftigung der die Finger spreizenden Muskeln (z. B. Mm. interossei dorsales)
- Die Hand in einen elastischen Strumpf stecken.
- Finger strecken und spreizen – das Gewebe des Strumpfes setzt der Bewegung Widerstand entgegen.
- Locker lassen.
- Wiederholen.

Kräftigung der die Finger adduzierenden (schließenden) Muskeln (z. B. Mm. interossei palmares)
- Einen Schwamm oder Knetmasse mit der ganzen Hand zusammendrücken und dabei die Finger schließen.
- Locker lassen.
- Wiederholen.

Kräftigung der Ellenbogenstrecker (M. triceps brachii)
- Bauchlage.
- Hände in Höhe der Schultern abstützen.
- Ellenbogen strecken, wobei das Becken liegen bleibt.
- Ablegen – locker lassen.
- Wiederholen.

Steigerung
Liegestützen
- Vierfüßlerstand.
- Beine so ausstrecken, dass der Körper auf Hände und Füße gestützt ist.
- Wirbelsäule strecken.
- Bauchmuskelspannung, sodass die LWS nicht durchhängt.
- Ellenbogen beugen und strecken, ohne an der Rumpfstellung etwas zu ändern.
- Knie so absenken, dass der Vierfüßlerstand eingenommen wird.
- Wiederholen.

Kräftigung der Ellenbogenbeuger (M. biceps brachii und M. brachioradialis)
- Aufrechter Stand.
- Ein Gewicht in die Hand nehmen.
- Arme parallel zum Rumpf halten.
- Ellenbogen beugen.
- Langsam wieder in Streckung zurückführen.
- Wiederholen.

Steigerung
Sie erfolgt z. B. folgendermaßen über Gewichte:
- Leere Flasche;
- Mit 1 l Flüssigkeit gefüllte Flasche;
- Mit 1,5 l gefüllte Flasche.
- Eimer mit 5 l Flüssigkeit.

Kräftigung der Armheber (M. deltoideus)
- Aufrechter Stand.
- Ein Gewicht in die Hand nehmen.
- Arme parallel zum Rumpf halten.
- Ellenbogen gestreckt halten.
- Arme zur Seite (Pars medialis) bzw. nach vorne (Pars ventralis) anheben.
- Langsam wieder zum Rumpf zurückführen.
- Wiederholen.

Steigerung
siehe *Kräftigung der Ellenbogenbeuger.*

8.5.9 Rehabilitation, Alltag und Prävention

Die Physiotherapie wirkt gezielt darauf hin, dass vor dem Bandscheibenvorfall berufstätige Patienten nach möglichst kurzer Krankheitsdauer die Arbeit wieder aufnehmen. Die Möglichkeit, Bewegungen der HWS an jedem Ort im Stehen oder Sitzen zu üben, bietet diesbezüglich einen Vorteil gegenüber Übungen für die LWS, die im Liegen erfolgen.

Auch nach einem zervikalen Bandscheibenvorfall werden die freie symmetrische Beweglichkeit aller Gelenke, die Koordination, das Gleichgewicht, die Kraft und eine angemessene Herz-Kreislauf-Belastbarkeit trainiert (Kap. 9).

Im Alltag muss der Übungsaufwand auf ein realistisches und auf die Lebensumstände des Patienten individuell zugeschnittenes Maß reduziert werden. Optimal sind jeweils morgens, mittags und abends 15-minütige Übungseinheiten, die die wichtigsten Aspekte des individuellen Trainingsprogramms enthalten. Zusätzlich sollte der Patient einige wichtige Tipps für das Verhalten im Alltag erhalten.

Instruktionen für den Patienten
- Verbessern Sie Ihre Haltung und halten Sie sich häufiger aufrecht als bisher.
- Lesen Sie öfter in Bauchlage, z. B. auf einem Lesekeil.
- *Erhalten Sie gezielt die Beweglichkeit der vom Bandscheibenvorfall betroffenen Nervenwurzel.*
- *Strecken Sie die HWS regelmäßig,* wenn Sie län-

ger gesessen oder eine Tätigkeit in gebeugter Haltung ausgeübt haben. Strecken Sie sich, *bevor* Schmerzen auftreten. Schaffen Sie immer Ausgleich für einseitige Belastungen.
- Schonen Sie sich nicht grundsätzlich, da sonst die Strukturen der Wirbelsäule den Belastungen immer weniger gewachsen sind *(Use it or lose it!)*
- Gönnen Sie sich von Zeit zu Zeit eine Physiotherapiesitzung, um ungünstige Haltungsgewohnheiten, Bewegungseinschränkungen, Asymmetrien und Kraftmängel zu analysieren und zu behandeln.

8.6   Nach einer Operation

Für keine Operationstechnik zervikaler Bandscheibenvorfälle existieren wissenschaftlich untersuchte und allgemein anerkannte postoperative Therapieprogramme. Plant daher der Physiotherapeut, das hier vorgeschlagene postoperative Therapiekonzept anzuwenden, sollte er vorher das Einverständnis des Operateurs einholen.

Die *physiotherapeutische Untersuchung* bei wegen eines Bandscheibenvorfalls operierten Patienten entspricht der in Kapitel 4 dargestellten. Vor der Operation sollte möglichst eine vollständige physiotherapeutische Untersuchung vorgenommen werden (Kap. 4), um postoperative Veränderungen zu dokumentieren. Alternativ kann dies auch am 1. postoperativen Tag erfolgen. Die Dokumentation des postoperativen Behandlungsverlaufs entspricht ebenfalls der primär konservativen Behandlung (Kap. 5).

Zur Gewährleistung der *unbehinderten Wundheilung* und *Vermeidung eines sofortigen Rezidivs* sollte der Patient die beschriebenen nützlichen Verhaltensregeln während der akuten Phase einhalten (S. 149). Wenn möglich, werden die Bewegungsübergänge mit dem Patienten bereits präoperativ geübt.

Besondere Maßnahmen zur *Thromboseprophylaxe* sind nach zervikalen Bandscheibenoperationen in der Regel nicht notwendig, da die Patienten am 1. postoperativen Tag aufstehen und gehen können und sollten.

Zur *Aktivierung der Nacken- und Rumpfmuskulatur* werden ab dem 1. postoperativen Tag isometrische Spannungsübungen (Stemmübungen) durchgeführt.

Einfache Stemmübung in Rückenlage

Armbetonte Übung
- Flache Rückenlage.
- Arme gestreckt auf das Bett legen.
- In den Schultergelenken nach außen drehen.
- Gestreckte Arme auf das Bett drücken.
- Hände in Richtung Fußende schieben.
- Gleichzeitig den Kopf zum Kopfende hin schieben. Die Muskelspannung überträgt sich auf die Nacken- und Rumpfmuskulatur, die Wirbelsäule wird gestreckt.
- Der Therapeut prüft, ob Nacken-, Bauch- und Rückenmuskelspannung spürbar sind.
- Die Spannung 2 Atemzüge lang halten.
- Loslassen – 2 Atemzüge lang entspannen.
- 5–10-mal wiederholen.

Beinbetonte Übung
- Flache Rückenlage.
- Füße aufstellen, sodass die Hüftgelenke etwa 30° gebeugt sind.
- Fußspitzen maximal hochziehen.
- Die Füße gegen einen gedachten Widerstand schräg in Richtung Boden und Fußende stemmen. Dabei bewegen sich die Beine nicht, die extendierende Muskulatur schiebt, die flektierende Muskulatur bildet den Widerstand.
- Gleichzeitig den Kopf in Richtung Kopfende schieben.
- Die Muskelspannung überträgt sich auf die Rumpfmuskulatur, die Wirbelsäule wird gestreckt.
- Der Therapeut prüft, ob Bauch- und Rückenmuskelspannung spürbar sind.
- Die Spannung 2 Atemzügen lang halten.
- Loslassen – 2 Atemzüge lang entspannen.
- 5–10-mal wiederholen.

Stemmen mit Beinen und Armen
- Die oben beschriebenen Bewegungsabläufe miteinander kombinieren und gleichzeitig ausführen.
- Die Spannung 2 Atemzüge lang halten.
- Loslassen – 2 Atemzüge lang entspannen.
- 5–10-mal wiederholen.

Beachte: Der Patient sollte die isometrischen Spannungsübungen jede Stunde 5–10-mal üben.

Ab dem 2. postoperativen Tag werden die isometrischen Spannungsübungen durch Bewegungen der HWS ergänzt. Die Mobilisation in Retraktion wird im Sitzen geübt. Dabei darf der

Patient die Bewegungen nur in einem solchen Bewegungsausmaß und mit so viel Kraft auszuführen, dass Schmerz oder Ziehen an der Wunde ausbleiben.

Ab dem 3. postoperativen Tag verläuft die physiotherapeutische Behandlung nach denselben Gesichtspunkten und mit denselben Therapiebewegungen wie die primär konservative Therapie zervikaler Bandscheibenvorfälle. Die Behandlungsschwerpunkte richten sich nach dem Befund. Die Therapie verläuft symptomorientiert. Bei einem komplikationslosen Verlauf kann jeden Tag eine Therapiebewegung ergänzt werden.

Mögliche Reihenfolge der Übungen

- *1. postoperativer Tag:*
  - isometrische Spannungsübungen;
  - Bewegungsübergänge von der Rücken- in die Seitenlage bis zum Sitzen und umgekehrt;
  - Gehen.
- *2. postoperativer Tag:* zusätzlich Mobilisation der HWS in Retraktion und Extension.
- *3. postoperativer Tag:*
  - Stemmen weiterführen oder absetzen;
  - Gehstrecke und Häufigkeit des Gehens steigern;
  - Mobilisation der HWS in Rotation zur betroffenen Seite ergänzen.
- *4. postoperativer Tag:*
  - Mobilisation der HWS in Rotation zur nichtbetroffenen Seite ergänzen;
  - Gehen weiter steigern;
  - gegebenenfalls paretische Muskulatur kräftigen und entsprechende Gelenke endgradig bewegen.
  - **Beachte:** Die Schultergelenke sollten frei beweglich sein!
- *5. postoperativer Tag:* eventuell Medikamente reduzieren, dann keine Übung ändern.
- *6. postoperativer Tag:* Armbewegungen zur Nervenmobilisation ergänzen – 3-mal 3 Wiederholungen am Tag.
- *7. postoperativer Tag:* Lateralflexion zur betroffenen Seite ergänzen.
- *8. postoperativer Tag:* Lateralflexion zur kontralateralen Seite ergänzen.
- *9. postoperativer Tag:*
  - Alltagsaktivitäten wie Sitzen und Heben üben;
  - kräftigende Übungen für die Rumpfmuskulatur (Kap. 9) ergänzen.
- *10. postoperativer Tag:*
  - Wundheilung ist so weit abgeschlossen, dass die Fäden gezogen werden können;

- Training (Kap. 9) wird schrittweise durchgeführt.

Rehabilitationsmaßnahmen in einer speziellen Einrichtung sind in der Regel nicht notwendig. Ein auf die Symptome und Zeichen des Patienten abgestimmtes individuelles Trainingsprogramm, das der Patient selbstständig durchführt, ist einer vielfach in Gruppen durchgeführten Rehabilitation vorzuziehen. Dadurch ist die schnelle Wiedereingliederung in das soziale Umfeld und in den Arbeitsprozess am ehesten gewährleistet.

Die Dauer der Arbeitsunfähigkeit nach einer zervikalen Bandscheibenoperation hängt ebenso wie bei der konservativen Therapie von vielen Faktoren ab und lässt sich nicht allgemeingültig festlegen (Kap. 5).

8.7 Fallbeispiel

Vorgestellt wird die physiotherapeutische Behandlung eines 39-jährigen Patienten, der sich 8 Tage in stationärer Behandlung befand.

- *Diagnose:* Bandscheibenvorfall HWK 6/7 links mit Wurzelkompression C 7 links.
- *MRT-Befund* (Abb. 8.11): Im Segment HWK 6/7 links mediolateral 4 mm nach intraspinal und partiell foraminal ragender Bandscheibenvorfall mit lokal geringer Abdrängung des Myelons sowie lokal reduziertem Liquorraum. Abhebung des hinteren Längsbandes. Das Zervikalmark ist sonst nach Kontur und Signalgebung unauffällig.
- *Grund der stationären Einweisung:* Abklärung der Operationsindikation.

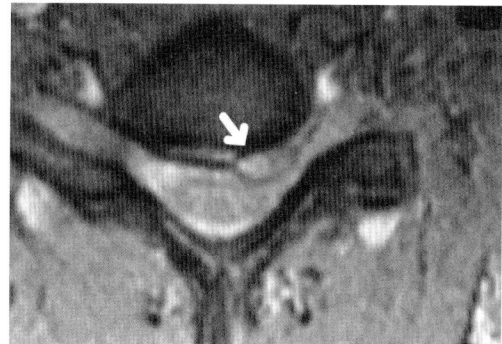

Abb. 8.11 Die Magnetresonanztomographie zeigt einen mediolateralen Bandscheibenvorfall (Pfeil).

- *Medikation* während des stationären Aufenthalts: 75 mg Diclofenac (NSAR) und 150 mg Ranitidin (Magenschutz) morgens und abends.

Aufnahmebefund

Anamnese
- Alter: 39 Jahre.
- Beruf: Postzusteller und Musiker.
- Dauer der Arbeitsunfähigkeit: 13 Tage.
- Dauer der Episode und auslösender Faktor: Vor 14 Tagen beim Krafttraining mit *Sit-ups* erlitt der Patient einschießende Schmerzen vom Nacken, über das Schulterblatt bis ca. 5 cm unterhalb des Ellenbogens im linken Arm (entsprechend dem Dermatom C7).
- Vorgeschichte: Er hatte vorher nie Beschwerden und keine Vorzeichen wahrgenommen.
- Bisherige Therapie:
  – 2-mal chiropraktische Manöver („mehrere Wirbel waren draußen") ohne Effekt;
  – Diclofenac ohne Wirkung.
- Verlauf: gleich bleibende Beschwerden seit 14 Tagen.

Tag 1

Sichtbefund
Der Patient saß während der Befunderhebung in schlaffer gebeugter Körperhaltung mit protrahierter Kopfposition.

Schmerzen
- Ausstrahlende Schmerzen (Abb. 8.**12**):
  – vom linken medialen Schulterblattrand über die Rückseite des linken Oberarms bis ca. 5 cm unterhalb des Ellenbogens;
  – im Bereich des medialen Schulterblattrandes betrug die Schmerzintensität 7/10, im Arm 5/10.
- Minimaler Schmerz in den letzten 24 Stunden: 5/10 im oben genannten Bereich
- Maximaler Schmerz in den letzten 24 Stunden: 8/10 im oben genannten Bereich.
- Kein Nackenschmerz.

Nachts und morgens war der Schmerz am stärksten ausgeprägt und besserte sich über Tag bei Bewegung. Der Patient wurde mehrmals in der Nacht wegen der Schmerzen wach. Bezüglich bestimmter Körperhaltungen (Sitzen, Stehen, Liegen) konnte weder eine bevorzugte noch eine verschlechternde Position angegeben werden.

Sensibilitätsstörungen
Der Patient gab von 5 cm unter dem Ellenbogen bis in die Finger I und II eine Pelzigkeit an (Abb. 8.**12**). Im Daumen bestand seit einer Schnittverletzung bereits eine Gefühlsstörung.

Muskelfunktionstest
Es zeigte sich eine Kraftminderung im M. triceps brachii links auf Kraftgrad 3/5 (Bewegung gegen die Schwerkraft endgradig möglich, kein Bewegen gegen zusätzlichen Widerstand).

Nervendehnungstest
Der Upper-limb-tension-Test verstärkte die Symptome vor allem am Schulterblatt bei 90° Abduktion, 0° Außenrotation, 90° Ellenbogenflexion, Dorsalextension im Handgelenk, Extension in den Fingern, Abduktion des Daumens und Supination im Unterarm.

Bewegungstests (Abb. 8.**13a–f**)
- Bei den Bewegungstests der HWS zeigte sich bei einmaliger Bewegung eine endgradige Bewegungseinschränkung in Retraktion. Diese Bewegung produzierte Nackenschmerz und eliminierte den Unterarmschmerz.
- Die Extension war erheblich eingeschränkt und reproduzierte den Unterarmschmerz sofort.
- Die Beweglichkeit in Rotation nach links und rechts und Lateralflexion nach links und rechts war frei. Diese Bewegungen veränderten die bestehenden Symptome nicht.

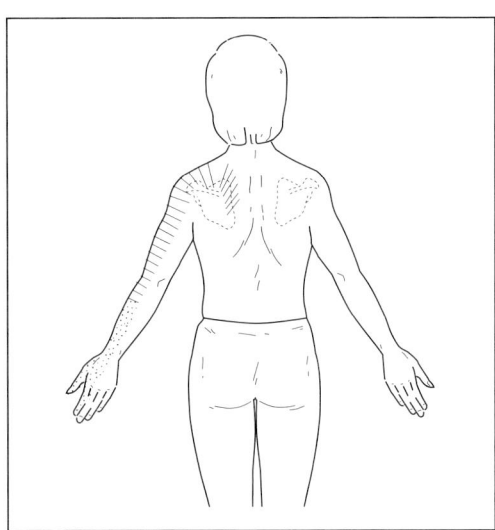

Abb. 8.**12** Subjektiver Aufnahmebefund: Schmerzen und Sensibilitätsstörungen.

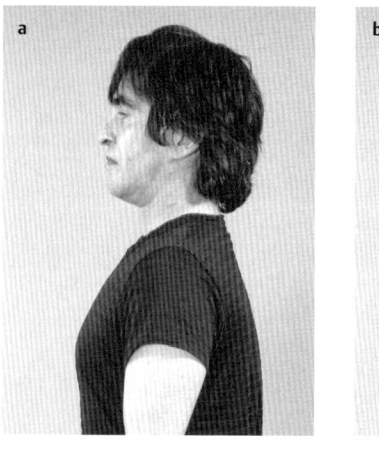
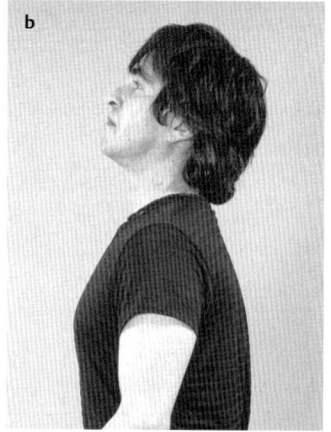
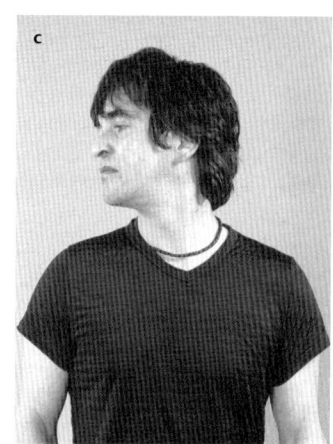
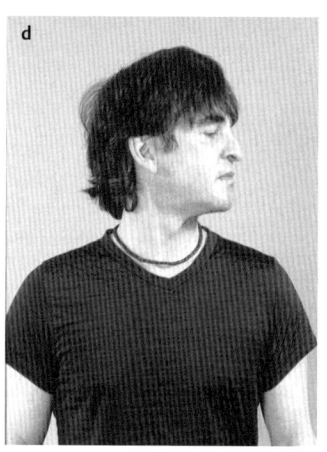
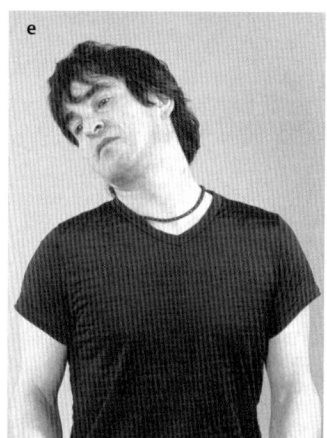
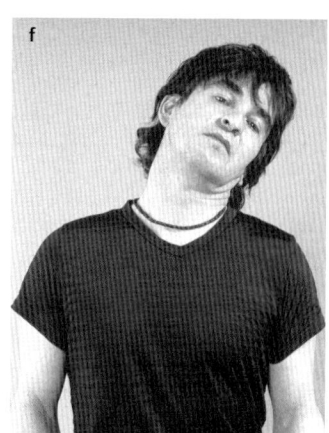

Abb. 8.**13a–f** Bewegungstests der Halswirbelsäule.

• Die Flexion war nicht eingeschränkt, peripheralisierte und verstärkte jedoch die Schmerzen.

Wiederholte Bewegungen

Retraktion (10-mal wiederholt) eliminierte den Unter- und Oberarmschmerz, reduzierte den Schulterblattschmerz auf 5/10 und produzierte zentrale Nackenschmerzen (Abb. 8.**14a** u. **b**). Die Veränderung hielt auch nach den Bewegungen an. Das Bewegungsausmaß in Retraktion wurde im Verlauf der Wiederholungen größer.

Physiotherapeutische Diagnose

Die Symptomatik wurde als durch mechanische Physiotherapie reduzierbare Bandscheibensymptomatik eingestuft.

Kommentar

Der Schmerz veränderte sich bei wiederholter Retraktion der HWS so wie es für ein reduzierbares Bandscheibenproblem typisch ist. Der periphere Schmerz wurde eliminiert, der Schulterblattschmerz reduziert und zentraler Nackenschmerz neu produziert. Diese Veränderung hielt auch nach den Bewegungen an.

Untypisch war die gute Beweglichkeit der HWS in Flexion, Lateralflexion und Rotation.

Die Reproduktion der Unterarmschmerzen bei Extension wurde auf den zunehmenden Druck auf die gereizte Nervenwurzel durch Verengung des Foramen intervertebrale zurückgeführt.

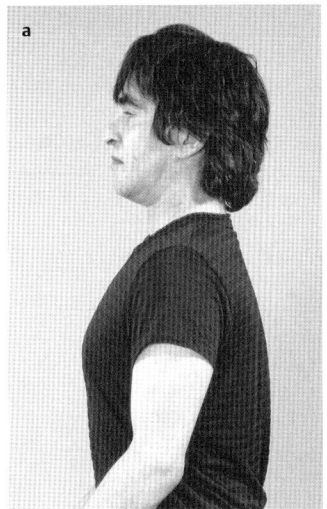
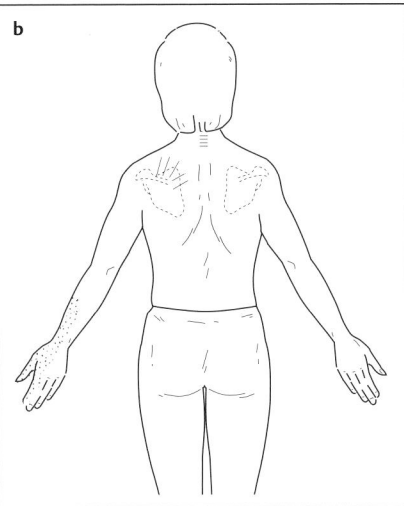

Abb. 8.**14a–b** Retraktion zentralisiert den Schmerz und wird als erste therapeutische Übung genutzt.

Physiotherapie

- Der Patient wurde aufgefordert sich aufrecht zu halten, jegliche Beugung der HWS zu unterlassen, viel zu gehen, nicht zu sitzen und im Bett ohne Kopfkissen flach auf dem Rücken zu liegen.
- Zusätzlich erhielt er als „Hausaufgabe", jede Stunde 10-mal den Kopf so weit wie möglich nach hinten zu bewegen, wobei der Unterkiefer parallel zum Boden bleiben sollte.
- Er sollte die Symptome genau beobachten und nur dann weiter üben, wenn der Schmerz sich nach zentral verlagerte oder gleich blieb.
- Falls der Schmerz weiter nach unten in den Arm ausstrahlte, sollte er die Übungen abbrechen.

Tag 2

Der Patient gab eine deutliche Besserung an. Er hatte die Retraktion 10-mal pro Stunde geübt, war viel gegangen, hatte wenig gesessen und gelegen. Die Haltungskorrektur gelang ihm offensichtlich gut.

In den letzten 24 Stunden betrug der *maximale Schmerz* 8/10 im Bereich medialer Skapularand bis ca. 5 cm unterhalb des Ellenbogens nachts und morgens vor dem Aufstehen.

Den *minimalen Schmerz* gab der Patient mit 3/10 im Bereich medialer Skapularand bis ca. 2/3 des Oberarms an. Der Nackenschmerz war nicht wieder aufgetreten.

Im Moment der Befunderhebung empfand der Patient Schmerzen im Bereich der Skapula von 3/10 und im Bereich des Oberarms von 4/10.

Die Sensibilitätsstörung, die Kraftminderung und der Nervendehnungstest der oberen Extremität waren unverändert.

Wiederholte Bewegungen

- 5-mal Retraktion reduzierte den Oberarmschmerz auf 3/10.
- 5-mal Retraktion und Rotation nach links hatte keinen Effekt.
- 5-mal Retraktion und Rotation nach rechts hatte keinen Effekt.
- 1-mal Retraktion und Extension verstärkte den Schmerz im gesamten Bereich bei einem etwas größeren Bewegungsausmaß als am Vortag.
- 5-mal Retraktion und Lateralflexion nach links reduzierte den Oberarmschmerz auf 2/10 und eliminierte den Skapulaschmerz (Abb. 8.**15a–c**). Diese Verbesserung hielt auch nach den Bewegungen an.

Physiotherapie

Der Patient wurde aufgefordert, zusätzlich zur konsequenten Haltungskontrolle jede Stunde 10-mal Retraktion und Lateralflexion nach links zu üben.

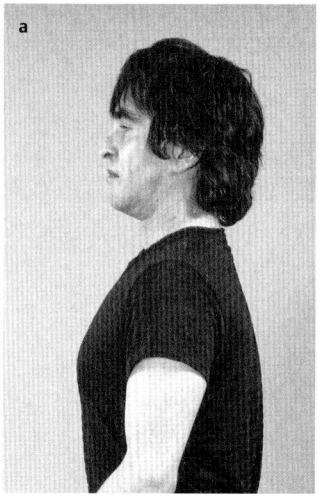 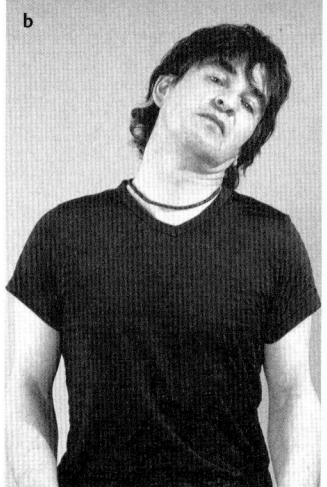 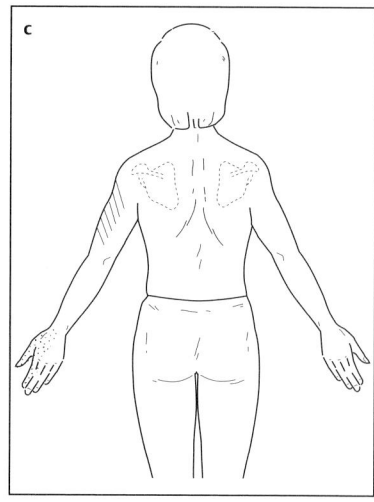

Abb. 8.**15** Retraktion mit Lateralflexion nach links (zur betroffenen Seite hin) reduziert den Oberarmschmerz und eliminiert den Skapulaschmerz. Diese Bewegung wird als zweite therapeutische Übung genutzt.

Tag 3

Verlauf
Der Patient verspürte eine weitere Besserung. Er hatte die Übungen wie vereinbart ausgeführt und dadurch eine Schmerzlinderung erfahren.

Der *minimale Schmerz* in den letzten 24 Stunden wurde im Bereich der Skapula mit 2/10, im Bereich der oberen 2/3 des Oberarms mit 1/10 angegeben.

Der *maximale Schmerz* in den letzten 24 Stunden hatte sich auf 6/10 morgens im oben beschriebenen Bereich reduziert.

Der Patient hatte zum 1. Mal wieder durchgeschlafen.

Im Moment der Befunderhebung empfand er Schmerzen im Bereich der Skapula von 2/10 und im Oberarm von 1/10 (Abb. 8.**16**).

Die Sensibilitätsstörung im Unterarm war nicht mehr wahrnehmbar. Der Patient beschrieb lediglich im Bereich des radialen Handrückens bis zu den Fingern I und II eine Pelzigkeit (Abb. 8.**16**).

Die Kraftminderung war unverändert.

Nervendehnungstest
Beim Nervendehnungstest wurden die Symptome an Skapula und Oberarm im Vergleich zum Vortag erst bei einem größeren Bewegungsausmaß verstärkt, und zwar bei 90° Abduktion, Supination, Dorsalextension, Extension in den Fingern, Abduktion des Daumens, 90° Außenrotation im Schultergelenk und 130° Ellenbogenextension (50° Ellenbogenflexion).

Wiederholte Bewegungen

- 5-mal Retraktion und Lateralflexion nach links eliminierte den Skapulaschmerz, hatte jedoch keinen Effekt auf den leichten (1/10) Oberarmschmerz.
- In Rückenlage bildeten sich danach die Schmerzen zurück.
- Der Patient hatte zum 1. Mal seit 16 Tagen keine Schmerzen (0/10).

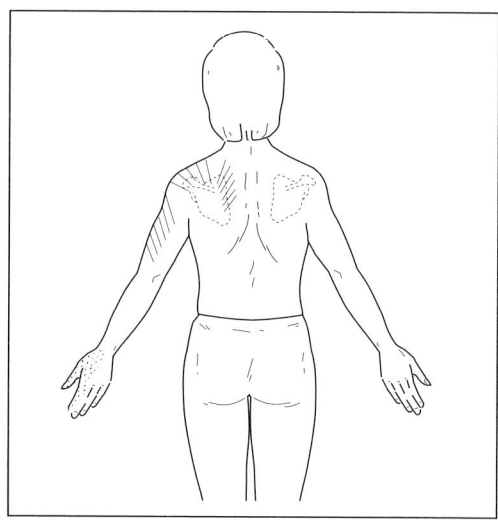

Abb. 8.**16** Kontrollbefund der subjektiven Parameter Schmerz und Sensibilitätsstörung am 3. Tag.

- Im Sitzen kam ein leichtes Ziehen (0,5/10) im Oberarm zurück.

Physiotherapie
Wegen des guten Erfolges wurden weder weitere Testbewegungen durchgeführt noch das Eigentraining verändert.

Kommentar
Der Patient litt vor Beginn der beschriebenen Physiotherapie 14 Tage lang unter konstanten starken Schmerzen. Während und nach jeder Therapieeinheit und dem selbstständigen Üben verspürte er eine deutliche Besserung seiner Symptome. Da die Gabe von Schmerzmitteln nicht geändert wurde, ist die eingetretene Besserung mit großer Wahrscheinlichkeit auf die geübten Bewegungen zurückzuführen.

Tag 6

Verlauf
Der Patient fühlte sich gut und hatte am Tag zuvor eine 30-minütige Ausfahrt mit dem Auto unternommen, um im Tonstudio zu arbeiten. Während und nach der Fahrt verstärkte sich der Oberarmschmerz, strahlte aber nicht unterhalb des Ellenbogens aus.

Er hatte die Übungen wie vereinbart ausgeführt und dadurch eine Schmerzlinderung erfahren. Der stärkste Schmerz in den letzten 24 Stunden lag wieder bei 6/10 im Oberarm, der minimale Schmerz bei 0/10.

Im Moment der Befundaufnahme empfand der Patient Schmerz von 3/10 im Oberarm und von 0/10 im Bereich des Schulterblatts.

Die Beweglichkeit der HWS war in Retraktion, Rotation nach links und rechts und Lateralflexion nach links und rechts unverändert frei.

Die Flexion wurde nicht getestet. Die Extension war weniger stark eingeschränkt als am 3. Tag (Abb. 8.**17**).

Der Oberarmschmerz verstärkte sich erst bei einem größeren Bewegungsausmaß.

Die Sensibilitätsstörung war im Bereich des radialen Handrückens und der Finger I und II unverändert.

Muskelfunktionstest
Hier zeigte sich eine deutliche Besserung der Kraft des M. triceps brachii, und zwar 4/5 (Extension gegen Widerstand auf dem Bewegungsweg und am Ende der Bewegung).

Nervendehnungstest
Der Oberarmschmerz wurde verstärkt und der Skapulaschmerz reproduziert. Das Bewegungsausmaß war jedoch größer als am 3. Tag, und zwar 90° Abduktion, Supination, Dorsalextension, 90° Außenrotation im Schultergelenk und 150° Ellenbogenextension (30° Ellenbogenflexion).

Wiederholte Bewegungen
- 5-mal Retraktion hatte keinen Effekt.
- 5-mal Retraktion mit Lateralflexion nach links reduzierte den Oberarmschmerz auf 2/10, veränderte aber nicht die Lokalisation des Schmerzes (keine Zentralisierung).

Physiotherapie
Nervengleittechniken (Sliders; Abb. 8.**18a** u. **b**) des linken Armes eliminierten den Oberarmschmerz.

Der Patient wurde schmerzfrei (Abb. 8.**19a** u. **b**).

Nach den Bewegungen blieb diese Besserung auch im Sitzen bestehen.

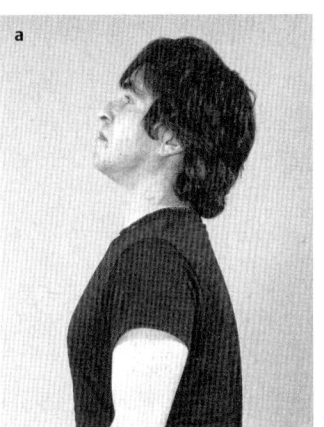 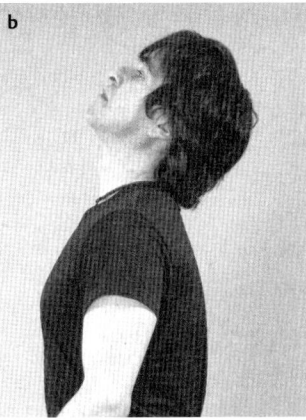

Abb. 8.**17a–b** Vergleich der Beweglichkeit in Extension zwischen Tag 1 und Tag 6.

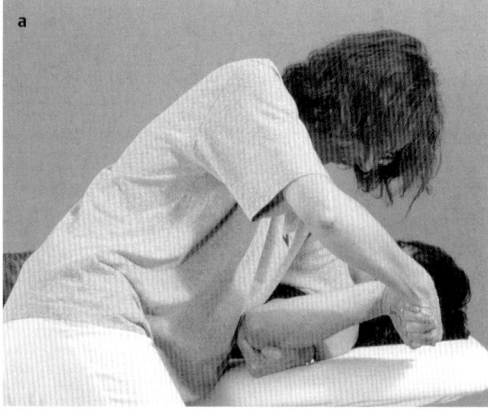

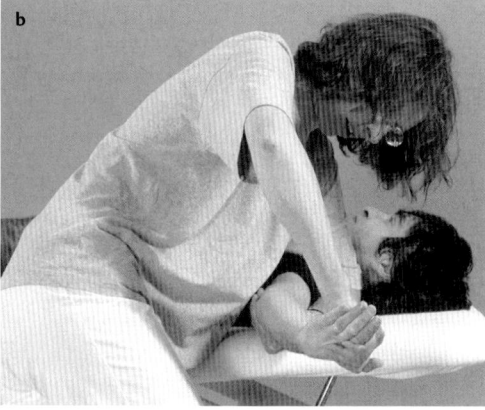

Abb. 8.**18a–b** Passive Bewegungen des Armes *(Sliders)* mit dem Ziel, die Nervengleitfähigkeit zu verbessern.

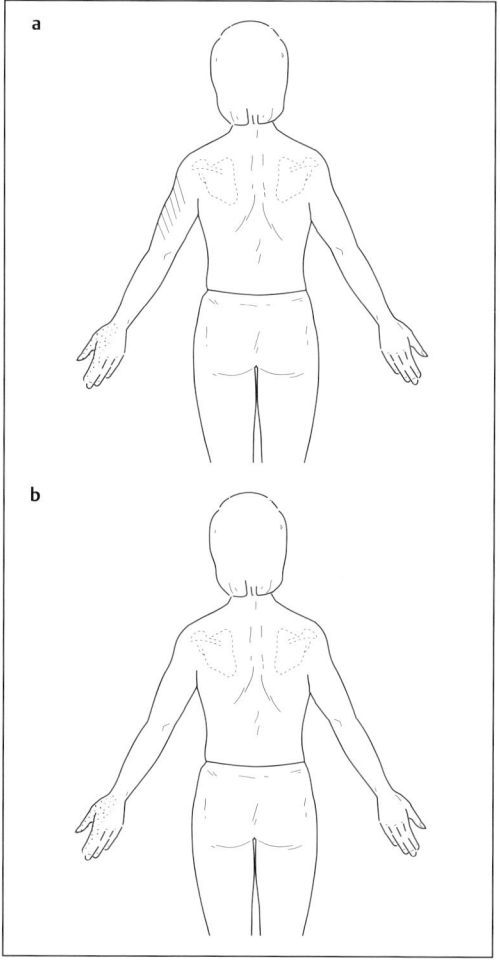

Abb. 8.**19** Die Armbewegungen eliminieren den Oberarmschmerz.
a Schmerz vor den Bewegungen.
b Schmerz nach den Bewegungen.

Der Patient wurde aufgefordert, zusätzlich zu der konsequenten Haltungskontrolle jede Stunde 10-mal Retraktion und Lateralneigung nach links und 3-mal täglich 3 Wiederholungen der Gleitbewegungen mit dem rechten und linken Arm zu üben (S. 149).

Kommentar
Der Schmerz hatte sich nur während der 1. Therapie in der Art zentralisiert, dass der periphere Schmerz verschwand und sich zentraler, im Bereich der Wirbelsäule empfundener Schmerz neu entwickelte. Im weiteren Verlauf war insofern eine Zentralisierung eingetreten, als der peripherste Schmerz (unterhalb des Ellenbogens) nicht mehr auftrat und die maximale Schmerzausstrahlung bis zu den oberen 2/3 des Oberarms reichte. Danach wurde der Schmerz eliminiert, ohne sich weiter nach zentral zu verlagern.

Bewegungen des betroffenen Armes eliminierten den Oberarmschmerz. Dieser Effekt ist möglicherweise auf Bewegungen der betroffenen Nervenwurzel zurückzuführen.

Tag 7

Verlauf
Der Patient gab an, am Vortrag überwiegend schmerzfrei gewesen zu sein. Er hatte die Übungen wie vereinbart ausgeführt. Am Abend hat er vergessen, das Schmerzmittel einzunehmen und am Morgen des Untersuchungstags leicht verstärkte Schmerzen bemerkt.

Den *maximalen Schmerz* in den letzten 24 Stunden gab der Patient mit 5/10 im Oberarm an.

Im Moment der Befundaufnahme empfand er keinen Schmerz (0/10).

Das Bewegungsausmaß der HWS war unverändert. Bei Extension der HWS wurde nach wie vor der Oberarmschmerz reproduziert.

Die Flexion der HWS wurde nicht getestet.

Die Sensibilitätsstörung war unverändert.

Muskelfunktionstest
Es zeigte sich eine weitere Besserung der Kraft des M. triceps brachii.

Nervendehnungstest
Etwa beim gleichen Bewegungsausmaß wie am Vortag wurde Schmerz reproduziert, allerdings ausschließlich im Oberarm und nicht mehr im Bereich der Skapula.

Physiotherapie
Die passiven Armbewegungen zur Nervenmobilisation wurden wiederholt durchgeführt. Wegen des guten Erfolgs der bisherigen Übungen wurden weder weitere Testbewegungen durchgeführt noch das Eigentraining verändert.

Aufgrund der befriedigenden Besserung sowohl der Schmerzen als auch der Kraft und der Sensibilität wurde im gemeinsamen Gespräch zwischen Patient, behandelnder Ärztin und Physiotherapeutin beschlossen, von einer Operation abzusehen.

Die Entlassung aus der Klinik wurde für den nächsten Tag vorgesehen und die weitere konservative Therapie geplant.

Tag 8

Der Patient gab überwiegende Schmerzfreiheit an. Er hatte die Übungen wie vereinbart ausgeführt.

Der maximale Schmerz in den letzten 24 Stunden lag bei 2/10 als leichtes Ziehen im Oberarm vor.

Im Moment der Befunderhebung hatte der Patient keine Schmerzen.

Rotation der HWS nach links und rechts, Lateralflexion nach links und rechts und Retraktion waren frei und provozierten weder Schmerz noch Sensibilitätsstörung.

An diesem Tag war zum ersten Mal die Extension frei und reproduzierte keine Symptome im Arm, nur ein leichtes Ziehen zentral im Bereich der HWS.

Die Flexion der HWS wurde nicht getestet.

Die Sensibilitätsstörung im Bereich des radialen Handrückens und der Finger I und II war unverändert (Abb. 8.**20a** u. **b**).

Die Kraft hatte sich weiter verbessert und war nur noch minimal reduziert.

Der Nervendehnungstest zeigte das gleiche Ergebnis wie am Vortag.

Wiederholte Bewegungen
• Bei wiederholter Retraktion und Extension wurde das Ziehen zentral im Bereich der HWS immer weniger empfunden und trat nach 10 Wiederholungen nicht mehr auf.

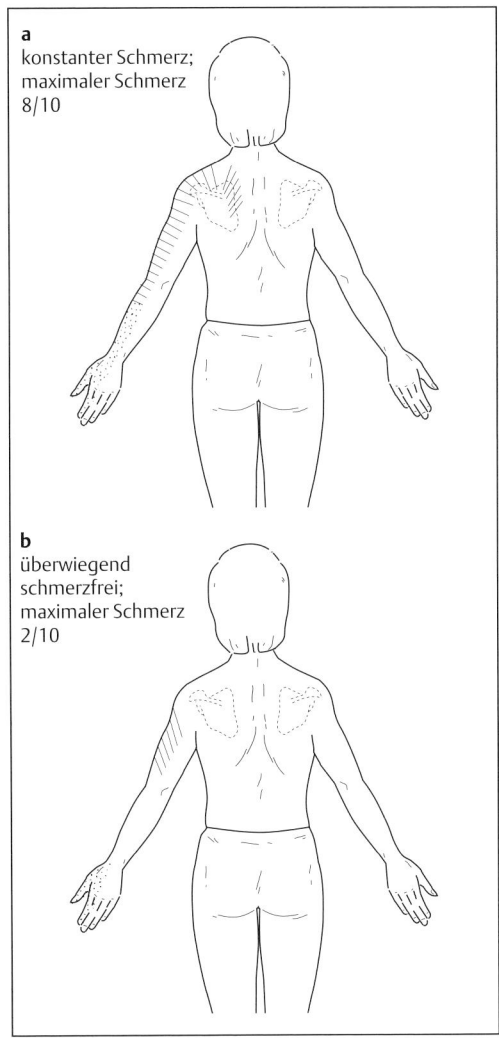

a konstanter Schmerz; maximaler Schmerz 8/10

b überwiegend schmerzfrei; maximaler Schmerz 2/10

Abb. 8.**20a** u. **b** Vergleich der subjektiven Parameter Schmerz und Sensibilitätsstörung zwischen 1. u. 8 Tag (eingezeichnet ist jeweils der maximale Schmerz).

- Nach den Bewegungen war der Patient wie vorher beschwerdefrei.
- Die Lagerung auf dem Lesekeil wurde getestet und vom Patienten als angenehm empfunden.

Kommentar

Die Tatsache, dass die Bewegung in Extension frei war und keine Symptome mehr im Arm reproduzierte, wurde folgendermaßen interpretiert: Die Nervenwurzel war abgeschwollen und wurde nicht länger von Bandscheibenmaterial gedrückt, sodass die Verengung des Foramen intervertebrale bei Extension keine Druckbelastung mehr für die Nervenwurzel darstellte.

Planung des weiteren Vorgehens

- Die therapeutischen Bewegungen wurden von der asymmetrischen Bewegung Retraktion und Lateralflexion auf die symmetrische Bewegung Retraktion und Extension umgestellt.
- Als Eigentraining für die nächsten 2 Wochen wurden 10-mal Retraktion und Extension pro Stunde sowie Armbewegungen zur Nervenmobilisation in intensivierter Form (5 Wiederholungen, 5-mal pro Tag) mit dem rechten und linken Arm empfohlen.
- Der Patient sollte zum Lesen und Schreiben auf dem Lesekeil liegen.
- Er wurde aufgefordert, sich sofort zu melden, falls sich sein Befinden wieder verschlechtern sollte.
- Ein Nachuntersuchungs- und Behandlungstermin wurde für 2 Wochen später vereinbart.
- Die Schmerzmittel sollten ab dem folgenden Tag zunächst morgens und bei konstanter Besserung nach 2 Tagen ganz abgesetzt werden.

Kontrollbefund 14 Tage nach der Entlassung

Der Patient führte die Übungen konsequent durch und verspürte dadurch einen positiven Effekt. Schmerzen bereiteten ihm nur noch Autofahrten, die länger als 2 Stunden dauerten. Die dadurch produzierten Schmerzen empfand er im Oberarm und Nacken.

Die Schmerzmittel hatte der Patient noch 1 Woche nach der Entlassung eingenommen und dann abgesetzt.

Die Beweglichkeit der HWS war in alle Richtungen frei.

Beim Muskelfunktionstest des M. triceps brachii zeigte sich normale Kraft 5/5 (Extension gegen kräftigen Widerstand auf dem Bewegungsweg und am Ende der Bewegung).

Die Sensibilitätsstörung im Bereich der Hand hatte sich gebessert, sodass nur noch die Gefühlsstörung des Daumens empfunden wurde, die schon vor dem Bandscheibenvorfall nach einer Schnittverletzung bestanden hatte.

Der Patient war arbeitsfähig, fühlte sich beim Gitarre spielen in keiner Weise eingeschränkt und war mit dem Verlauf zufrieden.

Zur weiteren Stabilisierung des Heilungserfolgs erhielt er ein Trainingsprogramm, das zur Kräftigung und Verbesserung der Kondition beiträgt (S. 173, Kap. 9).

Die Koordination der Hände wurde vermutlich durch das regelmäßige Gitarre spielen ausreichend geübt.

Weitere physiotherapeutische Maßnahmen waren nicht erforderlich. Der Patient wurde aufgefordert, sich beim Wiederauftreten von Beschwerden sofort zu melden.

9 Rehabilitation und Prävention

Die Wiederherstellung normaler Belastbarkeit sowie die Wiedereingliederung in den Arbeitsprozess und das soziale Leben (Rehabilitation) sind die langfristigen Ziele therapeutischer Maßnahmen bei Patienten mit Bandscheibenschäden. Nach der Therapie, in der die Symptomreduktion mithilfe mechanischer Manöver im Vordergrund steht, schließt sich die Phase der Belastungssteigerung an.

Haben sich die Symptome vollkommen oder weitgehend zurückgebildet oder steht keine weitere therapeutische Option zur Symptomreduktion zur Verfügung, werden die Arbeitsfähigkeit und normale Belastbarkeit gezielt erarbeitet, d. h. der Patient wird zum Trainierenden.

In diesem Therapieabschnitt werden Schmerzen immer weniger thematisiert. Vielmehr spielen die Messung und Dokumentation der Beweglichkeit, der Kraft, der Gehstrecke und der Zeit, die ohne Beschwerden im Sitzen verbracht werden kann, eine herausragende Rolle. Körperliche Aktivität im täglichen Leben verbessert die Stabilität der Wirbelkörper und der Bandscheiben (Porter et al. 1989). Stabilität (lat: Standhaftigkeit, Robustheit, Beständigkeit) der Wirbelsäule und des Wohlbefindens sollen hergestellt werden. Stabilität der Wirbelsäule ist gegeben, wenn sie Druck- und Zugbelastungen standhält und die Bewegungsfähigkeit des Halteapparates so begrenzt, dass neuronale Strukturen nicht beschädigt oder irritiert werden und auch der Halteapparat selbst intakt bleibt. Körperhaltung und Bewegungsverhalten müssen gegenüber früheren Gewohnheiten geändert werden. Ein individuelles Übungsprogramm sollte in den Alltag integriert werden. Dazu sind komplizierte koordinative und psychologische Lernprozesse notwendig.

▷ **Beachte:** Ziel der Rehabilitations- und Präventionphase sind nicht Schonung oder Entlastung, sondern die den individuellen Möglichkeiten angemessene Belastung!

▷ **Definition Prävention:** Unter dem Begriff werden Maßnahmen zur Vermeidung (hier von Krankheiten) zusammengefasst.

Prävention vor Rückenschmerzen sollte schon in der Kindheit und Jugend beginnen. So haben etwa 50 % der 18 – 20-jährigen Personen in Dänemark bereits Episoden von Rückenschmerzen erlebt (Leboeuf-Yde u. Kyvik 1998). Prävention hat hier das Ziel, nach einem symptomatisch gewordenen Bandscheibenschaden ein erneutes Auftreten von Beschwerden (Rezidiv) oder gar die Entwicklung eines Bandscheibenvorfalls zu verhindern.

Rückenschulen

Das Ziel der Prävention und Rehabilitation von Rückenschmerzen verfolgen auch die Rückenschulen. Im Rahmen dieser Programme werden in Gruppentherapie über Aufbau und Funktion der Wirbelsäule informiert und rückenschonende Haltungen und Bewegungen geübt. Weitere Inhalte können Gruppenspiele, Übungen zur Körperwahrnehmung sowie Kraft- und Fitnesstraining sein.

Die Inhalte der Rückenschulprogramme sind nicht einheitlich festgelegt. Über die günstigsten Hebetechniken und die optimale Position beim Sitzen herrscht kein Konsens. Die in den Programmen genutzten Informationen und Übungen sind somit von der individuellen Meinung des jeweiligen Trainers abhängig und nicht durch wissenschaftliche Untersuchungen gestützt.

Daten aus systematischen Literaturrecherchen, in die ausschließlich kontrollierte Studien eingeschlossen wurden, untermauern die Effektivität von Rückenschulen nicht (van Tulder et al. 2000, Maier-Riehle u. Harter 2001, Heymans et al. 2005, Becker et al. 2006).

Vermutlich führen Einzelbehandlungen, die die individuellen Schwierigkeiten des Patienten berücksichtigen, schneller zum Ziel der Rehabilitation als Gruppentherapien, die immer auch für einzelne Patienten ungeeignete Übungen enthalten. Der Gruppenzwang darf dabei nicht unterschätzt werden. Solange die völlige Wiederherstellung der Belastbarkeit noch nicht erreicht ist, können Überlastungen und Beschwerden die Folge sein.

Gruppen können im Rahmen der Prävention eventuell nützlich sein. Aber auch hier ist auf eine möglichst homogene Zusammenstellung der Teilnehmer zu achten. Beispielsweise können Übungen, die für Teilnehmer mit Bandscheibenvorfällen günstig sind, für Patienten mit einer Instabilität kontraindiziert sein. Auf diese Weise entstehen bei einer heterogenen Zusammenstellung der Teilnehmer unnütze Konflikte, weil einige Teilnehmer durch bestimmte Übungen Symptome produzieren und daher aufgefordert werden müssen, während der für sie kontraindizierten Übungen auszusetzen.

Normale Bewegung

Dem Menschen sind komplexe Bewegungsabläufe möglich, die mehr oder weniger im Alltag gefordert werden. Für die normale Bewegung sind Koordination, Gleichgewicht, Beweglichkeit, Kraft und Ausdauer notwendig.

Definition normale Bewegung: Darunter werden Bewegungen verstanden, die selbstverständlich, angemessen und vertraut sind. Sie sind effizient und selektiv.

Das Urteil, ob eine Bewegung natürlich oder normal ist, setzt die Beobachtung und Kenntnis vielfältiger Varianten von Bewegungsarten voraus. Ein funktionsfähiges Feedback-System (Tiefen- und Oberflächensensibilität), schmerzfreie Beweglichkeit bis zum altersentsprechenden Limit sowie den Anforderungen entsprechende Kraft und Ausdauer sind dafür die wichtigsten Voraussetzungen.

Bei einem Bandscheibenschaden sind möglicherweise alle Grundbedingungen für normale Bewegungsabläufe gestört. Eine geringe Störung der Sensibilität kann zu Koordinationsstörungen (sensible Ataxie) führen. Paresen und schmerzhafte Bewegungseinschränkungen können einzelne Bewegungen unmöglich machen und je nach Dauer und Ausprägung der Erkrankung kann die Kondition erheblich reduziert sein.

Übungsprogramme

Bei der Ausarbeitung eines Übungsprogramms, das die normale Belastbarkeit wiederherstellen oder Bandscheibenschäden vorbeugen soll, muss den vielfältigen Anforderungen an die Wirbelsäule Rechnung getragen werden. Statik (Still-

stand) und Dynamik (Bewegung) müssen gewährleistet sein. Die Körperhaltung und das Bewegungsverhalten müssen geändert werden. Auch das Verhalten bezüglich der eigenen Gesundheit muss geändert werden. Jeden Tag sollte eine Zeit für gezielte Übungen reserviert und ggf. die Arbeit regelmäßig kurz unterbrochen werden, um Ausgleichsbewegungen vorzunehmen oder den Haltungstonus zu erhöhen. Folgende Gesichtspunkte müssen berücksichtigt werden:

- Freie symmetrische Beweglichkeit aller Gelenke;
- Koordination;
- Gleichgewicht;
- Kraft, Ausdauer und Schnelligkeit der gesamten Muskulatur;
- Angemessene Herz-Kreislauf-Belastbarkeit.

Ein Defizit in einem dieser Bereiche führt zu kompensatorischen Bewegungsmustern, deren Folge degenerative Veränderungen und schmerzhafte Funktionseinschränkungen sein können. Aktivitäten wie Stehen, Gehen, Sitzen und Heben begleiten den Alltag aller Menschen. Sie so durchzuführen, dass sich die Belastung möglichst gleichmäßig auf alle Strukturen des Bewegungsapparats verteilt, muss geschult werden. Jeder sollte zusätzlich zu diesen allgemeinen Aktivitäten speziell auch Bewegungen üben, die alltäglichen, individuellen, einseitigen Bewegungen entgegengerichtet sind.

Die Übungen zur Erarbeitung freier Beweglichkeit einzelner von einem Bandscheibenschaden betroffener Wirbelsäulenabschnitte und die Kräftigung der von einer Wurzelkompression betroffenen Muskulatur wurden bereits in den entsprechenden Kapiteln 6–8 dargestellt. Im Folgenden finden sich Hinweise und Übungsanleitungen, die auf die Optimierung der Belastbarkeit des gesamten Körpers abzielen, ohne auf isolierte Wirbelsäulenabschnitte einzugehen.

9.1   Haltungsschulung

Definition gute Haltung: Sie ist aufrecht und Kopf, Schultern, Becken und Füße stehen lotrecht übereinander. Dabei ist die Wirbelsäule derart in einer S-Form geschwungen, dass eine Lendenlordose, eine Brustkyphose und eine Halslordose bestehen.

Bei aufgehobener Lendenlordose gerät die gesamte Wirbelsäule in Flexion, bis auf die obere

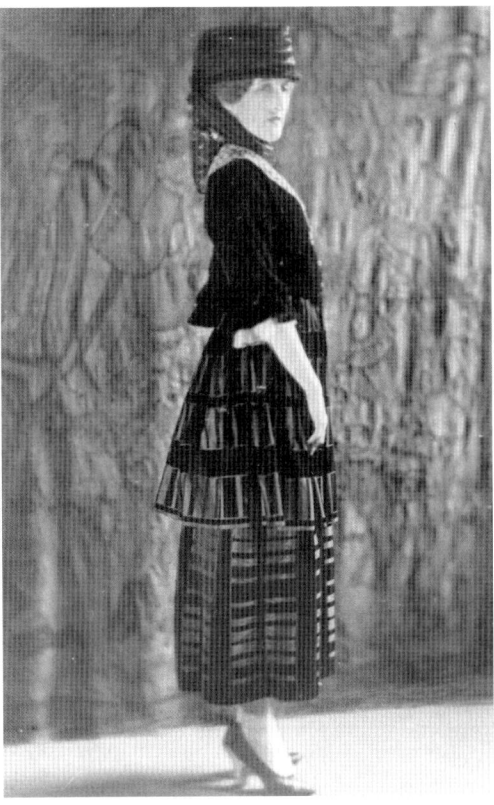

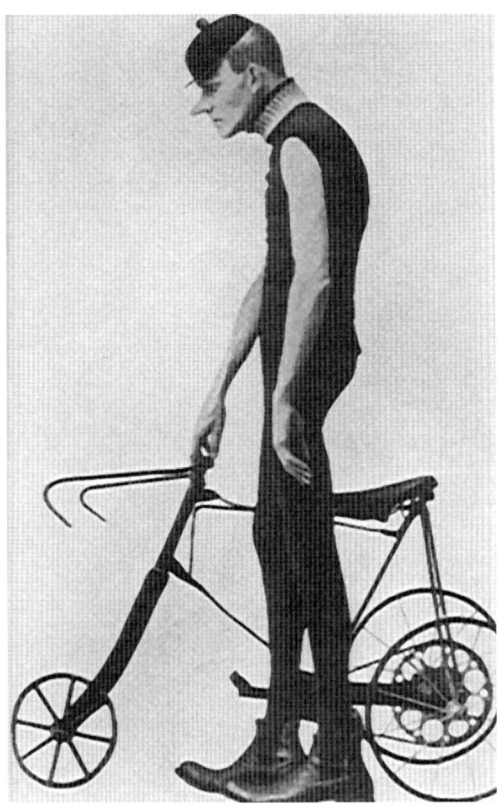

Abb. 9.**1** Man muß ja nicht gleich wie eine englische Aristokratin daherkommen...

Abb. 9.**2** ...etwas aufrechter geht es aber immer.

HWS, die in eine kompensatorische Extension gebracht wird. Die Strukturen des aktiven und passiven Halteapparats tragen gleichermaßen dazu bei, die aufrechte Haltung zu gewährleisten. Bauch- und Rückenmuskulatur arbeiten harmonisch zusammen. Arme und Beine können ohne Mühe bewegt werden. Die Muskeln haben die optimale Zugrichtung und können mit dem geringstmöglichen Aufwand die größtmögliche Funktion erfüllen. Mithilfe von Muskelaktivität werden die Gelenke so geführt oder gehalten, dass Belastungen auf verschiedene Gelenke verteilt werden und möglichst geringe Hebelwirkungen entstehen.

Außer der Bewahrung einer Körperposition ist die Haltung aber auch eine Ausdrucksform des individuellen Gesamtverhaltens (Abb. 9.**1** u. 9.**2**). Führt eine neu erlernte Haltung zu einem aufgesetzten und inadäquaten Erscheinungsbild, wirkt der Mensch unglaubwürdig. Das bedeutet, dass Patienten ihre Haltung allmählich und in einer Art und Weise verändern, die ihrem Charakter

entspricht. Dies wird durch die Überzeugung und das Empfinden unterstützt, dass die aufrechte Haltung bestehende Schmerzen lindert und zur Vermeidung neuer Schmerzen beiträgt.

9.2 Stabilität

Nach einem Bandscheibenvorfall ist der passive Halteapparat geschwächt, und eine segmentale Instabilität mit Rückenschmerzen kann die Folge sein. Für die Kontrolle von Haltung und Bewegung sind spezielle tonische, tief liegende und gelenknahe Muskelgruppen zuständig. Diese müssen gezielt aktiviert und tonisiert werden, um für Stabilität zu sorgen. Die lokal stabilisierende Muskulatur arbeitet in Kokontraktion und kontrolliert so Bewegung gleichzeitig von vorne und von hinten, im Gegensatz zu den bewegenden Muskeln, die antagonistisch arbeiten. Im Bereich der Lendenwirbelsäule und der unteren Brustwirbelsäule sind die wichtigsten stabilisie-

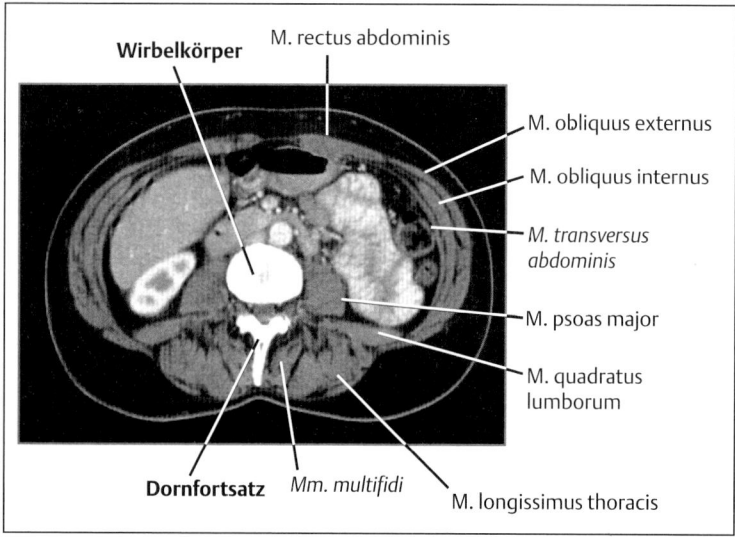

Wirbelkörper   M. rectus abdominis

M. obliquus externus

M. obliquus internus

M. transversus abdominis

M. psoas major

M. quadratus lumborum

Dornfortsatz   *Mm. multifidi*   M. longissimus thoracis

Abb. 9.**3** MRT-Querschnitt auf Höhe des Bauchnabels.

renden Muskelgruppen die Mm. multifidii, die kurzen Rückenmuskeln und die quer verlaufenden Bauchmuskeln Mm. transversi abdomines (Abb. 9.**3**). Zusätzlich halten die Beckenbodenmuskeln den unteren Rumpf. Im Bereich der Halswirbelsäule und der oberen Brustwirbelsäule stabilisieren hauptsächlich ebenfalls die Mm. multifidii, die vordere Halsmuskulatur und die Mm. pectorales.

Beim Gesunden steigt schon bei der Planung einer Armbewegung die Spannung in der stabilisierenden Muskulatur, bevor die Armbewegung einsetzt. Bei Menschen mit Rückenschmerzen, unabhängig von der Genese, beginnt in der Regel die Armbewegung, bevor die stabilisierende Muskulatur ihren Tonus an eine zusätzliche Belastung angepasst hat. Dadurch trifft eine unkontrollierte Krafteinwirkung auf die Wirbelsäule, die zu Schmerzen und langfristig zu Schädigungen des passiven Halteapparates führen kann (Richardson et al. 2004). Die Aktivierung der lokal stabilisierenden Muskulatur muss geübt werden (Abb. 9.**4a – b**). Sie stellt sich nicht von alleine wieder ein (Hides et al. 1996, Richardson et al. 2004). Patienten, die die segmentale Stabilisierung trainieren, leiden weniger unter Schmerzen und zeigen eine bessere Funktion als Patienten, die eine allgemeine Kräftigung der Bauch- und Rückenmuskulatur, Muskeldehnung und Gelenkbewegung durchführen (Kladny et al. 2003).

Aktivierung der die Wirbelsäule lokal stabilisierenden Muskulatur:
• Aufrecht stehen

• Die quer verlaufenden Bauchmuskeln so anspannen, dass sich der Bauchnabel in Richtung Wirbelsäule bewegt und die Taille schmal wird.
• Dabei bleibt die Wirbelsäule unbewegt.
• Die Beckenbodenmuskulatur und die kurze Rückenmuskulatur spannt automatisch mit an.
• Weiter ruhig in den Bauch atmen.
• Loslassen; dabei soll im Verlauf der Zeit beim Loslassen der Muskeltonus immer weniger herunter gehen.
• Diese Aktivität sollte über den Tag regelmäßig wiederholt werden.

Steigerung, Kräftigung der Rumpf- und Halsmuskulatur:
• Aufrecht stehen
• Rumpfmuskelspannung bewusst wahrnehmen.
• Bauchnabel Richtung Wirbelsäule ziehen.
• Arme nach vorne anheben.
• In der Rumpfmuskulatur, insbesondere in der Bauchmuskulatur und der Nackenmuskulatur, wird eine Spannungszunahme spürbar.
• Der Brustkorb bleibt lotrecht über dem Becken und der Kopf über dem Schultergürtel positioniert.
• Die gestreckten Arme schnell mit kleinem Bewegungsausmaß auf und ab bewegen.
• Eine weitere Spannungszunahme wird spürbar.
• Loslassen.
• 5 – 10-mal wiederholen.

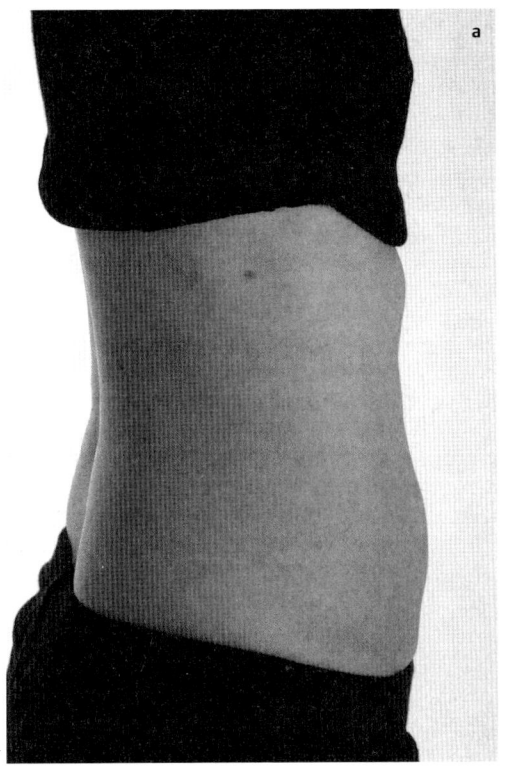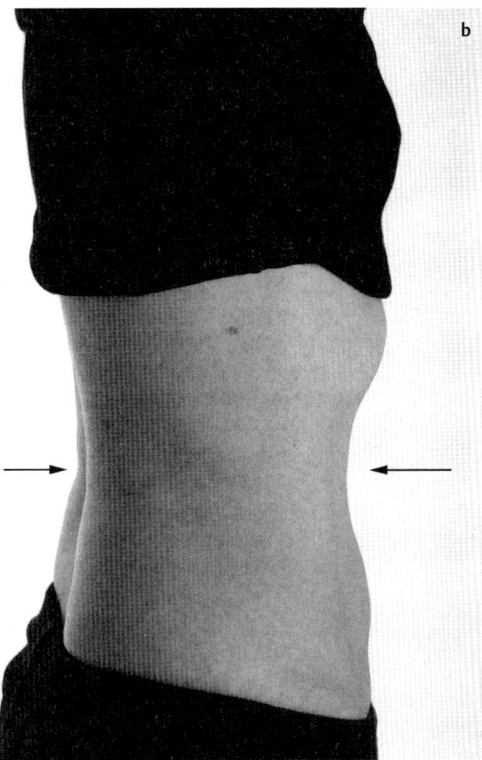

Abb. 9.**4a–b** Aktivierung der die Wirbelsäule lokal stabilisierenden Muskulatur: **a** ohne Aktivierung **b** mit Aktivierung.

Aktivitäten, die das Gleichgewicht und die Koordination herausfordern, fördern zugleich die Aktivierung der stabilisierenden Muskulatur und den Tonus. Das liegt vermutlich daran, dass das Kleinhirn Gleichgewicht, Koordination und Muskeltonus gleichzeitig steuert. Kniebeugen, Einbeinstand, Balancieren und auf unebenem oder wackeligem Untergrund Gehen sind günstige, alltagsrelevante Übungen zur Stabilisierung der Wirbelsäule.

9.2.1 Jonglieren

Jonglieren beinhaltet ebenfalls die oben aufgeführten Anforderungen. Zwar wird das Gleichgewicht wenig beansprucht, um so mehr aber Konzentration und motorisches Lernen trainiert (Draganski et al. 2004).

Jedem ist der Mechanismus vertraut, dass bei Konzentration die Muskelspannung steigt. Dieser Vorgang soll beim Jonglieren so gelenkt werden, dass die positive Wirkung der gesteigerten Stabilität entsteht, ohne ein Gefühl der Verspannung zu bewirken. Zusätzliche wohltuende Effekte des Jonglierens sind unter anderem Spaß, Konzentration auf einen einzigen wertfreien Vorgang und damit Ablenkung von jeglichen unangenehmen Gedanken und Verbesserung der allgemeinen Koordinationsfähigkeit. Beim Fallen des Balles soll man nicht mit einer hektischen Beugung der Wirbelsäule reagieren, sondern kontrolliert in die Knie gehen. So trainiert man nebenbei zahlreiche Kniebeugen.

Komplizierte Bewegungsabläufe lernt man am besten dadurch, dass man einzelne Sequenzen des Ablaufs übt und danach die Abschnitte zu einem Ablauf zusammensetzt (Huys et al. 2004). Wurf- und Fangübungen werden zuerst mit der dominanten Hand, meist der rechten, dann mit der anderen Hand wiederholt. Danach wird ein Ball von einer Hand in die andere Hand geworfen, zwei Bälle mit beiden Händen gerade hoch oder überkreuz geworfen und zuletzt mit drei Bällen jongliert. Bücher und DVD-Lehrgänge helfen mit genauen Jonglierübungsanleitungen weiter (Ehlers 2005). Hier werden nur zwei Übungen dargestellt, um einen ersten Anfang zu machen und die Neugierde auf mehr zu wecken.

Grundhaltung
- Aufrecht stehen, Füße hüftbreit auseinander, Knie in leichter Beugestellung
- Oberarme mit wenig Muskelspannung neben dem Rumpf halten
- Ellenbogen etwa 90° beugen
- Die Hände kommen immer wieder in die Grundhaltung, also etwa auf Taillenhöhe, zurück.
- Die Bälle werden auf etwas über Augenhöhe geworfen und in Hüfthöhe gefangen.

Jonglieren mit 2 Bällen
- In jeder Hand einen Ball halten.
- Beide Bälle gleichzeitig gerade hoch werfen.
- Hände überkreuzen
- Beide Bälle gleichzeitig mit gekreuzten Händen fangen.
- Aus dieser Position die Bälle gerade hoch werfen.
- Die Hände wieder zur Ausgangsstellung zurückbewegen.
- Bälle fangen

Ablauf beim Jonglieren mit drei Bällen
- Beim Jonglieren mit drei Bällen werden die Bälle auf einer Bahn, die einer liegenden 8 entspricht so geworfen und gefangen, dass ein

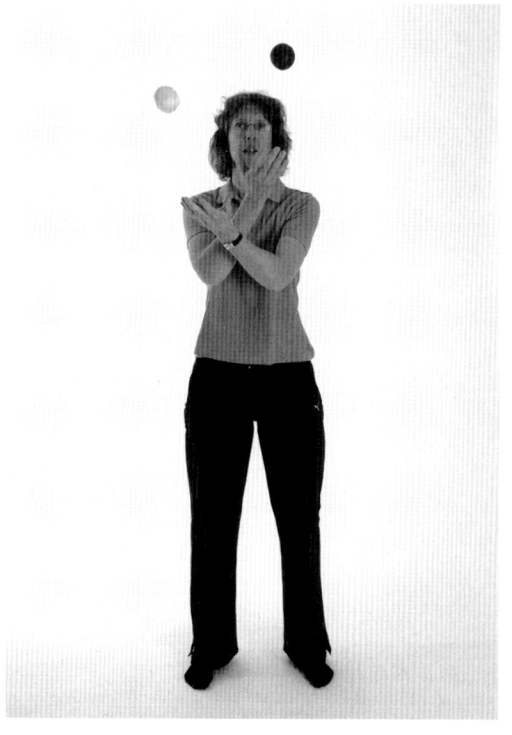

Abb. 9.**5** Jonglieren mit 2 Bällen.

a

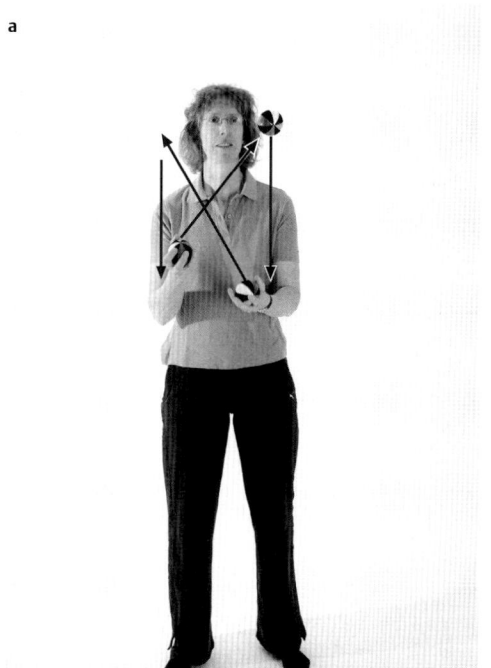

b

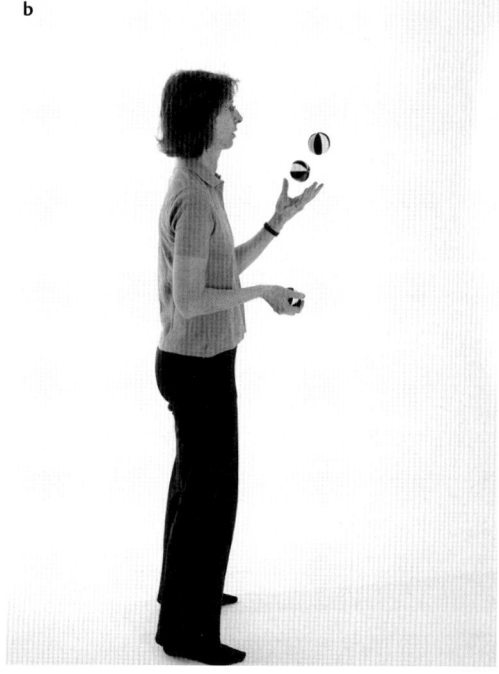

Abb. 9.**6a–b** Jonglieren mit 3 Bällen **a** Ansicht von vorne **b** Ansicht von der Seite.

rhythmischer, harmonischer Bewegungsablauf entsteht.

- Den Ball aus der rechten Hand von Taillenhöhe nach links in Schulterhöhe werfen.
- Wenn dieser Ball beginnt nach unten zu fallen, wird der Ball aus der linken Hand nach rechts in Schulterhöhe geworfen und kurz darauf der andere Ball in der linken Hand gefangen.
- Den Bewegungsablauf wiederholen.

9.3   Beweglichkeit

Die freie Beweglichkeit aller Gelenke ist Voraussetzung für die gleichmäßige Verteilung von Belastungen auf verschiedene Strukturen des Halteapparats, für Schmerzfreiheit und für optimale Gleichgewichtsreaktionen und damit eine gute Koordination. Das bedeutet, dass zur Vorbeugung gegen Rückenschmerzen nicht nur die Beweglichkeit der Wirbelsäule, sondern z. B. auch die Beweglichkeit der Hüft- und Kniegelenke maßgeblich sind.

Beispiele:
- Eine Beugekontraktur des Hüftgelenks kann die Beugung der gesamten Wirbelsäule nach sich ziehen.
- Fehlende Beugung in Hüft- und Kniegelenken macht es unmöglich, zum Heben von Lasten in die Hocke zu gehen, sodass die Belastung der Wirbelsäule steigt.
- Bei mangelnder Beweglichkeit eines Wirbelsäulenabschnitts wird die entsprechende Bewegung von einem anderen kompensiert.

Beachte: Aus diesen Gründen wird die freie Beweglichkeit aller Gelenke geübt (z. B. Sonnenanbetung, S. 173; Übung der freien Beweglichkeit der gesamten Wirbelsäule in Rotation siehe Kap. 6).

9.4   Sitzen

Die Empfehlungen zu Sitzpositionen und Sitzgelegenheiten, die als rückenschonend gelten, werden viel diskutiert. Bei einem Probanden zeigten Druckmessungen in der Bandscheibe beim entspannten Sitzen einen geringeren Druck als beim aufrechten Stand (Wilke 1999). Diese Erkenntnis führte zu einer breiten Diskussion über die in Rückenschulen und von Physiotherapeu-

ten propagierte aufrechte Sitzhaltung und über die Aussage, dass das Stehen dem Sitzen vorzuziehen sei.

Bei dem Test war die Messsonde allerdings in der Mitte des Nucleus pulposus platziert (Wilke 1999), sodass der praktische Nutzen der Messungen fraglich ist, da sie keine differenzierte Aussage über die Druckverteilung und Druckrichtung ermöglicht. Die Messung zeigte lediglich, dass beim entspannten Sitzen eine Druckabnahme gegenüber dem Stand in der Mitte der Bandscheibe entsteht. Die im Sitzen zu erwartende Verlagerung des Nucleus pulposus nach dorsal (Adams 1985, Fennell 1996) lässt jedoch eher eine Druckzunahme im dorsalen und dorsolateralen Bereich der Bandscheibe erwarten.

Die Druckbelastung in diesem Bereich ist zudem von besonderer Bedeutung für die Entstehung von Bandscheibenschäden. Außerdem ergibt sich das entspannte Sitzen von selbst, da ein aktives Beibehalten der aufrechten Körperhaltung über den ganzen Tag kaum realisierbar ist.

Beachte: Als vorbeugende Maßnahme gegen Rückenschmerzen sollte das entspannte Sitzen nicht explizit empfohlen werden!

Die mit dem Sitzen verbundene Beugung der Hüftgelenke führt über die daraus resultierende Beckenstellung zu einer Aufhebung der physiologischen Lendenlordose. Nur mit Krafteinsatz der Rückenstrecker ist eine graduelle Extension der LWS möglich. Die andauernde maximale Aktivität der Rückenstrecker ist aber wegen der damit verbundenen Drucksteigerung in den Bandscheiben nicht wünschenswert und aufgrund der Tatsache, dass während des Sitzens auch andere Aufgaben erfüllt werden als an der eigenen Haltung zu arbeiten, unrealistisch. Im Sitzen sollte der Rücken also angelehnt sein.

Voraussetzungen für entspanntes Sitzen
- Beim Sitzen sollte der Rücken angelehnt sein, wobei die Rückenlehne der Sitzgelegenheit bis zu den Schulterblättern reicht.
- Die Lendenlordose wird z. B. mit einer Schaumstoffrolle passiv unterstützt. Günstige Maße für die Rolle sind ein Raumgewicht von 30 (Maß für die Härte), Durchmesser 8 cm, Länge 30 cm. Bei vielen Stühlen beginnt die so genannte Lendenstütze der Rückenlehne direkt an der Sitzfläche (d. h. im Bereich des Beckens) und endet im Bereich der LWS. Dies unterstützt die Lendenlordose jedoch nicht.

- Die Rückenlehne muss nach hinten geneigt oder in der Neigung nach hinten verstellbar sein.
- Die Sitzfläche ist so tief zu wählen, dass nahezu der ganze Oberschenkel aufliegt, wenn das Gesäß bis zur Rückenlehne nach hinten gebracht wurde. Bei kleinen Personen mit kurzen Oberschenkeln ist eine Sitzfläche erforderlich, die nicht so tief ist, dass ein Zurückrutschen mit dem Gesäß bis zur Rückenlehne unmöglich wird. Dadurch ergäbe sich eine gebeugte Sitzhaltung beim angelehnten Sitz.
- Die Sitzfläche sollte waagrecht oder in ihrer Neigung nach vorne verstellbar sein. Eine Neigung der Sitzfläche nach hinten oder eine Kuhle in der Sitzfläche im Bereich des Gesäßes führen zu einer Flexion der LWS und sollten vermieden werden.
- Eine verstellbare Sitzhöhe verhindert zu tiefes Sitzen, das eine vermehrte Flexion der LWS zur Folge hätte.
- Beim Sitzen ohne Rückenlehne sitzt man am besten im vorderen Bereich der Sitzfläche. Die Füße werden unter den Kniegelenken flach auf den Boden gestellt. Auf diese Weise kann ein Teil des Körpergewichts von den Beinen abgenommen werden. Das Becken wird so gut es geht nach vorne gekippt, sodass die LWS in Richtung Extension bewegt wird. Unter Umständen kann durch Abstützen der Ellenbogen auf einem Tisch und des Kinns auf den Händen Gewicht von der Wirbelsäule genommen werden.

⚡ **Beachte:** Bei akuten Bandscheibenbeschwerden sollte auf das Sitzen weitestgehend verzichtet werden, da Sitzen und Aufstehen vom Sitzen häufige Auslöser von Schmerzen sind! Am besten wird das Sitzen regelmäßig durch Stehen, Umhergehen oder Auf-dem-Bauch-Liegen unterbrochen.

9.5   Heben

Im Alltag jedes selbstständig lebenden Menschen kann das Heben von Gewichten bis zu 15 kg (z. B. beim Tragen von Getränkekisten) notwendig sein. Deshalb wird das Anheben, Tragen und Abstellen von Lasten mit jedem Patienten nach einem Bandscheibenschaden geübt. Alle Strukturen des passiven (z. B. Bänder, Gelenke, Bandscheiben) und aktiven (Muskulatur) Halteapparats müssen durch Training auf diese Belastungen vorbereitet werden. Außerdem sind die gute Beweglichkeit vor allem der Hüft- und Kniegelenke und ein ge-

schultes Gleichgewicht Voraussetzung für kontrolliertes Heben, Tragen und Absetzen.

Dementsprechend sind Personen, die im Alltag keine Gewichtsbelastungen auf sich nehmen, wenig belastbar. Eine täglich 12 Stunden im Sitzen arbeitende Person sollte beispielsweise wenn sie beim Umzug helfen möchte, keine schweren Gewichte (über 15 kg) tragen, da weder Endplatten und Bandscheiben noch die kleinen Wirbelgelenke und die Muskulatur dazu in der Lage sind, ohne Schaden zu nehmen.

Hebetechnik

Grundsätzlich wird vor dem Anheben eines Gewichts die lokal stabilisierende Muskulatur bewusst aktiviert – Wirbelsäule aufrichten, Bauchnabel Richtung Wirbelsäule ziehen und Beckenbodenmuskulatur anspannen! Beim Üben der Hebetechnik, die die Wirbelsäule am wenigsten belastet, werden auch das Tragen und vor allen Dingen das Absetzen der Last geübt. Diese 3 Aspekte des Gewichtstransports unterscheiden sich grundsätzlich:

- *Anheben:* Die Muskulatur, die den Körper gegen die Schwerkraft streckt, arbeitet dynamisch konzentrisch.
- *Tragen:* Die Antigravitationsmuskulatur arbeitet überwiegend statisch konzentrisch.
- *Absetzen*: Die Muskulatur arbeitet dynamisch exzentrisch.

Beim Absetzen des Gewichts, wenn unter Umständen bereits eine Ermüdung eingetreten ist, muss die Muskulatur demnach die schwierigste Aufgabe erfüllen. Außerdem konzentriert sich der Tragende häufig nur beim Anheben auf die optimale Haltung, nicht aber beim Absetzen der Last. Damit riskiert er eine Schädigung der Bandscheiben.

Richtiges Tragen
- Beim Anheben und Absetzen von Gewichten werden die Knie- und Hüftgelenke so gebeugt, dass das Gewicht mit gestreckter lotrechter Wirbelsäule gehoben bzw. gesenkt wird.
- Das Gewicht wird so schnell wie möglich dicht an den Körper herangeholt, beim Tragen dort gehalten und beim Absetzen so spät wie möglich vor den Körper gebracht (Abb. 9.**7** und 9.**8**). Dieser Bewegungsablauf erfordert neben der Beweglichkeit und Kraft auch ausreichendes Gleichgewicht, um aus der Hocke kontrolliert aufstehen zu können.

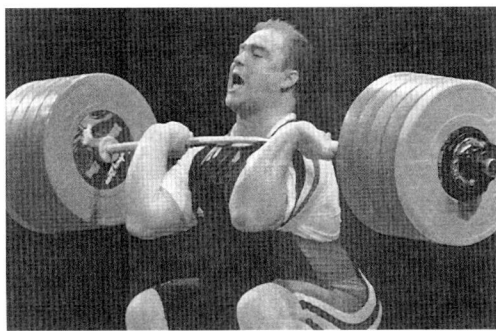

Abb. 9.**7** Gewichtheber leiden nicht überdurchschnittlich oft an Rückenproblemen, da Belastung, Belastbarkeit und Bewegungstechnik im Einklang sind. Die Wirbelsäule ist gestreckt und im Lot.

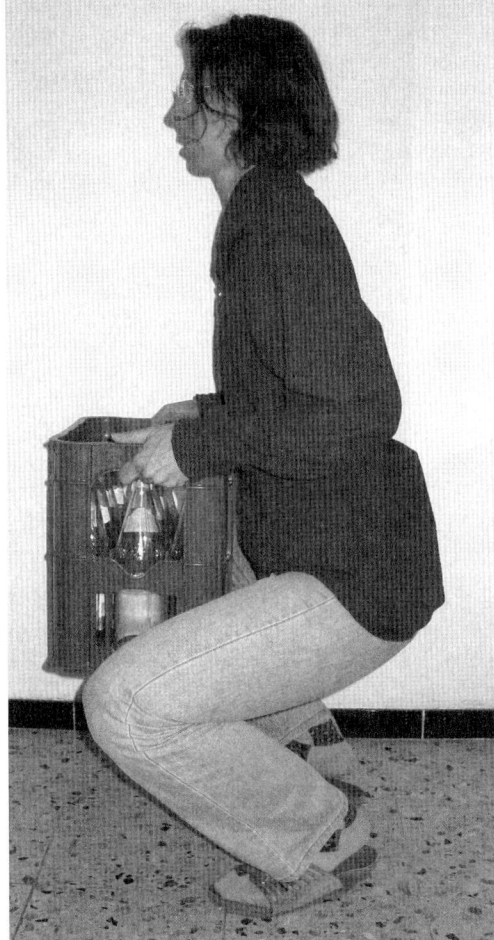

Abb. 9.**8** Beim Heben von Gewichten sollte die Wirbelsäule lotrecht gehalten und die Knie gebeugt werden.

• Sind zum Transport des Gewichts Drehungen notwendig (z. B. Heben einer Getränkekiste aus dem Einkaufswagen in den Kofferraum), werden das Gewicht angehoben und anschließend bei aufrechter Körperhaltung Schritte gemacht, um den Körper ohne Rotation der Wirbelsäule zu drehen.

Beachte: Das Gewicht der Last, das eine Person problemlos heben kann, hängt von ihrer Konstitution, Kraft und Koordination ab.

Im Gegensatz zum Heben wird bei Aktivitäten ohne Gewichtsbelastung zum Erhalten der Beweglichkeit die Wirbelsäule gebeugt (Abb. 9.**9**).

9.6 Kraft

Die Kräftigung der Rücken- und Bauchmuskulatur steht in vielen Rückenschulprogrammen und auf Verordnungen für Patienten mit Rückenschmerzen im Vordergrund.

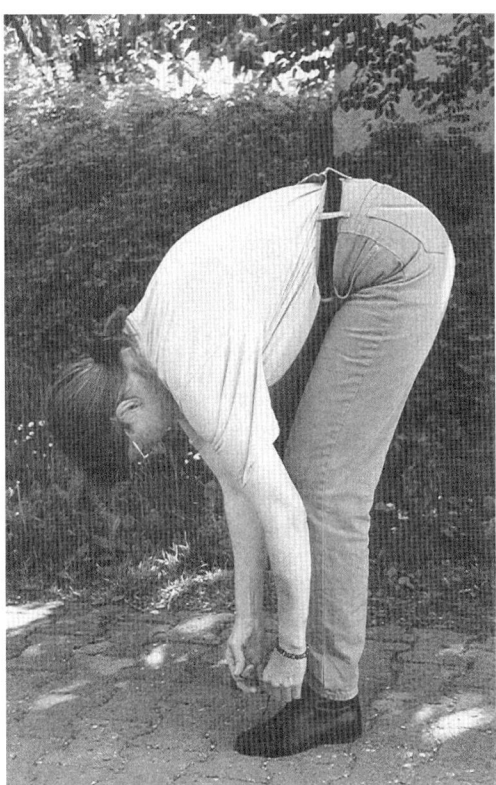

Abb. 9.**9** Zum Binden der Schuhe sollte man sich ruhig beugen!

Helewa et al. (1999) untersuchten, ob die Kräftigung der Rumpfmuskulatur dazu beiträgt, Rückenschmerzen zu vermeiden. Dabei zeigte sich keine Überlegenheit einer Rückenschule mit gegenüber der ohne Kräftigungsprogramm.

Im hier beschriebenen Therapiekonzept wird mangelnder Maximalkraft und Schnellkraft gegenüber mangelnder zielgerichteter Bewegung ein nachgeordneter Stellenwert bei der Entstehung von Bandscheibenschäden beigemessen. Die Verbesserung der Kraftausdauer, der Reaktivkraft und des Tonus der stabilisierenden, tonischen Muskulatur wird weiter oben unter Stabilität beschrieben. Auch die Kräftigung sollte nach Anleitung vom Patienten zu Hause selbstständig durchgeführt werden. Die Übungen dienen gleichzeitig der koordinativen Verbesserung. Die Kräftigung der Bauchmuskulatur wird ohne gleichzeitige Flexion der Wirbelsäule durchgeführt.

Übungen zur Kräftigung

Kniebeugen zur Kräftigung der Bein- und Rumpfmuskulatur und zum Gleichgewichtstraining (Abb. 9.**10**)
- Aufrechter Stand.
- Arme nach vorne ausstrecken.
- In die Knie gehen, wobei der Körper lotrecht bleibt (Schultergürtel über dem Becken).
- Der Tonus der stabilisierenden Muskulatur in Bauch, Rücken und Hals steigt automatisch, kann ggf. durch zusätzliche bewusste Anspannung verstärkt werden.
- Hochkommen.
- Wiederholen.

Steigerung
Bei derselben Übung die Arme neben dem Körper hängen lassen. Dies ist deutlich schwieriger für das Gleichgewicht.

Kräftigung der Wirbelsäulen- und Hüftextensoren in Bauchlage (Abb. 9.**11**)
- Bauchlage.
- Arme in Außendrehung neben den Körper legen.

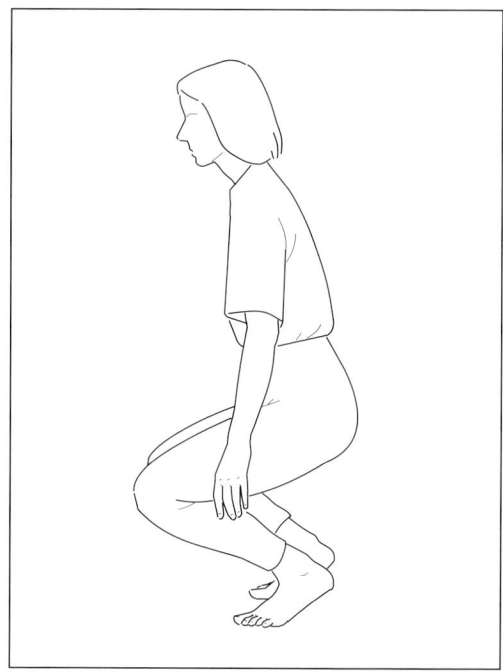

Abb. 9.**10** Kniebeugen zur Kräftigung der Bein- und Rumpfmuskulatur und zum Gleichgewichtstraining.

- Ellenbogen beugen, Hände zeigen kopfwärts.
- Rücken und Nacken strecken.
- Brustkorb anheben.
- Arme anheben.
- Ablegen – loslassen.
- Wiederholen.

Steigerung
Arme abwechselnd in Richtung Kopfende strecken und wieder neben den Körper zurückbewegen.

Kräftigung der Bauchmuskulatur im Unterarmstütz (Abb. 9.**12**)
- Bauchlage.
- Unterarmstütz.
- Zehen aufstellen.
- Schultern von den Ohren weg in Richtung Fußende bewegen.

Abb. 9.**11** Kräftigung der Wirbelsäulen- und Hüftextensoren in Bauchlage.

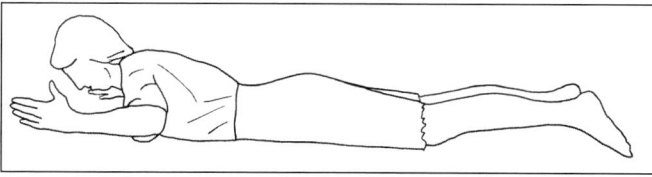

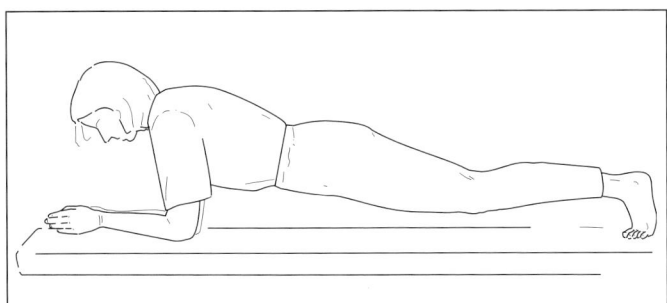

Abb. 9.**12** Kräftigung der Bauchmuskulatur im Unterarmstütz.

- Bauchmuskeln so anspannen, dass sich die Symphyse dem Bauchnabel annähert (Beckenaufrichtung).
- Körper so hochstützen, dass nur noch die Unterarme und die Zehen Kontakt zur Unterlage haben.
- Langsam ablegen – locker lassen.
- Wiederholen.

Kräftigung der Bauchmuskulatur in Rückenlage
(Abb. 9.**13**)
- Rückenlage.
- Füße nacheinander aufstellen.
- Knie nacheinander in Richtung Bauch anheben.
- Bauchmuskeln so anspannen, dass die LWS Kontakt zur Unterlage hat.

- Den Bauchnabel in Richtung Wirbelsäule ziehen und dort halten.
- Ein Bein ausstrecken und langsam absenken, wobei die Bauchmuskelspannung den Kontakt der LWS zur Unterlage aufrechterhält.
- Bein wieder zum Bauch beugen.
- Beine wechseln.
- Wiederholen.

Liegestützen zur Kräftigung der Rumpf-, Bein- und Armmuskulatur (Abb. 9.**14**)
- Auf Hände und Füße stützen.
- Wirbelsäule strecken.
- Schultern von den Ohren weg in Richtung Fußende bewegen.

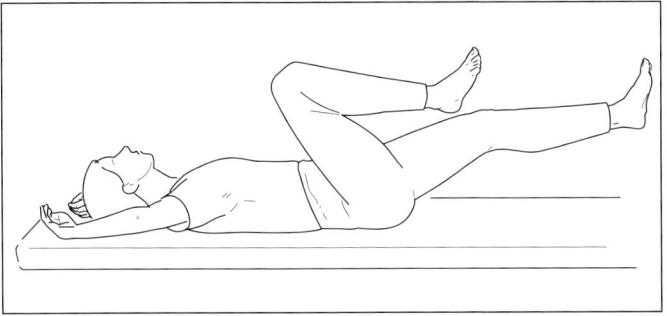

Abb. 9.**13** Kräftigung der Bauchmuskulatur in Rückenlage.

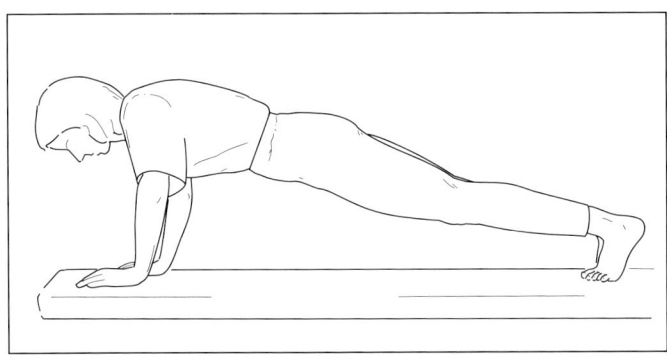

Abb. 9.**14** Liegestützen zur Kräftigung
der Rumpf-, Bein- und Armmuskulatur.

- Bauchmuskeln so spannen, dass die LWS nicht durchhängt.
- Den Bauchnabel in Richtung Wirbelsäule ziehen und dort halten.
- Ellbogen beugen und strecken, ohne die Rumpfstellung zu ändern.

Beachte: Bei Liegestützen müssen die Bauchmuskeln eine Brückenspannung aufbauen und verhindern, dass die Wirbelsäule durchhängt!

9.7 Koordination und Gleichgewicht

Nach einem Bandscheibenvorfall können die Koordination und das Gleichgewicht gestört sein, besonders wenn Schmerzen, Gefühlstörungen und Paresen in einem oder beiden Beinen damit einhergehen. Häufig geben Patienten ein Fremdheitsgefühl im betroffenen Bein an. Dies kann zu Unsicherheit und asymmetrischen Bewegungsabläufen führen. Die Patienten stützen sich beim Aufstehen von einem Stuhl mit den Händen ab, halten sich beim Treppensteigen am Geländer fest und verlieren in der Hocke das Gleichgewicht.

Beachte: Die oben genannten Aktivitäten werden so geübt, dass Abstützen und Festhalten nicht notwendig sind. Beim Lauftraining, Kniebeugen und bei der *„Sonnenanbetung"* (S. 173) werden zusätzlich Gleichgewicht und Koordination geschult.

9.8 Kondition

Nach einem Bandscheibenvorfall, der eine mehr als 2-wöchige Krankheitsdauer mit sich bringt, ist die Kondition des Patienten merklich reduziert. Die 1. Stufe des Konditionstrainings besteht aus Gehen. Waren die Patienten über mehrere Wochen durch Schmerzen am Gehen gehindert, verspüren sie bereits nach einem 30-minütigen Spaziergang eine erhebliche Ermüdung und am darauf folgenden Tag Muskelkater in den Beinen. Diese Unannehmlichkeiten sind normal und bilden sich nach 1 – 2 Tagen zurück.

Beachte:
- Die Gehstrecke wird kontinuierlich gesteigert.
- Das Treppensteigen ist ein nützliches Konditionstraining.

- Ergometertraining ist wegen der damit verbundenen sitzenden Position für Patienten mit Bandscheibenleiden eher ungünstig!

Lauftraining

Sind die Symptome weitgehend abgeklungen, kann mit dem Lauftraining begonnen werden. Das Laufen beinhaltet eine Flugphase, während der beide Füße in der Luft sind (beim Gehen berührt immer ein Fuß den Boden). Gehen und Laufen sind die natürlichen Fortbewegungsarten des Menschen und somit nicht schädlich, sondern für die Gesundheit notwendig.

Auch nach einem konservativ oder operativ behandelten Bandscheibenvorfall ist Laufen eine wohltuende sportliche Aktivität. Dabei wird automatisch der Muskeltonus der Arme, des Rumpfes und der Beine optimiert. Die Wirbelsäule richtet sich auf, und Bauch- und Rückenmuskulatur stabilisieren den Rumpf.

Die mit dem Laufen verbundene, rhythmisch abwechselnd nach rechts und links durchgeführte leichte Drehbewegung der Wirbelsäule kann zur Reduktion residualer Beschwerden beitragen. Zusätzlich dient das Laufen dem Kreislauftraining und unterstützt die Regulation des Blutdrucks und des Körpergewichts. Die Sportart ist kostengünstig und kann nach 1–2-maliger Instruktion von jedem Patienten gefahrlos selbstständig ausgeübt werden.

Durchführung des Lauftrainings (Abb. 9.**15**)
- Mit sehr langsamem Laufen oder Laufen auf der Stelle beginnen.
- Mit den Füßen sanft aufkommen und jeden Schritt abfedern. Dabei sollte nur ein leises Geräusch zu hören sein.
- 1 Min. laufen – 1 Min. gehen im Wechsel.
- Der Landschaft entsprechend laufen, d. h. bei Steigungen und Gefällestrecken zunächst gehen und auf ebenen Strecken laufen. Gelenke und Muskeln brauchen Zeit zur Anpassung.
- Natürlich atmen und nicht die Schritte pro Atemzug zählen.
- Eine Unterhaltung sollte jederzeit möglich sein, da dann Atmung und Pulsfrequenz angemessen sind.

Beachte*: Kein falscher Ehrgeiz!* Das Lauftempo steigert sich mit zunehmendem Training von selbst.

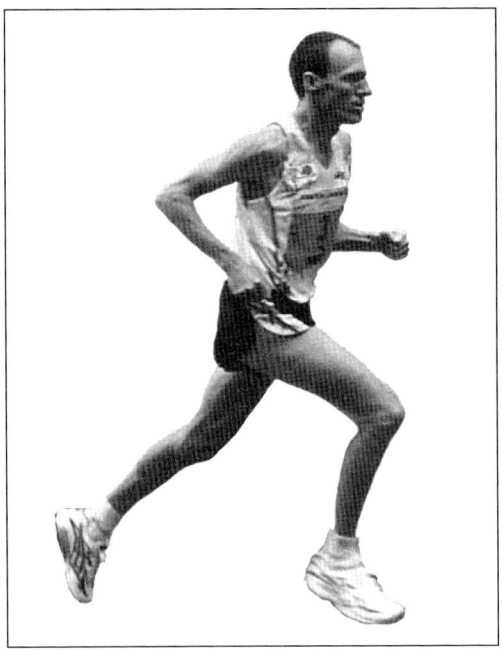

Abb. 9.**15** Lauftraining

- Je nach Wohlbefinden langsam steigern.
- Zuerst die Streckenlänge, dann das Tempo steigern.
- Ziel: 3 mal pro Woche 20 – 45 Min. Laufen anstreben.

9.9 Individuelle Ausgleichsbewegungen

Patienten mit Bandscheibenschäden werden nach Haltung, Bewegungen und Gewichtsbelastungen befragt, die mit ihrer Arbeit und mit ihren Hobbys verbunden sind. Dementsprechend gestaltet sich die Anleitung zum Üben individueller Ausgleichsbewegungen.

Beispiele:
- Ein Kassierer, der sich während der Arbeit überwiegend nach links drehen muss, übt zum Ausgleich dieser einseitigen Belastung regelmäßig die entsprechende Drehung nach rechts.
- Ein Geiger, der die Geige durch Seitneigung der HWS nach rechts fixiert, übt regelmäßig die Seitneigung der HWS nach links.
- Personen, die im Alltag viel sitzen, sich beugen und heben (Abb. 9.**16a** u. **b**), üben re-

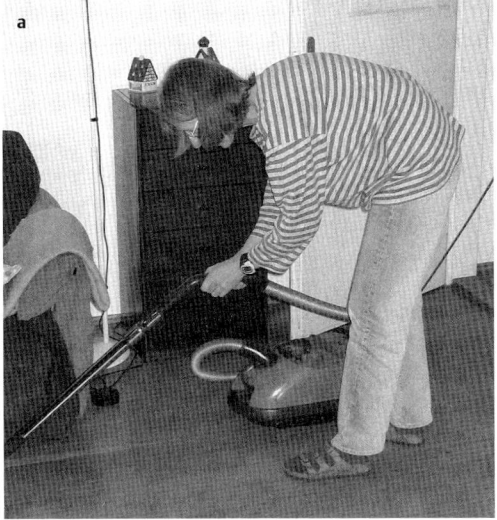

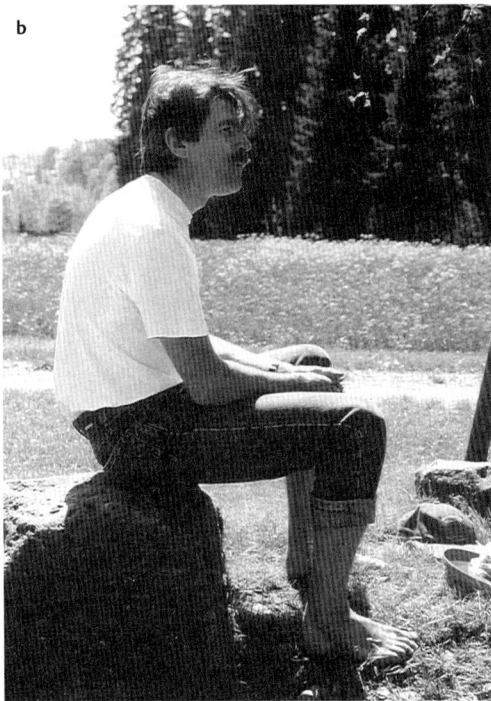

Abb. 9.**16a** u. **b** Gebeugte Tätigkeiten und längeres Sitzen.

gelmäßig die endgradige Extension der Wirbelsäule (Abb. 9.**17a** u. **b**).
- Kinder und Jugendliche, die in der Schule bereits stundenlang sitzen müssen, sollten in Bauchlage ihre Hausaufgaben machen (s. a. Abb. 10.**16a**). Viele Schüler tun dies instinktiv. Es sollte ihnen nicht zu Gunsten einer schöneren Schrift verboten werden.

a

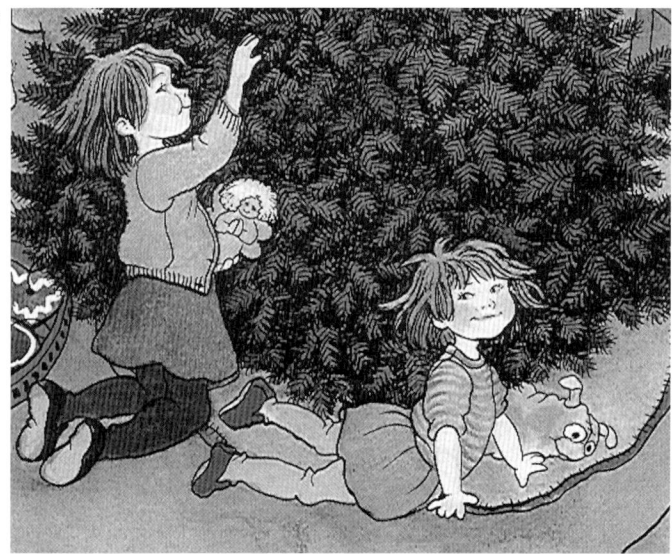

b

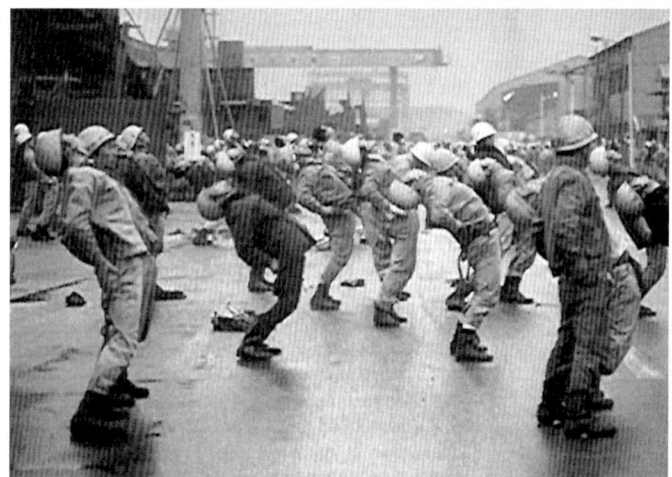

Abb. 9.**17a** u. **b** Kinder in Bauchlage, japanische Arbeiter.

Pope (1998) zeigte elektromyographisch, dass Vibrationen des ganzen Körpers bei einer unerwarteten Gewichtsbelastung zu einer verlangsamten Anspannung der Rückenmuskulatur führen. Beispielsweise sind infolgedessen Lastwagenfahrer, die nach dem Sitzen mit längerer Vibrationsexposition schwere Lasten tragen, besonders gefährdet für die Entwicklung von Bandscheibenschäden.

Dabei wurde außerdem gezeigt, dass bereits 5-minütiges Gehen vor dem Tragen der Lasten diesen Effekt aufhebt (Pope 1998). Kinder und Jugendliche, die in der Schule bereits stundenlang sitzen müssen, sollten in Bauchlage ihre Hausaufgaben machen. Viele Schüler tun dies in-

stinktiv. Es sollte ihnen nicht zu Gunsten einer schöneren Schrift verboten werden.

9.9 Komplexe Bewegungsabläufe

Übung „Sonnenanbetung"

Diese Übung stellt einen komplexen Bewegungsablauf dar, der aus dem Yoga stammt. Er wird hier unter Verzicht auf weltanschauliche Aspekte vereinfacht dargestellt (Tab. 9.**1**). Sie bietet eine Möglichkeit, Koordination, Gleichgewicht, Beweglichkeit, Kraft und Ausdauer zu verbessern.

Tabelle 9.1 Durchführung der Sonnenanbetung

Ausatmen	• Aufrechter Stand • Kopf, Schultergürtel, Beckengürtel und Füße befinden sich in einer Linie • Hände vor der Brust aufeinander legen	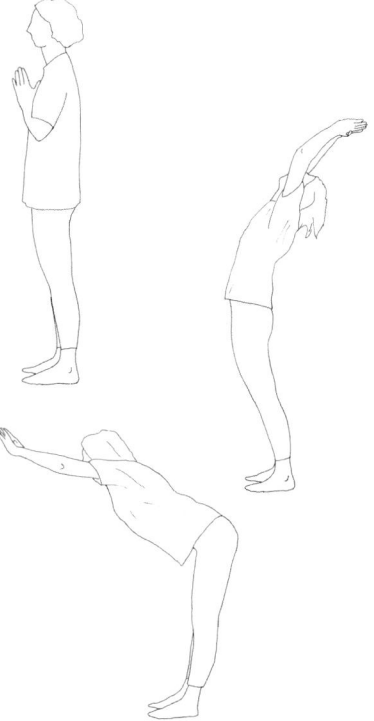
Einatmen	• Arme und Wirbelsäule so weit wie möglich nach hinten strecken • Zu den Händen schauen	
	• Den Oberkörper gestreckt nach vorne bewegen • Die Bewegung findet nur in den Hüftgelenken statt • Wirbelsäule, Schultern und Arme bleiben gestreckt	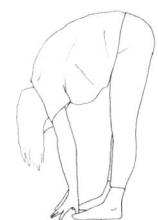
Ausatmen	• Wirbelsäule beugen, die Kniegelenke bleiben zunächst gestreckt • Können auf diese Weise die Hände den Boden nicht berühren > Knie beugen • Hände abstützen	
Einatmen	• Linken Fuß nach hinten stellen • Hüfte und Knie links strecken • Hüfte und Knie rechts beugen, Gesäß absenken, Ober- und Unterschenkel berühren sich • Wirbelsäule strecken	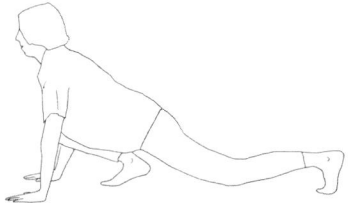
Stopp	• Rechten Fuß neben den linken nach hinten stellen • Gesäß so anheben, dass Beine und Rumpf/Arme ein umgekehrtes *V* bilden • Wirbelsäule strecken • Fersen absenken	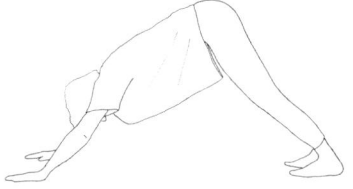

Tabelle 9.**1** (Fortsetzung)

Ausatmen	• Knie absenken • Gesäß zu den Fersen bringen • Kopf ablegen • Wirbelsäule beugen	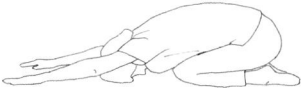
	• Hände weit nach vorne schieben	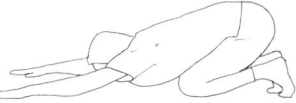
	• Auf die Hände stützen und kopfwärts bewegen • Nase dicht über der Unterlage	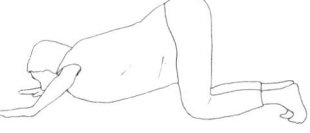
	• Wirbelsäule strecken • In Bauchlage ablegen	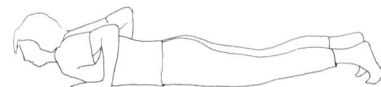
Einatmen	• Ellenbogen, Wirbelsäule strecken	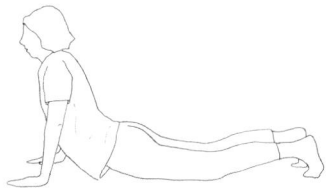
Ausatmen	• Gesäß so anheben, dass Beine und Rumpf/Arme ein umgekehrtes *V* bilden • Wirbelsäule strecken • Fersen absenken	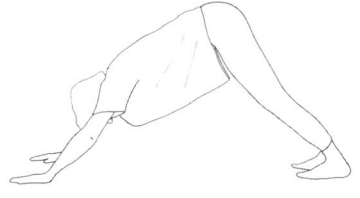
Einatmen	• Linken Fuß nach vorne stellen • Hüfte und Knie links beugen, Gesäß absenken, Ober- und Unterschenkel berühren sich • Hüfte und Knie rechts strecken • Wirbelsäule strecken	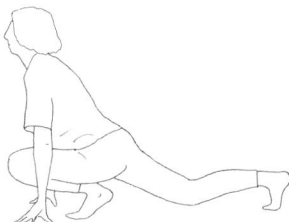

Tabelle 9.**1** (Fortsetzung)

Ausatmen	• Rechten Fuß nach vorne neben den linken stellen • Gesäß anheben, Wirbelsäule beugen • Knie strecken	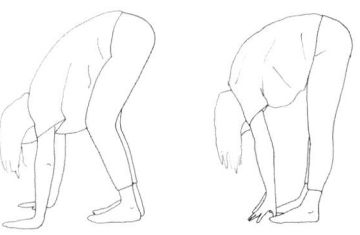
Einatmen – Ausatmen	• Aufrichten • Wirbelsäule strecken • Zurück zum aufrechten Stand	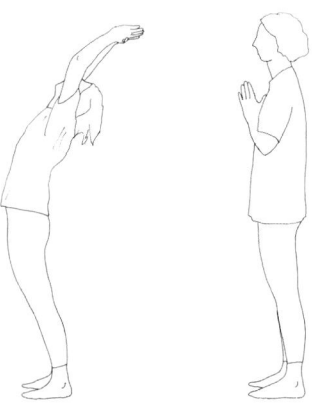

Die Sonnenanbetung beinhaltet die Streckung und Beugung der gesamten Wirbelsäule sowie der Hüft-, Knie- und Sprunggelenke, die endgradige Flexion der Schultergelenke und die endgradige Extension der Handgelenke.

Folgende Muskelgruppen werden dabei gekräftigt:
• Rumpfmuskulatur in ihrer bewegenden, stabilisierenden und fallverhindernden Funktion;
• Hüftbeuger und -strecker, Kniestrecker sowie Fußheber und -senker;
• Arm- und Schultergürtelmuskulatur, die zum Stützen notwendig ist, insbesondere die Ellenbogenstrecker und die Brustmuskulatur.

Beachte: Zunächst werden alle Bewegungsschritte einzeln geübt, und anschließend in flüssiger Folge zusammengesetzt.

• Zuletzt können Tempo und Rhythmus durch die Synchronisierung der Bewegungsschritte mit der Atmung optimiert werden.
• Der Bewegungsablauf kann das Üben einzelner Bewegungen zum Teil ersetzen.
• Die Drehung der Wirbelsäule sollte auf jeden Fall zusätzlich geübt werden.

Sind Muskeln vom Bandscheibenvorfall betroffen, die in diesem Bewegungsablauf nicht besonders beansprucht werden, sollten sie zusätzlich gezielt gekräftigt werden.

10 In Kombination mit Bandscheibenvorfällen auftretende Erkrankungen

Mit Bandscheibenschäden häufig kombinierte mechanische Störungen wie spinale Enge und verkürzte Strukturen des aktiven und passiven Bewegungsapparats aus Muskeln, Sehnen, Bändern und Gelenkkapseln (Kontrakturen) sowie beeinträchtigte Nervenbeweglichkeit verursachen stereotype Schmerzreaktionen bei wiederholten endgradigen Bewegungen der Wirbelsäule.

Bei der hier beschriebenen Physiotherapie können die Bewegungen, die zur Therapie des Bandscheibenschadens günstig wären, möglicherweise Symptome anderer Ursache provozieren und verstärken. Die konservative Therapie bei solchen kombinierten Erkrankungen ist entsprechend schwieriger und weniger Erfolg versprechend als die Therapie bei Bandscheibenschäden ohne eine zusätzliche mechanische Beeinträchtigung.

Neben mechanischen Zusatzerkrankungen können auch andere (z. B. neurologische) Erkrankungen die Behandlung von Patienten mit Bandscheibenschäden beeinträchtigen.

10.1 Mechanisch wirkende Zusatzerkrankungen

Zu den häufigsten Zusatzerkrankungen, die mit einem Bandscheibenschaden kombiniert auftreten, zählen:
- Knöcherne spinale und foraminale Engesyndrome;
- Verkürzte Strukturen im Bereich der Wirbelsäule;
- Entzündete oder fibrosierte Nervenwurzel.

Nachfolgend werden das typische Schmerzverhalten bei bestimmten kombinierten Erkrankungen und der daraus resultierende Konflikt mit den therapeutisch nützlichen Bewegungen bei Bandscheibenschäden zusammengefasst.

Spinale oder foraminale Enge

Da das Lumen des Spinalkanals und der Foramina intervertebralia bei Extension der Wirbelsäule kleiner werden, provozieren Extension des von einem Engesyndrom betroffenen Wirbelsäulenabschnitts sowie längeres Stehen und Gehen Symptome. Dabei treten Schmerzen und Sensibilitätsstörungen im Bereich der Wirbelsäule auf oder strahlen in Arme und Beine aus. Eine zervikale spinale Enge kann zu zentral ausgelösten Symptomen in den Beinen führen.

Bei kombiniertem Auftreten eines Engesyndroms mit einem Bandscheibenvorfall können wiederholte endgradige Bewegungen der Wirbelsäule zur Folge haben, dass der Schmerz bei mittelgradiger Extension der Wirbelsäule zentralisiert und reduziert, während er sich bei endgradiger Extension verstärkt und peripheralisiert. Die beiden Bereiche (der, in dem die Symptome empfunden werden und der, der dem Bandscheibenvorfall zuzuordnen ist) weichen voneinander ab, wenn die spinale oder foraminale Enge in einer anderen Höhe besteht als der Bandscheibenvorfall.

Nach den Bewegungstests bilden sich die Symptome, die erst bei endgradiger Bewegung provoziert wurden, umgehend zurück. Beim Sitzen und bei mittelgradiger Flexion der Wirbelsäule reduziert sich der bei längerem Stehen und Gehen provozierte Schmerz. Bei endgradiger Flexion der Wirbelsäule verstärkt und peripheralisiert sich der durch den Bandscheibenvorfall ausgelöste Schmerz.

Bei der Physiotherapie werden die Bewegungen der Wirbelsäule so geübt, dass die Provokation von ausstrahlenden Schmerzen und Sensibilitätsstörungen unterbleibt.

Beachte: Häufig ist keine Eliminierung des Schmerzes möglich, und beim Stehen und Gehen tritt eine persistierende Schmerzverstärkung auf.

Verkürzte Strukturen im Bereich der Wirbelsäule

Kontrakturen im Bereich der Wirbelsäule kommen oft vor. Ein von Haltungen und Bewegungen in Flexion der Wirbelsäule geprägter Alltag begünstigt Bewegungseinschränkungen in Extension und Rotation. Die Angabe von Patienten, schon seit Jahren nicht mehr auf dem Bauch liegen zu können, kann ein Hinweis auf eine Extensionseinschränkung sein. Zusätzlich sind nach einem früheren Bandscheibenvorfall – vermutlich durch Narbenbildung im Bereich des Anulus fibrosus und der betroffenen Nervenwurzel – Bewegungseinschränkungen in Flexion zu beobachten.

Durch Kontrakturen des aktiven und passiven Bewegungsapparats ausgelöste Schmerzen werden diffus im Bereich der Wirbelsäule, des Rückens oder proximal in eine Extremität ausstrahlend lokalisiert, ohne einem bestimmten Dermatom zugeordnet zu sein. Sie können unabhängig vom Bandscheibenschaden in jedem Bereich der Wirbelsäule auftreten und werden am Ende einer Bewegung in die eingeschränkte Richtung ausgelöst. Nach der endgradigen Bewegung sind die Schmerzen nicht mehr zu spüren.

Werden Bewegungen bis zum Limit mit großer Intensität geübt, besteht die Möglichkeit, dass nach den Bewegungen diffuse Schmerzen bestehen bleiben. Dies ist eventuell auf eine Gewebeverletzung durch Dehnung zurückzuführen.

Bei kombiniertem Auftreten einer Kontraktur von Muskeln, Sehnen, Bändern und Gelenkkapseln mit einem Bandscheibenvorfall bewirken wiederholte endgradige Bewegungen der Wirbelsäule folgendes Schmerzverhalten: Der Schmerz zentralisiert und wird bei mittelgradiger Bewegung der Wirbelsäule reduziert, während bei endgradiger Bewegung neue diffuse Schmerzen auftreten. Nach den Bewegungstests bilden sich die Symptome, die erst bei endgradiger Bewegung provoziert wurden, sofort wieder zurück. Beim Üben dieser Bewegungen mit hoher Intensität (z. B. 10-mal jede Stunde über mehrere Tage) kann ein diffuser Schmerz bestehen bleiben.

Schmerzen durch verkürzte Strukturen können die Ausführung endgradiger Bewegungen derart verhindern, dass die Intensität der Übungen zunächst nicht ausreicht, um die Schmerzen zu zentralisieren oder zu reduzieren. Die Bewegungen der Wirbelsäule werden jedoch so geübt, dass die Provokation von diffusen neuen Schmerzen toleriert wird. Bleiben die Beschwerden nach den Übungen länger als 30 Minuten bestehen, ist die Anzahl der Wiederholungen der provozierenden Bewegung vorübergehend zu verringern. In aller Regel ist es möglich, die Beweglichkeit durch die Übungen so zu verbessern, dass sich die Wirkung der Bewegungen auf die durch den Band-

scheibenvorfall ausgelösten Symptome im Lauf von wenigen Tagen optimieren lässt.

Entzündete oder fibrosierte Nervenwurzel

Eine entzündete oder fibrosierte Nervenwurzel kann im Foramen intervertebrale als Raumforderung wirken und bei Extension und Rotation der Wirbelsäule durch Verkleinerung des Lumens des Foramen intervertebrale komprimiert werden. Bei Flexion und Rotation von der betroffenen Seite weg gerät die betroffene Nervenwurzel unter Spannung und provoziert ebenfalls Symptome. Dabei kann es zu Schmerzen und Sensibilitätsstörungen im Bereich des betroffenen Wirbelsäulenabschnitts und im Verlauf der peripheren Nerven, die sich aus der betroffenen Nervenwurzel entwickeln, kommen.

Bei kombiniertem Auftreten einer entzündeten oder fibrosierten Nervenwurzel mit einem Bandscheibenvorfall können wiederholte endgradige Bewegungen der Wirbelsäule folgendes Schmerzverhalten bewirken: Der Schmerz zentralisiert und wird bei mittelgradiger Bewegung der Wirbelsäule reduziert, während bei endgradiger Bewegung ausstrahlende radikuläre Schmerzen und eventuell Sensibilitätsstörungen ausgelöst werden. Je nach Irritierbarkeit der Symptomatik bleiben die Beschwerden nach den Bewegungstests bestehen oder bilden sich zurück.

Bei der Physiotherapie werden die Bewegungen der Wirbelsäule so geübt, dass die Provokation von ausstrahlenden Schmerzen und Sensibilitätsstörungen unterbleibt. Häufig ist eine Besserung der Symptomatik mithilfe von Bewegungen der Extremitäten zu erreichen, die möglicherweise abschwellend auf die Nervenwurzel wirken und dann das Üben endgradiger Bewegungen der Wirbelsäule ermöglichen.

10.2 Nichtmechanische Zusatzerkrankungen

Neben mechanischen Störungen im Bereich der Wirbelsäule beeinflussen auch andere Begleiterkrankungen den Verlauf der Therapie bei Bandscheibenschäden:

- Neurologische Erkrankungen, bei denen die Patienten ihre Haltungs- und Bewegungsmuster nicht kontrollieren können
- Erkrankungen, durch die die Patienten zum vermehrten Sitzen gezwungen sind.

Eine vermutlich häufiger mit Bandscheibenschäden assoziierte Erkrankung ist das *idiopathische Parkinson-Syndrom.* Diese neurodegenerative Erkrankung vorwiegend des motorischen Systems ist mit einer gebeugten Körperhaltung verbunden. Die Patienten sind nicht oder nur sehr begrenzt in der Lage, ihre Bewegungs- und Haltungsmuster zu kontrollieren. Die Folge sind häufig Lumboischialgien und Bandscheibenvorfälle vor allem der LWS.

Die hier beschriebene konservative Therapie kann häufig nicht konsequent eingesetzt werden, da die Patienten nicht in der Lage sind, die Übungen regelmäßig durchzuführen. Bei den Betroffenen ist daher ein Schwerpunkt der Physiotherapie auf die Prävention zu legen. Die Patienten sollten aufgefordert werden, regelmäßig auf dem Bauch zu liegen und im Unterarmstütz oder auf dem Lesekeil zu lesen.

Dies gilt auch für Patienten, die aufgrund ihrer Erkrankung gezwungen sind, viel zu sitzen, wie z. B. bei neurologischen Erkrankungen (Querschnittlähmung, Multiple Sklerose) oder nach Verletzungen (z. B. Frakturen der unteren Extremität). Zusätzlich ist das regelmäßige endgradige Strecken der gesamten Wirbelsäule (z. B. durch Hochstützen aus der Bauchlage) hilfreich.

Beachte: Die beschriebene Diagnostik und Therapie von Schmerzsyndromen im Zusammenhang mit Bandscheibenschäden sollte auch bei Patienten mit nichtmechanischen Zusatzerkrankungen angestrebt werden, auch wenn in diesen Fällen Lähmungen, Sensibilitätsstörungen und verminderte Kommunikationsfähigkeit die Erfolgsaussichten der konservativen Behandlung erheblich einschränken können.

11 Psychosoziale Risikofaktoren

Die Wirbelsäule ist im Volksmund stark mit psychischen Assoziationen belegt. Redewendungen wie *„Der hat ein breites Kreuz"* oder *„Sie hat Rückgrat bewiesen"* drücken Stärke und Durchsetzungsvermögen aus. Schwäche und Versagen hingegen werden durch Redewendungen wie *„Sie ist gramgebeugt", „Die ganze Verantwortung lastet auf seinen Schultern", „Das wird ihr das Genick oder das Kreuz brechen"* oder *„Er ist aufs Kreuz gelegt worden"* zum Ausdruck gebracht.

Schmerzsyndrome im Bereich der Wirbelsäule werden ebenfalls häufig mit psychischen Faktoren in Verbindung gebracht (Waddell 1980, 1987 u. 1998, Boos 1995, Hildebrand 1996, Hasenbring 1999). Besonders dann, wenn die üblichen diagnostischen Strategien kein Ergebnis erbracht haben, die somatische Ursache der Beschwerden unklar ist und verschiedene Therapiestrategien ohne Erfolg blieben, werden psychologische Mechanismen für die Entstehung und das Leiden an Rücken- und Nackenschmerzen verantwortlich gemacht.

Patienten und Therapeuten sind beim Verdacht auf das Vorliegen psychosozialer Einflussfaktoren in aller Regel unsicher, ob psychische, soziale oder somatische Ursachen für die Beschwerden verantwortlich sind und mit welcher Form der Therapie die Beschwerden gelindert werden können. Diese Unklarheit kann zu erheblichen Belastungen des Gesundheitswesens durch Konsultationen vieler verschiedener Ärzte und Inanspruchnahme vielfältiger Behandlungsangebote sowie durch Arbeitsunfähigkeit selbst führen.

Obwohl die Identifizierung psychischer Einflussfaktoren schwierig ist, können einige psychologische Mechanismen von Physiotherapeuten und Ärzten erkannt werden und die gezielte Therapieplanung beeinflussen. Besonders bei chronischen Schmerzsyndromen, die durch eine lange Leidenszeit und Hilflosigkeit zu psychischen Veränderungen wie Depressionen führen können, ist häufig unklar, ob das somatische Problem zu psychischen Problemen geführt hat oder umgekehrt. Daher sollte der Versuch unternommen werden zu differenzieren, ob eine körperliche Erkrankung oder eine psychische Störung oder eine Kombination vorliegt. Im Falle der Kombination ist dann zu klären, ob das psychische oder das körperliche Problem aktuell im Vordergrund steht. Entsprechend wird bei der Therapie das dominante Problem vorrangig behandelt.

Auch für die Prävention psychischer Störungen, die aufgrund von Schmerzsyndromen entstehen können, sollten Therapeuten die Risikofaktoren kennen und ihre Therapie, vor allen Dingen die Informationen und Instruktionen der Patienten so gestalten, dass der Entwicklung von Ängsten, Depressionen und Vermeidungsverhalten vorgebeugt wird. Bei der Planung einer Bandscheibenoperation sollten psychosoziale Risikofaktoren berücksichtigt werden, um ein vorhersehbares schlechtes Operationsergebnis zu vermeiden. Patienten mit psychosozialen Problemen sollten entweder anstatt einer Operation oder zusätzlich zu einer Operation psychologisch oder psychotherapeutisch untersucht und gegebenenfalls unterstützend behandelt werden (Waddell 1980, Junge et al. 1996).

Im Folgenden werden Beurteilungskriterien und Tests beschrieben, die es dem Untersucher ermöglichen, psychosoziale Einflussfaktoren zu diagnostizieren. Zur Planung einer gezielten Therapie psychosozial dominierter Probleme wird auf die Fachliteratur der Psychologie und Psychotherapie und auf Programme zur Therapie chronischer Rückenschmerzen verwiesen (Hildebrandt et al. 1996, Hasenbring et al. 1999, Grawe 2000).

Nichtorganische körperliche Zeichen nach Waddell

Waddell et al. (1980) entwickelten eine standardisierte, reliable Untersuchung zur Unterscheidung organischer und nichtorganischer Zeichen bei Patienten mit Rückenschmerzen (Abb. 11.1). Diese einfachen Untersuchungen helfen auch psychologisch ungeschulten Physiotherapeuten und Ärzten Patienten zu identifizieren, deren Beschwerden durch psychosoziale Faktoren dominiert werden.

Getestet werden die 5 Parameter *Empfindlichkeit, simulierte Belastung, Übereinstimmung von*

Empfindlichkeit	negativ	positiv
Oberflächlich	☐	☐
Nicht anatomisch	☐	☐
Simulationstest		
Axiale Belastung	☐	☐
Rotation	☐	☐
Diskrepanz zwischen Straight leg raise-Test und Langsitz		
Regionale Störungen		
Abweichungen von neuroanatomischen Gegebenheiten		
Sensibilitätsstörungen	☐	☐
Muskelschwäche	☐	☐
Überreaktion	☐	☐

Abb. 11.**1** Befundbogen zur Dokumentation der Tests.

Straight-leg-raise-Test und Langsitz, Zuordnung von Störungen zu anatomischen Strukturverhältnissen und *Verhalten bei Schmerzauslösung.* Jedes positive Ergebnis eines Tests zählt.

Beachte:
- Erzielen 3 der 5 Parameter ein positives Testergebnis, wird der Test insgesamt als positiv gewertet. Das bedeutet, dass die Beschwerden des Patienten durch psychosoziale Einflussfaktoren dominiert sind und dass eine Psychotherapie ratsam erscheint.
- Ein einzelnes positives Testergebnis wird ignoriert. Bei Patienten mit schweren neurologischen Erkrankungen, über 60-jährigen und ethnischen Minderheiten sind diese Tests nicht verwertbar.

Untersuchung

Mithilfe von Hautverschiebungen im Bereich des Rückens wird die oberflächliche *Empfindlichkeit* geprüft. Normalerweise ist dieser Test nicht schmerzhaft. Außerdem wird der Bereich der Schmerzausbreitung bewertet. Werden große und viele verschiedene Schmerzbereiche angegeben, ist der Test als positiv zu werten. *Simulationstests* täuschen eine Belastung der LWS vor. Axiale Belastung wird in Form von leichtem Druck auf den Kopf beim aufrecht stehenden Patienten appliziert. Eine rotatorische Bewegung wird dadurch simuliert, dass bei passiv an das Becken fixierten Armen eine passive Rotation des Patienten so durchgeführt wird, dass keine Rotation in der Wirbelsäule, sondern nur in Hüft- und Sprunggelenken erfolgt. Gibt der Patient bei einem dieser Tests eine Schmerzverstärkung im Bereich der Wirbelsäule an, wird der Test als positiv gewertet.

Eine *Diskrepanz* zwischen der Schmerzäußerung beim Straight-leg-raise-Test und dem Langsitz oder der Kniestreckung im Sitz an der Bettkante wird als positives Testergebnis gewertet, wenn der Winkelunterschied 40° und mehr beträgt.

Regionale Störungen (z. B. Sensibilitätsstörungen und Muskelschwäche) werden danach beurteilt, ob sie mit den neuroanatomischen Gegebenheiten in Einklang stehen. Das plötzliche „Nachgeben" eines Beines ist ebenso als positives Testergebnis zu werten wie Gefühlsstörungen im ganzen Bein.

Als *Überreaktion* werden übermäßige Verbalisierung des Schmerzes, starke Grimassierung, allgemeine Muskelspanung, Tremor, Kollaps und Schwitzen gewertet. Insbesondere bei der Beurteilung dieser Überreaktionen ist allerdings zu beachten, dass auch Patienten mit organischen Störungen zur Verdeutlichung des Leidensdrucks solche Verhaltensweisen entwickeln können. Damit erscheint gerade die Überreak-

	positiv	negativ
1. Haben Sie Schmerzen am Steißbein?	☐ ja	☐ nein
2. Bekommen Sie Schmerzen im ganzen Bein?	☐ ja	☐ nein
3. Wird das ganze Bein taub?	☐ ja	☐ nein
4. Gibt das ganze Bein beim Gehen und Stehen nach?	☐ ja	☐ nein
5. Hatten Sie im vergangenen Jahr Zeiten ohne Schmerz?	☐ nein	☐ ja
6. Hat Ihnen irgendeine Therapie geholfen?	☐ nein	☐ ja
7. Sind Sie notfallmäßig in das Krankenhaus gegangen?	☐ ja	☐ nein

Abb. 11.**2** Befundbogen zur Dokumentation der Befragung.

tion alleine wenig geeignet, eine organische Erkrankung auszuschließen.

Auch die Befragung und die Anamneseerhebung des Patienten kann auf psychosoziale Risikofaktoren hinweisen (Abb. 11.**2**). Typische Angaben bei Patienten mit psychosozialen Risikofaktoren und pathologischem Krankheitsverhalten sind zusätzlich zu den oben bereits beschriebenen Abweichungen von bekannten anatomischen Gegebenheiten konstanter Schmerz seit Monaten bis Jahren, Therapieresistenz und notfallmäßige Einweisungen in Krankenhäuser (Waddell 1998). Die Patienten geben an, seit Jahren keine Minute schmerzfrei gewesen zu sein. Dabei wird der Schmerz auf der numerischen Analogskala sehr hoch eingestuft (5 – 10/10).

Therapiemaßnahmen führen bei diesen Patienten regelhaft zu Nebenwirkungen und Schmerzsteigerung. Medikamente lösen Schwindel oder Magenschmerzen aus, und der Physiotherapie wird eine Schmerzsteigerung zugeordnet, auch wenn diese erst viele Stunden nach der Therapie empfunden wurde.

Andere psychosoziale Faktoren

Ständig wechselnde Angaben zu den Beschwerden, konstant hohe Bewertungen der Schmerzintensität (8 – 10 auf der numerischen Analogskala), Diskrepanz des Verhaltens (z. B. Hinken) bei Beobachtung und vermeintlicher Nichtbeobachtung sind zusätzliche Hinweise auf eine nichtorganische Störung. Beim Vorliegen eines Rentenbegehrens oder eines sekundären Krankheitsgewinns durch vermehrte Zuwendung z. B.

des Ehepartners etwa bei Schmerzäußerung tragen die psychosozialen Faktoren zur Aufrechterhaltung des Krankheitsgeschehens bei.

Der sekundäre Krankheitsgewinn wird in der Psychologie auch im Rahmen der *operanten Konditionierung* gedeutet (entsprechend einem Lernen durch Erfolg), die durch das Beibehalten bestimmter Verhaltensweisen aufgrund von Belohnung gekennzeichnet ist (Hasenbring et al. 2001).

Angst vor Schmerzen und das daraus resultierende Vermeidungsverhalten können ebenfalls die Ursache für Rückenschmerz und dessen Chronifizierung sein oder diese zumindest unterstützen (Waddell et al. 1993, McCracken et al. 1996, Crombez et al. 1999, Pfingsten et al. 2000). Manche Autoren vermuten, dass die Angst vor Schmerz, der durch Belastung ausgelöst werden könnte, mehr Behinderung mit sich bringt als der Schmerz selbst (Chombez et al. 1999).

Anhaltende *Überforderung* im Arbeitsalltag oder im sozialen Umfeld, Unzufriedenheit am Arbeitsplatz, *Depressivität* und fehlgesteuertes Bewältigungsverhalten (Copingverhalten) bei Schmerzen sind relevante Prädiktoren für das Auftreten von akuten Rückenschmerzen und Chronifizierung (Hasenbring et al. 2001).

Depressivität kann sich auf folgenden 4 Ebenen äußern:
- Emotional: niedergeschlagene Stimmung;
- Motivational: Antriebsverlust;
- Kognitiv: Gedanken der Hilf- und Hoffnungslosigkeit;
- Verhalten betreffend: Rückzugverhalten.

Zur Diagnostik der Depression hat sich eine Selbstbeurteilungsskala bewährt (Zung u. Wonnacott 1970, Zung 1983). Dabei werden Aspekte wie Weinerlichkeit, Schlaf- und Appetitstörungen, verminderte Libido, Erregung, Unentschlossenheit und Reizbarkeit als Hinweis auf Depressivität gewertet.

Beachte: Bei Patienten mit Wirbelsäulenbeschwerden können psychosoziale Gesichtspunkte eine große Rolle spielen, insbesondere bei der Chronifizierung. Die Aufgabe von Physiotherapeuten und Ärzten gleichermaßen besteht darin, rechtzeitig zu erkennen, welche Patienten professionelle psychologische bzw. psychotherapeutische Unterstützung benötigen.

12 Ausgewählte Studien

Die Effekte klinisch eingesetzter Therapiemethoden sollen und müssen in zunehmendem Maß wissenschaftlich untersucht werden. Dabei stellen sich auch auf dem Gebiet der Physiotherapie viele Fragen:
- Wie lässt sich Therapieerfolg messen?
- Welche Therapie hat einen Effekt?
- Wie können verschiedene Methoden verglichen werden?
- Welche Therapie hilft welchem Patienten am besten?
- Wie werden die Ergebnisse einer Untersuchung interpretiert?

Physiotherapeuten müssen sich ebenso wie Ärzte der Herausforderung stellen, diese Fragen zu beantworten. Gleichzeitig ist diese Aufgabe auch eine Chance, physiotherapeutische Methoden zu definieren, zu standardisieren, weiterzuentwickeln und ihren Nutzen für die Patienten darzustellen. Nutzlose oder gar schädliche Behandlungsweisen sollten unterlassen werden.

Zum Thema *Rückenschmerzen* (Low back pain) finden sich bei der MEDLINE-Suche nach wissenschaftlichen Studien nahezu 6.500 Arbeiten, die zwischen 1966 und 2000 veröffentlicht wurden. Zu *Nackenschmerzen* (Neck pain) gibt es mit ca. 1.400 Arbeiten wesentlich weniger Beiträge. Bei Einschränkung auf den *Bandscheibenvorfall* (Disc herniation, disc prolaps) sinkt die Zahl auf etwa 1.360. Aus dieser Flut von Informationen diejenigen Arbeiten herauszufinden, die für die physiotherapeutische Arbeit von praktischem Nutzen sind, ist schwierig.

Die nachfolgend vorgestellten exemplarischen Studien sollen eine Übersicht über die daraus gewonnenen klinisch-wissenschaftlichen Erkenntnisse zu den Themen *Rücken- und Nackenschmerz* sowie *Bandscheibenvorfall* vermitteln.

Folgende Themen sind Inhalte der Studien:
- Physiotherapie nach McKenzie;
- Übersicht über die Entwicklung des Umgangs mit dem Problem Rückenschmerz;
- Vergleichsstudien verschiedener Behandlungsstrategien;
- Radiologische Verlaufskontrolle;
- Klinische und anatomische Erkenntnisse zur Nervenbeweglichkeit.

Die Auswahl der Studien fand nach folgenden Gesichtspunkten statt:
- Hohe Qualität (randomisiert, prospektiv, große Patientenzahl, lange Nachbeobachtungszeit);
- Relevanz für die Physiotherapie;
- Häufigkeit, mit der die Arbeiten zitiert werden.

Zu den einzelnen Artikeln werden jeweils der Inhalt kurz dargestellt, unter *Schlussfolgerungen* die Interpretation der Untersucher wiedergegeben und unter *Kommentar* die Studie aus der Sicht der Autoren dieses Buches bewertet.

12.1 Donelson R, Aprill C, Medcalf R, Grant W. A prospective study of centralization of lumbar and referred pain. Spine. 1997;22:1115–1122

Publikationstyp
Prospektive Studie.

Fragestellung
Lassen sich mithilfe wiederholter endgradiger Bewegungen der Wirbelsäule und der Beurteilung von Zentralisierung und Peripheralisierung von Schmerzen, so wie sie von McKenzie (1981) beschrieben wurden, zuverlässige Aussagen über den Zustand des Anulus fibrosus der Bandscheibe machen?

Hintergrund
Das zuerst von McKenzie (1981) beschriebene klinische Zeichen *Zentralisierung* tritt häufig während der mechanischen Untersuchung mithilfe wiederholter endgradiger Bewegungen der Wirbelsäule bei Patienten mit radikulären Schmerzen auf. Die Ausdehnung des ausstrahlenden oder radikulären Schmerzes bildet sich von distal nach proximal schnell (d. h. während der Bewegungen) in Richtung oder bis zur Mittellinie des Rückens zurück (McKenzie 1981, 1986, 1990, 2003).

McKenzie postulierte weiter, dass Schmerz in der Mittellinie des Rückens unter den gleichen

Testbedingungen durch wiederholte endgradige Bewegung in eine einzige Richtung verschwinden kann. Als Peripheralisierung bezeichnet er die umgekehrte Entwicklung. Nach den Bewegungen der Wirbelsäule bleibt diese Veränderung erhalten.

McKenzie stellte die Hypothese auf, dass anhand der Zentralisierung und der bevorzugten Bewegungsrichtung eine Aussage über den Zustand des Anulus gemacht werden kann. Die Studie wurde unter folgenden Hypothesen durchgeführt:

- Zentralisierender Schmerz geht von der Bandscheibe aus und tritt nur bei intaktem Anulus auf.
- Schmerz, der nur peripheralisiert, geht auch von der Bandscheibe aus, aber der Anulus ist funktionell nicht mehr intakt.
- Ausstrahlender Schmerz, dessen Lokalisation nicht schnell durch wiederholte endgradige Bewegungen geändert werden kann, geht nicht von der Bandscheibe aus.
- Die Diskographie mit Provokation des dem Patienten bekannten Schmerzes ist die einzige reliable Möglichkeit, eine Aussage über den Zustand des Anulus und darüber zu machen, ob der bekannte Schmerz von der Bandscheibe ausgeht.

Patienten und Methode

63 Patienten, die länger als 3 Monate an Rücken- und teilweise Beinschmerzen gelitten hatten, wurden zunächst mechanisch von 2 McKenzie-Therapeuten und anschließend von Radiologen diskographisch und mit Magnetresonanztomografie untersucht. Alle Untersucher dokumentierten ihre Ergebnisse unabhängig voneinander und waren bezüglich der Einschätzung der anderen Untersucher nicht unterrichtet (verblindet). Anschließend wurde die Übereinstimmung der Befunde überprüft.

Das Schmerzverhalten während der mecha-

nischen Untersuchung wurde von den McKenzie-Therapeuten wie folgt klassifiziert:

- Zentralisierender Schmerz;
- Peripheralisierender Schmerz;
- Ausstrahlender Schmerz, dessen Lokalisation nicht schnell durch wiederholte endgradige Bewegungen geändert werden kann.

Bei der Diskographie wurde ein Kontrastmittel in die Bandscheibe injiziert, die Schmerzreaktion dokumentiert und mittels Computertomographie die Integrität der schmerzhaften Bandscheiben dargestellt.

Ein Diskogramm wurde als positiv gewertet, wenn sowohl der dem Patienten bekannte Schmerz exakt reproduziert als auch bildgebend Einrisse des äußeren Drittels bei noch intakter äußerer Begrenzung des Anulus oder ein kompletter Durchriss des Anulus dargestellt werden konnten.

Ergebnisse

Die Ergebnisse sind in Tabelle 12.1 zusammengefasst.

Es wurde eine hohe Übereinstimmung von Zentralisierung und Peripheralisierung mit positiven Diskogrammen (Einriss im Anulus fibrosus) und eine hohe Übereinstimmung von „unverändertem Schmerz" mit negativen Diskogrammen festgestellt. Die Übereinstimmung war hoch signifikant ($P < 0,001$). Patienten, deren Schmerz zentralisierte, hatten häufiger einen stabilen äußeren Anulus als diejenigen, deren Schmerz peripheralisierte ($P < 0,042$). Die Ergebnisse der MRT-Untersuchungen wurden nicht näher beschrieben, sondern nur als „keine Bandscheibenvorfälle" zusammengefasst.

Schlussfolgerung

Nichtinvasive bildgebende Verfahren wie natives Röntgen, Computer- oder Kernspintomographie ermöglichen es nicht, sichtbar zu machen, von

Tabelle 12.1 Ergebnisse der mechanischen und der diskographischen Untersuchungen

Ergebnisse der mechanischen Untersuchung (McKenzie 1981)	Anzahl der Patienten	Positive Diskogramme (neuroradiologische Untersuchung)	Stabiler äußerer Anulus (neuroradiologische Untersuchung)
Zentralisierung	31 (49,2 %)	• 23/31 (74 %) • P < 0,007	• 21/23 (91 %) • P < 0,001
Peripheralisierung	16 (25,4 %)	• 11/16 (69 %) • P < 0,004	• 6/11 (54 %) • P = 0,093
keine Änderung	16 (25,4 %)	• 2/16 (12,5 %) • P < 0,001	2/2 (100 %)
Gesamtzahl	63 (100 %)	36/63 (57 %)	29/36 (46 %)

welchen Strukturen der Schmerz ausgeht. Als Vorteil der Untersuchung nach McKenzie (1981, 1986, 1990, 2003) wird postuliert, dass sie ohne die Nachteile der invasiven Diskographie auf Grund der Schmerzantwort zu einer Diagnose bezüglich der Bandscheibenintegrität und zu einer gezielten Therapie führt. Obwohl Schmerz ein subjektives Empfinden ist, können stereotyp auftretende Schmerzmuster diagnostischen und prognostischen Wert haben.

Kommentar
Eine gezielte Therapie ist ein wichtiges Ziel im Umgang mit an Rückenschmerzen oder ausstrahlenden Schmerzen leidenden Patienten (Waddell 1996, Cherkin et al. 1998). Als 1. Schritt ist eine Diagnose notwendig. Es ist bekannt, dass Bandscheibenschäden mit Rückenschmerzen einhergehen und bei Vergrößerung des Schadens schließlich zu radikulären Schmerzen führen können. Die Beobachtung, dass dieses Schmerzverhalten mithilfe wiederholter endgradiger Bewegungen der Wirbelsäule in umgekehrter Richtung verlaufen kann, wurde erstmals von McKenzie (1981) beschrieben.

Der Begriff der Zentralisierung wird in der vorliegenden Studie unscharf definiert. Es wird nicht klar, ob die Autoren nur ein Zurückziehen des Schmerzes bis zur Mittellinie der Wirbelsäule oder auch das Verschwinden des peripheren Schmerzes allein als Zentralisierung bezeichnen.

Die Zeichnung zur Erklärung von Peripheralisierung und Zentralisierung zeigt auch bei der größten Schmerzausbreitung bis zum Fuß noch Rückenschmerz. Unklar bleibt, wie die Zentralisierung verläuft bzw. definiert wird, wenn kein Rückenschmerz, sondern nur Beinschmerz verspürt wird.

Begriffe für den Zustand des Anulus werden teilweise widersprüchlich benutzt. McKenzie (1981, 1986, 1990, 2003) geht davon aus, dass Zentralisierung nur eintritt, wenn der Nucleus pulposus von einer intakten anulären Hülle gehalten wird.

In der vorliegenden Studie wurde mit der Hypothese gearbeitet, dass zentralisierender Schmerz von der Bandscheibe ausgeht und der Anulus bei Patienten mit zentralisierenden Schmerzen intakt ist. Als Beweis der Richtigkeit dieser Hypothese wurde ein positives Diskogramm mit *intaktem äußeren* Anulus herangezogen. Ein Diskogramm wurde als positiv gewertet, wenn das äußere Drittel des Anulus Risse zeigte oder der Anulus bis außen durch-

gerissen war. Bei den Patienten mit zentralisierendem Schmerz war also vermutlich nicht der gesamte Anulus, sondern nur die äußere Hülle intakt.

Obwohl Details bei der Benutzung der Begriffe *Zentralisierung* und *intakter Anulus* noch geklärt werden müssen, hat diese Arbeit großen diagnostischen und praktischen Wert. Die von McKenzie beschriebenen Phänomene der Zentralisierung und Peripheralisierung von Schmerzen als Reaktion auf Testbewegungen der Wirbelsäule weisen auf einen Riss im Anulus fibrosus hin.

Diese Erkenntnis ermöglicht den Physiotherapeuten, Bandscheibenschäden mit gewisser Wahrscheinlichkeit zu diagnostizieren und eine gezielte Therapie einzuleiten.

12.2 Weber H. Lumbar disc herniation. A controlled, prospective study with ten years of observation. Spine. 1983;8:131–140

Publikationstyp
Prospektive, randomisierte, 2-armige Studie.

Fragestellung
Untersuchung der kurz- und langfristigen Behandlungsergebnisse nach operativer oder konservativer Therapie bei Patienten mit lumbalen Bandscheibenvorfällen.

Hintergrund
Die Behandlungsempfehlungen für Patienten mit lumbalen Bandscheibenvorfällen sind vielfältig. Indikationen für eine Operation stützen sich oft auf die persönlichen Erfahrungen des behandelnden Arztes und nicht auf klinisch-wissenschaftliche Erkenntnisse. Retrospektive Studien zeigen sowohl nach der operativen als auch konservativen Therapie gute Ergebnisse.

Die Frage, welche Therapie welchem Patienten am besten hilft, ist bisher unbefriedigend beantwortet. Über Kriterien, nach denen prospektiv beurteilt werden kann, ob dem Patienten zu einer Operation geraten werden sollte oder nicht, herrscht kein Konsens.

Patienten und Methode
280 Patienten mit myelographisch nachgewiesenem Bandscheibenvorfall und Ischialgie wurden in die Studie eingeschlossen. Im Rahmen eines

14-tägigen Klinikaufenthalts wurden die Patienten nach klinischen Kriterien in 3 Gruppen eingeteilt:

Gruppe 1
- 126 Patienten, die nach 14 Tagen noch immer radikuläre Schmerzen hatten, die durch leichte Belastung, Sitzen, Husten, Niesen und Pressen verstärkt wurden.
- Zusätzliche Symptome und Zeichen waren Bewegungseinschränkungen der Wirbelsäule, positiver Straight-leg-raise-Test, Shift und Parese.
- Als mögliche Therapie kam eine Operation in Betracht.
- Eine unbedingte Operationsindikation (s. u.) bestand nicht.

Gruppe 2
- 67 operierte Patienten.
- Als unbedingte Operationsindikation galten starke, unveränderbare Skoliose (Shift), unerträgliche Schmerzen, plötzlich aufgetretene oder verschlechterte Parese und Blasenstörungen.

Gruppe 3
87 Patienten, die keine Symptome mehr hatten, die eine Operation gerechtfertigt hätten (s. o.).

Die 126 Patienten aus Gruppe 1 wurden durch Randomisierung einer von 2 Therapieformen zugewiesen:
- Gruppe A (66 Patienten) wurde konservativ in Form von Physiotherapie weiter behandelt.
- Gruppe B (60 Patienten) wurde operiert.

Von allen Patienten wurden Aufnahmedaten zur Geschichte der Erkrankung, Beruf, Arbeitsunfähigkeit, Bildung und die Ergebnisse der körperlichen Untersuchung registriert.

Die Operationstechnik bei den 60 Patienten aus Gruppe B war offen mit Fensterung in Knie-Ellenbogen-Position. Die Patienten wurden am 7.–9. postoperativen Tag ohne weitere Behandlung entlassen.

Die konservative Therapie bei den 66 Patienten aus Gruppe A wurde durchschnittlich 6 Wochen lang in einer Rehabilitationsklinik durchgeführt. Die Art der Physiotherapie wird nicht näher beschrieben.

Nachuntersuchungen erfolgten nach 1, 4 und 10 Jahren einschließlich einer neurologischen Untersuchung. Die psychosozialen Verhältnisse, Arbeitsfähigkeit, Schmerz, Schmerzmittelgebrauch und die Fähigkeit am täglichen Leben

teilzunehmen wurden registriert. Außerdem wurden die Patienten nach ihrer Zufriedenheit befragt.

Alle Ergebnisse zusammen führten zur Einteilung in 1 von 4 Gruppen:
- gut: vollkommen zufrieden;
- mittelmäßig: zufrieden, weniger Beschwerden;
- nicht befriedigend: nicht zufrieden, teilweise eingeschränkt;
- schlecht: arbeitsunfähig aufgrund chronischer Rücken- oder Beinschmerzen.

Ergebnisse
In der Nachuntersuchung nach 1 Jahr zeigten die Patienten der operierten Gruppe B signifikant bessere Ergebnisse (Tab. 12.**2**). 17 Patienten aus der konservativ behandelten Gruppe A waren im Laufe des ersten Jahres operiert worden.

Vergleiche der Ergebnisse nach 4 Jahren Nachbeobachtung zeigten keinen signifikanten Unterschied zwischen den beiden Gruppen A und B, trotz der sichtbaren Tendenz zu besseren Ergebnissen in der operierten Gruppe B.

Nach 10 Jahren waren keine Unterschiede der Ergebnisse zwischen den beiden Gruppen erkennbar.

Die Erholung (nicht näher definiert) nach der Entlassung aus dem Krankenhaus war in der erfolgreich konservativ behandelten Gruppe kürzer (6 Wochen) als in der operierten Gruppe (11 Wochen).

Die Rückbildung von Paresen zeigte sich in allen Nachuntersuchungen unabhängig von der Art der Behandlung. Von initial insgesamt 67 Patienten mit Paresen zeigten nach 10 Jahren nur noch 5 Patienten Paresen.

Schlussfolgerung
In der nichtoperierten Gruppe wurden 25 % der Patienten erfolgreich behandelt (gut), 36 % zeigten eine befriedigende Besserung (mittelmäßig). Das bedeutet im Analogieschluss, dass etwa 60 % der operierten Patienten einem überflüssigen Eingriff zugeführt wurden.

Eine Beobachtungszeit von 3 Monaten war ausreichend, um bei $\frac{4}{5}$ der 66 konservativ behandelten Patienten gegen eine Operation zu entscheiden. 17 Patienten wurden operiert. Der Patient muss also bei einer zweifelhaften Operationsindikation gut informiert und in die Entscheidung mit einbezogen werden, um diese Leidenszeit gegebenenfalls zu überstehen.

Unter den neurologischen Defiziten wird bei Patienten mit Bandscheibenvorfällen die Läh-

Tabelle 12.**2** Ergebnisse der Nachuntersuchungen der Gruppen A und B

	n	gut	mittelmäßig	nicht befriedigend	schlecht
1 Jahr					
A	49	16	24	9	0
operiert in Gruppe A	17	8	4	4	1
B	59	39	15	5	0
nicht operiert in Gruppe B	1	0	1	0	0
4 Jahre					
A	49	25	19	3	2
operiert in Gruppe A	17	9	5	2	1
B	56	39	9	8	0
nicht operiert in Gruppe B	1	0	1	0	0
verstorben	1 (in Gruppe B)				
nicht nachuntersucht	2 (in Gruppe B)				
10 Jahre					
A	49	27	18	4	0
operiert in Gruppe A	17	10	7	0	0
B	54	34	16	4	0
nicht operiert in Gruppe B	1	0	1	0	0
verstorben	3 (in Gruppe B)				
nicht nachuntersucht	2 (in Gruppe B)				

mung als schwerwiegendes Zeichen gesehen. Muskelschwäche ist jedoch eine zweifelhafte Operationsindikation, wenn ihre Dauer nicht bekannt ist. Nur wenn der Druck auf die Nervenwurzel innerhalb kurzer Zeit nach Auftreten der Lähmung beseitigt werden konnte, wurde die Operation als Therapie der Wahl gesehen.

Kommentar
Dies ist die einzige randomisierte, kontrollierte prospektive Studie, die bei Patienten mit nachgewiesenem Bandscheibenvorfall den Heilungsverlauf einer operierten mit dem einer konservativ behandelten Gruppe vergleicht.

Die Erkenntnis, dass trotz signifikanter Unterlegenheit der konservativen Therapie nach 1 Jahr 60 % der konservativ behandelten Patienten befriedigende Ergebnisse zeigten, stellt eine Herausforderung für zukünftige Untersuchungen dar.

Ärzte und Physiotherapeuten sind aufgefordert, gemeinsam Kriterien zu erarbeiten, die eine Prognose zur Frage erlauben, welcher Patient besser von einer Operation und welcher Patient befriedigend von konservativer Therapie

profitieren wird. Diese Entscheidung sollte in einer kürzeren Zeit als den hier angegebenen 3 Monaten erfolgen.

Die Rückbildung nahezu aller Paresen nach 10 Jahren ist ein ermutigendes Ergebnis. Der Ausprägungsgrad der Paresen wird allerdings nicht dargestellt. So bleibt zu klären, ab welcher Ausprägung und Dauer sich eine Parese zurückbildet.

Die Art der 6-wöchigen konservativen Therapie nach der Randomisierung wird nicht beschrieben. Daher wird ein Ziel zukünftiger Untersuchungen sein, die Ergebnisse einer bestimmten operativen Methode mit denen einer definierten Physiotherapie zu vergleichen.

12.3 Cherkin D, Deyo RA, Battié M, Street J, Barlow W. A comparison of physical therapy, chiropractic manipulation, and provision of an educational booklet for the treatment of patients with low back pain. N Engl J Med. 1998;15:1021 – 1029

Publikationstyp
Prospektive, randomisierte 3-armige Studie.

Fragestellung
Vergleich der Ergebnisse zweier Therapiemethoden und einer Kontrollgruppe ohne Therapie bei Patienten mit unspezifischem Rückenschmerz. Untersuchung der Kosten-Nutzen-Relation.

Hintergrund
Rückenschmerzen treten häufig auf und verursachen hohe Kosten durch Inanspruchnahme des Gesundheitswesens und Arbeitsausfälle. Die Wirkungen der konservativen Therapiemethoden Chiropraxis und Physiotherapie sind nicht hinreichend belegt. Zudem ist die Relation zwischen Kosten und Nutzen einzelner Therapiemethoden unklar.

Patienten und Methode
In die Studie wurden 20–64-jährige Patienten aufgenommen, die auch 7 Tage nach dem Besuch bei einem Allgemeinmediziner noch Rückenschmerzen hatten. Ausschlusskriterien waren nur geringe Schmerzen, frühere Rückenoperationen, Ischialgie, neurologisches Defizit, Erkrankungen der inneren Organe, Osteoporose, Wirbelfraktur, Spondylolisthese, Gerinnungsstörungen oder andere schwere Erkrankungen.
Die Patienten wurden durch Randomisierung einer von 3 Behandlungsgruppen zugeteilt:
- Physiotherapie nach McKenzie (40 %);
- Chiropraxis (40 %);
- Rückenschulbuch (20 %).

Da aufgrund einer randomisierten Pilotstudie (Cherkin et al. 1996) anzunehmen war, dass die Gruppe mit dem Buch schlechtere Ergebnisse erzielte, wurden in diese Gruppe weniger Patienten randomisiert. Innerhalb von 4 Wochen waren bis zu 9 Behandlungen erlaubt. Die 1. Be-

handlung musste innerhalb der ersten 4 Tage nach der Randomisierung stattfinden.
Die Physiotherapie wurde von 13 erfahrenen und examinierten McKenzie-Therapeuten durchgeführt.
Die Chiropraktiker verfügten ebenfalls über eine fundierte Ausbildung in manipulativer Therapie und jahrelange Berufserfahrung.
Die Kontrollgruppe erhielt ein Rückenschulbuch mit Informationen zu rückenschonenden Haltungs- und Bewegungsformen, das in einer früheren randomisierten Studie (Cherkin et al. 1996) von den Patienten als nützlich empfunden wurde, aber keine besseren Ergebnisse erzielt hatte als keine spezifische Therapie.
Sowohl Kurzzeit- (1, 4, 12 Wochen) als auch Langzeitergebnisse (1 bis 2 Jahre) wurden festgehalten. Die frühe Erfassung konzentrierte sich auf die Wirkung der Therapie, während die spätere Nachuntersuchung vor allem die Häufigkeit von Rezidiven und die Inanspruchnahme des Gesundheitswesens erfasste.
Außerdem wurde gefragt, wie lästig die Beschwerden in den letzten 24 Stunden waren. Eine modifizierte *Roland Disability Scale* (Kap. 2) diente der Erfassung der Einschränkungen in den alltäglichen Tätigkeiten. Die Anzahl der Tage mit Bettruhe, Arbeitsunfähigkeit und eingeschränkter Aktivität wurde dokumentiert. Alle Teilnehmer sollten ihre Behandlung für den Rücken einstufen (hervorragend, sehr gut, gut, mäßig, schlecht). Alle Nachuntersuchungsdaten wurden per Telefon oder Post erhoben.
Die Behandlungskosten wurden im Rahmen der Studie bezahlt und erfasst.

Ergebnisse
Von 3 800 potentiellen Kandidaten erfüllten 714 (19 %) die Einschlusskriterien. 323 Patienten wurden 1 Woche nach der 1. Untersuchung randomisiert. 66 Patienten erhielten das Buch, 122 Chiropraxis und 133 Patienten wurden nach dem McKenzie-Konzept behandelt. 89 und 96 % der Patienten antworteten auf die Befragungen zur Nachuntersuchung.
Der typische Teilnehmer war etwa 40 Jahre alt, weiß, angestellt und verfügte über eine gewisse Schulbildung. Die meisten Patienten hatten früher schon Behandlungen für ihre Rückenprobleme erhalten.
Die Chiropraktiker ließen für 63 % der Patienten Röntgenaufnahmen anfertigen. Am häufigsten (50 %) wurden die Diagnosen *Verstauchung* oder *Zerrung* gestellt, gefolgt von Facetten-Syndrom (30 %). Alle Patienten wur-

den im lumbalen oder lumbosakralen Bereich manipuliert.

Die Physiotherapeuten stellten in 92 % der Fälle die Diagnose *Bandscheibenschaden* (Derangement) und beurteilten den Anteil der Patienten, die mit dem notwendigen Eifer die Übungen durchführten, mit 55 %.

Die Behandlungsergebnisse in den 3 Gruppen waren nicht signifikant unterschiedlich. Der Grad der Behinderung nach 1 Jahr lag in der Gruppe mit dem Rückenschulbuch etwas höher (grenzwertig signifikant) als in den beiden anderen Gruppen. Die Zahl der Tage mit eingeschränkter Belastbarkeit war in allen Gruppen gleich. 50 % aller Teilnehmer berichteten von wieder aufgetretenen Beschwerden innerhalb des 1. Jahres, 70 % innerhalb des 2. Jahres.

Die Gesamtkosten während einer Periode von 2 Jahren unterschieden sich zwischen der Physiotherapie- und der Chiropraxisgruppe nur um 2 %. In diesen beiden Gruppen waren die Kosten 3-mal so hoch ($ 437 und $ 429) wie in der Gruppe mit dem Rückenschulbuch ($ 153). Diese hohen Kosten mussten hauptsächlich für die Therapie selbst aufgebracht werden.

75 % der Physiotherapie- und der Chiropraxisgruppe werteten ihre Therapie als sehr gut bis exzellent, in der Gruppe mit dem Rückenschulbuch nur 30 %.

Schlussfolgerung

Die Studie zeigte, dass Physiotherapie und Chiropraxis bei Patienten mit Rückenschmerzen weder bezüglich der Behandlungsergebnisse noch der Kosten zu unterschiedlichen Ergebnissen führen und einer Kontrollgruppe nicht überlegen waren, abgesehen von der Tendenz zu größerer Behinderung in der Kontrollgruppe nach 1 Jahr.

Da von den Teilnehmern der Gruppe, die das Buch erhielt, nur 18 % zusätzliche Gesundheitsdienste in Anspruch nahmen, kann diese Gruppe einer Kontrollgruppe ohne Behandlung gleichgesetzt werden.

Nahezu alle Teilnehmer in der Pysiotherapie- und der Chiropraxisgruppe gingen wiederholt zum Therapeuten. Die Teilnehmer mit dem Rückenschulbuch taten dies nicht. Möglicherweise erleben Patienten den Kontakt zum Therapeuten als befriedigend. Dies könnte ihre Wahrnehmung der Symptome beeinflussen.

Dennoch traten in allen Gruppen gleich häufig wieder Symptome auf, und das Gesundheitswesen wurde gleichermaßen beansprucht. Dies stellt die Fähigkeit der McKenzie-Therapie in

Frage, durch Selbsthilfe die Inanspruchnahme des Gesundheitssystems zu reduzieren.

Angesichts des fehlenden Wirknachweises der beschriebenen Behandlungsmethoden sind die zusätzlichen Kosten kaum zu rechtfertigen. Ideal wäre es, eine Strategie zu finden, die es ermöglicht, die Patienten zu identifizieren, die von der einen oder der anderen Therapie am meisten profitieren.

Kommentar

Die Notwendigkeit, die schmerzauslösende Struktur der Wirbelsäule zu identifizieren, um den Patienten einer gezielten Therapie zuzuführen, wurde vielfach betont. Im Rahmen dieser Studie wurde deutlich, dass auch geübte Therapeuten nicht zu einheitlichen Ergebnissen bei der Diagnosestellung kommen. Obwohl die McKenzie-Untersuchung als reliabel gilt (Razmjou et al. 2000, Fritz et al. 2000, Kilpikoski et al. 2002), erscheint die Häufigkeit der Diagnose *Derangement* (Bandscheibenschaden) mit 92 % sehr hoch. Die Prävalenz für Bandscheibenschäden bei Patienten mit Rückenschmerzen liegt jedoch vermutlich nicht höher als 50 % (Schwarzer et al. 1995). Allein deshalb könnte die hier durchgeführte Therapie bei vielen Patienten nicht erfolgreich gewesen sein. Die konsequente Durchführung und Interpretation der diagnostischen Tests und der Therapie sollten optimiert werden.

Die Anzahl von 9 Therapieeinheiten reicht vermutlich nicht aus, um die Patienten bis zur Wiederherstellung der normalen Beweglichkeit und Belastbarkeit zu führen, um so psychosoziale Risiken und Chronifizierung zu vermeiden.

12.4 Waddell G. Keynote address for primary care forum. Low back pain: a twentieth century health care enigma. Spine. 1996;21:2820–2825

Publikationstyp
Übersichtsarbeit.

Fragestellung
Lässt sich aus der historischen Entwicklung und den unterschiedlichen Vorgehensweisen westlicher (Europa, USA) Länder im Umgang mit Rückenschmerzen ein einheitliches Konzept zur Optimierung der Gesundheitsfürsorge betroffener Patienten entwickeln?

Unspezifischer Rückenschmerz

Ernsthafte Erkrankungen, mechanische Nervenwurzelkompression und unspezifischer Rückenschmerz müssen mithilfe diagnostischer Untersuchungen differenziert werden. Die Wahrscheinlichkeit, mindestens einmal im Leben Rückenschmerzen zu erleiden, liegt bei 60–80 %. Rückenschmerz ist ein universelles Problem und ist in den USA ebenso verbreitet wie in Europa. Trotz gestiegenen Wissens, Erfahrung und finanzieller Mittel im Gesundheitswesen steigt chronische Behinderung durch unspezifischen Rückenschmerz in den westlichen Ländern exponentiell an.

In England ist die Anzahl an Tagen der Arbeitsunfähigkeit wegen Rückenbeschwerden von 1985–1994 von etwa 37 Millionen auf etwa 105 Millionen Tage pro Jahr angestiegen. Die Wahrscheinlichkeit, dass in diesem Zusammenhang psychologische und soziale Faktoren eine große Rolle spielen, ist hoch. Die Angst vor und der Umgang mit Schmerz hat mehr Behinderung zur Folge als der Schmerz selbst.

Historische Entwicklung des klinischen Umgangs mit Rückenschmerzen

Es gibt keinen geschichtlichen Nachweis, dass Rückenschmerz in der modernen Welt andersartig, häufiger oder schwerwiegender geworden ist. Früher war er eine gewöhnliche Erscheinung des täglichen Lebens. Erst im 19. Jahrhundert wurde ihm mehr Aufmerksamkeit geschenkt. Bis heute prägten 3 Schlüsselideen aus dem 19. Jahrhundert die Basis des traditionellen Umgangs mit Rückenschmerzen:

- Der schmerzhafte Rücken ist irritiert.
- Rückenschmerzen sind durch ein Trauma bedingt.
- Nutzung von Ruhe als Therapie.

Die Entdeckung des Bandscheibenvorfalls führte diese Ideen zusammen und Rückenschmerz wurde zu einem orthopädischen Problem. Heute sind 175 von 276 Mitgliedern der *International Society for the Study of the Lumbar Spine* orthopädische Chirurgen.

Seit dem 2. Weltkrieg ist das medizinische Interesse an Rückenschmerzen explosionsartig gestiegen und hat ein Arsenal an hoch technisierten Untersuchungen und invasiven Therapieverfahren hervorgebracht. Gleichzeitig wurde das Sozialwesen ausgebaut und hat zur Verbreitung dauerhafter Arbeitsunfähigkeit durch chronischen Rückenschmerz beigetragen.

Vergleich des Gesundheitswesens in den USA und Großbritannien

Rückenschmerzen scheinen in beiden Ländern gleichermaßen verbreitet zu sein. In den USA konsultieren Patienten mit Rückenschmerzen häufiger einen Facharzt, die meisten (40 %) einen Chiropraktiker. Zudem werden häufiger radiologische Untersuchungen und Operationen durchgeführt als in Großbritannien. Die Operationsrate von Patienten mit Rückenschmerzen, die einen Chirurgen konsultieren, beträgt in den USA 20 %, in Großbritannien hingegen weniger als 3 %. In den USA ist die Versorgung zu hoch, in Großbritannien zu niedrig.

Anmerkung: Die Versorgung mit Ärzten pro 1.000 Einwohner ist in Deutschland doppelt so hoch (3,6) wie in Großbritannien (1,8), in den USA versorgen 2,8 Ärzte 1.000 Patienten (OECD Bericht 2002).

Gesundheitsfürsorge für Patienten mit Rückenschmerzen

Die Systeme der Gesundheitsfürsorge sind grundlegend zu reformieren. Die Überversorgung mit teuren und uneffektiven Therapieverfahren sollte zu Gunsten von wissenschaftlich untersuchten effektiven Konzepten reduziert werden. Dies erfordert allgemeine Richtlinien zur Behandlung von Patienten mit unspezifischem Rückenschmerz. Die Gesundheitsfürsorge sollte von reiner Schmerzbeseitigung dazu wechseln, den Schmerz zu kontrollieren und den Patienten zu normaler Aktivität zurückzuführen. Die Patienten müssen gut informiert werden und die Verantwortung für ihre Heilung mit dem Therapeuten teilen.

Je länger eine Person wegen Rückenschmerzen arbeitsunfähig ist, umso geringer ist die Chance, zur Arbeit zurückzukehren. Nach 6 Monaten liegt die Wahrscheinlichkeit bei 50 %, nach 2 Jahren ist es unwahrscheinlich, dass eine Rückkehr zur Arbeit möglich ist.

Ärzte und Therapeuten müssen sich der Gefahr der Chronifizierung besser bewusst werden. Gesundheitsfürsorge ist nicht vollkommen oder erfolgreich, bevor der Patient zur Arbeit zurückgekehrt ist.

Kommentar

Waddell zeigt, dass der Umgang mit dem Problem Rückenschmerz objektive Gesichtspunkte vermissen lässt. Für die Entscheidung zu einer Operation, zur Nutzung von Physiotherapie, zur Bescheinigung von Arbeitsunfähigkeit und Frühberentung gibt es zu wenig wissenschaftlich untersuchte und allgemein anerkannte Richtlinien.

Der Autor bleibt konkrete Hinweise schuldig, was unter Schmerzkontrolle zu verstehen ist und worüber und in welcher Form der Patient gut informiert werden soll. Bisher fehlt es an Richtlinien für die Entscheidung, für welchen Patienten und auf welche Weise das Zurückkehren zu normaler Aktivität ohne Berücksichtigung des Schmerzes günstig ist.

Die Reform der Systeme der Gesundheitsfürsorge wird auch in Deutschland heftig diskutiert. Allerdings spielen in der Argumentation der verschiedenen Parteien wissenschaftliche Erkenntnisse eine untergeordnete Rolle. Vielmehr stehen kurzfristige wirtschaftliche Aspekte und die Lobby einzelner, für die Krankenversorgung zuständiger Gruppen im Vordergrund.

12.5 Maigne J-Y, Deligne L. Computed tomographic follow-up study of 21 cases of nonoperatively treated cervical intervertebral soft disc herniation. Spine. 1994;19:189–191

Publikationstyp
Retrospektive Fallsammelstudie.

Fragestellung
Computertomographische Untersuchung von Patienten mit erfolgreich konservativ behandelten zervikalen Bandscheibenvorfällen – Vergleich der initialen Befunde mit den Befunden 1–30 Monate nach der Reduktion der Symptome.

Hintergrund
Obwohl Bandscheibenvorfälle ein häufiger Grund für radikuläre Schmerzen sind, bleibt der Zusammenhang zwischen der Größe der Bandscheibenvorfälle und den klinischen Symptomen und Zeichen unklar. Zudem ist der während der Therapie zu klinischen Veränderungen führende Mechanismus unbekannt. Es ist eine Tatsache, dass lumbale Bandscheibenvorfälle im Verlauf von mehreren Monaten an Größe verlieren können (Maigne et al. 1992).

Patienten und Methode
In die Studie wurden in einem Zeitraum von 3 Jahren 45 Patienten mit einem zervikalen Wur-

zelkompressionssyndrom eingeschlossen. Bei 37 Patienten lag die Diagnose eines Bandscheibenvorfalls mit Wurzelkompression aufgrund der Computertomographie vor, von denen 2 operiert wurden. Die übrigen 35 Patienten erhielten eine konservative Behandlung mit steroidalen oder nichtsteroidalen entzündungshemmenden Medikamenten, Halskrause und Traktion. 21 Patienten, denen es nach 1–30 Monaten gut ging, wurden einer zweiten Computertomographie unterzogen (warum nur diese Patienten untersucht wurden und nicht auch die mit weiterhin ausstrahlenden Beschwerden, wird von den Autoren nicht erläutert). Komplette Rückbildung der ausstrahlenden Symptome galt als Kriterium für die Heilung, auch wenn lokaler Nackenschmerz verspürt wurde.

Die Klassifizierung der Bandscheibenvorfälle erfolgte nach ihrer anterior-posterioren Ausdehnung. Als *groß* wurden Vorfälle definiert, die mehr als die Hälfte des Spinalkanals ausfüllten, *klein* waren Vorfälle, die weniger als ¼ des Spinalkanales ausfüllten, und *mittel* waren die Vorfälle zwischen beiden. Bei der Kontrollcomputertomographie wurde die Verringerung in Beziehung zur 1. Untersuchung in Prozent angegeben.

Ergebnisse
Die initiale CT-Untersuchung ergab 9 kleine, 7 mittlere und 5 große Vorfälle. Im Vergleich zur 1. Untersuchung zeigte sich in der 2. Untersuchung eine Verkleinerung des Bandscheibenvorfalls von 0–35 % in 5 Fällen, von 35–75 % in 6 Fällen und von 75–100 % in 10 Fällen. Alle großen Vorfälle verringerten sich um mindestens 75 %.

Schlussfolgerung
Die Verringerung der zervikalen Bandscheibenvorfälle zeigte die gleiche Entwicklung, die zuvor bei lumbalen Bandscheibenvorfällen beobachtet worden war (Maigne et al. 1992).

Die Verminderung der großen Vorfälle um mindestens 75 % könnte darauf zurückzuführen sein, dass es sich um abgerutschte Sequester handelte oder große Vorfälle die Anbindung an den hydrostatischen Mechanismus der Bandscheibe und so schneller und mehr Wasser verlieren.

Die Studie zeigt die Tendenz der Mehrzahl zervikaler Bandscheibenvorfälle zur Rückbildung. Da die 2. Untersuchung nur bei erfolgreich konservativ behandelten Patienten durchgeführt wurde, kann die morphologische Veränderung der Bandscheibenvorfälle nicht mit dem klinischen Verlauf korreliert werden.

Kommentar
Die Zeitspanne, in der die Nachuntersuchungen stattfanden, war sehr unterschiedlich. Es wird unklar formuliert, inwieweit sich der Zeitpunkt der Nachuntersuchung nach dem Rückgang der Symptome richtete.

Die Therapie mit Steroiden wird nicht näher beschrieben, sodass unklar bleibt, ob die stärkere Verringerung großer Vorfälle mit der Gabe von Steroiden zusammenhängt.

Die Arbeit gibt keinen Aufschluss darüber, ob der Rückgang der Bandscheibenvorfälle in einem Zusammenhang mit der Verbesserung der Symptome steht. Dazu wäre eine Nachuntersuchung aller Patienten notwenig gewesen, d. h. auch derer, die weiter ausstrahlende Schmerzen aufweisen.

12.6 Breig A, Troup JDG. Biomechanical considerations in the straight-leg-raise-test. Cadaveric and clinical studies of the effects of medial hip rotation. Spine. 1979;4:242–250

Publikationstyp
Anatomisch-experimentelle und klinische prospektive 1-armige Studie.

Fragestellung
Zeigen klinische und anatomische Untersuchungen von Spannungsveränderungen im Plexus sacralis bei Prüfung des Lasègue-Zeichens (Straight-leg-raise-Test, SLR) übereinstimmende Ergebnisse?

Hintergrund
Lasègue beschrieb 1864 den schmerzhaften Effekt von Kniestreckung und Hüftbeugung bei Patienten mit Ischialgie. Seither ist der Straight-leg-raise-Test eine anerkannte Methode zur Untersuchung von lumbalen Wurzelreizsyndromen. Fajersztajn beschrieb 1901 die Steigerung des Schmerzes bei Dorsalextension des Sprunggelenks und Flexion des Nackens sowie beim Anheben des nichtbetroffenen Beines. Woodhall und Hayes (1950) führten die Schmerzantwort beim Anheben des nichtbetroffenen Beines im Zusammenhang mit Bandscheibenvorfällen auf den lateralen Zug zurück, der dabei auf die betroffene Nervenwurzel ausgeübt wird.

In anatomischen Studien wurde der Ursache der klinisch beobachteten Schmerzreaktionen näher auf den Grund gegangen. Breig et al. (1960, 1963, 1978 u. 1979) untersuchten die Auswirkung von Bewegungen der Extremitäten und des Kopfes auf die Dura mater und die Sakralnerven an frischen Leichen. Bei Hüft- und Kniebeugung blieb der Plexus sacralis entspannt. Bei der Kniestreckung wurden der Plexus sacralis, die unteren lumbalen und die sakralen Nervenwurzeln unter Spannung gesetzt, und die die Nervenwurzel umgebende Faszie wurde nach kaudal gezogen.

Bei Simulation eines Bandscheibenvorfalls wurde die Nervenwurzel zusammen mit der sie umgebenden Faszie durch das Foramen intervertebrale nach oben gezogen. Somit können die transforaminale Faszie oder die Wurzelscheide aufgrund mechanischer Beeinträchtigung z. B. durch einen Bandscheibenvorfall zum Auslöser für eine schmerzhafte irritierte Reaktion werden, deren Folge Fibrosierung und Schrumpfung der Wurzeltasche sein können.

Methodik
An 6 Leichen wurden biomechanische Untersuchungen durchgeführt, um die Zunahme der Spannungswirkung auf den Plexus sacralis bei Innenrotation der Hüfte nachzuweisen. Zunächst wurden der Plexus sacralis freipräpariert und Markierungen auf den Nerv genäht, um die Veränderung bei Innenrotation der Hüfte fotografisch dokumentieren zu können. Anschließend erfolgte eine standardisierte Ausführung des Straight-leg-raise-Tests: neutrale Hüftrotation, flach liegend, Körper und Extremitäten in einer Ebene.

Zusätzlich wurden weitere 3 Tests ausgeführt: Dorsalextension des Sprunggelenks, Innenrotation der Hüfte und Nackenflexion.

Ergebnisse
Bei allen 6 Leichen nahm die Spannung im Plexus sacralis bei Innenrotation der Hüfte tastbar zu. In 4 Fällen wurden die Veränderungen fotografisch dokumentiert. Der Plexus sacralis wurde gedehnt, die Verschiebung der Marker variierte von 2 bis 10 mm.

Methode der klinischen Studien
Es wurden 442 Patienten untersucht, die nach einer Episode von Rückenschmerz wieder zur

Arbeit zurückkehrten. Der Straight-leg-raise-Test erfolgte mit neutraler Hüftrotation, in flach liegender Position, Körper und Extremitäten gerade ausgerichtet. Das Ausmaß der schmerzfreien Beweglichkeit wurde mit einem Goniometer gemessen.

Bei allen Patienten mit einer Schmerzreaktion unter einem Winkel von 60°, mit einer Seitendifferenz bezüglich Schmerzhaftigkeit oder Beweglichkeit, fanden 3 aufeinander folgende Tests statt: Das Bein wurde bis 5° unter die Schmerzgrenze angehoben, dann der Fuß passiv dorsalextendiert, die Hüfte nach innen gedreht und zuletzt der Nacken passiv gebeugt. Jeder Schmerz wurde notiert. Zusätzlich wurde der Nacken beim sitzenden, maximal flektierten Patienten gebeugt.

Ergebnisse

120 (27 %) der 442 Patienten zeigten einen Seitenunterschied beim Straight-leg-raise von mehr als 10°. 70 Patienten hatten positive, 50 Patienten negative Ergebnisse bei den zusätzlichen Tests. Bei 22 der 442 Patienten bestand die Seitendifferenz nur in unterschiedlicher Schmerzreproduktion. Sie wiesen jedoch ausnahmslos positive Ergebnisse bei den zusätzlichen Tests auf. Von 78 Patienten mit neurologischen Defiziten, deren Art nicht näher erläutert wird, hatten 31 positive Ergebnisse bei den zusätzlichen Tests.

Bei Nackenflexion im gebeugten Sitz gaben 92 (20 %) von 442 Patienten Rückenschmerzen an. Nur 25 von ihnen zeigten einen positiven Straight-leg-raise-Test und positive Ergebnisse bei den zusätzlichen Tests, sodass 67 Patienten nur bei Nackenflexion einen Dehnungsschmerz entwickelten.

Schlussfolgerung

Die Leichenstudien lassen vermuten, dass bei der Mehrzahl der Menschen bei Innenrotation der Hüfte die Spannung auf den Plexus sacralis steigt.

Wenn Nackenflexion im Sitzen und der Straight-leg-raise-Test mit allen Zusatztests sowie der Straight-leg-raise-Test auf der nichtbetroffenen Seite Schmerzen im betroffenen Bein produzieren oder verstärken, dann besteht kein Zweifel, dass erhöhte Spannung in der Nervenwurzel die Ursache ist.

Rückenschmerzen bei den Spannungstests könnten auf eine Verklebung der Dura mater oder der Wurzelscheide mit dem Anulus fibrosus, dem Lig. flavum oder der Kapsel der Apophysealgelenke zurückgeführt werden.

Kommentar

Die potenzielle Bedeutung der standardisierten Ausführung von Nervendehnungstests wurde sowohl anatomisch als auch klinisch dargelegt. Bei einer Abweichung des Beines in Adduktion und Innenrotation wird die Spannung auf den Plexus sacralis und die in ihn mündenden Nervenwurzeln erhöht und damit eine frühere Schmerzprovokation erreicht als bei Neutralstellung des Beines. Bei Abweichungen in Abduktion und Außenrotation des Beines findet die umgekehrte Wirkung statt. Messwerte des Straight-leg-raise können also nur verglichen werden, wenn die Ausführung des Tests jedes Mal exakt gleich ist.

Die Tatsache, dass 47 % der untersuchten Personen nach einer Episode von Rückenschmerzen positive Nervendehnungszeichen aufwiesen, kann als Hinweis drauf gewertet werden, dass eingeschränkte Nervenbeweglichkeit häufig mit Rückenschmerzen einhergeht. Daher sollte Nervenbeweglichkeit in die Diagnostik und Therapie bei Rücken- und Nackenschmerzen mit einbezogen werden, so wie es in dem hier beschriebenen Konzept dargestellt wird.

12.7 Brötz D, Küker W, Maschke E, Wick W, Dichgans J, Weller M. A prospective trial of mechanical physiotherapy for lumbar disk prolapse. Journal of Neurology. 2003;250:746 – 749

Publikationstyp
Prospektive 1-armige Studie.

Fragestellung
Ist die Physiotherapie nach McKenzie bei Patienten mit neuroradiologisch nachgewiesenem lumbalen Bandscheibenvorfall wirksam und lässt sich die Wahrscheinlichkeit der Wirksamkeit prospektiv beurteilen?

Hintergrund
In den meisten Publikationen zur konservativen Therapie von Rückenschmerzen werden weder die klinischen Zeichen und Symptome der Patienten noch die angewandte Therapie mit zufriedenstellender Genauigkeit beschrieben. Für Patienten mit Bandscheibenvorfällen steht eine breite Palette an therapeutischen Maßnahmen

zur Verfügung, die in verschiedenen Kombinationen Anwendung finden. Allgemein anerkannte Richtlinien zur Auswahl konservativer Therapiekonzepte existieren bisher nicht.

Patienten und Methode

Im Rahmen einer 1-armigen prospektiven Studie wurden 50 konsekutive Patienten mit neuroradiologisch nachgewiesenem lumbalen Bandscheibenvorfall nach dem McKenzie-Konzept (1981) behandelt. Nach der akuten Phase wurden therapeutische Beinbewegungen (Maitland 1994) mit dem Ziel der Verbesserung der Nervengleitfähigkeit ergänzt.

Eingeschlossen wurden Patienten mit einem neuroradiologisch (CT oder MRT) nachgewiesenen Bandscheibenvorfall und Lumboischialgie mit und ohne neurologischem Defizit. Weiteres Einschlusskriterium war Zentralisierung des ausstrahlenden Schmerzes innerhalb der 5 ersten Physiotherapieeinheiten, die an 5 aufeinander folgenden Tagen stattfanden.

Ausgeschlossen wurden Patienten mit Blasen- und Mastdarmstörungen und plötzlich aufgetretenen hochgradigen (Kraftgrad 1 und weniger) Paresen oder Plegien. Diese Patienten wurden sofort operiert. Weiteres Ausschlusskriterium war das Ausbleiben von Zentralisierung des ausstrahlenden Schmerzes innerhalb der ersten 5 Therapieeinheiten.

Alle Patienten erhielten täglich 45 Minuten lange Physiotherapieeinheiten, die nach den hier beschriebenen Maßgaben von 2 Physiotherapeutinnen durchgeführt wurden. Zusätzlich übten alle Patienten selbstständig die während der Therapie vereinbarten Bewegungen der Wirbelsäule und gegebenenfalls der Beine. Die meisten Patienten erhielten außerdem Schmerzmittel und Muskelrelaxanzien.

Die Befunde wurden bei der Aufnahme, der Entlassung, 6 Wochen und 1 Jahr nach der Entlassung dokumentiert.

Ergebnisse

Von 150 Patienten mit der Verdachtsdiagnose *Bandscheibenvorfall* wurden 64 Patienten ausgeschlossen, weil die neuroradiologische Untersuchung keinen eindeutigen Bandscheibenvorfall zeigte, kein ausstrahlender Schmerz verspürt oder eine andere Pathologie als Schmerzursache identifiziert wurde. 36 Patienten wurden wegen des Bandscheibenvorfalles operiert. 50 Patienten erfüllten die Einschlusskriterien und wurden in die Studie aufgenommen.

Die Größe der Bandscheibenvorfälle wurde nach ihrer anterior-posterioralen Ausdehnung

Tabelle 12.**3** Ergebnisse der Aufnahme- und Nachuntersuchungen

Patientenstatus	Aufnahme	2. Nachuntersuchung[1]
Parese (Grad 4)[2]	16/50 (32 %)	5/43 (11 %)
Parese (Grad 3 und schlechter)[2]	14/50 (28 %)	0/43 (0 %)
Schmerz 5–10[3]	27/49 (55 %)	1/43 (2 %)
Schmerz 1–4[3]	22/49 (44 %)	4/43 (9 %)
Sensibilitätsstörung	38/50 (76 %)	17/43 (39 %)
SLR (Median ± SEM in cm)[4]	44 ± 22 (10–92)	88 ± 11 (30–103)
Einnahme von Muskelrelaxanzien	44/50 (88 %)	0/43 (0 %)
Einnahme von Schmerzmitteln	48/50 (96 %)	5/43 (11 %)
berufstätig	36/50 (72 %)	30/43 (69 %)
unter physiotherapeutischer Behandlung	50/50 (100 %)	9/43 (20 %)
Eigentraining Physiotherapie	n. r.[5]	38/43 (88 %)
operiert	n. r.[5]	5/48 (10 %)
Zufriedenheit bezüglich des Rückenproblems, nichtoperierte Patienten	n. r.[5]	40/43 (93 %)
Zufriedenheit bezüglich des Rückenproblems, operierte Patienten	n. r.[5]	3/4 (75 %)

[1] In der 3. Spalte werden nur die nicht operierten Patienten aufgeführt. [2] Parese Grad 4: volles Bewegungsausmaß gegen Widerstand, aber keine volle Kraft; Parese Grad 3: volles Bewegungsausmaß gegen die Schwerkraft, aber Unfähigkeit gegen Widerstand zu bewegen. [3] Schmerz wurde in einer numerischen Analogskala gemessen [0 = kein Schmerz, 10 = stärkster Schmerz]. [4] Das Nervendehnungszeichen SLR wurde als Abstand [cm)] zwischen dem äußeren Malleolus und der Unterlage gemessen. SEM ist ein Maß für die Standardabweichung. [5] n. r. = nicht relevant

im Spinalkanal gemessen. Diese betrug < 25 % bei 39 Patienten, 25–50 % bei 6 Patienten, 50–75 % bei 2 Patienten und > 75 % bei 3 Patienten. Zwei Patienten hatten foraminale Bandscheibenvorfälle. Bei 19 Patienten zeigte sich ein Sequester.

Die mediane Klinikverweildauer betrug 10 Tage, die mittlere Dauer der Arbeitsunfähigkeit und der Einschränkung in Aktivitäten des täglichen Lebens 35 Tage nach der Entlassung.

Die Ergebnisse der Aufnahmeuntersuchungen und der 2. Nachuntersuchung ca. 1 Jahr nach der Entlassung sind in Tabelle 12.**3** dargestellt.

Schlussfolgerung

Entgegen den Annahmen von McKenzie (1981, 1986, 2003) und Donelson et al. (1997) fand sich auch bei Patienten mit ausgeprägten (teilweise größer als 50 % des Durchmessers des Spinalkanals) und sequestrierten Bandscheibenvorfällen das Phänomen der Zentralisierung. Diese Untersuchung zeigt, dass auch diese Patienten Kandidaten für die hier beschriebene konservative Therapie sein und die Erfolgsaussichten gut prospektiv beurteilt werden können.

Kommentar

Nur eine randomisierte prospektive Untersuchung kann zeigen, ob die hier beschriebene mechanische Physiotherapie den natürlichen Verlauf und die Ergebnisse bei lumbalen Bandscheibenvorfällen beeinflusst.

Die Autoren gehen davon aus, dass die symptomorientierte Therapie, die die aktive Teilnahme des Patienten voraussetzt, ein hohes Potenzial besitzt, Operationen wegen Bandscheibenvorfall zu vermeiden und der Chronifizierung von Rückenschmerzen vorzubeugen.

13 Bedeutung, Typen und Ziele klinischer Studien

Angesichts der großen gesundheitspolitischen Bedeutung von Rückenschmerzen allgemein und speziell von Bandscheibenvorfällen ist es erstaunlich, dass nur wenige der heute praktizierten Therapiemaßnahmen durch adäquate klinische Studien in ihrer Wirksamkeit belegt sind. Angesichts des zunehmenden Kostendrucks im Gesundheitswesen wird der Wirknachweis jedoch zu einem immer wichtigeren Kriterium für die Krankenkassen, die Erstattung von Kosten bestimmter Behandlungsmaßnahmen zu übernehmen oder abzulehnen. Dies spiegelt sich auch in der zunehmenden Bedeutung der Erstellung von Therapieleitlinien durch die zuständigen Fachgesellschaften wider, die den Kostenträgern in Zukunft Hilfestellung bei der Verteilung der Ressourcen im Gesundheitswesen leisten sollen. Zur Beurteilung der Evidenz für die Wirksamkeit therapeutischer Maßnahmen stehen die folgenden Schemata zur Verfügung:

Beurteilung der Wirksamkeit

↑↑ Aussage zur Wirksamkeit wird durch mehrere adäquate valide (z. B. randomisierte) klinische Studien bzw. durch eine oder mehrere valide Metaanalysen oder systematische Reviews gestützt. Positive Aussage ist gut belegt.

↑ Aussage zur Wirksamkeit wird durch zumindest eine adäquate valide (z. B. randomisierte) klinische Studie gestützt. Positive Aussage ist belegt.

↓↓ Negative Aussage zur Wirksamkeit wird durch eine oder mehrere adäquate valide (z. B. randomisierte) klinische Studien bzw. durch eine oder mehrere Metaanalysen bzw. systematische Reviews gestützt. Negative Aussage ist gut belegt.

↔ Es liegen keine sicheren Studienergebnisse vor, die eine günstige oder ungünstige Wirkung belegen. Dies kann durch das Fehlen adäquater Studien oder auch das Vorliegen mehrerer, aber widersprüchlicher Studienergebnisse bedingt sein.

Hierarchie der Evidenzstufen

(I = hohes Evidenzniveau, V = niedrigstes Evidenzniveau)

I. wenigstens eine systematische Übersichtsarbeit auf der Basis methodisch hochwertiger randomisierter klinischer Studien;

II wenigstens eine ausreichend große oder methodisch hochwertige randomisierte klinische Studie;

III. methodisch hochwertige Studien ohne Randomisierung (Kohorten, Fall- und Kontrollstudien);

IV. mehr als eine methodisch hochwertige nichtexperimentelle Studie;

V. Meinungen respektierter Autoritäten (aus klinischer Erfahrung), Expertenkommissionen, beschreibende Studien

Jadad-Score zur Bewertung kontrollierter Studien

(5 Punkte = hohe Qualität, 0 Punkte = schlechte Qualität)

Randomisierung	1
adäquate Beschreibung der Randomisierung	1
doppelte Verblindung	1
adäquate Beschreibung der Verblindung	1
Beschreibung von Studienabbrechern	1

Prospektive Studien

Klinische Studien im engeren Sinne beinhalten die Behandlung von Patienten nach einem zuvor definierten *Studienprotokoll*. Das bedeutet, dass die Protokollerstellung Voraussetzung für die Durchführung der Studie ist. Diese prospektiven Studien besitzen allgemein sehr viel größere Aussagekraft als retrospektive Studien.

Retrospektive Studien

Bei dieser Studienform werden rückblickend beispielsweise Patientenakten mit einer bestimmten Fragestellung ausgewertet, um einen vermuteten Zusammenhang zu erhärten oder auszuschließen. Die Ergebnisse dienen oft der Generierung von Hypothesen, die anschließend in prospektiven Studien untersucht werden können.

Studienarm

Eine klinische Studie kann eine einzige oder mehrere Therapieformen untersuchen. Eine Gruppe von Patienten, die nach dem gleichen

Prinzip behandelt werden, wird als Arm einer Studie bezeichnet.

Wird eine neue Therapieform erstmals geprüft, liegt in der Regel eine *einarmige* Studie vor, während es sich beim Vergleich verschiedener Therapieformen um eine *mehrarmige* (meist zweiarmige) Studie handelt. Dabei wird die etablierte Therapie als *Standardarm* angesehen, während die neue Therapie den *experimentellen Arm* darstellt.

Randomisierung
Bei mehrarmigen Studien erfolgt die Zuordnung der Patienten zu den Studienarmen nach dem Zufallsprinzip. Dies wird als Randomisierung bezeichnet und erfolgt in der Regel durch zuvor erstellte Randomisierungslisten.

Reliabilität
Bei den im Rahmen klinischer Studien, insbesondere auch auf dem Gebiet der Physiotherapie, eingesetzten diagnostischen und therapeutischen Strategien sollte eine hohe Inter-Tester- und Intra-Tester-Reliabilität gewährleistet sein. Das bedeutet, dass verschiedene Untersucher beim gleichen Patienten und der gleiche Untersucher bei wiederholter Durchführung des Tests jeweils das gleiche Ergebnis erzielen.

Plazeboeffekt
Der Begriff umfasst alle Wirkungen therapeutischer Maßnahmen, die kein spezifisches Ergebnis der Maßnahme an sich, sondern als unspezifische Reaktion der Patienten auf die Therapiemaßnahme zu interpretieren sind. Wesentliche Faktoren für die Entstehung eines Placeboeffekts sind die Erwartungshaltung der Patienten, die Persönlichkeit der Therapeuten und der äußere Rahmen der Verabreichung der Therapie.

So fördern hohe akademische Titel, hoher Bekanntheitsgrad und sozialer Status der Therapeuten das Vertrauen in die Kompetenz ebenso wie ein großer apparativer und personeller Aufwand bei der Therapiemaßnahme die Erwartungshaltung auf Besserung eher als beispielsweise die einfache Verabreichung einer Tablette seitens des Pflegepersonals.

Verblindung
Um den Einfluss der Placeboeffekte zu minimieren, sollten die Patienten möglichst nicht wissen, welchem Therapiearm sie zugeordnet wurden. Diese Verblindung ist naturgemäß nur beim Vergleich zweier äußerlich ähnlicher Therapien möglich (z. B. 2 Analgetika bei der Behandlung von Rückenschmerzen). Dagegen ist die Verblindung von Patienten nicht möglich, wenn konservative und operative Therapien oder verschiedene Formen der Physiotherapie verglichen werden.

Ideal ist die *doppelte* Verblindung, bei der weder Patient noch Therapeut die Zuordnung zu den Therapiearmen kennen. Dies ist im strengen Sinne vor allem bei Medikamentenstudien realisierbar oder aber wenn unterschiedliche Therapeuten die Behandlung durchführen und auswerten.

Phasen klinischer Studien
In Abhängigkeit von der Fragestellung werden klinische Studien 4 verschiedenen Phasen zugeordnet. Tabelle 13.1 fasst die wichtigsten Charakteristika dieser Phasen sowie Beispiele entsprechender Fragestellungen zusammen.

Tabelle 13.1 Charakteristika der Phasen klinischer Studien

	Zielsetzung	Beispiel
Phase I	• 1. Einsatz beim Menschen • Toxizität • Dosisfindung (Pharmaka)	neue Analgetika
Phase II	• Dosiseskalation (Pharmaka) • Wirksamkeit	neue Physiotherapietechnik
Phase III	• Randomisierung (Vergleich mit einem Standard) • Indikationserweiterung	• Vergleich zwischen konservativer und operativer Therapie • Vergleich der Kombination von Physiotherapie und Pharmaka mit einer Therapiemodalität allein
Phase IV	• Therapieoptimierung (Dosis und Applikationsform bei Pharmaka) • Erfassung seltener Nebenwirkungen • Kosten-Nutzen-Analysen • Interaktionsstudien • spezielle Patientengruppen (Kinder, nicht zur Einwilligung fähige Patienten)	Indikationserweiterung einer Physiotherapietechnik

Ein-/Ausschlusskriterien

Bei der Planung einer klinischen Studie muss sorgfältig überlegt werden, welche Patienten sich für die Beantwortung der zugrunde liegenden Fragestellung eignen. Dies wird formal durch die Definition von Ein- und Ausschlusskriterien im Studienprotokoll festgelegt. Die Kriterien beziehen sich beispielsweise auf die Abgrenzung verwandter Krankheitsbilder, Altersbeschränkungen nach oben und unten, Vorerkrankungen, Begleiterkrankungen und Begleitmedikationen.

Zielparameter

Weitere Voraussetzungen für die erfolgreiche Durchführung einer klinischen Studie sind die Definition einer klaren Fragestellung sowie von Zielparametern (Endpunkten), anhand derer das Studienergebnis festgelegt wird. Derartige Endpunkte sind beispielsweise die Überlebenszeit bei Tumorerkrankungen, die Zeit bis zum nächsten Krankheitsschub bei Multipler Sklerose oder die Dauer der Arbeitsunfähigkeit bei Rückenschmerzen.

Zur Planung des Endpunkts und der Bewertung der Ergebnisse ist vorab die Beratung durch ein Zentrum für Biometrie erforderlich. Biometriker können anhand der von den Studieninitiatoren erwarteten Ergebnisse im Voraus berechnen, wie viele Patienten in eine Studie eingeschleust werden müssen, um die Hypothese zu bestätigen oder zu widerlegen.

Signifikanz

Die Abfolge der Behandlung und der Nachsorgeuntersuchungen müssen in einem Protokoll genau festgelegt werden. Aufgrund biometrischer Verfahren lässt sich bei der Auswertung klinischer Studien festlegen, ob ein beobachteter Unterschied eines Zielparameters zwischen den Studienarmen signifikant war.

Die Signifikanz bezeichnet den Sachverhalt, dass der in der Studie beobachtete Unterschied mit einer zuvor festgelegten (geringen) Irrtumswahrscheinlichkeit einen in der Wirklichkeit tatsächlich vorhandenen Unterschied widerspiegelt (p-Wert). Je geringer der p-Wert ausfällt, desto größer ist der Unterschied und desto geringer die Wahrscheinlichkeit der irrtümlichen Annahme eines Unterschieds, der tatsächlich nicht vorhanden ist.

Nimmt der Untersucher an, einen Unterschied nachgewiesen zu haben, obwohl ein solcher nicht vorliegt, wird dies als falsch-positiv bezeichnet. Umgekehrt liegt ein falsch-negatives Ergebnis vor, wenn der Untersucher zu dem Schluss kommt, die Studienhypothese sei falsch, obwohl sie in Wirklichkeit korrekt war.

Ursache für falsch-negative Studienergebnisse sind in erster Linie zu geringe Patientenzahlen aufgrund unrealistischer Erwartungen bei der Fallzahlplanung sowie die Definition ungeeigneter Zielparameter.

Aufklärungsschrift und Einverständniserklärung

Wichtige Bestandteile des Studienprotokolls sind die Aufklärungsschrift und die Einverständniserklärung der Patienten. Beide Dokumente müssen der zuständigen *Ethikkommission* zur Prüfung vorgelegt werden. Die Studie darf erst begonnen werden, wenn deren schriftliches Einverständnis vorliegt. Zur Planung und Durchführung klinischer Studien wurden die Normen der *Good clinical practice* (GCP) entwickelt (WHO 1995).

Glossar

Allodynie: Schmerzauslösung durch Reize, die normalerweise keinen Schmerz auslösen.

Analgesie: fehlende Schmerzempfindung bei physiologisch schmerzhaften Reizen.

Anamnese: Geschichte einer Erkrankung.

Arm einer Studie: Gruppe von protokollgemäß einheitlich behandelten Patienten.

Brachialgie: Armschmerz.

Brown-Séquard-Syndrom: halbseitige Querschnittlähmung mit ipsilateraler Parese und Tiefensensibilitätsstörung sowie kontralateraler Schmerz- und Temperaturempfindungsstörung.

Compliance: Einverständnis, Fügsamkeit; speziell die Bereitschaft von Patienten, die ihnen gemachten Vorgaben zur Behandlung einzuhalten.

Computertomographie: bildgebendes Verfahren, das auf der Registrierung der Abschwächung von aus verschiedenen Richtungen ausgesandten Röntgenstrahlen durch die Gewebe des Körpers beruht und zur Diagnostik verschiedener neurologischer Erkrankungen eingesetzt wird.

Coping: Bewältigungsverhalten, Krankheitsbewältigung besonders bei chronischen Erkrankungen, Behinderungen und Erkrankungen mit zweifelhafter Prognose.

Depressivität: psychischer Zustand mit niedergeschlagener Stimmung, Antriebsverlust, Gedanken der Hilf- und Hoffnungslosigkeit sowie Rückzugsverhalten.

Derangement: nach McKenzie (1986) Bezeichnung für einen Bandscheibenschaden.

Diagnose: Zuordnung einer gesundheitlichen Störung zu einem Krankheitsbegriff.

Diagnostik: Verfahren, die zur ursächlichen Abklärung gesundheitlicher Beschwerden bzw. Klassifizierung einer Krankheit angewandt werden. Dazu gehören Anamnese und körperliche Untersuchungen sowie gegebenenfalls auch apparative Diagnostik und Laboruntersuchungen.

Diskographie: radiologisches Verfahren zur Beurteilung der Integrität der Bandscheibe, bei dem Kontrastmittel in den Zwischenwirbelraum eingebracht und ein potenzieller Kontrastmittelaustritt beobachtet wird. Dabei kann außerdem geprüft werden, ob der dem Patienten bekannte Schmerz reproduziert wird.

distal: Lagebeziehung vom Zentrum des Körpers weg und hin zu den Extremitäten (Gegensatz: proximal).

Dysästhesie: unangenehme, abnorme Empfindung, spontan oder durch äußere Reize ausgelöst.

Dysfunktion: Fehlfunktion; speziell nach McKenzie (1986) Bezeichnung für verkürzte Strukturen, z. B. Gelenkkapseln, Muskeln, Sehnen, Bänder.

Evidenz: gesicherte Erkenntnis zu einem Sachverhalt.

Fibromyalgie: (meist generalisierte) Schmerzen in Muskeln, Bindegewebe und Knochen; diagnostisch unsicheres Konzept ohne zureichende Absicherung durch klinische Daten.

GCP: *Good clinical practice;* Normen zur Planung und Durchführung klinischer Studien.

Hexenschuss: tiefer Rücken- bzw. Kreuzschmerz.

Hyperalgesie: verstärkte Schmerzempfindung bei physiologischem Schmerzreiz.

Hyperpathie: verstärkte Reaktion auf äußere schmerzhafte oder nichtschmerzhafte Reize, z. B. wiederholte Reize.

Inklinometer: Winkelmessgerät, das beim Anlegen an eine Fläche deren Winkel im Bezug zur Waagerechten anzeigt.

Inter-Tester-Reliabilität: verschiedene Tester kommen zum gleichen Ergebnis; siehe auch *Reliabilität*.

Intra-Tester-Reliabilität: ein und derselbe Tester kommt bei Wiederholung zum gleichen Ergebnis; siehe auch *Reliabilität*.

Irritierbarkeit: speziell bei Butler (1998) und Maitland (2000): Ausmaß der Beeinflussbarkeit der Beschwerden durch mechanische Manöver.

Ischialgie: Beinschmerz im Verlauf des Ischiasnervs.

Kernspintomographie: siehe *Magnetresonanztomographie.*

Kohorte: „Hundertschaft"; speziell Patientengruppe mit gemeinsamen Merkmalen und Symptomen.

Konditionierung, operante: Lernen durch Erfolg, Beibehalten bestimmter Verhaltensweisen aufgrund von Belohnung.

Kontraktur: Bewegungseinschränkung von Gelenken, die durch Verkürzungen und Schrumpfungen der Muskeln, Sehnen, Bänder und Gelenke oder durch Verknöcherung entstehen kann. Eine Kontraktur wird nach der Bewegungsrichtung benannt, die verkürzt ist. Beispielsweise ist bei einer Beugekontraktur die endgradige Streckung nicht möglich, wohingegen die Beugung frei beweglich sein kann.

Locked-in-Syndrom: eingeschlossen; Bezeichnung für die Unfähigkeit, sich zu bewegen oder zu sprechen, bei erhaltenem Bewusstsein. Ursache ist in der Regel eine Durchblutungsstörung im Versorgungsgebiet der A. basilaris.

Low back pain: Rücken- bzw. Kreuzschmerz.

Lumbago: Rücken- bzw. Kreuzschmerz.

Lumbalgie: Rücken- bzw. Kreuzschmerz.

Lumboischialgie: Rücken- kombiniert mit ausstrahlendem Beinschmerz.

Magnetresonanztomographie: bildgebendes Verfahren, das auf der Registrierung elektromagnetischer Wellen aus dem Körper nach Anlage eines externen Magnetfelds beruht und zur Diagnostik verschiedener neurologischer Erkrankungen eingesetzt wird (Kernspintomographie).

Manipulation: hier passive impulsartige Bewegung eines Gelenks, die mit hoher Geschwindigkeit innerhalb oder über die Grenzen der passiven Beweglichkeit hinaus durchgeführt wird.

Metaanalyse: umfassende, kritisch bewertende Analyse mehrerer (meist) klinischer Studien zu einer definierten Fragestellung.

Mobilisation: aktive oder passive Bewegung.

NAS: *Numeric analog scale;* Skala zur Einstufung der Schmerzintensität, bei der der Schmerz bestimmten Zahlenwerten zugeordnet wird.

Neuralgie: Schmerz im Versorgungsgebiet eines peripheren Nervs.

nichtsteroidale Antirheumatika (NSAR): Schmerzmittel, die nicht auf Steroidbasis (Kortison) beruhen und auch eine entzündungshemmende Wirkung haben (z.B. Diclofenac, Voltaren).

noninvasiv: „nicht eingreifend"; Bezeichnung für Untersuchungs- und Behandlungsverfahren, bei denen der Körper des Patienten nicht verletzt wird.

OEDC: *Organisation for Economic Cooperation and Development;* hier sind vergleichende Statistiken zu Themen der Krankenversorgung

aus 30 Ländern einschließlich Deutschland erhältlich. Website: http://www.oecd.org.

Peripheralisierung: Verlagerung der distalen Ausdehnung des ausstrahlenden oder radikulären Schmerzes weiter nach distal. Dabei kann zentraler, mehr in Richtung oder im Zentrum des betroffenen Wirbelsäulenabschnitts gelegener Schmerz verschwinden. Diese Veränderung wird durch Bewegungen verursacht und bleibt danach erhalten.

PKB: *Prone knee bend;* Beugen des Kniegelenks in Bauchlage; Nervendehnungstest für die Nervenwurzeln der oberen LWS- und BWS-Segmente und den N. femoralis.

Plazeboeffekt: alle Wirkungen therapeutischer Maßnahmen, die kein spezifisches Ergebnis der Maßnahme an sich sind, sondern als unspezifische Reaktion der Patienten auf die Therapiemaßnahme interpretiert werden.

polytopes Schmerzsyndrom: Schmerzangabe an vielen Stellen des Körpers, die diagnostisch nicht näher zugeordnet werden kann.

Prävention: vorbeugende Maßnahme.

prospektive Studie: Behandlung von Patienten nach einem zuvor (vorausschauend) definierten Studienprotokoll.

proximal: bezeichnet die Lagebeziehung zum Zentrum des Körpers hin (Gegensatz: distal).

Randomisierung: zufällige Verteilung der Patienten auf die Studienarme. Sie erfolgt in der Regel durch zuvor erstellte Randomisierungslisten.

RCT: *Randomised controlled trial;* randomisierte kontrollierte Studie.

Rehabilitation: Wiederherstellung; im weiteren Sinne Maßnahmen, die der Wiederherstellung des Zustands vor einer Erkrankung dienen.

Reliabilität: Zuverlässigkeit; Gütekriterium für ein Test- oder Messverfahren bezüglich der Fähigkeit, bei Wiederholung zu einem identischen Ergebnis zu führen; siehe auch *Test-Retest-Reliabilität, Inter-Tester-Reliabilität* und *Intra-Tester-Reliabilität.*

retrospektive Studie: rückblickend werden z.B. Patientenakten mit einer bestimmten Fragestellung ausgewertet, um einen vermuteten Zusammenhang zu erhärten oder auszuschließen.

Review: 1. Übersichtsartikel in Abgrenzung zu Publikationen, die neue (originale) Daten referieren; 2. Prozess der Begutachtung eines zur Publikation eingereichten wissenschaftlichen Manuskripts.

Rezidiv: Rückfall; Wiederauftreten einer Krankheit nach Ausheilung.

Rückenschulen: verschiedene Programme zur Prävention von Rückenschmerzen mithilfe von Information über deren Entstehung, Schulung von Hebetechniken, Sitzpositionen und Haltungen, Kraft- und Entspannungstraining.

Schutzspasmus: reflektorische Muskelaktivität, die als Schutzmechanismus angesehen werden kann.

sensibel evozierte Potentiale (SEP): Untersuchungstechnik, bei der nach peripherer Nervenstimulation über eine auf der Haut angebrachte Elektrode an verschiedenen Stellen weiter proximal (z. B. über der Wirbelsäule oder über dem Gehirn) die Reizantwort registriert wird.

Sensitivität: (u. a.) Maß für die Wahrscheinlichkeit, eine vorliegende Erkrankung durch ein diagnostisches Verfahren nachzuweisen.

SLR: *Straight leg raise;* Anheben des gestreckten Beines; Nervendehnungstest für die Nervenwurzeln der unteren LWS (L5 und S1), den Plexus sacralis, den N. ischiadicus, den N. peronaeus, den N. tibialis; entspricht der Prüfung des Lasègue-Zeichens.

Sonnenanbetung: komplexer Bewegungsablauf aus dem Yoga, bei dem Koordination, Gleichgewicht, Beweglichkeit, Kraft und Ausdauer verbessert werden.

spezifischer Schmerz: zweifelsfreie Zuordnung des Schmerzes zu einem Krankheitsbegriff ist möglich (z. B. Schmerz durch einen Bandscheibenvorfall) .

Spezifität: (u. a.) Maß für die Wahrscheinlichkeit, dass bei positivem Ausfall eines diagnostischen Tests tatsächlich die vermutete Erkrankung vorliegt.

Spondylolisthese: Gleitwirbelbildung.

Symptome: subjektive Begleiterscheinungen einer Erkrankung, die vom Patienten empfunden werden, aber für einen Beobachter (im Gegensatz zum Krankheits*zeichen, Sign*) nicht sicht- oder messbar sind.

Test-Retest-Reliabilität: Zuverlässigkeit, bei Wiederholung des Tests zum gleichen Ergebnis zu führen; siehe auch *Reliabilität*.

ULTT: *Upper limb tension test*, Nervendehnungstest der oberen Extremität, für die Nervenwurzeln der mittleren und unteren HWS, den Plexus brachialis und den N. medianus.

unspezifischer Schmerz: die zweifelsfreie Zuordnung des Schmerzes zu einem Krankheitsbegriff ist nicht möglich (z. B. Brachialgie).

Validität: Gütekriterium für ein Test- oder Messverfahren bezüglich der Fähigkeit, den zu testenden oder zu messenden Sachverhalt zu prüfen.

VAS: *Visual analog scale*, sichtbare Skala zur Einstufung der Schmerzintensität.

Verblindung: bei der *einfachen* Verblindung wissen die Patienten nicht, welchem Therapiearm einer mehrarmigen Studie sie zugeordnet sind. Ideal ist die *doppelte* Verblindung, bei der weder Patienten noch Therapeuten die Zuordnung zu den Therapiearmen kennen.

Zeichen: objektive und objektivierbare Begleiterscheinungen einer Erkrankung (messbar, für einen Beobachter sichtbar).

Zentralisierung: die Verlagerung der distalen Ausdehnung des ausstrahlenden oder radikulären Schmerzes nach proximal. Dabei kann zentraler, mehr in Richtung oder im Zentrum des betroffenen Wirbelsäulenabschnitts gelegener Schmerz neu entstehen oder zunehmen. Diese Veränderung wird durch Bewegung ausgelöst und bleibt danach erhalten.

Zervikobrachialgie: Nackenschmerz kombiniert mit ausstrahlendem Armschmerz.

Zielparameter: in einem Studienprotokoll festgelegte Endpunkte, die zu definierten Zeitpunkten kontrolliert werden.

Literatur

Adams MA, Hutton WC. Prolapsed intervertebral disc: a hyperflexion injury. Spine. 1982;7:184–191.

Adams MA, Hutton WC. Gradual disc prolapse. Spine. 1985;10:524–542.

Adams MA, Dolan P, Hutton WC. The lumbar spine in backward bending. Spine. 1988;13:1019–1026.

Adams MA, Green TP, Dolan P. The strength in anterior bending of lumbar intervertebral discs. Spine. 1994;19:2197–2203.

Adams MA, McMillan DW, Green TP, Dolan P. Sustained loading generates stress concentrations in lumbar intervertebral discs. Spine. 1996;21:434–438.

Adams MA, Dolan P. Could sudden increase in physical activity cause degeneration of intervertebral discs? Lancet. 1997;350:734–735.

Adams MA, Freeman BJC, Morrison HP, Nelson IW, Dolan P. Mechanical initiation of intervertebral disc degeneration. Spine. 2000;25:1625–1636.

Adams MA, May S, Freeman BJC, Morrison HP, Dolan P. Effects of backward bending on lumbar intervertebral discs. Relevance to physical therapy treatments for low back pain. Spine. 2000;25:431–437.

Alexander H, Jones AM, Rosenbaum DH. Nonoperative management of herniated nucleus pulposus: patient selection by the extension sign. Orthopaedic Review. 1992;21:181–188.

Amanzio M, Benedetti F. Neuropharmacological dissection of placebo analgesia: expectation-activated opioid systems versus conditioning-activated specific subsystems. The Journal of Neuroscience. 1999;19:484–494.

Andersson GB, Schulz AB, Nachemson AL. Intervertebral disc pressures during traction. Scandinavian Journal of Rehabilitation Medicine. (Suppl.) 1983;9:88–91.

Aota Y, Onari K, An HS, Yoshikawa K. Dorsal root ganglia morphologic features in patients with herniation of the nucleus pulposus: assessment using magnetic resonance myelography and clinical correlation. Spine. 2002;26:2125–2132.

Aprill CN, Bogduk N. High intensity zone: a diagnostic sign of painful lumbar disc on magnetic resonance imaging. British Journal of Radiology. 1992;65:361–369.

Arbeitsgemeinschaft der Wissenschaftlichen Medizinischen Fachgesellschaften (AWMF). 1997. http//www.uni-duesseldorf.de/WWW/AWMF/

Ashman R.B. Disc Anatomy and biomechanics. In: Guyer RD, ed. Lumbar Disc Disease in Spine: State of the Art Reviews. Hanley & Belfus; 1989.

Assendelft WJ, Bouter LM, Knipschild PG. Complications of spinal manipulation: a comprehensive review of the literature. Journal of Family Practice. 1996;42:475–480.

Atlas SJ, Keller RB, Chang YC, Deyo RA, Singer DE. Surgical and nonsurgical management of sciatica secondary to a lumbar disc herniation: five-year outcomes from the Maine lumbar spine study. Spine. 2001;26:1179–1187.

Barlocher CB, Krauss JK, Seiler RW. Central lumbar disc herniation. Acta Neurochirurgica (Wien). 2000;142:1369–1374.

Basler HD, Jakle C, Kroner-Herwig B. Incorporation of cognitive-behavioral treatment into the medical care of chronic low back patients: a controlled randomized study in German pain treatment centers. Patient Education and Counseling. 1997;31:113–124.

Bell MA, Weddell AGM. A morphologic study of intrafascicular vessels of mammalian sciatic nerve. Muscle and Nerve. 1984;7:524–534.

BenDebba M, van Alphen HA, Long DM. Association between peridural scar and activity-related pain after lumbar discectomy. Neurological Research. 1999;21 (Suppl.):1:37–42.

van den Berg F. Angewandte Physiologie. Stuttgart: Thieme; 1999.

Bischoff HP. Manuelle Therapie für Physiotherapeuten. Balingen: Medizinische Verlagsgesellschaft; 1994.

Boden SD, Davis DO, Dina TS, Patronas NJ, Wiesel SW. Abnormal magnetic-resonance scans of the lumbar spine in asymptomatic subjects. The Journal of Bone and Joint Surgery. 1990;72-A:403–408.

Bogduk N, Tynan W, Wison AIS. The nerve supply to the lumbar intervertebral discs. Journal of Anatomy. 1981;132:39–56.

Bogduk N. The innervation of the lumbar spine. Spine. 1983;8:286–293.

Bogduk N, Windsor M, Inglis A. The innervation of the cervical intervertebral discs. Spine. 1988;13:2–8.

Bogduk N. Klinische Anatomie von Lendenwirbelsäule und Sakrum. Berlin: Springer; 2000.

Boos N, Rieder R, Schade V, Spratt KF, Semmer N, Aebi M. The diagnostic accuracy of magnetic resonance imaging, work perception, and psychosocial factors in identifying symptomatic disc herniations. Spine. 1995;20:2613–2625.

Borenstein DG. Epidemiology, etiology, diagnostic evaluation, and treatment of low back pain. Current Opinion in Rheumatology. 1999;11: 151–157.

Brandt T, Dichgans J, Diener HC. Therapie und Verlauf neurologischer Erkrankungen. Stuttgart: Kohlhammer; 2003.

Breig A. Biomechanics of the Central Nervous System; Some Basic Normal and Pathologic Phenomena. Stockholm: Almquist & Wiksell; 1960.

Breig A, Marions O. Biomechanics of the lumbosacral nerve roots. Acta Radiologica (Diagn). 1963;1:1141–1160.

Breig A. Adverse mechanical tension in the central nervous system. Stockholm: Almqvist & Wiksell; 1978.

Breig A, Troup JDG. Biomechanical considerations in the straight-leg-raise-test. Spine. 1979;4:242–250.

Brisby H, Olmarker K, Larsson K, Nutu M, Rydevik B. Proinflammatory cytokines in cerebrospinal fluid and serum in patients with disc herniation and sciatica. European Spine Journal. 2002;11:62–66.

Brotchi J, Pirotte B, De Witte O, Levivier M. Prevention of epidural fibrosis in a prospective series of 100 primary lumbosacral discectomy patients: follow-up and assessment at reoperation. Neurological Research. 1999;21 (Suppl.):1:47–50.

Brötz D, Weller M, Küker W, Dichgans J, Götz A. Mechanische physiotherapeutische Diagnostik und Therapie bei Patienten mit lumbalen Bandscheibenvorfällen. Aktuelle Neurologie. 2001;28:74–81.

Brötz D, Küker W, Maschke E, Wick W, Dichgans J, Weller M. A prospective trial of mechanical physiotherapy for lumbar disk prolapse. Journal of Neurology. 2003;250:746–749.

Brügger A. Die Funktionskrankheiten des Bewegungsapparates: eine Standortbestimmung. In: Bd. 8: Die Funktionskrankheiten des Bewegungsapparates. Jena: G. Fischer; 1997.

Burton AK, Waddell G, Tillotson M, Summerton N. Information and advice to patients with back pain can have a positive effect. A randomized controlled trial of a novel educational booklet in primary care. Spine. 1999;24: 2484–2491.

Bush K, Cowan N, Katz DE, Gishen P. The natural history of sciatica associated with disc pathology. A prospective study with clinical and independent radiologic follow-up. Spine. 1992;17:1205–1212.

Butler D. Mobilisation des Nervensystems. Berlin: Springer; 1998.

Byröd G, Rydevic B, Nordborg C, Olmarker K. Early effects of nucleus pulposus application on spinal nerve root morphology and function. European Spine Journal. 1998;7:445–449.

Carragee EJ, Helms E, O'Sullivan GS. Are postoperative activity restrictions necessary after posterior lumbar discectomy? A prospective study of outcomes in 50 consecutive cases. Spine. 1996;21:1893–1897.

Cavafy J. A case of sciatic nerve-stretching in locomotor ataxy: with remarks on the operation. British Medical Journal. 1881;17:973–974.

Cherkin DC, Deyo RA, Wheeler K, Ciol MA. Physician variation in diagnostic testing for low back pain. Who you see is what you get. Arthritis & Rheumatism. 1994;37:15–22.

Cherkin DC, Deyo RA, Street JH, Hunt M, Barlow W. Pitfals of patient education: limited success of a program for back pain in primary care. Spine. 1996;21:354–355.

Cherkin DC. Primary care research on low back pain. The state of the science. Spine. 1998; 23:1997–2002.

Cherkin DC, Deyo RA, Battié M, Street J, Barlow W. A comparison of physical therapy, chiropractic manipulation, and provision of an educational booklet for the treatment of patients with low back pain. The New England Journal of Medicine. 1998;8:1021–1029.

Chrubasik S, Junck H, Zappe HA, Stutzke O. A survey on pain complaints and health care utilization in a German population sample. European Journal of Anaesthesiology. 1998;15:397–408.

Crombez G, Vlaeyen JWS, Heuts PHTG, Lysens R. Pain-related fear is more disabling than pain itself: evidence on the role of pain-related fear in chronic pain disability. Pain. 1999;80: 329–339.

De Pascalis V, Chiaradia C, Carotenuto E. The contribution of suggestibility and expectation to placebo analgesia phenomenon in an experimental setting. Pain. 2002;96:393–402.

Devulder J. Transforaminal nerve root sleeve injection with corticosteroids, hyaluronidase, and local anesthetic in the failed back surgery syndrome. Journal of Spinal Disorders. 1998; 11:151–154.

Deyo RA, Diehl AK, Rosenthal M. How many days of bed rest for acute low back pain? A randomised clinical trial. The New England Journal of Medicine. 1986;315:1064–1070.

Deyo RA., Phillips WP. Low back pain; A primary care challenge. Spine. 1996;21:2826–2832.

Diener HC, Leonhardt H. Schmerztherapie. In: Brandt T, Dichgans J, Diener HC. Therapie und Verlauf neurologischer Erkrankungen. Stuttgart: Kohlhammer; 1998.

Dommisse GF. The blood supply of the spinal cord. In: Grieve GP. Modern manual therapy of the vertebral column. Edinburgh: Churchill Livingstone; 1986.

Donelson R, Grant W, Kamps C, Medcalf R. Pain response to sagittal end-range spinal motion. A prospective, randomized, multicentered trial. Spine. 1990;16:206–211.

Donelson R, Silva G, Murphy K. Centralisation phenomenon: its usefulness in evaluating and treating referred pain. Spine. 1990;15:211–213.

Donelson R, Aprill C, Medcalf R, Grant W. A prospective study of centralisation of lumbar and referred pain. Spine. 1997;22:1115–1122.

Dreyfuss P, Michaelson M, Pauza K, McLarty J, Bogduk N. The value of medical history and physical examination in diagnosing sacroiliac joint pain. Spine. 1996;21:2594–2602.

Dubourg G, Rozenberg S, Fautel B et al. A pilot study on the recovery from paresis after lumbar disc herniation. Spine. 2002;27:1426–1432.

Elfering A, Semmer N, Birkhofer D, Zanetti M, Hodler J, Boos N. Risk factors for lumbar disc degeneration. A 5-year prospective MRI study in asymptomatic individuals. Spine. 2002;27: 125–134.

Elvey RL. Physical evaluation of the peripheral nervous system in disorders of pain and dysfunction. Journal of Hand Therapy. 1997;10: 122–129.

Faas A, van Eijk JTM, Chavannes AW, Gubbels JW. A randomized trial of exercise therapy in patients with acute low back pain. Efficacy on sickness absence. Spine. 1995;20:941–947.

Faas A. Exercises: which ones are worth trying, for which patients, and when? Spine. 1996;21: 2874–2879.

Fairbank JCT, Davies JB, Couper J, O'Brien JP. The oswestry low back pain disability questionnaire. Physiotherapy. 1980;66:271–273.

Fajersztajn J. Über das gekreuzte Ischiasphänomen. Wiener Klinische Wochenschrift. 1901; 14:41–47.

Fennell AJ, Jones AP, Hukins DW. Migration of the nucleus pulposus within the intervertebral disc during flexion and extension of the spine. Spine. 1996;21:2753–2757.

Friberg O, Nurminen M, Kurhonen K, Soininen E, Mänttäri T. Accuracy and precision of clinical estimation of leg length discrepancy and lumbar scoliosis: comparison of clinical and radiological measurements. International Disability Studies. 1988;10:49–53.

Fritz JM, Delitto A, Vignovic M, Busse RG. Intertester reliability of judgements of the centralization phenomenon and status change during movement testing in patients with low back pain. Archives of Physical Medicine and Rehabilitation. 2000;81:57–61.

Furlan AD, Brosseau L, Imamura M, Irvin E. Massage for low back pain: a systematic review within the framework of the Cochrane Collaboration Back Review Group. Spine. 2002; 27:1896–1910.

Furusawa N, Baba H, Miyoshi N, Maezawa Y, Uchida K, Kokubo Y, Fukuda M. Herniation of cervical intervertebral disc: immunohistochemical examination and measurement of nitric oxide production. Spine. 2001;26:1110–1116.

Gerber B, Wilken H, Barten G, Zacharias K. Positive effect of balneotherapy on post-PID symptoms. International Journal of Fertility and Menopausal Studies. 1993;38:296–300.

Gertzbein SD, Tait JH, Devlin SR. The stimulation of lymphocytes by nucleus pulposus in patients with degenerative disk disease of the lumbar spine. Clinical Orthopaedics and Related Research. 1977;123:149–154.

Grawe K. Psychologische Therapie. Göttingen: Hogrefe; 2000.

Gronblad M, Virre J, Seitsalo S, Habtemariam A, Karaharju E. Inflammatory cells, motor weakness, and straight leg raising in transligamentous disc herniations. Spine. 2000;25:2803–2807.

Grundy PF, Roberts CJ. Does unequal leg length cause back pain? Lancet. 1984;4:256–258.

Hadjipavlou AG, Simmons JW, Pope MH, Necessary JT, Goel VK. Pathomechanics and clinical relevance of disc degeneration and annular tear: a-point-of-view review. American Journal of Orthopaedics. 1999;28:561–571.

Hagen KB, Thune O. Work incapacity from low back pain in the general population. Spine. 1998;23:2091–2095.

Haldeman S, Kohlbeck FJ, McGregor M. Unpredictability of cerebrovascular ischemia associated with cervical spine manipulation therapy: a review of sixty-four cases after cervical spine manipulation. Spine. 2002;27: 49–55.

Hall TM, Elvey RL. Nerve trunk pain: physical diagnosis and treatment. Manual Therapy. 1999; 4:63–73.

Hampton D, Laros G, McCarron R, Franks D. Healing potential of the anulus fibrosus. Spine. 1989;14:398–401.

Hasenbring M, Ulrich HW, Hartmann M, Soyka D. The efficacy of a risc factor-based cognitive behavioral intervention and electromyographic biofeedback in patients with acute sciatic pain. An attempt to prevent chronicity. Spine. 1999;24:2525–2535.

Hasenbring M, Haller D, Klasen B. Psychologische Mechanismen in Prozessen der Schmerzchronifizierung – Unter- oder überbewertet? Schmerz. 2001;15:442–447.

Hee HT, Ill-Whitecloud TS, Myers L, Roesch W, Ricciardi JE. Do worker's compensation patients with neck pain have lower SF-36 scores? European Spine Journal. 2002;11:375–381.

van der Heide B. Physiologische Reaktion auf einen Provokationstest der Neuralstrukturen in der oberen Extremität. Krankengymnastik. 2000;52:816–828.

Helewa A, Goldsmith CH, Lee P, Smythe HA, Forwell L. Does strengthening the abdominal muscles prevent low back pain – a randomized controlled trial. Journal of Rheumatology. 1999;26:1808–1815.

Henmi T, Sairo K, Nakano S, Kanematsu Y, Kajikawa T, Katoh S, Goel VK. Natural history of extruded lumbar intervertebral disc herniation. Journal of Medical Investigation. 2002;49: 40–43.

Hildebrand J, Pfingsten M, Franz C, Saur P, Seeger D. Das Göttinger Rücken-Intensiv-Programm (GRIP) – ein multimodales Behandlungsprogramm für Patienten mit chronischen Rückenschmerzen. Teil 1. Der Schmerz. 1996;10: 190–203.

Holm S, Maroudas A, Urban JP, Selstam G, Nachemson A. Nutrition of the intervertebral disc: solute transport and metabolism. Connective Tissue Research. 1981;8:101–119.

Holm S, Nachemson A. Variations in the nutrition of the canine intervertebral disc induced by motions. Spine. 1983;8:866–874.

Holm S, Nachemson A. Nutrition of the intervertebral disc: acute effects of cigarette smoking. An experimental animal study. Upsala Journal of Medical Sciences. 1988;93:91–99.

Hrobjartsson A. What are the main methodological problems in the estimation of placebo effects? Journal of Clinical Epidemiology. 2002; 55:430–435.

Hufnagel A, Hammers A, Schonle PW, Bohm KD, Leonhardt G. Stroke following chiropractic manipulation of the cervical spine. Journal of Neurology. 1999;246:683–688.

Hurwitz EL, Aker PD, Adams AH, Meeker WC, Shekelle PG. Manipulation and mobilization of the cervical spine. Spine. 1996;21:1746–1760.

Hurwitz EL, Morgenstern H, Harder P, Kominski GF, Yu F, Adams AH. A randomized trial of chiropractic manipulation and mobilization for patients with neck pain: clinical outcomes from the UCLA neck-pain study. American Journal of Public Health. 2002;92:1634–1641.

Ikeda T, Nakamura T, Kikuchi T, Umeda S, Senda H, Takagi K. Pathomechanism of spontaneous regression of the herniated lumbar disc: histologic and immunohistochemical study. Journal of Spinal Disorders. 1996;9:136–140.

Indahl A, Kaigle AM, Reikeras O, Holm SH. Interaction between the porcine lumbar intervertebral disc, zygapophysial joints, and paraspinal muscles. Spine. 1997;22:2834–2840.

Johannsen F, Remvig L, Kryger P, Beck P, Lybeck K, Larsen LH, Warming S. Supervised endurance exercise training compared to home training after first lumbar discectomy: a clinical trial. Clinical and Experimental Rheumatology. 1994;12:609–614.

Johnsson B, Stromqvist B. Repeat decompression of lumbar nerve roots: a prospective two-year evaluation. The Journal of Bone and Joint Surgery. 1993;75:894–897.

Johnsson B, Stromqvist B. Clinical characteristics of recurrent sciatica after lumbar discectomy. Spine. 1996;15:500–505.

Junge A, Fröhlich M, Ahrens S, Hasenbring M, Sandler AJ, Grab D, Dvorák J. Predictors of bad and good outcome of lumbar spine surgery. A prospective clinical study with 2 years' follow-up. Spine. 1996;21:1056–1065.

Kaptchuk TJ. The placebo effect in alternative medicine: can the performance of a healing ritual have clinical significance? Annals of Internal Medicine. 2002;136:817–825.

Kayama S, Konno S, Olmarker K, Yabuki S, Kikuchi S. Incision of the anulus fibrosus induces nerve root morphologic, vascular, and functional changes. An experimental study. Spine. 1996;21:2539–2543.

Kilpikoski S, Airaksinen O, Kankaanpaa M, Leminen P, Videman T, Alen M. Interexaminer reliability of low back pain assessment using the McKenzie method. Spine. 2002;27:E207–E214.

Kjellby-Wendt G, Styf J. Early active training after lumbar discectomy. A prospective, randomized, and controlled study. Spine. 1998;23: 2345–2351.

Kjellman G, Oberg B. A randomized clinical trial comparing general exercise, McKenzie treatment and a control group in patients with neck pain. Journal of Rehabilitation Medicine. 2002;34:183–190.

Kleinrensink GJ, Stoeckart R, Mulder PG, Hoek G, Broek T, Vleeming A, Smijders CJ. Upper limb tension tests as tools in the diagnosis of nerve and plexus lesions. Anatomical and biomechanical aspects. Clinical Biomechanics Bristol Avon. 2000;15:9–14.

Koes BW, Assendelft JJ, van der Heijden GJMG, Bouter LM. Spinal manipulation for low back pain: an updated systematic review of randomized clinical trials. Spine. 1996;21:2860–2873.

Koes BW, van Tulder MW, Ostelo R, Kim-Burton A, Waddell G. Clinical guidelines for the management of low back pain in primary care: an international comparison. Spine. 2001;26: 2504–2513.

Komori H, Okawa A, Haro H, Shimomiya-Ki K. Factors predicting the prognosis of lumbar radiculopathy due to disc herniation. Journal of Orthopaedic Science. 2002;7:56–61.

Kopp JR, Alexander H, Turocy H, Levrini MG, Lichtman DM. The use of lumbar extension in the evaluation and treatment of patients with acute herniated nucleus pulposus. Clinical Orthopaedics and Related Research. 1986;202: 211–218.

Kotilainen E, Alanen A, Erkintalo M, Valtonen S, Kormono M. Association between decreased disc signal intensity in preoperative T2-weighted MRI and a 5-year outcome after lumbar minimally invasive discectomy. Minimal Invasive Neurosurgery. 2001;44:31–36.

Krappel FA, Harland U. Diskusdiagnostik im MRT. Orthopäde. 2001;30:502–513.

Lasègue C. Considerations sur la sciatique. Arch Gen de Med Paris. 1864; 2:558–580.

Leboef-Yde C, Lauritsen JM. The prevalence of low back pain in the literature. Spine. 1995; 20:2112–2118.

Lebouef-Yde C, Kyvik KO. At what age does low back pain become a common problem? A study of 29.424 individuals aged 12–41 years. Spine. 1998;23:228–234.

Leboeuf-Yde C. Body weight and low back pain. A systematic literature review of 56 journal articles reporting on 65 epidemiologic studies. Spine. 2000;25:226–237.

Leino PL. Is back pain increasing? Results from national surveys in Finland. Scandinavian Journal of Rheumatology. 1994;23:269–276.

Levi N, Gjerris F, Dons K. Thoracic disc herniation. Unilateral transpedicular approach in 35 consecutive patients. Journal of the Neurosurgical Sciences. 1999;43:37–42.

Loeser JD. Pain due to nerve injury. Spine. 1985;10:232–235.

Loeser JD. What is chronic pain? Theoretical Medicine. 1991;12:213–225.

Loeser JD, Volinn E. Epidemiology of low back pain. Neurosurgery Clinics of North America. 1991;2:713–718.

Loeser JD. Pain: an overview. Lancet. 1999;353: 1607–1609.

Loeser JD. Pain and suffering. The Clinical Journal of Pain. 2000;(Suppl.)16:S2–S6.

Long AL. The centralization phenomenon. Its usefulness as a predictor of outcome in conservative treatment of chronic low back pain. A pilot study. Spine. 1995;20:2513–2520.

Lundborg G, Rydevik B. Effects of stretching the tibial nerve of the rabbit: a preliminary study of the intraneural circulation and the barrier function of the perineurium. The Journal of Bone and Joint Surgery. 1973;55B:390–401.

Lundborg G. Structure and function of the intraneural microvessels as related to trauma, edema formation and nerve function. The Journal of Bone and Joint Surgery. 1975;57A: 938–948.

Lutza U, Kohlmann T, Deck R, Raspe H. Influence of occupational factors on the relation between socioeconomic status and self-reported back pain in a population-based sample of German adults with back pain. Spine. 2000; 25:1390–1397.

Maier-Riehle B, Harter M. The effects of back schools: a meta-analysis. International Journal of Rehabilitation Research. 2001;24:199–206.

Maigne JY, Rime B, Deligne B. Computed tomographic follow-up study of forty-eight cases of nonoperatively treated lumbar intervertebral soft disc herniation. Spine. 1992;17:1071–1074.

Maigne JY, Deligne B. Computed tomographic follow-up study of twenty-one cases of nonoperatively treated cervical intervertebral disc herniation. Spine. 1994;19:189–191.

Maitland G. Vertebral Manipulation. London: Butterworth; 1986.

Maitland G. Manipulation der Wirbelsäule. Berlin: Springer; 1994.

Maitland G. Manipulation der peripheren Gelenke. Berlin: Springer; 2000.

Malmivaara A, Häkkinen U, Aro T. The treatment of acute low back pain – bed rest, exercises, or ordinary activity? The New England Journal of Medicine. 1995;332:351–355.

Mannion AF, Müntener M, Taimela S, Dvorak J. A randomized clinical trial of three active therapies for chronic low back pain. Spine. 1999;24: 2435–2448.

Marshall J. Nerve stretching for the relief or cure of pain. British Medical Journal. 1883;2:1173–1179.

Matsui H, Kanamori M, Ishihara H, Yudoh K, Naruse Y, Tsuji H. Familial predisposition for lumbar degenerative disc disease. A case-control study. Spine. 1998;23:1029–1034.

McCracken LM, Gross RT, Aikens J, Carnrike CLM. The assessment of anxiety and fear in persons with chronic pain: a comparison of instruments. Behaviour Research and Therapy. 1996; 34:927–933.

McKenzie R. The Lumbar Spine: Mechanical Diagnosis and Therapy. Waikanae: Spinal Publications New Zealand; 1981.

McKenzie R. Die lumbale Wirbelsäule. Mechanische Diagnose und Therapie. Zürich: Spinal Publications Switzerland; 1986.

McKenzie R. The Cervical and Thoracic spine. Mechanical Diagnosis and Therapy. Waikane: Spinal Publications New Zealand; 1990.

McKenzie R, May S. The Lumbar Spine: Mechanical Diagnosis And Therapy. Waikanae: Spinal Publications New Zealand; 2003.

McMillan DW, Garbutt G, Adams MA. Effect of sustained loading on the water content of intervertebral discs: implications for disc metabolism. Annals of the Rheumatic Diseases. 1996;55:880–887.

Melzack R. The short form McGill questionnaire. Pain. 1996;30:191–197.

Milette PC, Fontaine S, Lepanto L, Cardinal E, Breton G. Differentiating lumbar disc protrusions, disc bulges, and disc with normal contour but abnormal signal intensity. Magnetic resonance imaging with discographic correlations. Spine. 1999;24:44–53.

Miyaguchi M, Nakamura H, Shakudo M, Inoue Y, Yamano Y. Idiopathic spinal cord herniation associated with intervertebral disc extrusion. A case report and review of the literature. Spine. 2002;26:1090–1094.

Moneta GB, Videman T, Kaivanto K, Aprill C, Spivey M, Vanharanta H, Sachs BL, Guyer RD, Hochschuler SH, Raschbaum RF, Mooney V. Reported pain during lumbar discography as a function of anular ruptures and disc degeneration. A reanalysis of 833 discograms. Spine. 1994;19:1968–1974.

Montgomery GH, Kirsch I. Classical conditioning and the placebo effect. Pain. 1997;72:107–113.

Morgan H, Abood C. Disc herniation at T1 – 2. Report of four cases and literature review. Journal of Neurosurgery. 1998;88:148–150.

Moyad A. The placebo effect and randomized trials: analysis of conventional medicine. Urologic Clinics of North America. 2002;29:125–133.

Mundt DJ, Kelsey JL, Golden AL, Panjabi MM, Pastides H, Berg AT, Sklar J, Hosea T. An epidemiologic study of sports and weight lifting as possible risk factors for herniated lumbar and cervical discs. The American Journal of Sports Medicine. 1993;21:854–860.

Nachemson A, Elfström G. Intravital dynamic pressure measurements in lumbar discs. Scandinavian Journal of Rehabilitation Medicine. 1970;1:1–40.

Nachemson A. Chronic pain: the end of the welfare state? Quality of Life Research. 1994; (Suppl.) 1:S11–17.

Nadler SF, Malanga GA, Stitik TP, Keswani R, Foye PM. The crossed femoral nerve stretch test to improve diagnostic sensitivity for the high lumbar radiculopathy. 2 case reports. Archives of Physical Medicine and Rehabilitation. 2001;82:522–523.

Nentwig CG, Krämer J, Ullrich CH. Die Rückenschule. Stuttgart: Enke; 1997.

Nygaard OP, Kloster R, Solberg T. Duration of leg pain as a predictor of outcome after surgery for lumbar disc herniation: a prospective cohort study with 1-year follow up. Journal of Neurosurgery. 2000;92:131–134.

OECD 2002. http://www.oecd.org.

Olmarker K, Nordborg C, Larsson K, Rydevic B. Ultrastructural changes in spinal nerve roots induced by autologous nucleus pulposus. Spine. 1996;21:411–414.

Ordway NR, Seymour RJ, Donelson RG, Hojnowski LS, Edwards WT. Cervical flexion, extension, protrusion, and retraction. A radiographic segmental analysis. Spine. 1999;24:240– 247.

Pal B, Johnson A. Paraplegia due to thoracic disc herniation. Postgraduate Medical Journal. 1997;73:423–425.

Palmgren T, Grönblad M, Virri J, Seitsalo S, Ruuskanen M, Karaharju E. Immunohistochemical demonstration of sensory and autonomic nerve terminals in herniated lumbar disc tissue. Spine. 1996;21:1301–1306.

Pearce RH, Grimmer BJ, Adams M. Degeneration and the chemical composition of the human lumbar intervertebral disc. Journal of Orthopaedic Research. 1987;5:198–205.

Pearson ND, Walmsley RP. Trial into the effects of repeated neck retractions in normal subjects. Spine. 1995;20:1245–1251.

Petersen T, Kryger P, Ekdal C, Olsen S, Jacobsen S. The effect of McKenzie therapy as compared with that of intensive strengthening training for the treatment of patients with subacute or chronic low back pain. Spine. 2002;27:1702–1709.

Pfingsten M, Hildebrandt J, Leibing E, Franz C, Saur P. Effectiveness of a multimodal treatment program for chronic low back pain. Pain. 1997;73:77–85.

Pfingsten M, Kröner-Herwig B, Leibing E, Kronshage U, Hildebrand J. Validation of the German version of the fear-avoidance beliefs questionnaire (FABQ). European Journal of Pain. 2000;4:259–266.

Pope MH, Magnusson M, Wilder DG. Low back pain and whole body vibration. Clinical Orthopaedics and Related Research. 1998;354:241–248.

Porter RW, Adams MA, Hutton WC. Physical activity and the strength of the lumbar spine. Spine. 1989;14:201–203.

Postacchini F, Giannicola G, Cinotti G. Recovery of motor deficits after microdiscectomy for lumbar disc herniation. The Journal of Bone and Joint Surgery. 2002;84:1040–1045.

Race A, Broom ND, Robertson P. Effect of loading rate and hydration on the mechanical properties of the disc. Spine. 2000;25:662–669.

Rankine JJ, Gill KP, Hutchinson CE, Ross ERS, Williamson JB. The therapeutic impact of lumbar spine MRI on patients with low back and leg pain. Clinical Radiology. 1998;53:688–693.

Rao R. Neck pain, cervical radiculopathy, and cervical myelopathy. Pathophysiology, natural history, and clinical evaluation. The Journal of Bone and Joint Surgery. 2002;84A:1872–1881.

Rasmussen C, Rechter L, Schmidt I, Hansen VK, Therkelsen K. The association of involvement of financial compensation with the outcome of cervicobrachial pain that is treated conservatively. Rheumatology (Oxford). 2001;40:552–554.

Razmjou H, Kramer JF, Yamada R. Intertester reliability of the McKenzie evaluation in assessing patients with mechanical low-back pain. Journal of Orthopaedic and Sports Physical Therapy. 2000;30:368–383.

Reinhardt B. Die große Rückenschule. Nürnberg: Perimed; 1992.

Reyentovich A, Abdu WA. Multiple independent, sequential, and spontaneously resolving lumbar intervertebral disc herniations. Spine. 2002;27:549–553.

Rittner HL, Brack A, Stein C. Schmerz und Immunsystem: Freund oder Feind? Anaesthesist. 2002;51:351–358.

Roland M, Morris R. A study of the natural history of back pain. Spine. 1983;8:141–144.

Ross JS. MR imaging of the postoperative lumbar spine. Magnetic Resonance Imaging. 1999;7:513–524.

Saal JA, Saal JS. Nonoperative treatment of herniated lumbar intervertebral disc with radiculopathy. An outcome study. Spine. 1989;14:431–437.

Saal JA, Saal JS, Herzog RJ. The natural history of lumbar intervertebral disc extrusions treated nonoperatively. Spine. 1990;15:683–686.

Sachse J. Manuelle Medizin: eine Einführung in Theorie, Diagnostik und Therapie. Heidelberg: Springer; 1995.

Sambrook PN, MacGregor AJ, Spector TD. Genetic influences on cervical and lumbar disc degeneration: a magnetic resonance imaging study in twins. Arthritis and Rheumatism. 1999;42:366–372.

Sato T, Kokubun S, Tanaka Y, Ishii Y. Thoracic myelopathy in the Japanese: epidemiological and clinical observations on the cases in Miyagi Prefecture. Tohoku Journal of Experimental Medicine. 1998;184:1–11.

Satoh K, Konno S, Nishiyama K, Olmarker K, Kikuchi S. Presence and distribution of antigen-antibody complexes in the herniated nucleus pulposus. Spine. 1999;24:1980–1984.

Sauer SK, Bove GM, Averbeck B, Reeh PW. Rat peripheral nerve components release calcitonin gene-related peptide and prostaglandin E2 in response to noxious stimuli: evidence that nervi nervorum are nociceptors. Neuroscience. 1999;92:319–325.

Schünke M. Funktionelle Anatomie. Topographie und Funktion des Bewegungsapparates. Stuttgart: Thieme; 2000.

Schwarzer AC, Aprill CN, Derby R, Fortin J, Kine G, Bogduk N. The prevalence and clinical features of internal disc disruption in patients with chronic low back pain. Spine. 1995;20:1878–1883.

Scott SC, Goldberg MS, Mayo NE, Stock SR, Poitras B. The association between cigarette smoking and back pain in adults. Spine. 1999;24: 1090–1098.

Seferlis T, Nemeth G, Carlsson AM, Gillström P. Conservative treatment in patients sick–listed for acute low-back pain: a prospective randomised study with 12 months follow-up. European Spine Journal. 1998;7:461–470.

Selim AJ, Ren XS, Fincke G, Deyo RA, Rogers W, Miller D, Linzer M, Kazis L. The importance of radiating leg pain in assessing health outcomes among patients with low back pain. Results from the Veterans Health Study. Spine. 1998;23:470–474.

Siivola SM, Levoska S, Tervonen O, Ilkko E, Vanharanta H, Keinanen-Kiukaanniemi S. MRI changes of cervical spine in asymptomatic and symptomatic young adults. European Spine Journal. 2002;11:358–363.

Silver JK, Leadbetter WB. Piriformis syndrome: assessment of current practice and literature review. Orthopaedics. 1998;21:1133–1135.

Slavin KV, Raja A, Thornton J, Wagner FC. Spontaneous regression of a large lumbar disc herniation: report of an illustrative case. Surgical Neurology. 2001;56:333–336.

Snook SH, Webster BS, McGorry RW, Fogleman MT, McCann KB. The reduction of chronic nonspecific low back pain through the control of early morning lumbar flexion. Spine. 1998;23: 2601–2607.

Sondell M, Lundborg G, Kanje M. Vascular endothelial growth factor has neurotrophic activity and stimulates axonal outgrowth, enhancing cell survival and schwann cell proliferation in the peripheral nervous system. The Journal of Neuroscience. 1999;19:5731–5740.

Specchina N, Pagnotta A, Towsca A, Greco F. Cytokines and growth factors in the protruded intervertebral disc of the lumbar spine. European Spine Journal. 2002;11:145–141.

Spencer D. The anatomical basis of sciatica secondary to herniated lumbar disc: a review. Neurological Research. 1999;(Suppl.1):33–36.

Stankovic R, Johnell O. Conservative treatment of acute low back pain. A 5-year follow-up study of two methods of treatment. Spine. 1995; 20:469–472.

Strauss-Blasche G, Ekmekcioglu C, Klammer N, Marktl W. The change of well-being associated with spa therapy. Forschende Komplementärmedizin und klassische Naturheilkunde. 2000; 7: 269–274.

von Strempel A. Die Wirbelsäule. Stuttgart: Thieme; 2001.

Sufka A, Hauger H, Trenary M, Bishop B, Hagen A, Lozon R, Martens B. Centralization of low back pain and perceived functional outcome. Journal of Orthopaedic and Sports Physical Therapy. 1998;27:205–2012.

Sugar O, Horlsley V, Marshall J. Nerve stretching, and the nervi nervorum. Surgical Neurology. 1990;34:184–187.

Sunderland S. The nerve lesion in carpal tunnel syndrome. Journal of Neurology, Neurosurgery and Psychiatry. 1976;39: 615–626.

Sunderland S. Advances in Neurology; New York: Raven Press; 1979.

Sunderland S. The anatomy and physiology of nerve injury. Muscle and Nerve 1990;13: 771–784.

Symington J. The physics of nerve stretching. British Medical Journal. 1882;1:770.

Tanou M, Yamaga M, Die J, Takagi K. Acute stretching of peripheral nerves inhibits retrograde axonal transport. Journal of Hand Surgery. 1996;21:358–363.

ten-Brinke A, van der Aa HE, van der Palen J, Oosterveld F. Is leg length discrepancy associated with the side of radiating pain in patients with a lumbar herniated disc? Spine. 1999; 24:684–686.

Thomas E, Silman AJ, Croft PR, Papageorgiou AC, Jayson MI, Macfarlane GJ. Predicting who develops chronic low back pain in primary care: a prospective study. British Medical Journal Clinical Researched. 1999;318:1662–1667.

Toepfer M, Rieger J, Pfluger T, Hautmann H, Sitter T, Pfeifer KJ, Strasburger CJ. Primäre hypertrophische Osteoarthopathie (Touraine-Solente-Gole-Syndrom). Deutsche Medizinische Wochenschrift. 2002;127:1013–1016.

Tokuhashi Y, Matsuzaki H, Uematsu Y, Oda H. Symptoms of thoracolumbar junction disc herniation. Spine. 2001;26:E512–518.

Tölle TR, Berthele A. Das Schmerzgedächtnis. In: Zenz M, Jurna I. Lehrbuch der Schmerztherapie. Stuttgart: Wissenschaftliche Verlagsgesellschaft; 2001.

Trepel M. Neuroanatomie, Struktur und Funktion. München: Urban & Schwarzenberg; 1995.

Troup JDG. Straight-leg-raising (SLR) and the qualifying tests for increased root tension. Spine. 1981;6:526–527.

van Tulder MW, Esmail R, Bombardier C, Koes BW. Back schools for non-specific low back pain. Cochrane Database Systematic Review. 2000;2: CD000261.

van Tulder MW, Koes BW, Bouter LM. Conservative treatment of acute and chronic nonspecific low back pain. A systematic review of randomized controlled trials of the most common interventions. Spine. 1997;22:2128–2156.

Turgut M. Spinal cord compression due to multiple thoracic disc herniation: surgical decompression using a „combined" approach. A case report and review of the literature. Journal of the Neurosurgical Sciences. 2000;44:53–59.

Urban JPG, McMullin JF. Swelling pressure of the lumbar intervertebral discs. Influence of age, spinal level, compression, and degeneration. Spine. 1988;13:179–187.

Vogelsang JP, Finkenstaedt M, Vogelsang M, Markakis E. Recurrent pain after lumbar discectomy: the diagnosis value of peridural scar on MRI. European Spine Journal. 1999;8:475–479.

Volinn E. The epidemiology of low back pain in the rest of the world. A review of surveys in low- and middle-income countries. Spine. 1997;22:1747–1754.

Vroomen P, de Krom M, Knottnerus JA. When does the patient with a disc herniation undergo lumbosacral discectomy? Journal of Neurology, Neurosurgery and Psychiatry. 2000;68:75–79.

Vucetic N, Mättänen H, Svensson O. Pain and pathology in lumbar disc herniation. Clinical Orthopaedics and Related Research. 1995;320:65–72.

Waddell G, McCulloch JA, Kummel E, Venner RM. Nonorganic physical signs in low-back-pain. Spine. 1980;5:117–125.

Waddell G. A new clinical model for the treatment of low back pain. Spine. 1987;12:632–641.

Waddell G, Newton M, Henderson I, Somerville D, Main CJ. A fear-avoidance beliefs questionnaire (FABQ) and the role of fear-avoidance beliefs in chronic low back pain and disability. Pain. 1993;52:157–168.

Waddell G. Low back pain: A twentieth century health care enigma. Spine. 1996;21:2820–2825.

Waddell G, Feder G, Lewis M. Systematic reviews of bed rest and advice to stay active for acute low back pain. British Journal of General Practice. 1997;47:647–652.

Waddell G. The Back Pain Revolution. London: Churchill Livingstone; 1998.

Walach H, Sadaghiani C. Plazebo und Plazeboeffekte. Eine Bestandsaufnahme. Psychotherapie, Psychosomatik, medizinische Psychologie. 2002;52:332–342.

Weber H. Lumbar disc herniation. A controlled, prospective study with ten years of observation. Spine. 1983;8:131–140.

Weber H, Holme I, Amlie E. The natural course of acute sciatica, with nerve root symptoms in a double blind placebo-controlled trial evaluating the effect of piroxicam (NSAID). Spine. 1993;18:1433–1438.

Weber H. The natural history of disc herniation and the influence of intervention. Spine. 1994;19:2234–2238.

Weishaupt D, Zanetti M, Hodler J, Boos N. MR imaging of the lumbar spine: prevalence of intervertebral disk extrusion and sepuestration, nerve root compression, end plate abnormalities, and osteoarthritis of the facet joints in asymptomatic volunteers. Radiology. 1998;209:661–666.

Werneke M, Hart DL, Cook D. A descriptive study of the centralization phenomenon. A prospective analysis. Spine. 1999;24:676–683.

Whitcomb DC, Martin SP, Schoen RE, Jho HD. Chronic abdominal pain caused by thoracic disc herniation. The American Journal of Gastroenterology. 1995;90:835–837.

WHO. Technical Report Series, No 850, 1995, Annex 3.

Wiesinger G, Nuhr M, Quittan M, Ebenbichler G, Wölfl G, Fialka-Moser V. Cross-cultural adaptation of the Roland-Morris questionnaire for German-speaking patients with low back pain. Spine. 1999;24:1099–1103.

Wilke HJ, Neef P, Caimi M, Hoogland T, Claes LE. New in-vivo measurements of pressures in the intervertebral disc in daily life. Spine. 1999;24:755–762.

Wilke A, Wolf U, Lageard P, Griss P. Thoracic disc herniation: a diagnostic challenge. Manual Therapy. 2000;5:181–184.

Williams DA, Feuerstein M, Durbin D, Pezzullo J. Health care and indemnity costs across the natural history of disability in occupational low back pain. Spine. 1998;23:2329–2336.

Winter SCA, Maartens NF, Anslow P, Teddy PJ. Spontaneous intracranial hypotension due to thoracic disc herniation. Case report. Journal of Neurosurgery. 2002;96:342–345.

Witt TN, Stöhr M. Radikuläre Syndrome. In: Brandt T, Dichgans J, Diener HC. Therapie und Verlauf neurologischer Erkrankungen. Stuttgart: Kohlhammer; 2003.

Woodhall B, Hayes GJ. The well-leg-raising test of Fajersztajn in the diagnosis of ruptured intervertebral disc. The Journal of Bone and Joint Surgery. 1950;32A:786–792 .

Yorimitsu E, Chiba K, Toyama Y, Hirabayashi K. Long-term outcomes of standard discectomy for lumbar disc herniation:a follow-up study of more than 10 years. Spine. 2001;26:652–657.

Yoshihara K, Shirai Y, Nakayama Y, Uesaka S. Histochemical changes in the multifidus muscle in patients with lumbar intervertebral disc herniation. Spine. 2002;26:622–625.

Yuen EC, So YT. Sciatic neuropathy. Neurology Clinics 1999;17:617–631.

Zentner J, Schneider B, Schramm J. Efficacy of conservative treatment of lumbar disc herniation. Journal of the Neurosurgical Sciences. 1997; 41:263–268.

Zenz M, Jurna I. Lehrbuch der Schmerztherapie. Stuttgart: Wissenschaftliche Verlagsgesellschaft; 2001.

Zieglgänsberger W. Schmerzwahrnehmung: ein dynamischer Prozess. Anästhesist. 2002;51: 349–350.

Zilles K, Rehkrämper G. Funktionelle Neuroanatomie: Lehrbuch und Atlas. Berlin. Springer; 1998.

Zitting P, Rantakallio P, Vanharanta H. Cumulative incidence of lumbar disc diseases leading to hospitalization or to the age of 28 years. Spine. 1998;23:2337–2343.

Zochode DW. Epineural peptides: a role in neuropathic pain? Canadian Journal of Neurological Sciences. 1993;20:69–72.

Zung WWK, Wonnacott TH. Treatment prediction in depression using a self-rating scale. Biological Psychiatry. 1970;2:321–329.

Zung WWK. A self-rating pain and distress scale. Psychosomatics. 1983;24:887–894.

Zwart JA, Sand T, Unsgaard G. Warm and cold sensory thresholds in patients with unilateral sciatica: C fibres are more severely affected than A-delta fibres. Acta Neurologica Scandinavica. 1998;97:41–45.

Sachverzeichnis

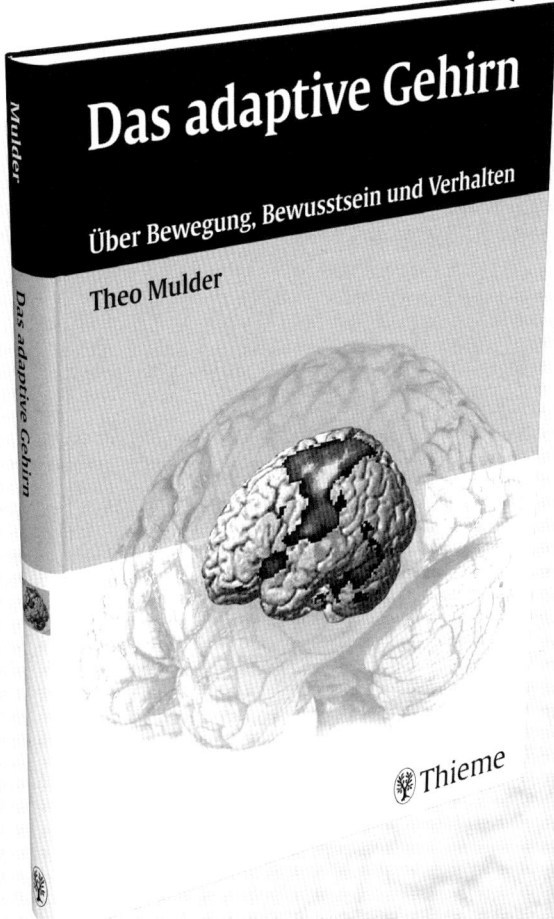 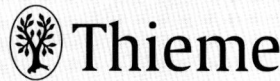

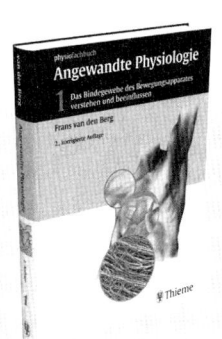
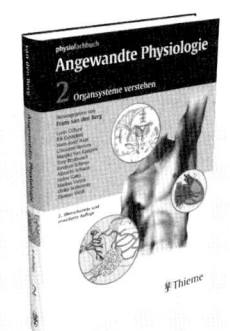
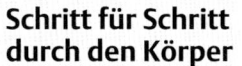
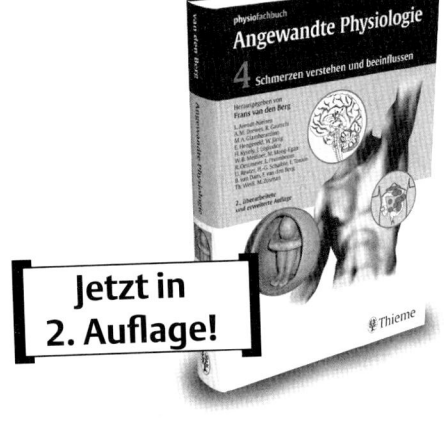
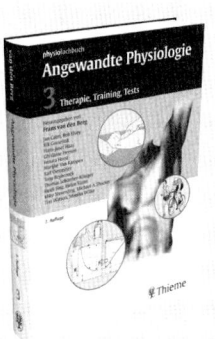
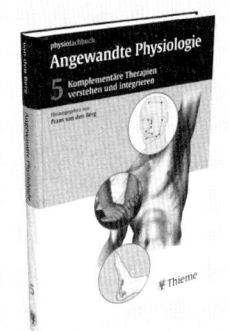
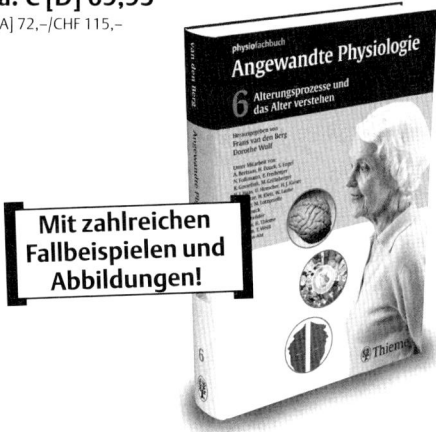 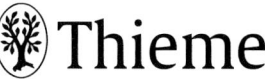